Gerhard Polak (Hrsg.)

Das Handbuch Public Health

Theorie und Praxis

Die wichtigsten Public-Health-Ausbildungsstätten

Springer-Verlag Wien GmbH

Dr. Gerhard Polak
Auslandsreferent der Ärztekammer für Wien
Wien, Österreich

Lektorat: Dr. Käthe Springer

Ursprünglich erschienen bei Springer-Verlag Wien New York 1999
Softcover reprint of the hardcover 1st edition 1999

Graphisches Konzept: Ecke Bonk

Gedruckt auf säurefreiem, chlorfrei gebleichtem Papier – TCF
SPIN: 10683630

Mit 14 Abbildungen

ISBN 978-3-7091-7314-5 ISBN 978-3-7091-6398-6 (eBook)
DOI 10.1007/978-3-7091-6398-6

Danksagung an die Mitarbeiter

Ich danke allen Mitarbeiterinnen und Mitarbeitern, die mit viel Ausdauer und Geduld zum Gelingen dieses Buches beigetragen haben:

insbesondere

Tanja Kölbl
Gernot Radlinger

sowie

Judit Burtscher
Klaus Kraushofer
Livia Mata
Petra Pernold
Irene Podest
Sumijo Tresalti
Brigitta Wohlmuth

Für die wissenschaftliche und organisatorische Beratung danke ich:

insbesondere

R. Horst Noack

sowie

Katharina Heimerl
Gerhard Holler
Thomas Holzgruber
Stefan Nemeth
Ursula Püringer
Éva Rásky
Peter Schulte
Käthe Springer
Karin Unger

Danksagung an die Sponsoren

Der Herausgeber dankt folgenden Institutionen und Unternehmen, die durch ihre großzügige Unterstützung das Zustandekommen dieses Buches ermöglicht haben:

Ärztekammer für Wien

Bundesländer-Versicherung AG

Erste Bank der oesterreichischen Sparkassen AG

Bundesministerium für Arbeit, Gesundheit und Soziales
(ehemals Bundesministerium für Gesundheit und Konsumentenschutz)

Bundesministerium für Wissenschaft und Verkehr

Inhaltsverzeichnis

Anhang

Vorwort des Herausgebers

Public Health ist ein fachübergreifender Bereich, an den sich viele verschiedene Erwartungen richten, ein Sammelbecken für Ideen, Initiativen und Interventionen, eine Plattform für neue gesundheitspolitische Forderungen, ein Feld für Wissenschaft und Forschung. Was aber bedeutet der Begriff Public Health? Was verstehen wir im deutschsprachigen Raum darunter? Sollte man den Begriff ins Deutsche übersetzen? Diese und viele andere Fragen der inhaltlichen und der begrifflichen Definition von Public Health sind ein Gegenstand dieses Buches. Und sie sind Spiegel der heutigen Situation: Vieles ist noch offen, auf viele Fragen gibt es noch keine Antwort.

Public Health verkörpert die gemeinsamen Bemühungen der Gesellschaft um die gesundheitliche Entwicklung und das gesunde Leben der Bevölkerung. Es steht für fachliche Grenzüberschreitung und für Pluralismus. Der Begriff entstand übrigens im angloamerikanischen Raum, und wie bei vielen Anglizismen, die sich heute im wissenschaftlichen, wirtschaftlichen und alltäglichen Bereich eingebürgert haben, scheint uns eine Übersetzung nicht zwingend notwendig. Zugleich Paradigma, Vision und Hoffnung, versteht sich „Public Health" als Plattform für alle Akteure im Gesundheitsbereich: Ärzte, Naturwissenschafter, Mitarbeiter aus den philosophischen Fachrichtungen, Psychologen und Soziologen, Gesundheitsökonomen, Juristen, Versicherer und Verwalter und natürlich die Fachpflegeberufe sowie die Mitarbeiter in den Basisgesundheitseinrichtungen. Dabei ist Public Health nicht gleichzusetzen mit dem öffentlichen Gesundheitsdienst. Es ist auch keine eigene Wissenschaftsdisziplin. Entsprechend wird in diesem Buch Public Health nicht normativ, sondern offen, assoziativ und pluralistisch behandelt. Aus diesem Anspruch entwickeln sich die einzelnen Abschnitte des Buches.

Das vorliegende *Handbuch Public Health* entstand aus meiner Tätigkeit im Rahmen der Ärztekammer Wien, wohin ich 1989 berufen wurde, um ein Auslandsreferat zur Ärzteberatung einzurichten. Von Anfang an habe ich versucht, dieses Auslandsreferat und ab 1994 das Auslandsbüro als kundenorientierte Service- und Informationseinrichtung zu führen. Für Ärztinnen und Ärzte, die im Ausland arbeiten, forschen oder eine postgraduale Ausbildung beginnen wollten, entwickelte sich das Auslandsbüro zur zentralen Informationsstelle. Die guten Kontakte zu den UN-Organisationen WHO und UNICEF, die Kooperation mit den sogenannten Nicht-Regierungs-Organisationen (NROs) und die damit verbundene Vermittlung von fachlich hochqualifiziertem medizinischen Personal in Auslandseinsätze, einerseits für die Entwicklungszusammenarbeit, andererseits für die humanitäre Notfallshilfe, brachten es mit sich, daß sich hier ein Treffpunkt und eine Informationsplattform sowohl für besonders weltoffene Ärztinnen und Ärzte als auch für Angehörige aus anderen Gesundheitsberufen entwickelte. Das Auslandsbüro wurde immer mehr von Mitarbeitern im Gesundheitswesen angefragt, die über ihre fachliche, ärztliche oder pflegerische Expertise hinaus z.B. etwas über Management, Qualitätssicherung und Gesundheitsvorsorge wissen oder einfach über ihre Ordination, über das Spitalsbett, über das begrenzte patientenbezogene Arbeitsfeld hinaussehen wollten. Ärztinnen und Ärzte mit viel Erfahrung aus ihrem Quellberuf, der kurativen Versorgung, begannen sich dafür zu interessieren, wie das Gesundheitssystem funktioniert, wo der Reformbedarf liegt, wie man das Gesundheitssystem mitgestalten und verändern könnte.

Die Idee zum Handbuch entstand aus dem Bedürfnis, diesem wachsenden Interesse an Public Health mit geeigneten Informationen zu begegnen. Die Kolleginnen und Kollegen wollten wissen, an welchen Schulen sie eine Master-of-Public-Health-Ausbildung beginnen könnten, welches die Kursinhalte wären und was die Ausbildung kostet. Eine aktuelle Auflistung der beliebtesten und bekanntesten Master-of-Public-Health-Ausbildungsstätten sollte diese Fragen beantworten. Und im Jahr 1992 hatte ich mit Mitarbeitern einen fünf Seiten umfassenden Katalog mit etwa 20 Universitäten in Form einer Rastertabelle erstellt.

Im Verlauf der letzten Jahre ist das Interesse an einem MPH-Studium weiterhin kontinuierlich gestiegen. Die an Public Health Interessierten fragen heute gezielter nach den verschiedenen Ausbildungsschwerpunkten, sie haben genauere Vorstellungen von einem Ausbildungscurriculum, das ihrem Bedürfnis entspricht, und sie wollen schon vor Beginn ihrer Public-Health-Ausbildung wissen, welche Berufs- und Karrierechancen es im In- und Ausland gibt. Vor diesem Bedarfshintergrund habe ich begonnen, Mitarbeiter zu suchen, die entweder eine Public-Health-Ausbildung absolviert hatten oder die sich für eine solche Ausbildung interessierten.

Ich hatte das Glück, die beiden Ärzte Wolfgang Hladik und Klaus Kraushofer als Public-Health-Interessenten im Rahmen einer von mir veranstalteten Auslandsberatung kennenzulernen. Nach vorangehenden Diskussionen und einer Bedarfserhebung begannen wir, die Idee, einen Public-Health-Ausbildungsführer zu erstellen, in ein Projekt umzusetzen. Das Ziel dieses Projekts war die Entwicklung eines Katalogs, der die wichtigsten Fragen, wie etwa nach den inhaltlichen Schwerpunkten, den Anmeldefristen, den Beginnzeiten der Ausbildungsgänge, den Kosten und den Aufnahmekriterien, kurz, prägnant und übersichtlich beantwortete.

Diese Beschäftigung mit dem Thema Public Health und der dazugehörigen Ausbildung schuf neue Einblicke und die Erkenntnis, daß in Österreich zwar im allgemeinen großes Interesse an Public Health besteht, daß es aber ein ebenso großes Potential an Nichtwissen und Mißverständnissen gibt. Letzteres trägt noch immer bei vielen politischen Entscheidungsträgern und bei vielen Mitarbeitern im Gesundheitsbereich zu einer ablehnenden Haltung gegenüber

Public Health bei. Vor allem diese Tatsache war Motivation genug, über den Universitätskatalog hinaus ein Handbuch zu schaffen, das allen Interessierten die Möglichkeit bietet, sich umfassend über die theoretischen und praktischen Grundlagen von Public Health zu informieren.

Der Zugang zum Gesundheitssystem und die gesundheitliche Versorgung der österreichischen Bevölkerung wird im internationalen Vergleich als durchaus positiv bewertet, trotzdem stimmt die Mehrzahl der Gesundheitsexperten und der Politiker darin überein, daß das Gesundheitssystem in einer Krise steckt und einer Reform bedarf. Die Gestaltung eines zeitgemäßen, modernen Gesundheitssystems erfordert die gemeinsame Anstrengung und die Einbindung verschiedenster Disziplinen und Fachrichtungen. Eine Aufgabe, für deren Umsetzung auch die Intervention von Public-Health-Experten erforderlich ist. Die Berufschancen für Public-Health-Absolventen sind, obwohl sie in Österreich gebraucht würden und einen wichtigen Beitrag leisten könnten, gering. Es scheint, als könnte der Wert von MPH-Absolventen nicht richtig eingeschätzt werden, ja manchmal gewinnt man sogar den Eindruck, daß ein MPH-Diplom für den Stellenbewerber eher hinderlich als förderlich ist.

Deutschland befand sich bis Ende der achtziger Jahre in einer ähnlichen Situation, die jedoch schließlich in eine außerordentlich dynamische Entwicklung im Bereich Gesundheitswissenschaft und Public Health mündete. Heute besteht dort ein hoher gesundheitspolitischer Konsens über die Notwendigkeit der Entwicklung der Gesundheitswissenschaften und von Public Health. Das Anliegen von Public Health findet Ausdruck im 1994 beschlossenen Regierungsprogramm „Gesundheitsforschung 2000". An insgesamt acht deutschen Universitäten werden postgraduale Studiengänge für Public Health angeboten. Bemerkenswert ist außerdem, daß es darüber hinaus an über 300 Hochschulen und Universitäten mehr als 400 Studienangebote zu Themen aus dem Gesundheitsbereich gibt.

Die aktuelle Entwicklung in Deutschland und die Lage in Österreich finden selbstverständlich ihren Niederschlag in diesem Buch. Um aber die weltweite Bedeutung und Entwicklung von Public Health zu veranschaulichen, wurden auch Autoren eingeladen, die über die Rolle von Public Health, die Ausbildung sowie über Forschungsschwerpunkte und deren Umsetzung in den verschiedenen Ländern und Regionen der Welt berichten. Einige bedeutende Ansätze zu Public Health gab es in Deutschland und in Österreich etwa ab 1847, ebenso in Frankreich und in den industrialisierten Regionen im Gebiet der heutigen Tschechischen Republik. Die weiteren Wurzeln liegen in England und in den Vereinigten Staaten. Die sich rasch entwickelnde Industrialisierung im 18. und 19. Jahrhundert, die damit verbundene Umschichtung der Bevölkerung, das Entstehen neuer städtischer Strukturen und Ballungsräume und die damit entstandenen Probleme sanitärer und seuchenhygienischer Art waren maßgebliche Wegbereiter für Public-Health-Methodik und -Denkansatz im angloamerikanischen Raum. In den USA befindet sich daher auch die zur Zeit größte Anzahl an Master-of-Public-Health-Ausbildungsstätten, und viele der Public-Health-Proponenten in der Schweiz, in Österreich und in Deutschland haben ihr MPH an einer der renommierten Universitäten in den USA erworben, haben dort an einem der Institute geforscht bzw. unterrichtet. Auch in anderen anglophonen Ländern, insbesondere jenen im ehemaligen Einfluß der britischen Verwaltung, den ehemaligen Kolonien und den Commonwealth-Ländern, gibt es eine große Public-Health-Tradition. So werden etwa in Indien und Pakistan an vielen Universitäten postgraduale Lehrgänge für Public Health angeboten.

In Lateinamerika gibt es ebenfalls eine lange Tradition, den Bereich Public Health als Lehre und Berufsbild in das Gesundheitswesen der einzelnen Staaten zu integrieren. Dies dokumentiert sich auch in der Gründung des Panamerikanischen Sanitätsbüros, das im Jahr 1902 in Mexiko City etabliert wurde. In der weiteren Entwicklung wurde dieses Büro aus organisatorischen Gründen nach Washington, D.C., verlegt und damit zum Vorläufer der Pan American Health Organization (PAHO), die ab 1949 Teil der Vereinten Nationen und eigenständiges Regionalbüro der Weltgesundheitsorganisation wurde. Aus dem lateinamerikanischen Raum kamen ebenfalls wichtige Initiativen zur Gesundheitsvorsorge, die 1986 auch in die Ottawa-Charta der WHO zur Gesundheitsförderung eingeflossen sind. Im Fernen Osten sind vor allem Bangkok und Singapur als wichtige Public-Health-Ausbildungsstätten zu nennen. Im pazifischen Raum haben die australischen Schools of Public Health eine führende Rolle vor allem im Bereich Forschung und Lehre. In Europa hat sich Public Health zunächst im angelsächsischen Raum, in den skandinavischen Ländern Finnland und etwas später Schweden, in den Niederlanden, in Frankreich, aber auch in süd- und zentraleuropäischen Ländern etabliert. Durch die Einrichtung von Ausbildungsstätten, durch Forschung und Lehre ging von hier ein wesentlicher Beitrag zur weiteren Entwicklung von Public Health in Europa aus.

Im folgenden seien einige Bemerkungen zur Gliederung des Buches – seinen drei Hauptteilen und ihren Abschnitten – erlaubt. Teil I ist dem theoretischen Diskurs um Bedeutung und Aufgaben und der praktischen Umsetzung von Public Health gewidmet und gliedert sich in neun thematische Abschnitte. Im 1. Abschnitt blicken wir auf die historischen Meilensteine von Public Health zurück, richten aber zugleich auch den Blick in das 21. Jahrhundert. Public Health wird entwickelt und diskutiert in seiner Transition der Begrifflichkeit am Ende des 20. Jahrhunderts. Ausführlich wird auf Grundsatzfragen, auf Herausforderungen, die an die neue Public-Health-Bewegung gestellt werden, die Verpflichtung zur Modernisierung und die sich bietenden Visionen eingegangen.

Im 2. Abschnitt beschäftigen sich die Autoren mit den globalen Zielen und Aufgaben von Public Health. Sie erläutern die vielfältigen Aufgaben der Weltgesundheitsorganisation WHO, die jüngsten Schwerpunktsetzungen im Bereich Gesundheitsförderung und Gesundheitserziehung, ferner die erst seit ein paar Jahren bestehende Partnerschaft mit der Weltbank zur Investition in Gesundheit sowie die vielfältigen Gesundheitsprogramme von UNICEF. Einen immer wichtigeren Beitrag im Gesundheitsbereich leisten die Nicht-Regierungs-Organisationen sowohl in der Entwicklungszusammenarbeit als auch in der humanitären Notfallshilfe. Viele Gesundheitsexperten haben ihre Berufskarriere in der Entwicklungszusammenarbeit begonnen. Dem Einfluß gesundheitspolitischer Konzepte aus Afrika, Asien und Lateinamerika auf Public Health in Europa widmet sich der letzte Beitrag in diesem Abschnitt.

Wie hat sich Public Health in den einzelnen Gesundheitssystemen der Welt etabliert? Diese Frage nach dem nationalen oder regionalen Stellenwert wird im 3. Abschnitt beantwortet. Die Autoren geben einen authentischen Einblick in die aktuelle Situation des Gesundheitswesens ihres Landes oder ihrer Region und beleuchten damit Public Health auf nationaler Ebene. Anhand von Beispielen werden die jeweiligen Aufgaben, die Forschungsschwerpunkte und die möglichen Interventionen im Bereich Public Health, vor allem aber auch die verschiedenen Berufsbereiche beschrieben.

Der 4. Abschnitt trägt den Titel „Public Health und Medizin" und versucht, das Spannungsfeld in diesem Bereich darzustellen. Wo liegen die Berührungspunkte? Wo gibt es Synergien und Ergänzungen? Es ist unumstritten, daß ein hoher Prozentsatz des Gesundheitsbudgets eines Landes direkt oder indirekt durch ärztliches Wirken bestimmt wird. Der Anteil, den die klinisch-kurative Medizin am Gesamtprodukt Gesundheit hat, macht neueren Schätzungen zufolge indes den nur recht kleinen Anteil von etwa 18 Prozent aus. Zweifelsfrei hat die moderne Medizin in den letzten 150 Jahren ihren Blick in erster Linie auf Krankheiten gerichtet und weiß daher mehr über Krankheiten, deren Entstehung und deren Heilung als über die Gesundheit. Die moderne Medizin hat ihre Leistungsfähigkeit z.B. bei Impfstoffen und der Antibiotika-Behandlung zwar eindrucksvoll unter Beweis gestellt, aber sie muß den Ruhm bei der Bekämpfung von Infektionskrankheiten etwa mit jenen Bereichen teilen, die sich um allgemeine Verbesserungen der sozialen und sanitären Lebensbedingungen der Bevölkerung verdienstvoll gemacht haben. Ausgehend von der Definition der Weltgesundheitsorganisation, daß Gesundheit wesentlich mehr darstelle als nur die Abwesenheit von Krankheit, nämlich das umfassende physische, psychische und soziale Wohlbefinden eines Individuums, wird der soziale Auftrag und die Notwendigkeit der Gesundheitsförderung, der Health Promotion, entwickelt. Die Gesundheitsförderung zielt im Sinne der Ottawa-Charta auf einen Prozeß, allen Menschen ein höheres Maß an Selbstbestimmung über ihre Gesundheit zu ermöglichen und sie damit zur Stärkung ihrer Gesundheit zu befähigen; dabei zeigt die umgesetzte Gesundheitsförderung in allen drei Bereichen der Prävention vielfache Implikationen für ärztliches Handeln! In diesem Abschnitt wird auch die zukünftige Rolle der Ärzte im öffentlichen und im nichtöffentlichen Gesundheitsdienst diskutiert. Vor allem der öffentliche Gesundheitsdienst rückt bei Konzepten zur Versorgung erkrankter Menschen deutlich in den Vordergrund. Von möglichen und diskutierten Änderungen sind Ärzte die jedenfalls am meisten betroffene Berufsgruppe und müssen daher rechtzeitig und konstruktiv in die Debatte einsteigen. Zwar werden sie ihre Autorität, die ihnen wegen ihrer „Heilkunst" zuerkannt wird, im Bereich Public Health in Zukunft mit etlichen anderen Berufen teilen müssen, sie sollten jedoch – mit einer erweiterten Ausbildung – die Hauptträger des Public-Health-Systems sein. Es wird postuliert, daß die Ärzte und die medizinisch-ärztliche Ethik dafür bürgen, daß nicht ökonomische, ethnische oder sonstige Prinzipien die stabilen Grundwerte ärztlichen Tuns in Zukunft abändern können. Ein Wettlauf und eine Konkurrenz um den Themenbereich Public Health ist demnach aus grundsätzlichen Überlegungen abzulehnen. Einen wichtigen Beitrag zu Public Health leistet die in Österreich junge Disziplin der Fachärzte für Sozialmedizin. Die Gemeinsamkeiten von, aber auch

Differenzen zwischen Public Health und Sozialmedizin als einer Berufsgruppe im Aufbruch werden ausführlich dargestellt. Im Hinblick auf die Umsetzung der WHO-Forderung „Gesundheit für alle“ wird auf mögliche Berufskarrieren für Sozialmediziner, zu denen neben Forschung und wissenschaftlicher Karriere unter anderem Politikberatung im Gesundheits- und Sozialbereich zählen, eingegangen. Die Aus-, Fort- und Weiterbildung der Medizinstudenten, der Ärzte und der anderen Gesundheitsberufe müsse, so wird festgestellt, an die neuen Bedingungen angepaßt werden, auch hier erhält die Sozialmedizin eine zentrale Bedeutung.

Der 5. Abschnitt des Buches beschäftigt sich mit Public-Health-Forschung. Unter anderem wird der wichtigen Fragestellung nach der Entstehung von Gesundheit nachgegangen. Die Lebens- und Umgebungsbedingungen der Bevölkerung und die damit verbundenen gesundheitserhaltenden und gesundheitsfördernden Faktoren werden diskutiert. Ein weiteres zentrales Forschungs- und Interventionsgebiet im Bereich Public Health ist die Epidemiologie. Sie untersucht die Verteilung von Krankheiten, ihre Determinanten und ihre Folgen für die Bevölkerung; am Beispiel der Herz-Kreislauf-Erkrankungen wird die immer mehr an Bedeutung gewinnende Epidemiologie der chronischen Erkrankungen den Lesern nahegebracht. Ausgehend von Fragen wie „Was ist Qualitätsmanagement und Outcomes Research?“ oder „Wie können Public-Health-Konzepte im Krankenhaussektor zur Anwendung kommen?“ werden anhand von Beispielen die verschiedenen Möglichkeiten für die Verbesserung von Leistungsqualität in Krankenhäusern diskutiert. Die Darstellung der Pflegewissenschaft, einer sich im deutschsprachigen Raum erst etablierenden Disziplin, und die Vorstellung der Gesundheitspsychologie sind weitere wichtige Themen dieses Abschnitts.

Die Abschnitte 6 bis 8 befassen sich mit den Ausbildungsmöglichkeiten. Im 6. Abschnitt werden den Interessierten Hinweise und Tips zur individuellen Planung eines Master-of-Public-Health-Studiums und für die daraus resultierenden Möglichkeiten in diesem Berufsbild geboten. Der 7. Abschnitt zeigt die aktuelle Entwicklung der Public-Health-Ausbildung im deutschsprachigen Raum auf. Die Autoren gehen auf den aktuellen Stand, die vielfältigen Aufgabenstellungen und die Dynamik in diesem neuen Fachgebiet in Deutschland, in Österreich und der Schweiz ausführlich ein. Abschnitt 8 widmet sich ausschließlich der Ausbildungssituation in Österreich, wo es zur Zeit noch keinen Konsens über eine Ausbildung in Public Health gibt. Es werden die Ziele und Inhalte einer solchen Ausbildung, und zwar die Epidemiologie von Krankheiten und Gesundheit, die Gesundheitsförderung und Prävention, Management und Organisationsentwicklung und der Bereich Gesundheitsökonomie als notwendige Disziplinen, entwickelt. Wie eine Untersuchung zur universitären Ausbildungsmöglichkeit im Public-Health-Bereich zeigt, gibt es in Österreich eine Reihe von Kursen mit unterschiedlicher Nähe zu Public Health. Ferner hat sich in der Auswertung einer Studie gezeigt, daß die sachverständigen Berufsgruppen im Gesundheitswesen einen großen Modernisierungsbedarf sowohl in der Forschung als auch in der Lehre haben. An dieser Stelle wird auch ein fächerübergreifendes Gesamtkonzept für eine Ausbildung in Public Health dargelegt.

Der 9. Abschnitt schließlich trägt den Titel „Das Gesundheitswesen und der öffentliche Gesundheitsdienst in Österreich“. Versucht wird eine exemplarische

Darstellung der Institutionen, der Ressourcen und der Fachdisziplinen, die auf Bundes- und auf Landesebene miteinander kooperieren und im Idealfall einander zuarbeiten müssen. Dargestellt wird auch ein möglichst breites Spektrum jener Berufsgruppen und Fachdisziplinen, die in einem Kontext zu Public Health stehen.

Ich hoffe, daß es mit der Auswahl der Autoren und ihren Beiträgen insgesamt gelungen ist, die Vielfältigkeit der Fachbereiche aufzuzeigen, den Anspruch auf Pluralismus hervorzuheben und die zur Zeit geführte Diskussion zu reflektieren. Zugleich muß betont werden, daß mit der Auswahl der einzelnen Beiträge kein Anspruch auf Vollständigkeit erhoben wird.

Teil II dieses Buches ist ein Nachschlageteil für alle, die an einer Public-Health-Ausbildung interessiert sind. Dieser Teil umfaßt zunächst den Universitätskatalog, der unter anderem die international wichtigsten und renommiertesten Public-Health-Ausbildungsstätten enthält. Alle Universitätsinstitute, die explizit eine postgraduale Ausbildung mit dem Diplom eines Master of Public Health (MPH) anbieten, wurden in das Verzeichnis aufgenommen. So haben Interessierte die Möglichkeit, sich weltweit über Studienprogramme, Dauer des Lehrgangs, Anmeldefristen, Kosten und natürlich über die jeweiligen Kurscurricula und die angebotenen Schwerpunkte zu informieren. Im Anschluß an diesen MPH-Ausbildungskatalog folgt ein Verzeichnis von Universitäten und Instituten, die im Bereich Public Health tätig sind, also Kurse im Public-Health-Bereich anbieten, aber keinen akademischen Abschluß mit MPH-Diplom ermöglichen. Außerdem wurden hier auch jene Institutionen aufgenommen, die zwar postgraduale Kurse mit einem MPH-Abschluß anbieten, sich aber vornehmlich auf regionale bzw. nationale Bedürfnisse beschränken. Es sei an dieser Stelle ausdrücklich darauf hingewiesen, daß die Einteilung der Universitäten in solche mit und solche ohne MPH-Diplom-Lehrgänge keine qualitative Wertung oder Reihung darstellt. An den meisten Instituten wird im Public-Health-Bereich geforscht, dissertiert, habilitiert und natürlich publiziert! Bei der Recherche wurde im übrigen besonderes Augenmerk auf die aktuelle Gültigkeit und Richtigkeit sämtlicher Adressen und insbesondere der Telefon- und Faxnummern gelegt.

Ein letzter Teil umfaßt den Anhang. Er ist ebenfalls als Nachschlage- sowie als Indexteil konzipiert und soll den Lesern rasch und übersichtlich jene Informationen liefern, die sie sich von einem Handbuch erwarten: Im Abkürzungsverzeichnis finden sich die Erläuterungen aller von den Autoren im Text verwendeten Abkürzungen. Ferner wurde ein Glossar eingerichtet, mit dem Ziel, einzelne verwendete Begriffe entweder zu übersetzen oder in einer einfachen und leicht verständlichen Sprache wiederzugeben.

Mit ein wenig Stolz sei auf das ausführliche Verzeichnis der Bücher, Journale und Periodika hingewiesen. Die Bücherliste reflektiert die von den Autoren als Standardwerke empfohlenen Werke. Das Spektrum an Literatur wurde um weitere Fächer ergänzt und vor allem im Hinblick auf Neuauflagen und Neuerscheinungen aktualisiert. Zur besseren Übersicht und zum leichteren Zurechtfinden für Neueinsteiger wurde eine Gliederung nach Disziplinen vorgenommen. Die Liste der wissenschaftlichen Journale und Periodika gibt mit einer Auswahl von fast 200 Titeln, ebenfalls nach Fachdisziplinen geordnet, Zeugnis von der außerordentlichen Dynamik und Forschungsaktivität im Bereich Public Health.

Schließlich sei noch auf das Verzeichnis von E-Mail- und Internetadressen hingewiesen. Soweit vorhanden, wurden darin die Websites der Universitäten aufgenommen, ferner die großen UN-Organisationen wie WHO, Weltbank oder UNICEF sowie die Non-Government-Organizations (NGOs), die im Gesundheitsbereich, der Entwicklungszusammenarbeit und der humanitären Notfallshilfe tätig sind. Besonders hilfreich, zeitsparend und nützlich für die wissenschaftliche Recherche sind die von uns recherchierten Internetadressen der Datenbanken im Gesundheitsbereich, der Bibliotheken und der Public Health Discussion Lists. Die Internetadressen der Public-Health-Jobbörsen werden nicht nur MPH-Absolventen zu schätzen wissen.

Den Abschluß des Anhangs bilden die Kurzbiographien der zur Mitarbeit am Handbuch eingeladenen Autoren. Gerade diesen Abschnitt möchte ich Public-Health-Interessentinnen und -Interessenten sehr empfehlen: Die vielfältigen Tätigkeitsbereiche der Autoren sind eine wahre Ideen-Börse! Hier findet man Anregungen für neue Jobs und neue Arbeitsfelder sowie für Berufs- und Wissenschaftskarrieren im Bereich Public Health.

Das vorliegende Handbuch ist, wie eingangs erwähnt wurde, aus der Berufs- und Karriereberatung für Ärzte entstanden. Immer wieder meldeten sich Interessierte, die eine Public-Health-Ausbildung machen wollten, und nicht weniger oft meldeten sich Master-of-Public-Health-Absolventen, „Heimkehrer", die in diesem Bereich eine Arbeit suchten. Dieses Buch gibt nun erstmals umfassend Auskunft über die Dynamik, den Entwicklungsstand, die Gliederung und insbesondere die Ausbildungsmöglichkeiten in diesem Bereich.

Public Health bedeutet Pluralismus im Gesundheitswesen. Es ist die Kunst und die Wissenschaft, Krankheiten zu verhindern, das Leben zu verlängern und dabei die Gesundheit zu fördern – durch gemeinsame und organisierte Anstrengungen der Gesellschaft. Die Komplexität dieser Aufgabe ist zugleich eine Einladung und Aufforderung zur Zusammenarbeit an alle Disziplinen und Wissenschaften, die sich dem Gesundheitsbereich zugehörig fühlen oder diesem Bereich zuarbeiten.

In Österreich, wo es gegenwärtig keine Kohärenz in den Bemühungen für eine vollständige und umfassende Public-Health-Ausbildung und darüber hinaus auch kein entsprechendes Berufsbild für Ausbildungsabsolventen gibt, hat eine breite Diskussion um Public Health eingesetzt. Diese Entwicklung ist umso mehr von Bedeutung, als es immer wichtiger wird, auch in Österreich Berufsmöglichkeiten für MPH-Absolventen zu schaffen. Obwohl es allen für das Gesundheitswesen Verantwortlichen schon lange klar ist, daß eine Reform dringend notwendig ist, und obwohl immer wieder der Ruf nach Experten laut wurde, will man bislang ausgebildeten Public-Health-Experten entsprechende Aufgaben noch nicht so recht überantworten. Das vorliegende Buch soll nicht zuletzt auch den Beamten und Mitarbeitern in den öffentlichen und nichtöffentlichen Institutionen des Gesundheitswesens, den politischen Entscheidungsträgern und ganz besonders jenen Berufsgruppen, die Krankheiten heilen und die Krankheiten verhindern, als Handbuch dienen – zum Nachlesen, sich Informieren und zum Gebrauch bei der täglichen Arbeit. Das Buch will aber auch zu einem besseren Verständnis zwischen den einzelnen Akteuren, Berufsgruppen und Fachdisziplinen untereinander beitragen. Ein Mehr an Transparenz und ein Mehr an Wissen über Struktur und Organisation, über Methodik, Fakten und daraus ableitbare Möglichkeiten sollen ein Mehr an Kompetenz und Sicherheit schaffen, wenn es darum geht, Entscheidungen im Gesundheitsbereich zu treffen.

Als Herausgeber wünsche ich mir ein Mehr an Gemeinsamkeit aller Akteure. Public Health ist ein Auftrag für uns alle, sich einem stetigen und kontinuierlichen Erneuerungs- und Reformprozeß anzuschließen, mit dem Ziel der Gesundheit für alle nach dem Jahr 2000.

Gerhard Polak

Teil I

1. Public Health – gestern, heute, morgen

Meilensteine auf dem Weg zu einem internationalen Gesundheitswesen

Milton I. Roemer

Wenn sich einige Staaten in fremden Ländern um Gesundheitsarbeit bzw. um Aktivitäten im Gesundheitsbereich bemüht hatten, dann war dies meist ein Teilaspekt des Imperialismus, durch den europäische Mächte in zahlreichen Gebieten Asiens und Afrikas die Kontrolle erlangt hatten. Diese auf kolonialer Ebene erbrachten medizinischen Leistungen hatten primär das Ziel, die europäischen Siedler zu beschützen; die Leistungen wurden erst später schrittweise auf die einheimische Bevölkerung ausgedehnt.

Kirchliche Missionare gründeten schon früh (Missions-)Spitäler und medizinische Versorgungsposten aus Gründen der Strategie, um ihre Religion besser zu verbreiten und die Ureinwohner zum Christentum zu bekehren. So wurden in ganz Lateinamerika die „Beneficencia"-Krankenhäuser von der katholischen Kirche Spaniens und Portugals gegründet, die später zur karitativen Haupteinrichtung für die Versorgung der Armen wurden.

An der 1. „International Sanitary Conference" in Paris nahmen im Jahr 1851 zwölf europäische Länder teil. Es war dies die erste echte Zusammenarbeit im Gesundheitsbereich auf internationaler Ebene. Obwohl die Konferenz sechs Monate dauerte, konnte kein Abkommen über Quarantänebestimmungen hinsichtlich der Pest, des Gelbfiebers oder der Cholera erzielt werden. Erst anläßlich der 7. „International Sanitary Conference" 1892 in Venedig konnte schließlich eine Einigung über die Quarantänebestimmungen für Schiffe mit Choleraerkrankten an Bord erreicht werden.

Zeitgleich mit diesen „International Sanitary Conferences" entstand 1863 auch die Gründung eines regierungsunabhängigen Organs, nämlich des Internationalen Komitees vom Roten Kreuz, das ursprünglich eine Schweizer Organisation war. Schon bald danach wurden weitere, nationale Rot-Kreuz-Gesellschaften gegründet, woraus sich 1919 nach dem Ersten Weltkrieg die Internationale Liga der Rot-Kreuz-Gesellschaften entwickelte.

Ein weiterer Meilenstein auf dem Weg zu einem internationalen Gesundheitswesen war die Gründung des „Office International d'Hygiene Publique" (OIHP) im Jahr 1907 in Paris. Nach dem Ersten Weltkrieg wurde 1921 die Liga der Nationen (Völkerbund) zusammen mit einer Unterorganisation, bekannt als Gesundheitsorganisation der Liga der Nationen, gegründet.

Zusammen mit dem „Pan-American Sanitary Bureau“ in Washington gab es nun drei Organisationen, die im internationalen Gesundheitsbereich unabhängig voneinander tätig waren.

1939 kam es durch die Invasion Nazi-Deutschlands in Polen zum Zusammenbruch des Völkerbundes und damit natürlich auch zum Zusammenbruch der dazugehörigen Gesundheitsorganisation. Dieses Faktum sollte für die Interimskommission im Hinblick auf die Gründung einer Weltgesundheitsorganisation eine wichtige Erfahrung sein. Aufgrund dieser Tatsache ist die heutige Weltgesundheitsorganisation (WHO) statutengemäß an die Vereinten Nationen (UN) nur angegliedert und untersteht ihnen nicht. Die WHO hat ihre eigene Weltgesundheitsversammlung und verfügt über ein eigenes (von den UN unabhängiges) Budget.

Im April 1948 wurde die Weltgesundheitsorganisation als WHO offiziell gegründet, der Hauptsitz ist in Genf. 30 Jahre später fand 1978 unter der Führung von WHO und UNICEF in der sibirischen Stadt Alma-Ata eine Hauptkonferenz zum Thema primäre medizinische Versorgung (Primary Health Care – PHC) statt. Anläßlich dieser Konferenz, an der Vertreter von 165 Nationen teilnahmen, wurde das Ziel „Health for All by the Year 2000“ erstmals definiert.

Gesundheit für alle bis zum Jahr 2000 – dieses Ziel sollte durch die Strategie von Primary Health Care erreicht werden!

Primary Health Care (PHC) wurde auf der Konferenz in Alma-Ata folgendermaßen definiert:

1. Ausbildung und Training im Hinblick auf bestehende Gesundheitsprobleme und auf die Methoden zu ihrer Prävention und Kontrolle
2. Verbesserung der Versorgung mit Nahrungsmitteln und Förderung gesunder Ernährung
3. Eine angemessene Versorgung mit hygienisch unbedenklichem Wasser und mit einer Basisausstattung an grundlegenden sanitären Einrichtungen
4. Gesundheitsversorgung von Müttern und Kindern einschließlich Familienplanung
5. Immunisierung durch Impfungen gegen die wichtigsten Infektionskrankheiten
6. Prävention und Kontrolle von lokalen Endemien
7. Eine angemessene Behandlung der am häufigsten auftretenden Erkrankungen und der häufigsten körperlichen Verletzungen
8. Die Versorgung mit den wichtigsten Medikamenten (Essential Drugs)

Auch die folgende Erklärung wurde von den Teilnehmerstaaten der Konferenz in Alma-Ata ratifiziert: „Die Regierungen tragen die Verantwortung für den Gesundheitszustand ihrer Bevölkerung, welcher nur durch die Bereitstellung entsprechender Maßnahmen im Gesundheits- und Sozialbereich gewährleistet sein kann ... In den kommenden Jahrzehnten sollte es das soziale Hauptziel der

Regierungen, internationalen Organisationen und der gesamten Weltgemeinschaft sein, für alle Menschen bis zum Jahr 2000 einen Gesundheitszustand zu erzielen, welcher es ihnen ermöglicht, ein in sozialer und wirtschaftlicher Hinsicht produktives Leben zu führen."

Public Health an der Schwelle zum 21. Jahrhundert: Tradition, Modernisierung, Herausforderung und Vision

R. Horst Noack

1. Was heißt Public Health und wozu der neue Begriff?

Die Gesundheitssysteme der Industrieländer stehen an der Schwelle zum 21. Jahrhundert vor gewaltigen Herausforderungen. Sie sind Folge tiefgreifender demographischer, epidemiologischer, technologischer, wirtschaftlicher und gesellschaftspolitischer Veränderungen. Die Bevölkerungen werden immer älter; schwer beeinflußbare Gesundheitsstörungen prägen zunehmend das Krankheitspanorama; neue diagnostische und therapeutische Technologien und die fortschreitende Informatisierung der Medizin erfordern beträchtliche Investitionen; wachsende Leistungsangebote in der medizinischen Versorgung und im Pflegebereich führen zu einer nachhaltigen Expansion des Versorgungssystems. Der Steuerungsbedarf und die Finanzierungsprobleme nehmen weiter zu. Diese Veränderungen erfolgen vor dem Hintergrund einer fortschreitenden Internationalisierung der Wirtschaft, der Medien und der Wissenschaft und einer sich rapide wandelnden „Arbeitsgesellschaft". Die Arbeitsplätze werden knapper und unsicherer, und die Arbeitslosigkeit nimmt in fast allen Ländern kontinuierlich zu. Die vielzitierte Krise des Sozialstaates gilt als eine der großen gesellschaftspolitischen Herausforderungen des beginnenden 21. Jahrhunderts.

Mit der Vision eines neuen Systems öffentlicher Gesundheit – *new public health* – verbindet sich die Erwartung, zumindest einen Teil der vorhandenen und der zukünftigen Herausforderungen besser in den Griff zu bekommen, als dies mit den herkömmlichen Instrumenten möglich erscheint. Der Terminus *Public Health* hat im deutschen Sprachraum den traditionellen Begriff *öffentliche Gesundheit* weitgehend verdrängt. Vor einem dreiviertel Jahrhundert veröffentlichte der Sozialmediziner Charles-Edward A. Winslow, Professor of Public Health an der Yale University, eine zukunftsweisende Begriffsdefinition:

> *„Public Health is the science and art of preventing disease, prolonging life and promoting physical health and efficiency through organized community efforts*

for the sanitation of the environment, the control of community infections, the education of the individual in principles of personal hygiene, the organization of medical and nursing service for the early diagnosis and preventive treatment of disease, and the development of the social machinery which will ensure to every individual in the community a standard of living adequate for the maintenance of health" (Winslow, 1920; cit. Fee/Porter, 1991).

Diese Definition wurde 1953 von der Weltgesundheitsorganisation (WHO) übernommen, zahlreiche WHO-Expertengremien sahen seither keinen Anlaß, sie zu verändern oder zu ersetzen (Ncayiyana et al., 1995). Sie hat international breite Zustimmung gefunden und wurde von vielen Autoren zitiert.

Seit den zwanziger Jahren hat sich die „Gesundheitslandschaft" weltweit drastisch verändert. In allen geographischen Regionen ist die Lebenserwartung der Menschen stark angestiegen und damit auch die behinderungsfreie Lebenserwartung und die Lebenserwartung bei guter Gesundheit (Weltbank, 1993). Die Lebenserwartung und die „Gesundheitserwartung" einer Gesellschaft zählen heute zu den Entwicklungsindikatoren, sie sind Ausdruck ihres Modernisierungsgrades und ihrer Leistungsfähigkeit. Unser Wissen über die Determinanten von Gesundheit und Krankheit und über die Möglichkeiten, die Krankheitslast der Bevölkerung zu verringern, ist beträchtlich gewachsen. Deshalb stellt sich die Frage: Inwieweit ist Winslows Definition heute noch brauchbar?

Ähnlich wie die Medizin versteht sich Public Health als *science and art*, als Wissenschaft und Praxis. Dies mag einer der Gründe dafür sein, warum es ohne Fremdwort nicht mehr geht, warum weder die Bezeichnung *öffentliche Gesundheit* – im Englischen *public health* – beibehalten, noch die Bezeichnung Gesundheitswissenschaften übernommen wurde. Eine bekannte Medizinpublizistin hat es auf den Punkt gebracht: *„In ‚public health' fehlt die Wissenschaft und in ‚Gesundheitswissenschaften' das Volk"* (Rosemarie Stein, 1994).

Bis in die jüngere Vergangenheit galt Public Health als ein medizinisches Fachgebiet. In den letzten Jahrzehnten haben an den führenden Forschungs- und Ausbildungsstätten die Sozial- und Wirtschaftswissenschaften entscheidend zum wissenschaftlichen Fortschritt in den epidemiologischen und sozialwissenschaftlichen Gesundheitswissenschaften und in den Gesundheitssystemwissenschaften beigetragen. International entsteht ein multi- und transdisziplinäres System bevölkerungs- und systembezogener gesundheitswissenschaftlicher Forschung, Analyse und – mit Willke (1997) – Wissensarbeit (Ncayiyana et al., 1995; Noack, 1998c). Es ist auf die Generierung, Aufbereitung und das Management sowie den Transfer von Wissen gerichtet, das die Steuerung des Gesundheitssystems und die Gestaltung der gesellschaftlichen Rahmenbedingungen dieses Sektors anleiten soll.

Der Unterschied zur klinischen Medizin und auch zur Krankenpflege besteht darin, daß Public Health nicht unmittelbar der Befriedigung individueller Gesundheitsbedürfnisse hilfesuchender Menschen dient. Public Health zielt vielmehr auf die Erhaltung und Förderung der gesellschaftlichen und organisationsgebundenen Voraussetzungen kollektiver Gesundheit und auf die Vermeidung, Minderung und Lösung kollektiver Gesundheitsprobleme. Public Health trägt durch Verbesserung der Krankenversorgung und Pflege, der Gesundheitsförderung und des Gesundheitsschutzes und der Rahmenbedingungen und Systemsteuerung beider Bereiche zur Erhaltung und Stärkung individueller Gesundheit bei (Noack, 1998c). Public Health und klinische Medizin stehen nicht im Konflikt miteinander, sondern bedingen und ergänzen einander. Public Health agiert, soweit möglich, vorausschauend und bedient sich kulturell und wissenschaftlich angemessener, wirksamer und ethisch sowie ökonomisch vertretbarer Mittel (Schwartz, 1998).

Nach unserem heutigem Verständnis bezeichnet Public Health oder öffentliche Gesundheit *„ein multidisziplinäres und multiprofessionelles System organisierten Wissens und organisierter wissenschaftlicher und steuernder Anstrengungen, die auf die Erhaltung und Verbesserung der Gesundheit und auf die Verringerung der Krankheitslast der Bevölkerung gerichtet sind. Öffentliche Gesundheit/Public Health verbindet gesundheitswissenschaftliche Forschung, Wissensmanagement und Wissenstransfer mit Planung und Systemmanagement in den beiden Kernbereichen des Gesundheitssystems: Krankenversorgung und Pflege sowie Gesundheitsförderung und Gesundheitsschutz. Ein neuer, integrierter Ansatz öffentlicher Gesundheit erfordert eine intersektorale Steuerung des Gesamtsystems durch die Schaffung entsprechender politischer, rechtlicher, finanzieller und wissenschaftlicher Rahmenbedingungen."*

Das neue, „moderne" Verständnis von öffentlicher Gesundheit (*new public health*) unterscheidet sich vom traditionellen medizinischen Public-Health-Begriff sowohl durch eine multi- und transdisziplinäre Fundierung als auch durch eine intersektorale und multiprofessionelle Orientierung. Wie aus zahlreichen Analysen hervorgeht, befinden sich die Public-Health-Systeme der Industrieländer und vieler Entwicklungsländer in einer schweren Krise. Die Vision eines neuen umfassenden Public-Health-Ansatzes dient vielerorts als Leitbild und Rahmenkonzept zur Überwindung dieser Krise und zum Aufbau eines wirksamen Systems öffentlicher Gesundheit für das 21. Jahrhundert (Institute of Medicine, 1988; Pan American Health Organization, 1992; Noack/Rosenbrock, 1994). In diesem Sinne möchte das vorliegende Kapitel einen Beitrag zur Klärung von vier Fragen leisten:

- Worin besteht die derzeitige Krise von Public Health, und was sind ihre historischen Wurzeln?
- Was heißt heute Modernisierung von Public Health?
- Welches sind die Herausforderungen der neuen Public-Health-Bewegung?
- Welche konkreten Erwartungen verbinden sich mit der Vision New Public Health?

2. Public Health aus historischer Sicht

Kollektive Anstrengungen zur Erhaltung und Förderung der Gesundheit ausgewählter Bevölkerungsgruppen sind bekannt, seit es menschliche Zivilisationen gibt. Die Geschichte von Public Health zeugt von Kontinuitäten und Diskontinuitäten kollektiver Gesundheitsmaßnahmen. Dabei lassen sich zwei strategische Zielorientierungen unterscheiden: Anstrengungen, die auf die Beseitigung oder Minderung von Umweltrisiken gerichtet sind, und Anstrengungen, die auf eine gesündere Lebensführung einzelner Bevölkerungsgruppen oder der gesamten Bevölkerung abzielen. Ausgeprägte Diskontinuitäten finden sich vor allem in Phasen großen gesellschaftlichen Wandels, so etwa beim Übergang von der vorindustriellen zur Industriegesellschaft im späten 18. und 19. Jahrhundert (Rosen, 1958; Labisch, 1992; Lupton, 1995).

Umwelthygiene und Diätetik in der vorindustriellen Gesellschaft

Bereits in den frühen Hochkulturen der griechischen und noch viel ausgeprägter in der römischen Antike werden außerordentlich große Anstrengungen auf dem Gebiet der Wasserhygiene und in einzelnen Bereichen auch des Gesundheitsschutzes unternommen. Wie aus den vorhandenen Quellen hervorgeht, sind in der Folgezeit bis ins späte Mittelalter kollektive Anstrengungen zur Abwendung umweltgebundener Krankheitsrisiken und zum Schutz der Gesundheit privilegierter Bevölkerungsgruppen vor allem mit dem Wachstum der Städte, des Gewerbes und des Handels verbunden. In den prosperierenden Stadtstaaten werden immer häufiger koordinierte Maßnahmen der Seuchenbekämpfung und der Verhütung ansteckender Krankheiten ergriffen, wie z. B. die Quarantäne für Krankheitsverdächtige und die Meldepflicht für Pestkranke. Zunehmend gewinnen Anstrengungen auf dem Gebiet des Arbeitsschutzes und der Gewerbehygiene an Bedeutung (Rosen, 1958; Labisch, 1992).

In der Neuzeit entstehen erste Formen eines städtischen Gesundheitswesens und einer öffentlichen Gesundheitspflege. Gesundheit wird zum Gegenstand sowohl politischer Interessen als auch persönlicher Verantwortung. Die Kommunen organisieren sanitäre Maßnahmen zur Abwendung von Gefahren wie z. B. die Straßenreinigung und Abfallbeseitigung sowie hygienische Gesundheitsbelehrungen (Rosen, 1958).

Mit der *Diätetik*, der Lehre gesunder Lebensführung, entsteht bereits in der griechischen Antike ein organisiertes Wissenssystem, das im Lehrgebäude der Hippokratischen Medizin breiten Raum einnimmt. Es wird im zweiten nachchristlichen Jahrhundert durch den in Rom wirkenden Arzt Galen weiterentwikkelt und ausdifferenziert. Ein ausgewogenes Verhältnis von Licht und Luft, Essen und Trinken, Ruhe und Bewegung, Schlaf und Wachsein, Stoffwechsel und Gemütsbewegung gilt als Voraussetzung der Erhaltung von Gesundheit und der Verhütung von Krankheiten (Schott, 1993).

Die diätetische Tradition der Antike lebt in den Gesundheitslehren und in der Medizin des Mittelalters fort. Sechs „Regelkreise der Lebensführung" sollen die Ordnung menschlichen Lebens prägen: der Umgang mit der Natur, Ordnung und Maß in Speise und Trank, das Gleichgewicht von Bewegung und Ruhe, der Wechsel von Wachen und Schlafen, der Stoffwechsel und die Gemütsbewegung (Schipperges, 1990). Aber der Mensch ist nicht Herr der Natur. Für die christliche Lehre sind das Heil und die Erlösung von den Leiden dieser Welt ein Akt der Gnade im jenseitigen Leben. Mit der fortschreitenden Säkularisierung gewinnt ein auf das Diesseits gerichteter Gesundheitsbegriff zunehmend an Einfluß: Gesundheit als langes Leben (Makrobiotik), aber auch als sittliches Gebot und als kollektiver Reichtum.

In der Neuzeit wird Gesundheit in den rasch wachsenden Städten und Stadtstaaten und in den sich formierenden Territorialstaaten zur Staatsaufgabe. Im 18. Jahrhundert nimmt die Idee einer Gesundheitsexekutive des absolutistischen Staates, einer *medicinischen Polizey* Gestalt an. Sie soll die Verantwortung übernehmen für die Hygiene der Wohnung, der Kleidung und der Nahrung, für gesundheitliche Überwachungsaufgaben und für die Abfallentsorgung, aber auch für die Bekämpfung von Kinderkrankheiten, Geschlechtskrankheiten und Epidemien, für das Schulwesen, die Militärmedizin und die Hospitäler (Rosen, 1958; Labisch, 1992). Um die Gesundheit breiter Bevölkerungsschichten zu sichern, genügt es nicht mehr, die Menschen vor Seuchen und ansteckenden Krankheiten zu schützen, eine weitere wichtige Voraussetzung ist die Sicherung der Lebensgrundlagen und die Zivilisierung der Lebensweisen (Lupton, 1995).

Gesundheitsschutz und Sozialhygiene in der Industriegesellschaft

Die Transformation der Agrargesellschaft in die Industriegesellschaft oder „erste Moderne" begann in Mitteleuropa gegen Ende des 18. Jahrhunderts und vollzog sich in mehreren Phasen während eines sehr langen Zeitraums bis ins 20. Jahrhundert hinein. Sie hat die gesellschaftlichen Verhältnisse, die Lebens- und Arbeitsbedingungen und die Gesundheitschancen der Menschen von Grund auf verändert. Aus gesundheitswissenschaftlicher Sicht sind die tiefgreifenden Veränderungen sowohl der Produktionsweisen und Produktionsverhältnisse als auch der Lebens- und Arbeitsbedingungen von besonderem Interesse (Rosen, 1958; Labisch, 1992; Lupton, 1995).

Hauptmerkmal der Industrialisierung ist die nachhaltige Verdrängung der landwirtschaftlichen und handwerklichen Produktionsweise durch die maschinelle, technikgestützte und bürokratisch organisierte Produktion. Dieser Prozeß, der heute noch nicht vollständig abgeschlossen zu sein scheint, führt innerhalb eines Jahrhunderts zu einer starken Expansion und Ausdifferenzierung der Industrie. Die Struktur und die Organisation der Arbeit, die Arbeitsabläufe und die Arbeitsqualität wandeln sich radikal. Unwürdige Arbeitsbedingungen und extreme Arbeitszeiten prägen lange Zeit den Arbeitsalltag sehr großer Teile der erwerbstätigen Bevölkerung. Hohe physikalische und chemische Umweltbelastungen, gefährliche und menschenungerechte Maschinen und Anlagen, große physische Anforderungen und Belastungen sowie ein hohes Maß an Monotonie und geistiger Unterforderung bilden ein außerordentlich großes Risikopotential für Krankheiten, Unfälle und Gesundheitsstörungen aller Art. Bis zur Einführung der allgemeinen Schulpflicht ist ein großer Teil der Frauen und Kinder in den industriellen Arbeitsprozeß integriert.

In einem relativ kurzen Zeitraum entstehen ausgedehnte Industrielandschaften, Siedlungsräume und große Städte, werden umfassende Kommunikations- und Verkehrssysteme geschaffen, wachsen der Waren- und Personenverkehr ungleich stärker als je zuvor. Große Teile der Landbevölkerung lassen sich in den neuen Ballungszentren nieder. Die steigende Geburtenrate und der allmähliche Rückgang der Sterblichkeit führen zu einem anhaltenden Bevölkerungswachstum. Extreme Armut und Überbevölkerung sowie prekäre Siedlungs- und Wohnverhältnisse belasten große Teile der lohnabhängigen Bevölkerung über mehrere Generationen hinweg. Unter- und Mangelernährung, Umweltverschmutzung und unzureichende Hygiene wie auch die Fremdheit und Anonymität urbanen Lebens schwächen die Gesundheitspotentiale und erhöhen die Vulnerabilität vor allem der Armen und Schwachen. Die Folgen sind Massenkrankheiten und eine hohe Sterblichkeit insbesondere bei Kindern, Müttern und älteren Arbeitern.

Um die Mitte des 19. Jahrhunderts wächst in den fortgeschrittenen Industrieländern der politische Widerstand gegen die extreme Benachteiligung und Ausbeutung breiter Bevölkerungsschichten und die damit verbundenen Krankheitsrisiken. Um das Revolutionsjahr 1848 wird Gesundheit zu einem sozialen Recht erklärt (Labisch, 1992). Namhafte Ärzte und Forscher fordern staatliche Maßnahmen zur Verbesserung der Lebens- und Arbeitsbedingungen der lohnabhängigen Bevölkerung. Vor diesem Hintergrund entstehen zunächst in Frankreich und England und später auch in Deutschland Entwürfe und Initiativen für eine soziale Medizin und öffentliche Gesundheitspflege (Deppe/Regus, 1975).

In der zweiten Hälfte des 19. Jahrhunderts formierten sich die Arbeiter- und Gewerkschaftsbewegung. In den Industriezentren entstehen Arbeiterbildungsvereine, Gesundheitspflegevereine und solidarisch organisierte Kranken- und Unfallkassen, Vorstufen der späteren sozialen Kranken- und Unfallversicherungen. Zunehmend übernimmt die Arbeiterklasse das bürgerliche Leitbild des *homo hygienicus (*Labisch, 1992), das auf rationalen und teilweise wissenschaftlichen Prinzipien beruht. Auf der Grundlage eines neuen hygienischen Paradigmas entwickelt sich eine breite Gesundheitsbewegung. Ihre zentralen Themen sind eine gesunde Lebensführung und die Pflege der Wohnung, der Kleidung und des Körpers, ihre zentralen Werte und Normen sind Sittlichkeit und Sauberkeit. In den Städten formiert sich ein öffentlicher Gesundheitsdienst. Die Stadt wird zum Zentrum der öffentlichen Gesundheitspflege und der kommunalen Gesundheitsfürsorge (Labisch, 1992).

In der Spätphase der industriellen Revolution verbessert sich die gesundheitliche Lage der Arbeiter, die Krankheitsbelastung und die Sterblichkeit nehmen ab. Der hauptsächliche Grund dafür ist aus heutiger Sicht das Zusammenwirken mehrerer Entwicklungstrends und Maßnahmenbündel (Labisch, 1992; Rosen, 1958; McKeown, 1982):

- die Verringerung der Armut und die Verbesserung der Ernährungslage und der Wohnverhältnisse;
- eine bessere Entlohnung und die Reduzierung der Arbeitszeit;
- die Verbesserung der Arbeitsbedingungen und des Arbeitsschutzes;
- der Bau zentraler Wasserversorgungs- und Abwasserentsorgungssysteme;
- die Organisation der Abfallbeseitigung und eine wirksamere Wohn- und Lebensmittelhygiene;
- die Einführung der sozialen Kranken- und Unfallversicherung sowie der Hinterbliebenen- und Rentenversicherung.

Mit der Einführung der sozialen Kranken-, Unfall- und Rentenversicherung im Zuge der Bismarckschen Sozialgesetzgebung in Deutschland und vergleichbarer Reformen in Österreich werden die Fundamente für den modernen Sozialstaat gelegt.

Verwissenschaftlichung und Professionalisierung

Viele der im ausgehenden 19. Jahrhundert ergriffenen umwelthygienischen und politischen Maßnahmen zum Schutz und zur Verbesserung kollektiver Gesundheit stützen sich auf systematische Beobachtungen und teilweise bereits auf demographische und medizinstatistische Analysen. Seuchen wie die große Cholera-Epidemie 1844 in London werden erstmals unter Zuhilfenahme einfacher wissenschaftlicher Hilfsmittel analysiert und kontrolliert. Sozialmedizinische Untersuchungen in Frankreich, England, Deutschland und Nordamerika erhärten die Hypothese, daß Armut und Elend die Hauptursachen für die katastrophale gesundheitliche Lage der Arbeiter sind und daß diese Situation eine politische Antwort erfordert (Fee/Porter, 1991; Lupton, 1995).

Während die vorherrschenden Infektionskrankheiten aus der Sicht der naturwissenschaftlichen Bakteriologie *eine* Ursache haben, favorisieren die Vertreter der Sozialmedizin eine multifaktorielle Krankheitslehre: Soziale Sicherheit und vor allem eine ausreichende Ernährung gelten als entscheidende Schutzfaktoren gegen übertragbare Krankheiten. Erst sehr viel später sollte diese Hypothese bestätigt werden: Die Todesraten für Pocken, Masern, Keuchhusten und Diphtherie, für Tuberkulose, Kinderlähmung und andere Infektionskrankheiten hatten aufgrund der verbesserten Lebensbedingungen bereits deutlich abgenommen, als ein wirksamer Impfschutz und antibakterielle Medikamente zur Verfügung standen (McKeown, 1982). Aufbauend auf den theoretischen und empirischen Grundlagen der Sozialmedizin entsteht zu Beginn des 20. Jahrhunderts in Deutschland die Sozialhygiene. Sie versteht sich als *deskriptive Wissenschaft* von den Bedingungen einer hygienischen Kultur und als *normative Wissenschaft* der sozialen Maßnahmen zur Sicherung der Gesundheit der Bevölkerung (Deppe/Regus, 1975).

Mit der Entdeckung der Erreger der verheerenden Seuchen und Infektionskrankheiten beginnt in den letzten Jahrzehnten des 19. Jahrhunderts in den Labors der Mikrobiologen ein neues gesundheitswissenschaftliches Zeitalter mit einem neuen überaus erfolgreichen Paradigma. Nicht mehr ein diffuser Gesundheitsbegriff und eine vorwissenschaftliche Krankheitslehre prägen die Medizin und das öffentliche Gesundheitswesen, sondern nosologisch definierte Krankheiten mit naturwissenschaftlich faßbaren Ursachen. Die naturwissenschaftlich-biologische Umwelthygiene verheißt, durch Umweltmaßnahmen und Immunisierung die Menschheit von der Geißel der Massenkrankheiten zu befreien. Diese Vorstellungen haben im Bildungsbürgertum große Resonanz, vor allem unter Ärzten, Ingenieuren und Architekten. Sie versprechen, ungleich realistischer und wirksamer zu sein als die weitreichenden politischen Forderungen der Sozialmediziner und die utopischen Reformideen der Sozialhygieniker (Labisch, 1992).

Am Anfang des 20. Jahrhunderts entsteht in Deutschland und in einigen anderen mitteleuropäischen Ländern mit der Rassenhygiene eine weitere „Lehre“ kollektiver Gesundheit. Sie stützt sich unter anderem auf die Mendelsche Vererbungstheorie und auf sozialdarwinistische Selektionslehren, die Ende des letzten Jahrhunderts verbreitet waren. Ihr ideologisches Ziel ist die „Heranziehung eines erbgesunden Volkskörpers“. Nur wenige Jahrzehnte später soll die Rassenhygiene der Legitimation des bis dato unvorstellbaren Völkermords des Naziregimes dienen (Labisch, 1992).

Die Sozialmedizin, die Sozialhygiene und die naturwissenschaftlich-biologische Umwelthygiene bilden die Voraussetzungen für die Verwissenschaftlichung und Professionalisierung öffentlicher Gesundheit (*Médecine sociale* in Frankreich, *state medicine* und *public health medicine* in Großbritannien, *public health* in den USA). Bereits 1871 wird in England ein Diplom für state medicine eingeführt, das spätere Diplom für *public health medicine* (Fee/Acheson, 1991). Im Jahr 1916 entsteht in den USA die erste Fakultät für Public Health, die School of Hygiene and Public Health an der Johns Hopkins University in Baltimore und 1924 als erste akademische Public-Health-Einrichtung in Europa die London School of Hygiene and Tropical Medicine (Fee/Porter, 1991).

Public Health ist in den USA von Anfang an ein multiprofessionelles Fach. Absolventen medizinischer, naturwissenschaftlicher und sozialwissenschaftlicher Studiengänge erwerben in einem postgradualen Studium einen Masters- oder Doktor-Grad, heute an annähernd 30 akkreditierten Schools of Public Health. In Großbritannien ist Public Health eine medizinisches Fach geblieben, Voraussetzung für eine leitende Stellung im öffentlichen Gesundheitsdienst ist ein anerkannter Abschluß in *public health medicine*. Heute können jedoch sowohl an der „London School" als auch an anderen britischen Universitäten, ähnlich wie an den führenden Schools of Public Health anderer Länder, im Rahmen moderner multidisziplinärer Ausbildungsgänge Abschlüsse auf verschiedenen neuen Public-Health-Gebieten erworben werden, wie z. B. Gesundheitsförderung, Management im Gesundheitswesen sowie Gesundheitsplanung und Finanzierung (Noack/Noack, 1995).

Im deutschsprachigen Raum setzt die Akademisierung und Professionalisierung der öffentlichen Gesundheitspflege später als in den USA und Großbritannien ein, der organisatorische Rahmen ist wesentlich bescheidener. Im Jahr 1909 erhält der Arzt Ludwig Teleky die Venia legendi für Soziale Medizin an der Universität Wien. 1920 wird Alfred Grotjahn auf den Lehrstuhl für Sozialhygiene an der Humboldt-Universität Berlin berufen (Schipperges, 1975; Popper, 1991). Die Nationalsozialisten versuchen, die Sozialhygiene in den Dienst der nationalsozialistischen Rassenhygiene zu stellen. Die Wiener und Berliner Institute werden aufgelöst, führende Vertreter des Faches emigrieren. Einige von ihnen tragen wesentlich zur Weiterentwicklung von Public Health in Nordamerika bei. Die kommunalen Einrichtungen für Gesundheitsfürsorge werden aufgelöst, die Gemeinden verlieren die Verantwortung für die Gesundheit ihrer Bürger. Es entsteht ein flächendeckendes Netz staatlicher Gesundheitsämter (Labisch, 1991, 1992).

3. Die Medikalisierung von Public Health und die Krise des öffentlichen Gesundheitssektors

Zur Medikalisierung öffentlicher Gesundheit

Das 20. Jahrhundert ist das Jahrhundert der naturwissenschaftlichen Körpermedizin, deren Siegeszug (Labisch, 1992) noch heute ungebrochen scheint. Gestützt auf eine kontinuierlich expandierende biomedizinische und klinische Forschung entstehen in den Industrieländern umfangreiche und zunehmend differenzierte Systeme kurativer medizinischer Versorgung. Das Krankenhaus ist das Zentrum des gesundheitswissenschaftlichen Fortschritts und der Ausbildung der Gesundheitsberufe. Biotechnische und informationstechnologische Entwicklungen bestimmen weitgehend die diagnostischen, therapeutischen und teilweise auch die organisatorischen Innovationen.

Bis in die achtziger Jahre hinein ist „Reform des Gesundheitswesens" gleichbedeutend mit dem weiteren Auf- und Ausbau der kurativen, vorrangig der stationären Versorgung. Die öffentliche Gesundheitspolitik sieht ihre Hauptaufgabe darin, geeignete Rahmenbedingungen dafür zu schaffen. Gleichzeitig gilt es, der gesamten Bevölkerung einen ungehinderten Zugang zu den medizinischen Versorgungseinrichtungen zu ermöglichen. Das gelingt vor allem in denjenigen Ländern, in denen die Bürger ein Recht auf eine umfassende Gesundheitsversorgung haben und in denen ein wirksames System sozialer Sicherung im Krankheitsfall geschaffen wurde. Lange Zeit lag der damit verbundene Anstieg der Gesundheitskosten weit über den Zuwächsen des Bruttoinlandsprodukts (Köck, 1996), in mehreren Ländern ist das noch heute der Fall.

Um die Kostenentwicklung in den Griff zu bekommen, reduziert sich öffentliche Gesundheitspolitik zunehmend auf die staatliche Kunst, den Zuwachs der Gesundheitsausgaben zu kontrollieren, d.h. der von den Sozialversicherungen und der öffentlichen Hand getragenen Ausgaben (Rosenbrock, 1996). Zu diesem Zweck werden seit geraumer Zeit in zahlreichen Industrieländern neue und zum Teil unterschiedliche Finanzierungsmodelle der Krankenversorgung erprobt (Abel-Smith, 1994; Köck, 1996). Dies geschieht weitgehend unabhängig davon, ob die Bürger ein Recht auf Gesundheitsversorgung haben, ob die Gesundheit ein öffentliches Gut darstellt und die Verantwortung für die gesundheitliche Versorgung überwiegend beim Staat liegt (z.B. Großbritannien) oder ob Gesundheit als privates Gut gilt, für das der einzelne Bürger verantwortlich ist (z.B. USA). Im internationalen Vergleich läßt sich in den Gesundheitssystemen vieler Industrieländer eine Konvergenz der Systemsteuerung beobachten (Köck, 1996). Aus der Sicht der neueren soziologischen Steuerungstheorie besteht die „Kunst der Systemsteuerung" darin, die Steuerungsmedien Macht, Wissen und Geld (Willke, 1996) so einzusetzen, daß der damit verbundene Zweck erfüllbar wird und bestimmte Gesundheitsziele erreicht werden können. Machtbasierte Steuerung bedient sich gesetzlich vorgegebener Regeln und Sanktionen, geldbasierte Steuerung setzt an den ökonomischen Anreizsystemen an, und wissensbasierte Steuerung wirkt über Organisationsleitbilder, Managementregeln, professionelle Ethiken und Qualitätsstandards.

Um das doppelte Ziel einer angemessenen Bedarfsgerechtigkeit und Effizienz der medizinischen Versorgung zu erreichen, müssen zum einen die von den Zahlern (Krankenkassen, öffentliche Hand und Konsumenten bzw. Patienten) getragenen Kosten begrenzt werden, vorzugsweise durch Budgetierung („Dekkelung"). Zum anderen gilt es, die budgetierten Mittel nach einem geeigneten Schlüssel auf die verschiedenen Anbieter von Gesundheitsleistungen (Krankenhäuser, Ambulatorien und niedergelassene Ärzte, Arzneimittel- und Gerätesektor) zu verteilen. Geeignet wäre ein Verteilungsschlüssel, der – gemessen an wohlbegründeten Gesundheitszielen – ein Anreizsystem für eine an den Versorgungsbedüfnissen der Bevölkerung orientierte, gesundheitswirksame und kostengünstige Versorgung darstellt. Trotz einer wachsenden „Ökonomisierung" der Gesundheitspolitik sind unsere Gesundheitssysteme derzeit noch weit davon entfernt, die „Kunst" einer bedarfsorientierten und kosteneffizienten Systemsteuerung zu beherrschen.

Die Krise des öffentlichen Gesundheitssektors

Die Sicherung der Gesundheit der Bevölkerung ist in den modernen Industrieländern eine öffentliche Aufgabe. Sie ist weitgehend den medizinischen Versorgungssystemen zugewachsen. Ihre dominierende Strategie besteht heute darin, Krankheiten durch Massenkonsum medizinischer Versorgungsleistungen zu verhüten und zu behandeln – ungeachtet der „historisch" zu nennenden Erkenntnis, daß die entscheidenden Determinanten der Lebenserwartung und der gesundheitlichen Lebensqualität der Bevölkerung sozialer Natur sind und überwiegend außerhalb der Reichweite des kurativen medizinischen Versorgungssystems liegen. Das Dilemma der Gesundheitspolitik und der Gesundheitssystemsteuerung scheint darin zu bestehen, daß wir Gesundheit sozial produzieren und daß wir sie zu erhalten und zu verbessern suchen, indem wir in wachsendem Umfang medizinische Versorgungsleistungen konsumieren (Evans/Stoddard, 1992).

In die Aufgabe, die medizinische Versorgung und Pflege zu steuern, teilen sich heute öffentliche, öffentlich-rechtliche, gemeinnützige und private Organisationen. Der öffentliche Sektor umfaßt in Bundesstaaten wie Deutschland, Österreich und der Schweiz auf den Ebenen Bund, Land, Bezirk, Kreis und Gemeinde politische und administrative Strukturen mit hierarchisch gegliederten Funktionen und Kompetenzen (z.B. Legislative beim Bund oder bei den Ländern, Exekutive bei den Ländern, Bezirken oder Gemeinden). Bundes- und Länderministerien verfügen in der Regel sowohl über nachgeordnete als auch über unabhängige wissenschaftliche und technische Einrichtungen wie z.B. Labors und Beratungsgremien, Forschungs- und Ausbildungsinstitutionen. Spezifische Steuerungsfunktionen obliegen öffentlich-rechtlichen und privaten Organisationen der Zahler und der Anbieter von Versorgungs- und Pflegeleistungen. Einflußreiche Organisationen der Zahler sind Krankenkassen, Unfallversicherungen und Rentenversicherungen und ihre Dachorganisationen, einflußreiche Organisationen der Anbieter sind die Kammern der Ärzte und Apotheken, die Berufsverbände der Pflegeberufe und die Dachverbände der Krankenhausträger, der Heilmittel- und Geräteindustrie. Darüber hinaus sind auf den verschiedenen Ebenen und in einzelnen Sektoren diverse Gremien mit Steuerungsfunktionen betraut. Der wachsende Steuerungsbedarf in der medizinischen Versorgung und im Pflegebereich läßt den Schluß zu, daß die zuständigen Steuerungssysteme überfordert sind, ihre Funktionen adäquat zu erfüllen.

Bereits in den sechziger und siebziger Jahren hatte die epidemiologische Forschung genügend Hinweise erbracht, daß die moderne kurative Medizin die entscheidenden Determinanten der vorherrschenden Massenerkrankungen nicht wesentlich beeinflussen kann. Bald darauf wurden in verschiedenen Ländern umfangreiche bevölkerungsweite Präventionsprojekte in Angriff genommen, um die mit dem Lebensstil verbundenen Determinanten zu verändern. Nur wenige dieser Programme hatten jedoch die erwartete Wirkung (Noack, 1996b). So konnte z.B. das Nordkarelien-Projekt zeigen, daß es möglich ist, durch integrierte, verhältnis- und verhaltensbezogene Präventions- und Gesundheitsförderungsprogramme die Mortalität für Herz-Kreislauf-Erkrankungen und Krebserkrankungen und damit die Gesamtmortalität nachhaltig zu senken (Puska et al., 1985, 1993). Zahlreiche präventivmedizinische Früherkennungs- und Frühbehandlungsprogramme (*Vorsorgeprogramme*) waren darauf gerichtet, das kardiovaskuläre Risiko in großen Risikogruppen nachhaltig zu beeinflussen. Sie waren selbst unter optimalen Voraussetzungen nur selten wirksam genug, die Herzinfarkt-Mortalität und die Gesamtmortalität nennenswert zu reduzieren (McComick/Skrabenek, 1988; MRFIT Research Group, 1990). Gleichwohl wurden z.B. in Deutschland und Österreich Früherkennungs- oder Vorsorgeuntersuchungen („Gesundenuntersuchung“) in den Leistungskatalog der gesetzlichen Krankenversicherung aufgenommen. Verhältnis- und verhaltensbezogene Präventionsprogramme blieben jedoch weiterhin auf einzelne Initiativen und Projekte beschränkt (Noack, 1996b).

Eine überwältigende Fülle neuerer Erkenntnisse der epidemiologischen und sozialwissenschaftlichen Gesundheitsforschung (Amick III et al., 1995; Evans et al., 1994; Blane et al., 1996; Wilkinson, 1996) erhärtet die vor mehr als 100 Jahren von den Gründervätern der Sozialmedizin und sozialen Hygiene gewonnene Erkenntnis, daß Gesundheit wesentlich eine soziale Kategorie darstellt. Noch immer ist soziale Ungleichheit der mit Abstand wichtigste Einflußfaktor auf vorzeitigen Tod und Krankheit (Noack, 1998b). Daran konnten die gewaltigen gesellschaftlichen Investitionen in das Versorgungssystem und die großen Fortschritte der Medizin nur wenig ändern (McIntyre, 1997; Bunker et al., 1994). In diesem Zusammenhang muß die Frage aufgeworfen werden, warum sich das akkumulierte Wissen über die Bedeutung der sozialen Welt für die gesundheitliche Entwicklung der Bevölkerung nicht stärker im öffentlichen Gesundheitssektor niedergeschlagen hat.

Bedingt durch das Wachstum des kurativen Sektors und die großen Erfolge der kurativen Medizin sind der Einfluß und das Steuerungspotential des öffentlicher Gesundheitsdienstes kontinuierlich und teilweise bis zur Bedeutungslosigkeit geschrumpft. Dies gilt vor allem für den öffentlichen Gesundheitsdienst und für die kommunalen Gesundheitsämter (Labisch, 1991). Dort, wo der öffentliche Gesundheitsdienst noch nicht grundlegend reformiert wurde, beschränken sich seine Aufgaben heute überwiegend auf hoheitliche Aufsichts- und Kontrollfunktionen, insbesondere im medizinischen Versorgungssystem, im Umwelt- und Konsumentenschutz sowie im Unfall- und Arbeitsschutz. Hinzu kommen subsidiäre Funktionen medizinischer und sozialkompensatorische Hilfe für Zielgruppen, die mit der *Komm-Struktur* des kurativen Versorgungssystems nicht erreicht werden (Komm-Struktur bedeutet, daß Gesundheitsorganisationen dann aktiv werden, wenn sie von hilfesuchenden Individuen, Gruppen oder Organisationen in Anspruch genommen werden. In einer „Zugeh-Struktur“ suchen Gesundheitsorganisationen dagegen hilfebedürftige Gruppen oder Organisationen aktiv auf). Für aktive Entwicklungs- und Gestaltungsaufgaben, etwa bei der Planung und Reform der Krankenversorgung oder beim Auf- und Ausbau einer bevölkerungsweiten Gesundheitsförderung und Prävention, bleibt dem öffentlichen Gesundheitsdienst wenig Raum (Noack/Rosenbrock, 1994). Um die Gesundheit der Bevölkerung im Sinne der von Winslow vor einem dreiviertel Jahrhundert formulierten Ziele wirksam zu beeinflussen, fehlen dem öffentlichen Gesundheitssystem nahezu alle notwendigen Voraussetzungen und Mittel. Zahlreiche Analysen kommen zu dem Schluß, daß sich der öffentliche Gesundheitssektor in einer ernsthaften Krise befindet (Institute of Medicine, 1988; ÖBIG, 1991; Pan American Health Organization, 1992; Holland/Fitzsimons, 1991; Noack/Rosenbrock, 1994; Köck, 1996; Beaglehole/Bonita, 1998). Auffällige Krisensymptome sind:

- die fehlende Identität und Funktionsklarheit;
- die Überfrachtung mit traditionellen Aufsichts- und Kontrollfunktionen auf Kosten notwendiger Zukunftsaufgaben;
- die Fragmentierung, unzureichende Vernetzung und mangelnde Koordinierung der Funktionen;
- die völlig unzureichenden wissenschaftlichen Grundlagen;
- die vielfach ungenügende Personalausstattung und Qualifikation der MitarbeiterInnen;
- und als Folge die große Diskrepanz zwischen dem Leistungsbedarf und den erbrachten Leistungen.

Rückblickend betrachtet, haben vor allem drei Entwicklungstrends zur Krise öffentlicher Gesundheit beigetragen: die Medikalisierung der Gesundheit, die Individualisierung der Verantwortung für die Gesundheit, die Ökonomisierung der Versorgung und der Rückzug der Politik aus der Gesundheitssystemsteuerung. Die Krise des öffentlichen Gesundheitssektors ist nicht auf einzelne Teilbereiche und Funktionen des Gesundheitssystems beschränkt, sie ist eine Systemkrise.

4. Die Modernisierung von Public Health

In den letzten zehn Jahren ist die Public-Health-Landschaft in vielen Ländern in Bewegung geraten – eine Bewegung, die verschiedene Anzeichen einer Modernisierung erkennen läßt. Was heißt Modernisierung, und woran lassen sich Modernisierungsprozesse erkennen?

Der Begriff Modernisierung bezieht sich auf tiefgreifende gesellschaftliche Veränderungen in den Wissensgrundlagen, in den Politiken und in den institutionalisierten Routinen moderner Gesellschaften. Im Übergang von der Industriegesellschaft zur Informationsgesellschaft, von der ersten zur zweiten Moderne, löst sich das traditionelle Verständnis gesellschaftlichen Fortschritts auf. Damit relativiert sich die Bedeutung professionellen Wissens und wandeln sich die Rollen der einflußreichen Akteure (Beck/Giddens/Lash, 1996). Von einer Wissenschaft, einer Technik und einer Politik, die für viele Probleme der Moderne mitverantwortlich sind, werden nicht länger wirksame Problemlösungen für die Zukunft erwartet. Gefragt sind nicht mehr nur spezialisierte, technokratisch orientierte Expertenorganisationen und sektorale Politiken. Gefragt sind in wachsendem Umfang intersektorale Netzwerke problemorientierter Akteure sowie interdisziplinäre Strategien und Programme. Das gilt für das Gesundheitswesen ebenso wie für den Wissenschafts- und Technologiesektor und für das Bildungswesen.

Einer solchen Entwicklung, so wird vermutet, werden sich weder die moderne Medizin noch der öffentliche Gesundheitsbereich auf Dauer erfolgreich verschließen können (Zimmerli, 1997). Die Medizin versteht sich in ihren Grundlagendisziplinen und in den großen klinischen Fächern als angewandte Naturwissenschaft und als Heiltechnik, ein Wandel hin zu einem ganzheitlichen, gesundheitsorientierten (salutogenetischen) Wissenschaftsverständnis und zu einer Praxis der Krankheitsbewältigung und des Heilens ist derzeit nur in einzelnen Teilgebieten wie z.B. in der Psychosomatik zu beobachten (Noack, 1997a). Gesundheit läßt sich nicht auf das technisch Herstellbare reduzieren. *Gesundsein* bezieht sich auf den Prozeß und *Gesundheit* auf das Ergebnis produktiver gesellschaftlicher Verhältnisse und gelungenen menschlichen Zusammenlebens. Gesundsein und Gesundheit können ermöglicht, aber nicht produziert werden (Antonovsky, 1997; Zimmerli, 1997).

Welche Entwicklungen in der Politik, in der Krankenversorgung und Pflege, in der Gesundheitsförderung und der gesundheitswissenschaftlichen Forschung und Ausbildung sind Anzeichen einer Modernisierung des Systems öffentlicher Gesundheit? Welche Beispiele lassen sich dafür anführen?

Gesundheitspolitik

Gesundheitspolitik umfaßt die Formulierung von Zielen und die politische Auseinandersetzung um sie, die Wahl der Instrumente, ihre Anwendung und Überprüfung (Schwartz et al., 1998).

Die europäischen Mitgliedsstaaten der WHO haben 1984 und in revidierter Fassung 1994 eine Regionalstrategie mit dem Titel *„Ziele zur Gesundheit für alle – Die Gesundheitspolitik für Europa"* verabschiedet. 1998 erneuert, um die Gesundheitspolitik in Europa auf die Entwicklung im 21. Jahrhundert auszurichten (WHO, 1997), werden revidierte Gesundheits- und Entwicklungsziele Kern der neuen Strategie sein (Übersicht 1).

Die vorgeschlagenen Gesundheitsziele für das 21. Jahrhundert sind ein umfassender Orientierungsrahmen. Oberstes Ziel der WHO-Politik ist wiederum eine gerechtere soziale Verteilung der Gesundheitschancen. Alle Anstrengungen im Versorgungssystem, in der Wirtschaft, im sozialen Bereich und im Bereich politischer Steuerung sollen stärker als bisher auf die Verbesserung der Gesundheit der Bevölkerung gerichtet sein und, soweit möglich, an den ökologischen, ökonomischen, sozialen und biologischen Determinanten der Gesundheit ansetzen. Ein Zielbereich ist dezitiert auf die Gestaltung der Politik und des Wandels im Gesundheitssystem gerichtet und umfaßt die Voraussetzungen für die Verbesserung der Gesundheit und für die dafür notwendigen Instrumente. Dazu gehören Partnerschaften für Gesundheit ebenso wie angemessenes Steuerungswissen, ein wirksames Management, gesundheitswissenschaftliche Ausbildung und Forschung.

Die Gesundheitspolitik war bisher in den meisten Mitgliedsländern der WHO einschließlich Deutschland, Österreich und Schweiz nicht an expliziten Gesundheitszielen ausgerichtet. Die Formulierung von Zielen, ihre Anwendung und Überprüfung sowohl bei der Steuerung der Krankenversorgung und Pflege als auch beim Aufbau einer wirksamen Gesundheitsförderung und bei der Erneuerung des öffentlichen Gesundheitsdienstes wäre eine entscheidende Voraussetzung für die Modernisierung des öffentlichen Gesundheitssektors.

Krankenversorgung und Pflege

Nahezu alle gesundheitsbezogenen Anstrengungen der Gesellschaft richten sich derzeit auf die medizinische Versorgung und Krankenpflege, und nahezu alle Investitionen fließen in diese Sektoren. Immer drängender wird deshalb die

Übersicht 1: Gesundheitsziele für das 21. Jahrhundert

Zielbereiche	Ziele
I. Bessere Gesundheit für die Menschen	Mehr Chancengerechtigkeit für die Menschen herstellen; eine bessere Gesundheit in allen Phasen des Lebenszyklus ermöglichen; Krankheiten und Verletzungen verhindern und bekämpfen; die psychische Gesundheit verbessern.
II. Nachhaltige Gesundheit	Eine sichere Umwelt schaffen; gesunde Lebensweisen erleichtern; wirtschaftliche und soziale Voraussetzungen für die Gesundheit schaffen; die biologischen Voraussetzungen für eine bessere Gesundheit herstellen.
III. Bessere Versorgung für eine bessere Gesundheit	Die gesundheitliche Selbstversorgung der Menschen stärken; eine familienorientierte primäre Versorgung und eine verbesserte sekundäre und tertiäre Versorgung schaffen; ein ergebnisorientiertes Management und eine hohe Qualität der Versorgung ermöglichen; die Finanzierung der Gesundheitsversorgung und die Zuweisung der Ressourcen optimieren; den Wandel der Versorgung wirksam steuern.
IV. Gesundheitsorientierung in allen Bereichen	Eine wirtschaftliche Infrastruktur für eine bessere Gesundheit schaffen; eine soziale Infrastruktur für eine bessere Gesundheit ermöglichen; die Gesundheitsorientierung im Produktionsbereich und im Dienstleistungsbereich stärken.
V. Gestaltung von Politik und Wandel	Die Gestaltung und die Umsetzung der Politik durch Partnerschaften für Gesundheit verbessern; den Wandel im Gesundheitsbereich steuern und die Informationsbasis sichern; die notwendigen Humanressourcen entwickeln; die Forschung für eine bessere Gesundheit stärken.

Quelle: WHO 1997 (Kurzfassung in Anlehnung an die deutsche Übersetzung des Entwurfs)

Frage: Welchen Beitrag leisten der Versorgungs- und Pflegebereich zur Verhütung, Bewältigung und Heilung von Krankheiten und zur Verbesserung des Gesundheitszustands und der gesundheitsbezogenen Lebensqualität der Bevölkerung? In der Sprache der modernen Gesundheitswissenschaften: Welcher Gesundheitsgewinn für die Menschen (*health gain*) und welche Auswirkungen auf die Gesundheit der Bevölkerung (*health impact*) können dem Versorgungssystem zugeschrieben werden? Mit dieser Frage verbinden sich Intentionen, die auch mit den Grundprinzipien der traditionellen Ethik der Medizin und der neueren Bioethik im Einklang stehen, nämlich hilfsbedürftigen Menschen zu helfen, Gutes zu bewirken und Schaden zu vermeiden und die knappen Gesundheitsgüter der Gesellschaft möglichst gerecht zu verteilen (Klein-Lange, 1998).

Beim gegenwärtigen Stand der Gesundheitssystemforschung und auf der Basis der derzeitigen Datenlage kann diese Frage nicht schlüssig beantwortet werden. Die derzeit plausibelste Antwort findet in der internationalen Forschungsliteratur deutliche Unterstützung (Wilkinson, 1996). Eine größere in den USA durchgeführte Studie (Bunker et al., 1994) bestätigt frühere Schätzungen, wonach das medizinische Versorgungssystem im Bevölkerungsdurchschnitt etwa 15 % der gewonnenen 30 Lebensjahre zur Entwicklung der Lebenserwartung in diesem Jahrhundert beigetragen hat. Der kurativen Medizin wird ein wesentlich größerer Beitrag als der präventiven Medizin zugeschrieben. Dieselbe Studie zeigt auch, daß die medizinische Versorgung die gesundheitsbezogene Lebensqualität hilfsbedürftiger Menschen deutlich verbessern kann.

Die Bedeutung der *health gain-* und *health impact*-Forschung für die Modernisierung des Gesundheitssystems liegt darin, Basisinformationen für Steuerungsentscheidungen auf der Ebene der politischen und ökonomischen Rahmenbedingungen und auf der Ebene der Gesundheitsorganisationen zu liefern. Wirksame Rahmenbedingungen der medizinischen Versorgung und Krankenpflege sind z. B. Infrastrukturen für die Ausbildung der Entscheidungsträger und ökonomische Anreizsysteme für die ambulanten und stationären Versorgungsleistungen. Entscheidende Ressourcen der Gesundheitsorganisationen sind u. a. qualifizierte MitarbeiterInnen, fundiertes Wissen über die Wirksamkeit medizinischer Technologien und erprobte Managementregeln.

Das internationale Programm des *Health Technology Assessment* (HTA) setzt sich zum Ziel, beim Einsatz medizinischer Technologien von einer möglichst umfassenden Informations- und Wissensbasis auszugehen. Diese schließt die Ergebnisse randomisierter klinischer Studien und epidemiologischer Verlaufs- und Evaluationsstudien wie auch systematisch aufbereitetes Expertenwissen ein. Der Begriff *health technology* ist weit gefaßt und bezieht sich sowohl auf diagnostische und therapeutische Techniken als auch auf komplexe Programme (Banta, 1998). Dem *Health Technology Assessment*-Programm ist auch der Ansatz der *evidence-based medicine* zuzuordnen. Danach läßt sich Gewißheit über die Wirksamkeit klinischer Interventionen grundsätzlich nur aus randomisierten klinischen Versuchen gewinnen.

Um das Gesundheitssystem in einer Region oder einzelne Gesundheitsorganisationen systematisch zu steuern, sind in den letzten Jahren umfassende Planungs- und Managementansätze entwickelt worden (Schwartz/Wismar, 1998). Der sogenannte Planungs- oder Managementzyklus im Gesundheitssektor gibt eine Sequenz von Schritten vor, die darauf gerichtet sind, die gesundheitliche Versorgung auf regionaler oder Organisationsebene zielorientiert zu steuern, d. h. z. B. kunden-, qualitäts- oder kostenorientiert zu reorientieren und zu gestalten. Wesentliche Schritte sind die Analyse der Probleme und Versorgungsbedürfnisse, die Definition von Zielen, die Aktions- und Allokationsplanung, die Allokation und Implementierung von Programmen oder Projekten, die Evaluation und gegebenenfalls eine erneute Problemanalyse und Zieldefinition.

Auf den politischen Steuerungsebenen und auf der Führungsebene vieler Gesundheitsorganisationen wird zunehmend anerkannt, daß problemorientiertes, zielgerichtetes und wissensbasiertes Management eine rationale Modernisierungsstrategie darstellt und gegenüber traditionellem bürokratischen Verwaltungshandeln entscheidende Vorteile bietet. In zahlreichen Organisationen in der stationären Versorgung und im Pflegesektor entstehen Infrastrukturen für Organisations- und Personalentwicklung und Qualitätsmanagement. Daß der Steuerungsbedarf im Gesundheitswesen wächst, läßt sich auch am Wachstum der gesundheitswissenschaftlichen Literatur (z. B. Abel-Smith, 1994; Heimerl-Wagner/Köck, 1996; Badura/Feuerstein/Schott, 1993; Badura/Feuerstein, 1994; Müller/Münch/Badura, 1997), des Wissensmarktes und der Beratungsindustrie erkennen. Neben der klinischen und ambulanten Medizin, dem öffentlichen Gesundheitsbereich und der Gesundheitsförderung in Regionen, Kommunen, Schulen und Betrieben entsteht mit der Entwicklung des Pflegemanagements und der Pflegewissenschaften ein neuer, weitgehend autonomer Teilsektor im Gesundheitssystem. Professionelle Pflegeangebote ergänzen die private Selbst- und Laienhilfe (primäres Hilfesystem). Diese erbringt mit Unterstützung der ambulanten Gesundheitspflege und mobiler Hilfsdienste (sekundäres Hilfesystem) den weitaus größten Teil der Versorgungsleistungen (Schaeffer/Moers/Rosenbrock, 1998).

Gesundheitsförderung und Gesundheitsschutz

Im November 1986 verabschiedete die erste internationale Fachkonferenz zur Gesundheitsförderung die *Ottawa-Charta für Gesundheitsförderung*. Der neue Ansatz der Gesundheitsförderung entstand unter dem Einfluß der Medizinkritik und der Gesundheitsbewegung der siebziger und achtziger Jahre und der großen Herz-Kreislauf-Präventionsstudien in Nordamerika und Europa. Die Entwicklung des Gesundheitsförderungs-Ansatzes war auch eine Reaktion auf die weltweite Forderung nach einem neuen Public-Health-Konzept. 1997 zog die vierte internationale Konferenz zur Gesundheitsförderung Bilanz und beschloß mit der Jakarta-Deklaration ein Leitbild für die globalen Herausforderungen im 21. Jahrhundert.

Gesundheitsförderung umfaßt die Analyse und Stärkung der Gesundheitsressourcen und Gesundheitspotentiale der Menschen auf allen gesellschaftlichen Ebenen. Gesundheitsförderung zielt darauf, die großen sozialen Ungleichheiten der Lebenschancen und der Gesundheits- und Lebenserwartung zu reduzieren. Gesundheitsfördernde Interventionen setzen an den Determinanten von Gesundheit an. Sie sind sowohl auf den Wandel individueller Lebensweisen und kollektiver Lebensstile als auch auf die Veränderung der Lebensverhältnisse und der Lebenswelt gerichtet (Brösskamp-Stone et al., 1998).

Gesundheitsförderung bedient sich verschiedener Strategien und Methoden. Dazu gehören die Politikentwicklung und die Gemeinde- und Organisationsentwicklung ebenso wie Marketing, Medienarbeit und gesundheitsbezogene Bildungs- und Ausbildungsaktivitäten (Grossmann/Skala, 1994). Grundprinzipien der Gesundheitsförderung sind die Partizipation der Betroffenen, ihre Unterstützung, Stärkung und Befähigung (empowerment). Wie eine größere Zahl von Untersuchungen zeigt, kann Gesundheitsförderung auf regionaler und lokaler Ebene (z.B. in Regionen und Gemeinden) sowie in Organisationen (z.B. in Schulen, Industrie- und Verwaltungsbetrieben und Krankenhäusern) unter bestimmten Bedingungen wirksam sein (Noack, 1996b). Voraussetzung dafür sind angemessene politische, finanzielle und wissenschaftliche Rahmenbedingungen, eine tragfähige Gesundheitskultur und eine ausreichende Unterstützung in der jeweiligen Region, Kommune oder Organisation. Weitere Voraussetzungen sind eine geeignete Projektstruktur und ein Managementzyklus, der alle wichtigen Schritte einschließt, d.h. die Problemerfassung und Zielvereinbarung, die Interventions- und Ressourcenplanung, den Interventionsprozeß und das Qualitätsmanagement sowie die Prozeß- und Ergebnisevaluation.

Während die Gesundheitsförderung auf die Entwicklung von sozialen, personalen und auch von ökologischen Gesundheitspotentialen ausgerichtet ist, dient der Gesundheitsschutz der Überwachung und Kontrolle umweltbedingter und bevölkerungsbezogener Gesundheitsrisiken. Ein Großteil dieser Funktionen wird vom öffentlichen Gesundheitsdienst wahrgenommen. Beispiele sind die Lebensmittelkontrolle, die Hygieneüberwachung öffentlicher Einrichtungen und Gesundheitsorganisationen, die Medizinalaufsicht (traditionelle „Qualitätssicherung" für Gesundheitsberufe und Gesundheitsorganisationen), der Arbeitsschutz und die Unfallverhütung, die Schuluntersuchungen und die Kariesprävention (Brand/Schmacke, 1998). Auf der Grundlage umfassender gesetzlicher Normen folgt der Gesundheitsschutz den Regeln bürokratischen Verwaltungshandelns.

Das Verhältnis von Gesundheitsschutz und Gesundheitsförderung ist noch weitgehend ungeklärt. Grundlage der Gesundheitsförderung sind ziel- und systemorientierte Managementkonzepte. Sie erfordern die Partizipation der beteiligten regionalen oder lokalen Netzwerke und Organisationen und sind offen für Maßnahmen der Gesundheitssicherung und des Gesundheitsschutzes. Gesundheitsförderungsprojekte in Städten, Gemeinden, Schulen, Betrieben und Krankenhäusern zielen in der Regel sowohl auf die Reduktion von Gesundheitsrisiken als auch auf die Stärkung der Gesundheitspotentiale und Gesundheitsressourcen.

Die Investitionen in den Gesundheitsförderungsbereich sind selbst in den führenden Ländern noch sehr gering. Sie liegen Schätzungen zufolge deutlich unter einem Prozent der Gesamtausgaben für das Gesundheitswesen. Insgesamt hatte der Gesundheitsförderungsansatz weltweit eine große Resonanz. Er dient in zahlreichen Ländern als Leitbild für die Reorientierung des öffentlichen Gesundheitssektors. Unterstützt durch Förderprogramme und Initiativen der WHO und der EU wurden die Prinzipien der Gesundheitsförderung in einer wachsenden Zahl europäischer Länder in die gesamtstaatliche, die regionale und die kommunale Gesundheitspolitik aufgenommen. In acht europäischen Ländern wurde ein Netzwerk von ca. 300 „gesundheitsfördernden Krankenhäusern" aufgebaut. Im Rahmen der Selbsthilfebewegung entstand in den vergangenen

Jahrzehnten eine außerordentlich große Zahl von Selbsthilfegruppen (ca. 50.000 allein in Deutschland) sowie kommunalen oder überregionalen Verbandsstrukturen. In vielen Ländern gibt es heute größere Netzwerke gesundheitsfördernder Betriebe und Schulen sowie Infrastrukturen für die Gesundheitsbildung Erwachsener. Ausgehend von dem vor zehn Jahren von der WHO initiierten Projekt „Gesunde Städte" entstanden auf nationaler und internationaler Ebene umfangreiche Gesunde-Städte-Netzwerke (Bröskamp-Stone et al., 1998).

Public-Health-Forschung

Die epidemiologische und die sozialwissenschaftliche Gesundheitsforschung und die interdisziplinäre Systemanalyse des Gesundheitssektors haben in den letzten Jahrzehnten wesentlich zur Verbreiterung und zur Vertiefung des Public-Health-Wissens beigetragen. Im Mittelpunkt stehen zwei Fragen:

- Was determiniert und wie entstehen Gesundheit und Krankheit in Bevölkerungen?
- Welche Investitionen und Interventionen lassen einen möglichst großen Gesundheitsgewinn für die Bevölkerung erwarten?

Die erste Frage ist auf die Generierung und Aufbereitung von Kausalwissen gerichtet und die zweite Frage auf die Generierung und Aufbereitung von Interventionswissen.

Kausalwissen. In den armen Ländern der Dritten Welt ist das Pro-Kopf-Einkommen die wichtigste Determinante der Lebenserwartung und der Gesundheit der Bevölkerung, weitere wichtige Faktoren sind Landbesitz, Schulbildung und das Vorhandensein einer zugänglichen und leistungsfähigen primären Gesundheitsversorgung. In den Industrieländern stellt die Einkommensverteilung die wichtigste Gesundheitsdeterminante dar. Wie eine Reihe von Studien zeigt, sind hier nicht die reichsten Länder die gesündesten, sondern diejenigen mit den geringsten Einkommensunterschieden und mit der geringsten Armut (Kawachi et al., 1996; Wilkinson, 1996). Als Erklärung dafür wird die These diskutiert, daß sich sozial gerechtere Gesellschaften durch ein vergleichsweise großes *Sozialkapital* auszeichnen, durch eine stärkere soziale Kohäsion, mehr Gemeinschaftssinn und mehr Vertrauen in die gesellschaftlichen Institutionen.

Innerhalb aller bisher untersuchten Gesellschaften ist der soziale Status (gemessen an beruflicher Stellung, Bildungsabschluß und/oder Besitzstand) die mit Abstand wichtigste Determinante individueller Gesundheit (Mielck, 1993; Wilkinson 1996; Kunst et al., 1996; Mackenbach et al., 1997; Doblhammer/Kytir, 1998). Für den sogenannten sozioökonomischen Schichtgradienten der Gesundheit bieten sich zwei einander ergänzende Erklärungen an: Die Gesundheitschancen der Menschen sind das Produkt unterschiedlicher Lebensbedingungen und Lebenschancen sowie unterschiedlicher kollektiver Lebensstile und individueller Lebensweisen (MacIntyre, 1997; Noack, 1998b). Im Verhältnis zu den genannten sozioökonomischen und verhaltensgebundenen Faktoren wird den biologischen und psychischen Dispositionen und der medizinischen Versorgung ein deutlich geringerer Einfluß auf die gesundheitliche Entwicklung der Menschen zugeschrieben.

Interventionswissen. Wir sind heute weit davon entfernt, die Frage beantworten zu können, welchen Beitrag die medizinische Versorgung und Pflege, der Gesundheitsschutz und die Gesundheitsförderung zur gesundheitlichen Entwicklung der Bevölkerung leisten. Verschiedene Schätzstudien gelangten vor mehr als einem Jahrzehnt zu dem Schluß, daß das Vorhandensein einer angemessenen gesundheitlichen Versorgung nur einen geringen Anteil der Varianz vorzeitigen Todes erklären kann. Wie bereits dargelegt, konnte eine elaborierte US-amerikanische Studie (Bunker et al., 1994) zeigen, daß die medizinische Behandlung bei zahlreichen Krankheiten zu einer deutlichen Verbesserung der Funktionsfähigkeit und des gesundheitlichen Befindens führt, daß sie aber nur einen geringen Beitrag zum Anstieg der Lebenserwartung der Bevölkerung leistet. Entgegen weit verbreiteten Erwartungen scheint das kurative Potential der klinischen Medizin wesentlich größer zu sein als das präventive Potential individueller Vorsorge (Früherkennung und Frühbehandlung). Wie eine vergleichende Bewertung der Ergebnisse großer bevölkerungsweiter Präventionsprogramme in Nordamerika und Europa ergab, können integrierte verhältnis- und verhaltensbezogene Präventions- und Gesundheitsförderungsstrategien einen großen Beitrag zur Verhütung chronischer Krankheiten und vorzeitiger Todesfälle und zur Verbesserung der Gesundheit leisten. Es gibt zahlreiche Hinweise, daß Gesundheitsförderungsprogramme in Städten, Gemeinden, Schulen und Betrieben die Gesundheitspotentiale der jeweiligen Bevölkerungsgruppen nachhaltig stärken können (Noack, 1996b).

Der weitaus größte Teil des heute verfügbaren Public-Health-Wissens stammt aus Nordamerika, Großbritannien, Finnland, den Niederlanden und Schweden. Die mitteleuropäischen Länder weisen trotz gewisser Fortschritte große Forschungsdefizite auf, wobei sich einzelne Länder in ihren Forschungsanstrengungen im öffentlichen Gesundheitsbereich deutlich unterscheiden. Während in der Schweiz die Public-Health-Forschung seit mehr als einem Jahrzehnt im Rahmen nationaler Programme systematisch gefördert wird und in Deutschland seit Anfang der neunziger Jahre im Rahmen eines Förderschwerpunkts Public Health fünf große Forschungsverbünde aufgebaut wurden, stehen in Österreich nur äußerst begrenzte Forschungsmittel zur Verfügung (Perleth, 1998; Noack, 1998a; Schulte/Noack, 1996).

Public-Health-Ausbildung

Ebenso wie die Forschung ist auch die Ausbildung im Public-Health-Bereich eine notwendige Voraussetzung für die Modernisierung öffentlicher Gesundheit und für den Transfer von Public-Health-Wissen in die Politik und Praxis. International sind in der Public-Health-Ausbildung zwei Entwicklungstrends zu erkennen: einerseits der Ausbau und die Erneuerung bestehender Studiengänge und andererseits der Aufbau neuer Studiengänge. Dabei fällt auf, daß auch in Ländern, die bereits über eine vergleichsweise große Zahl von Schools of Public Health verfügen, die Zahl der Ausbildungsstätten weiter gewachsen ist.

Die Erneuerung bestehender Ausbildungsgänge besteht darin, das traditionelle Ausbildungsangebot (*old public health*), das stark an der klinischen

Epidemiologie, der Sozialmedizin und der Präventiv- und Verhaltensmedizin orientiert ist, zu ergänzen und zu erweitern. Moderne Public-Health-Curricula (*new public health*) sind multidisziplinär und intersektoral orientiert und schließen eine größere Zahl neuerer sozial- und wirtschaftswissenschaftlicher Fächer wie z.B. die Gesundheitssoziologie, die Gesundheitspsychologie, die Gesundheitsökonomie, die Sozialepidemiologie und die Politikwissenschaft ein. Diese werden ergänzt durch verschiedene organisations- und aktionsbezogene Fachgebiete wie Gesundheitsförderung, Organisationsentwicklung, Gesundheitsmanagement, Gesundheitssystemanalyse, Evaluationsforschung und Qualitätsmanagement.

Zahlreiche europäische Länder haben damit begonnen, neue Ausbildungsgänge für Public Health aufzubauen. In der Schweiz sind in den neunziger Jahren drei Weiterbildungsgänge für Public Health, öffentliche Gesundheit und Management im Gesundheitswesen entstanden. In Deutschland wurden im gleichen Zeitraum neun Postgraduierten-Studiengänge mit jeweils unterschiedlichen Schwerpunkten aufgebaut (Dierks, 1998; Perleth, 1998). In Österreich setzt sich die Österreichische Gesellschaft für Gesundheitswissenschaften und Public Health (ÖGGW & PH) für die Schaffung einer modernen interuniversitären und multidisziplinären Public-Health-Ausbildung und einer integrierten, ausbildungsbezogenen Public-Health-Forschung ein (Noack, 1998a).

5. Herausforderungen für Public Health im 21. Jahrhundert

Die neue Public-Health-Bewegung läßt in mehreren Sektoren Ansätze einer Modernisierung erkennen: in der internationalen, nationalen und regionalen Gesundheitspolitik einzelner Länder, in der Krankenversorgung und in der Pflege, in der Gesundheitsförderung und im Gesundheitsschutz, in der Forschung und in der Ausbildung. Dabei handelt es sich jedoch um relativ schwache und voneinander unabhängige Entwicklungen. Sie sind nicht Teil eines koordinierten Gesamtprogramms oder einer umfassenden integrierten Gesundheitspolitik. Sind sie dennoch Anzeichen einer Trendwende? Besteht nach dem Ende des kalten Krieges und in Anbetracht der Gesundheitsprogramme der WHO, der Weltbank – und auch der EU – Anlaß zu vorsichtigem Optimismus in bezug auf eine bedarfsorientierte, intersektorale und wissenschaftlich fundierte Entwicklung im Bereich öffentlicher Gesundheit (Beaglehole/Bonita, 1998)?

Die Geschichte öffentlicher Gesundheit im 20. Jahrhundert war über lange Zeiträume hinweg eine Geschichte der Stagnation. Wenn es das Ziel einer neuen öffentlichen Gesundheitspolitik sein soll, die sozialen und individuellen Gesundheitspotentiale in der Bevölkerung zu stärken, um Krankheiten und vorzeitigen Tod zu verhüten und zu bekämpfen und ein Höchstmaß an gesundheitlichem Wohlergehen und Chancengleichheit zu erreichen, stellt sich eine Reihe herausfordernder Fragen: Inwieweit muß die Politik darum bemüht sein, einen breiten Konsens über die prioritären Gesundheitsziele herzustellen? Inwieweit muß sie danach trachten, kohärente Rahmenbedingungen sowohl für die Gestaltung der Krankenversorgung und der Pflege als auch für die Weiterentwicklung der Gesundheitsförderung und des Gesundheitsschutzes herzustellen? Welcher Steuerungsbedarf ist damit auf der Ebene der regionalen Gesundheitsorganisationen im ambulanten und stationären Versorgungsbereich verbunden? Welche Steuerungsentscheidungen müssen in den Einrichtungen des öffentlichen Gesundheitsdienstes und in Lebens- und Arbeitskontexten (Settings) getroffen werden, die Gesundheitsförderungsprojekte oder -programme durchführen? Welches wissenschaftliche Wissen und welches reflektierte Erfahrungswissen sollte den Entscheidungsträgern auf den einzelnen Steuerungsebenen zugänglich sein? Inwieweit kann dieses Wissen durch Aufbereitung dokumentierter Studien, Analysen und Erfahrungsberichte gewonnen werden? Welcher Bedarf besteht an wissenschaftlicher Forschung, um neues Wissen zu generieren? Aus heutiger Sicht ergeben sich an der Schwelle zum 21. Jahrhundert für den öffentliche Gesundheitssektor beträchtliche Herausforderungen, sowohl was die Steuerung des Gesundheitssystems als auch was die wissenschaftliche Forschung und Analyse, das Wissensmanagement und den Wissenstransfer betrifft.

Die moderne soziologische Steuerungstheorie (Willke, 1995, 1996) postuliert, daß soziale Systeme wie das Gesundheitswesen wesentlich durch drei Medien gesteuert werden: Macht, Geld und Wissen. Während der Umgang mit Macht und Geld zumindest teilweise durch Gesetze und Verträge geregelt zu sein scheint, kann angenommen werden, daß die *Zivilisierung des Steuerungsmediums Wissen* noch kaum begonnen hat (Willke, 1995, S. 234). Vieles deutet darauf hin, daß die Funktion und die Bewertung des Wissens und der Wissensbedarf für die Steuerung des Gesundheitssystems höchst unklar sind. Dies gilt sowohl für wissenschaftliches Wissen als auch für das Erfahrungswissen der Entscheidungsträger, der Experten und der sogenannten Laien. Es ist eine im Gesundheitswesen zwar weitverbreitete, aber dennoch naive Vorstellung, daß professionelles Wissen im wesentlichen durch wissenschaftliche Forschung generiert wird, die ausschließlich oder doch zumindest hauptsächlich der Suche nach „Wahrheit" verpflichtet sei.

Übersicht 2: Herausforderungen für Public Health

Systemebene	Wissensarbeit (Forschung, Wissensmanagement, Wissenstransfer)	Steuerung (Planung, Entwicklung, Systemmanagement)
Politik und Kontextgestaltung	Politik- und Kontextanalyse, Wissenschaftspolitik, Forschungsförderung	Gesundheitspolitik und Gesetzgebung, Anreizsysteme, wissenschaftliche Ausbildung
Krankenversorgung und Pflege	Erforschung und Evaluation der Krankenversorgung und Pflege	Entwicklung und Management der Krankenversorgung und Pflege
Gesundheitsförderung und Gesundheitsschutz	Erforschung und Evaluation der Gesundheitsförderung und des Gesundheitsschutzes	Entwicklung und Management der Gesundheitsförderung und des Gesundheitsschutzes

Das neue System öffentlicher Gesundheit hat zwei Kernfunktionen zu erfüllen: Es muß Wissensarbeit leisten und Steuerungsleistungen erbringen. *Wissensarbeit* (Willke, 1997) umfaßt die Produktion gesundheitswissenschaftlichen Wissens durch empirische Forschung und wissenschaftliche Analyse und die Auswahl, Aufbereitung und Weitergabe des Wissens für die weitere Forschung, die Politik und die Praxis (Wissensgenerierung, -management und -transfer). Hinzu kommt die schwierige Aufgabe, geeignete Infrastrukturen für die multi- und interdisziplinäre Wissensarbeit zu schaffen. Steuerung heißt, die großen Aktionsfelder – in der Sprache der Systemtheorie die Teilsysteme – des Gesundheitssystems zu planen, zu gestalten und zu „managen".

Wir haben in diesem Beitrag drei Sektoren bzw. Systemebenen des Gesundheitssystems unterschieden: das Teilsystem *Krankenversorgung und Pflege*, das Teilsystem *Gesundheitsförderung und Gesundheitsschutz* und darüber hinaus die politischen, rechtlichen, wirtschaftlichen und wissenschaftlichen Rahmenbedingungen dieser beiden Sektoren, das Teilsystem der *Politik und Kontextgestaltung*. Durch Kreuztabellierung der Kernfunktionen und Systemebenen erhalten wir eine Aufgabenmatrix öffentlicher Gesundheit (Übersicht 2). Sie soll im folgenden dazu dienen, wichtige Herausforderungen und Aufgabenschwerpunkte von Public Health exemplarisch zu beschreiben.

Herausforderungen für die Politik und die Kontextgestaltung

Die Evolution und Ausdifferenzierung komplexer sozialer (Teil-)Systeme wie z.B. der Krankenversorgung und Pflege, der Gesundheitsförderung und des Gesundheitsschutzes vollzieht sich aus der Sicht der Gesellschaftstheorie Luhmanns (1997, S. 413 ff.) im Spannungsverhältnis System–Kontext. Ihre Entwicklung und Steuerung im Sinne gesellschaftlicher Leitbilder und Zielvorgaben wie z.B. der WHO-Gesundheitsziele setzt voraus, daß die politischen Vorgaben in den entsprechenden gesellschaftlichen Kontexten durch Gesetz oder Auftrag, durch Entwicklungsoptionen und finanzielle Anreize, durch Wissens- und Qualifikationsanforderungen wirksam verankert sind.

- *Die große Herausforderung für Public Health besteht auf der Politik- und Kontext-Ebene darin, geeignete gesetzliche, ökonomische und wissenschaftliche Rahmenbedingungen zu schaffen, so daß sich die Gesundheitswissenschaften und die Gesundheitsforschung, die Krankenversorgung und die Pflege, die Gesundheitsförderung und der Gesundheitsschutz im Sinne vereinbarter Gesundheitsziele und Leitbilder entwickeln können und daß die dafür erforderliche Wissens- und Steuerungsarbeit geleistet werden kann.*

Organisiertes gesundheitswissenschaftliches Wissen und organisierte wissenschaftliche Anstrengungen sind Grundvoraussetzungen einer neuen öffentlichen Gesundheit. Deshalb ist es eine vorrangige Aufgabe der Wissenschafts- und Forschungspolitik und auch der Hochschulen, in den Aufbau der bevölkerungs- und systembezogenen Gesundheitswissenschaften zu investieren, insbesondere in die Epidemiologie und in die Gesundheitssystemwissenschaften. Förderprogramme für die gesundheitswissenschaftliche Forschung und für die Qualifizierung des wissenschaftlichen Nachwuchses haben sich als besonders wirksam erwiesen (Noack, 1998a). Wichtige Forschungsthemen sind die Determinanten von Gesundheit/Krankheit und die Entwicklung und Verteilung der Gesundheitspotentiale und Krankheitsrisiken in der Bevölkerung; die Analyse des Gesundheitsförderungs- und Versorgungsbedarfs, die Untersuchung der Kontextbedingungen und Strukturveränderungen im Wissenschaftssystem, im Versorgungssystem, im öffentlichen Gesundheitsdienst und in der Gesundheitsförderung.

Eine Grundvoraussetzung sowohl der Steuerung der Krankenversorgung und Pflege als auch der Steuerung der Gesundheitsförderung und des Gesundheitsschutzes ist es, bedarfsorientierte Gesundheitsziele zu formulieren und zu vereinbaren. Angesichts der wachsenden Diskrepanz zwischen den technisch und organisatorisch möglichen Leistungsangeboten und den finanzierbaren Leistungen wird der Steuerungsbedarf im medizinischen Versorgungssystem und auch im Pflegebereich weiter wachsen. Wenn es darum geht, zwischen den Optionen Rationalisierung und Rationierung zu entscheiden, können sich neue Wege einer bedarfs- und ergebnisorientierten Steuerung als zweckmäßig erweisen. Dafür bedarf es gesetzlicher Rahmenbedingungen, einer wissensbasierten Budgetierung, finanzieller Anreizsysteme und entsprechender gesetzlicher Rahmenbedingungen. Dafür bedarf es einer Bedarfsforschung und Evaluationsforschung im Medizin- und Pflegebereich und einer wirksamen Aus- und Fortbildung für Führungskräfte. Neben den Public-Health-Studiengängen entstehen z.B. in Deutschland zahlreiche Ausbildungsgänge für Pflegewissenschaften mit den Schwerpunkten Pflegeforschung und Pflegemanagement (Schaeffer/Moers/Rosenbrock, 1998).

Der öffentliche Gesundheitsdienst, der für viele hoheitliche Aufsichts- und Kontrollfunktionen zuständig ist, müßte – soweit noch nicht damit begonnen wurde – in vielen Ländern grundlegend reformiert werden. In diesem Zusammenhang sollten die Aufgabenbereiche des Gesundheitsschutzes und der regionalen, kommunalen sowie schulischen und betrieblichen Gesundheitsförderung in bezug auf ihre Gemeinsamkeiten und Unterschiede analysiert und Konzepte für ihre Koordinierung und mögliche Integration entwickelt werden. Die Reform des öffentlichen Gesundheitsdienstes und der Auf- und Ausbau der Gesundheitsförderung im Sinne vereinbarter Gesundheitsziele erfordern aufeinander abgestimmte gesetzliche Regelungen, finanzielle Anreize und die Aus- und Fortbildung von Fachpersonen im Rahmen einer interdisziplinären Public-Health-Ausbildung. Da außer dem Gesundheitssektor u.a. die Wirtschaft und das Bildungswesen involviert sind, ist eine intersektorale Zusammenarbeit notwendig.

Herausforderungen für die Krankenversorgung und Pflege

- *Die Herausforderung für die Gesundheitsorganisationen im medizinischen Versorgungs- und im Pflegebereich ist eine doppelte: Zum einen gilt es, sowohl den Leistungsbedarf als auch die Inanspruchnahme, den Umfang, die Qualität, die Wirksamkeit und die Wirtschaftlichkeit der erbrachten Leistungen wissenschaftlich zu analysieren und zu evaluieren. Zum anderen müssen die ambu-*

lante und die stationäre Versorgung mit Bezug auf externe Anforderungen und interne Organisationsleitbilder sowie Qualitätsstandards mittels geeigneter Managementregeln personell, organisatorisch und technisch weiterentwickelt und koordiniert werden.

Mit dem wachsenden Steuerungsbedarf in der medizinischen Versorgung und Pflege wachsen auch der Bedarf an wissenschaftlichen Erkenntnissen für die Aus- und Fortbildung und der Bedarf an Entscheidungsgrundlagen für die Planung und das Management der Gesundheitsorganisationen. Aktuelle Aufgaben für die Wissensarbeit sind die Beschreibung und Analyse des Versorgungs- und Pflegebedarfs; die Erforschung von Qualitätsstandards für die Diagnostik, die Therapie und die Pflege; die Evaluation der Wirksamkeit und Wirtschaftlichkeit ausgewählter Interventionen; die Untersuchung der Auswirkungen einer intersektoralen und interprofessionellen Koordinierung der Versorgung auf den Therapieerfolg; die Bewertung der Bedeutung sozioökonomischer Einflüsse und psychosozialer Faktoren für den Langzeitverlauf und die Behandlungsergebnisse.

Für die Planung und das Management der medizinischen Versorgung und Pflege stellt sich das Problem wachsender Komplexität bei der Informationsverarbeitung, beim Einsatz von Technologien, bei der Koordinierung der Tätigkeiten, bei der internen Kommunikation und bei der Gestaltung der sozialen Beziehungen. Zur Bewältigung des Komplexitätsproblems werden in Krankenhäusern und teilweise auch schon in der ambulanten Versorgung eine Reihe neuer Strategien eingesetzt. Sogenannte externe Qualitätsstandards, die von Expertengremien auf der Grundlage des verfügbaren wissenschaftlichen Wissens erarbeitet werden, sollen z. B. im Rahmen des internationalen *Health Technology Assessment* und der *Evidence-based Medicine* (Banta, 1998) die Indikationsstellung für medizinische Therapien erleichtern und die therapeutische Effizienz verbessern. Im Rahmen krankenhausinterner und freier Qualitätszirkel werden zunehmend Richtlinien für die Diagnostik, die Therapie und die Pflege entwickelt. Sie sollen ebenfalls dazu beitragen, die Komplexität von Steuerungsentscheidungen zu reduzieren. Im gleichen Sinne können neue Organisationsleitbilder, Führungsstrategien und Managementregeln wirken. In der modernen Krankenpflege setzen sich neue Pflegekonzepte durch, die in der Regel mit einer Reorganisation des Pflegebereichs verbunden sind.

Herausforderungen für die Gesundheitsförderung und den Gesundheitsschutz

- *Die Herausforderung für die Gesundheitsförderung und den Gesundheitsschutz im wissenschaftlichen und Wissensbereich ist es, die Gesundheitspotentiale und den Interventionsbedarf in der Bevölkerung und in regionalen sowie sozialen Settings zu untersuchen und die Bedürfnisgerechtigkeit, Wirksamkeit und Wirtschaftlichkeit von Interventionen zu evaluieren. Außerdem gilt es zu klären, inwieweit der Gesundheitsschutz in den viel umfassenderen Bereich der Gesundheitsförderung integriert werden kann. Die Herausforderung auf dem Gebiet der Steuerung besteht darin, in möglichst vielen regionalen, kommunalen und sozialen Settings die Gesundheitspotentiale und Gesundheitsressourcen der Menschen zu stärken und die Krankheits- sowie Unfallrisiken zu reduzieren. Beide Anstrengungen sind auf die Veränderung der entscheidenden Determinanten von Gesundheit und Krankheit gerichtet. Deshalb ist der Ansatz einer umfassenden, integrierten Gesundheitsförderung heute eine Kernaufgabe öffentlicher Gesundheit.*

Eine der großen Zukunftsaufgaben der Gesundheitswissenschaften wird es sein, transdisziplinäre Ansätze und Modelle der gesundheitlichen Entwicklung (Salutogenese) von Bevölkerungen und Individuen zu konstruieren und zu testen. Sie werden uns in die Lage versetzen, besser als bisher zu verstehen, unter welchen Bedingungen und mit Hilfe welcher Lebensstile und Bewältigungsstrategien Menschen trotz evidenter Krankheitssymptome und -risiken gesund bleiben oder wieder gesund werden. Sie werden uns genaueren Aufschluß über nachhaltig wirksame soziale und personale Gesundheitspotentiale und -ressourcen geben und damit auch über Ansatzpunkte für eine nachhaltige Gesundheitsförderung, für eine effektive Prävention und für erfolgreiche therapeutische und rehabilitative Strategien und Maßnahmen. Wissenschaftlich fundierte und praktisch erfolgreiche salutogenetische Theorien und Erklärungsmodelle werden dem öffentlichen Gesundheitssektor endlich geben, was ihm bislang weitgehend gefehlt hat: eine solide wissenschaftliche Basis.

6. Vision

Welche konkreten Erwartungen verbinden sich heute mit Public Health? Das 20. Jahrhundert könnte dereinst als das Jahrhundert der kurativen Medizin in die Geschichte des Gesundheitswesens eingehen. Wie wir zu zeigen versucht haben, schwand mit den Erfolgen der kurativen Medizin die Bedeutung des öffentlichen Gesundheitssystems, das zunehmend in eine schwere Krise geriet. Verschiedene Entwicklungstrends haben entscheidend zur Systemkrise des Public-Health-Bereichs beigetragen: die Medikalisierung der Gesundheit, die Individualisierung der Verantwortung für die Gesundheit, die Ökonomisierung der medizinischen Versorgung und der Rückzug der Politik aus dem öffentlichen Gesundheitssektor.

Seit den achtziger Jahren gibt es in vielen Ländern Anzeichen einer Renaissance öffentlicher Gesundheit: in der gesundheitswissenschaftlichen Ausbildung und Forschung, in der Entwicklung und in der Steuerung der Krankenversorgung und Pflege wie auch der Gesundheitsförderung und des Gesundheitsschutzes, und mancherorts sogar in der Gesundheitspolitik. Diese „Wiedergeburt" schließt in den deutschsprachigen Ländern bzw. Landesteilen an Entwicklungen des ausgehenden 19. und beginnenden 20. Jahrhunderts in der Sozialmedizin an. Ungeachtet dessen scheint der Siegeszug der kurativen Medizin ungebrochen, die erwartete gentechnische Revolution wirft ihre Schatten voraus. Wird aus der noch schwachen Entwicklung im öffentlichen Gesundheitssektor eine starke Public-Health-Bewegung werden?

Auch an der Schwelle zum 21. Jahrhundert bleibt Public Health eine gewaltige Herausforderung: Die hauptsächlichen Determinanten von Gesundheit und Krankheit sind ökonomischer und sozialer Natur. Große präventive, kurative und gesundheitsfördernde Potentiale sind unausgeschöpft. Die wissenschaftliche Basis und die professionelle Unterstützung des Public-Health-Bereichs sind deutlich gewachsen. Vieles deutet darauf hin, daß die Chancen für die Erneuerung öffentlicher Gesundheit gestiegen sind.

- *Ein neues multidisziplinäres und intersektorales System öffentlicher Gesundheit, das die noch schwachen und isolierten Entwicklungsstränge der gesundheits- und systemwissenschaftlichen Ausbildung und Forschung, der Gesundheitssystemsteuerung und Gesundheitsförderung stärkt und integriert, ist noch weitgehend Vision. Vorrangig erscheint eine visionäre Politik, der ein neues integriertes Programm für öffentliche Gesundheit ein ernsthaftes Anliegen ist.*

Literatur

Abel-Smith, B. (1994) An Introduction to Health: Policy, Planning and Financing. Longman, London New York

Amick III, B. C., Levine, S., et al. (eds.) (1995) Society & Health. Oxford University Press, New York Oxford

Antonovsky, A. (1987) Unraveling the Mystery of Health. How People Manage Stress and Stay Well. Jossey-Bass, San Francisco

Antonovsky, A. (1997) Salutogenese. Zur Entmystifizierung der Gesundheit. Forum für Verhaltenstherapie und psychosoziale Praxis (Hrsg.: A. Franke), Bd 36, Tübingen

Badura, B., Feuerstein, G., Schott, Th. (1993) System Krankenhaus. Juventa, Weinheim München

Badura, B., Feuerstein, G. (1994) Systemgestaltung im Gesundheitswesen. Juventa, Weinheim München

Banta, H. D., et al. (1998) Health technology assessment in Europa. In: Public Health Forum 19, 2–4

Beaglehole, R., Bonita, R. (1998) Public health at the crossroads: which way forward. In: Lancet 351, 590–592

Beck, U., Giddens, A., Lash, S. (Hrsg.) (1996) Reflexive Modernisierung. Eine Kontroverse. Edition Suhrkamp, Frankfurt/Main

Blane, D., Brunner, E., Wilkinson, R. (eds.) (1996) Health and Social Organization. Towards a Health Policy for the 21st Century. Routledge, London New York

Brand, H., Schmacke, N. (1998) Der öffentliche Gesundheitsdienst. In: Schwartz, F.W., et al. (Hrsg.) Das Public Health Buch. Urban & Schwarzenberg, München, S. 259–268

Brösskamp-Stone, U., Schmacke, N., Walter, U., Kickbusch, I. (1998) Strukturen der Gesundheitsförderung. In: Schwartz, F. W., et al. (Hrsg.) Das Public Health Buch. Urban & Schwarzenberg, München, S. 189–199

Bunker, J. P., Frazier, H. S., Mosteller, F. (1994) Improving health: Measuring effects of medical care. In: The Milbank Quarterly 72/2, 225–258

Deppe, H. U., Regus, M. (Hrsg.) (1975) Seminar: Medizin, Gesellschaft, Geschichte. Beiträge zur Entwicklungsgeschichte der Medizinsoziologie. Suhrkamp, Frankfurt/M

Dierks, M.-L. (1998) Postgraduierte Public-Health-Ausbildung und Berufsfelder im Bereich von Public Health. In: Schwartz, F. W., et al. (Hrsg.) Das Public Health Buch. Urban & Schwarzenberg, München, S. 609–616

Doblhammer, G., Kytir, J. (1998) Social inequalities in disability-free and healthy life expectancy. In: Wiener klinische Wochenschrift 110/11, 393–396

Evans, R. G., Stoddart, G. L. (1992) Why are Some People Healthy and Others not? de Gruyter, Berlin

Evans, R. G., Stoddart, G. L. (1994) Producing health, consuming health care. In: Evans, R. G., Barer, M. L., Marmor, T. R. (eds.) Why are Some People Healthy and Others not? de Gruyter, Berlin

Fee, E., Acheson, R. (1991) Introduction. In: Fee, E., Acheson, R. (eds.) A History of Education in Public Health. Oxford University Press, Oxford New York, pp. 1–14

Fee, E., Porter, D. (1991) Public health, preventive medicine, and professionalization: Britain and the United States in the nineteenth century. In: Forum Public Health 10, Oct. 1995

Grossmann, R., Scala, K. (1994) Gesundheit durch Projekte fördern. Juventa, Weinheim München

Heimerl-Wagner, P., Köck, Ch. (Hrsg.) (1996) Management in Gesundheitsorganisationen. Ueberreuter, Wien

Holland, W. W., Fitzsimons, B. (1991) Public health – its critical requirements. In: Holland, W. W., Desess, R., Knox, G. (eds.) Oxford Textboook of Public Health, Second Edition. Oxford University Press, Oxford New York Toronto, pp. 605–611

Institute of Medicine, Division of Health Care Services, Committe for the Study of the Future of Public Health (1988) The Future of Public Health. National Academy Press, Washington, D.C.

Kawachi, I., Colditz, G. A., Ascherio, A. (1996) A prospective study of social networks in relation to total mortality and cardiovascular disease in men in the USA. In: Journal of Epidemiology and Community Health 50, 245–251

Klein-Lange, M., et al. (1998) Krankenversorgung. In: Schwartz, F.W., et al. (Hrsg.) Das Public Health Buch. Urban & Schwarzenberg, München, S. 213–244

Köck, Ch. M. (1996) Das Gesundheitssystem in der Krise: Herausforderung zum Wandel für System und Organisation. In: Heimerl-Wagner, P., Köck, Ch. (Hrsg.) Management in Gesundheitsorganisationen. Ueberreuter, Wien, S. 17–71

Kunst, A., Mackenbach, J., et al. (1996) Measuring Socio-economic Inequalities in Health. WHO, Copenhagen

Labisch, A. (1991) Der öffentliche Gesundheitsdienst (ÖGD) angesichts neuer öffentlicher Gesundheitsleistungen (new public health). In: Deppe, H.-U., Friedrich, H., Müller, R. (Hrsg.) Öffentliche Gesundheit – Public Health. Campus, Frankfurt/Main, S. 84–182

Labisch, A. (1992) Homo Hygienicus. Gesundheit und Medizin in der Neuzeit. Campus, Frankfurt New York

Luhmann, N. (1997) Die Gesellschaft der Gesellschaft. Suhrkamp, Frankfurt/Main

Lupton, D. (1995) The Imperative of Health. Public Health and the Regulated Body. Sage, London Thousand Oaks New Delhi

MacIntyre, S. (1997) The Black Report and beyond what are the issues? In: Social Science and Medicine 44, 723–745

Mackenbach, J. P., Kunst, A. E., et al. (1997) Socioeconomic inequalities in morbidity and mortality in western Europe. In: The Lancet 349, 1655–1659

McCormick, J., Skrabanek, P. (1988) Coronary heart disease is not preventable by population interventions. In: The Lancet 8615, 839–842

McKeown, T. (1982) Die Bedeutung der Medizin. Suhrkamp, Frankfurt/Main

Mielck, A. (Hrsg.) (1994) Krankheit und soziale Ungleichheit. Leske & Budrich, Opladen

Müller, B., Münch, E., Badura, B. (1997) Gesundheitsförderliche Organisationsgestaltung im Krankenhaus. Juventa, Weinheim München

MRFIT Research Group (1990) Mortality rates after 10.5 years for participants in the Multiple Risk Factor Intervention Trial. In: JAMA 263/13

Ncayiyana, D., Goldstein, G., Goon, E., Yach, D. (1995) The new public health and WHO's ninth general programm of work. In: New Challenges for Public Health. Report of an Interregional Meeting, Geneva, 27–30 Nov. 1995. WHO, Geneva

Noack, R. H. (1987) Concepts of health and health promotion. In: Abelin, T., et al. (eds.) Measurement in Health Promotion and Protection. WHO Regional Publications, European Series 22, 5–28

Noack, R. H., Rosenbrock, R. (1994) Stand und Zukunft der Berufspraxis im Bereich Public Health. In: Schaeffer, D., Moers, M., Rosenbrock, R. (Hrsg.) Public Health und Pflege. Zwei neue gesundheitswissenschaftliche Disziplinen. Edition Sigma, Berlin, S. 129–158

Noack, R. H., Noack, G. (1995) Das Sonderprogramm Epidemiologie/Gesundheitswissenschaften des DAAD. Eine empirische Studie. Dok & Mat, 29. DAAD

Noack, R. H. (1996a) Old Public Health – New Public Health. In: Grossmann, R. (Hrsg.) Gesundheitsförderung und Public Health. Fakultas, Wien, S. 349–359

Noack, R. H. (1996b) Gesundheitsförderung und Prävention in der Steiermark. Eine Studie im Auftrag der Fachabteilung für das Gesundheitswesen. Amt der Steiermärkischen Landesregierung

Noack, R. H. (1997a) Salutogenese: Ein neues Paradigma in der Medizin? In: Bartsch, H. H., Bengel, J. (Hrsg.) Salutogenese in der Onkologie. Karger, Basel, S. 88–105

Noack, R. H. (1997b) Research for Health Promotion: A Challenge for the 21st Century. Conference Working Paper. WHO, Fourth International Conference on Health Promotion. Jakarta, Indonesia, 21–25 July 1997

Noack, R. H. (1998a) Public Health in Österreich und der Schweiz. Zur Modernisierung der gesundheitswissenschaftlichen Forschung und Ausbildung im deutschsprachigen Raum. In: Schwartz, F. W., et al. (Hrsg.) Lehrbuch Public-Health. Urban & Schwarzenberg, München

Noack, R. H. (1998b) Gesundheit und Sozialstatus. In: Wiener klinische Wochenschrift 110/11, 383–387

Noack, R. H. (1998c) Public Health heute. In: Gruber, E., Kuss, S. D. (Hrsg.) Weiterbildung im Gesundheits- und Pflegebereich. Facultas, Wien

Österreichisches Bundesinstitut für Gesundheitswesen (ÖBIG) (1991) Amtsarzt. Tätigkeitsbereich und Ausbildung. Im Auftrag des Bundesministeriums für Gesundheit, Sport und Konsumentenschutz, Wien

Pan American Health Organization (1992) The Crisis of Public Health: Reflections for the Debate. Pan American Health Organization No. 540, WHO

Perleth, M. (1998) Serviceteil. In: Schwartz, F. W., et al. (Hrsg.) Das Public Health Buch. Urban & Schwarzenberg, München, S. 622–635

Popper, L. (1991) Soziale Medizin – eine Medizin von gestern? Gesundheit – Arbeit – Medizin. Bd. 1, Bremerhaven

Puska, P., Nissinen, A., Tuomiletho, J., et al. (1985) The communitybased strategy to prevent coronary heart disease: conclusions from the ten years of the North Karelia Project. In: Ann. Rev. Public Health 6, 147–193

Puska, P., Korhonen, H., Torppa, J., et al. (1993) Does community-wide prevention of cardiovascular diseases influence cancer mortality? In: European Journal of Cancer Prevention 2, 457–460

Rosen, G. (1958) A History of Public Health. The John Hopkins University Press, Baltimore London

Rosenbrock, R. (1996) Public Health als soziale Innovation. In: Zeitschrift im Gesundheitswesen. Dr. med. Mabuse, 110, 31–34

Schaeffer, D., Moers, M., Rosenbrock, R. (1998) Zur Entwicklung von Pflege und Pflegewissenschaften. In: Schwartz, F. W., et al. (Hrsg.) Das Public Health Buch. Urban & Schwarzenberg, München, S. 216–217

Schipperges, H. (1975) Möglichkeiten und Grenzen einer interdisziplinären Sozialmedizin. In: Blohmke, M., v. Ferber, Ch., Kisker, K. P., Schaefer, H. (Hrsg.) Handbuch der Sozialmedizin, Bd. 1. Enke, Stuttgart, S. 13–25

Schipperges, H. (1990) Der Garten der Gesundheit. dtv, München
Schott, H. (1993) Die Chronik der Medizin. Chronik Verlag, Dortmund
Schulte, P., Noack, R. H. (1996) Entwicklung der gesundheitswissenschaftlichen Ausbildung und Forschung – Qualifikationsbedarf im Public-Health-Bereich in Österreich (Ist-Analyse von Public Health in Österreich). Im Auftrag des Bundesministeriums für Gesundheit und Konsumentenschutz. Unveröffentlichter Forschungsbericht, Institut für Sozialmedizin der Karl-Franzens-Universität Graz
Schwartz, F. W., Badura, B., Leidl, R., Raspe, H., Siegrist, J. (1998) Das Public Health Buch. Gesundheit und Gesundheitswesen. Urban & Schwarzenberg, München
Schwartz, F. W., Wismar, M. (1998) Planung und Management. In: Schwartz, F. W., et al. (Hrsg.) Das Public Health Buch. Urban & Schwarzenberg, München, S. 558–573
Stein, R. (1994) Ohne Fremdwort geht es nicht. Zur Begriffsbestimmung von Public Health. In: Forschung Aktuell 45–47, TU Berlin, 15–16
Weltbank (1993) World Development Report 1993. Investing in Health. The International Bank, Oxford
Wilkinson, R. G. (1996) Unhealthy Societies. The Afflictions of Inequality. Routledge, London New York
Willke, H. (1995) Systemtheorie III: Steuerungstheorie. UTB für Wissenschaft. Fischer, Stuttgart Jena
Willke, H. (1996) Systemtheorie I: Grundlagen. UTB für Wissenschaft. Lucius & Lucius, Stuttgart
Willke, H. (1997) Wissensarbeit. In: Organisationsentwicklung 3, 4–18
Winslow, Ch.-E. A. (1920) The untilled fields of public health. In: Science 51, 23
World Health Organization (1997) Ziele zur „Gesundheit für alle“. WHO, Regionalbüro für Europa, Kopenhagen (Entwurf)
World Health Organization (1997) The World Health Report 1997. Conquering suffering. Enriching humanity. Geneva, WHO
World Health Organization (1997) The Jakarta Declaration on Leading Health Promotion into the 21st Century. WHO, Geneva
Zimmerli, W. Ch. (1997) Gesundheit als offenes System. In: Bartsch, H.H., Bengel, J. (Hrsg.) Salutogenese in der Onkologie. Karger, Basel, S. 5–19

2. Globale Ziele und Aufgaben

„Gesundheit für alle bis zum Jahr 2000“

Der Beitrag der Weltgesundheitsorganisation (WHO)

Gottfried Hirnschall

Die Zielsetzungen

In Anbetracht der dringenden Notwendigkeit, die globale Gesundheitssituation zu verbessern, beschloß die Weltgesundheitsversammlung (World Health Assembly) im Jahr 1977, daß in den kommenden Jahrzehnten das hauptsächliche soziale Ziel der nationalen Regierungen und der Weltgesundheitsorganisation (WHO) lauten sollte: „Gesundheit für alle bis zum Jahr 2000 (GFA)“. Bis zum Jahr 2000 sollten alle Menschen einen Gesundheitsstandard erlangen, der es ihnen erlauben würde, ein sozial und wirtschaftlich produktives Leben zu führen. In der Folge bekräftigte die Internationale Konferenz für Primäre Gesundheitsversorgung („Primary Health Care, PHC“), die 1978 in Alma-Ata stattfand, das Ziel von GFA und stellte klar fest, daß die Primäre Gesundheitsversorgung (PHC) der Schlüssel zum Erfolg sei. Alle Mitgliedstaaten wurden aufgefordert, sowohl ihre jeweilige nationale Politik, ihre Strategien und Aktionspläne als auch, in kollektiver Form, eine regionale wie globale Politik zur Erreichung dieses Zieles zu formulieren. 1981 wurde eine globale Strategie für GFA vereinbart. Seither haben alle Mitgliedstaaten gezielte Anstrengungen gesetzt, diese Strategie im Rahmen ihrer nationalen Gesundheitssysteme auf der Basis ihrer jeweiligen Gesundheitspolitik umzusetzen. Chancengleichheit im Gesundheitsbereich wurde als eines der wichtigsten Ziele erklärt, um die gravierenden Unterschiede zwischen einzelnen Ländern oder auch verschiedenen Bevölkerungsgruppen innerhalb dieser Länder zu verringern. Diese globalen Ziele beinhalten:

- daß alle Menschen in allen Ländern Zugang zu medizinischer Basisversorgung und zu Gesundheitseinrichtungen der ersten Ebene haben (PHC),
- daß alle Menschen sich ausreichend ernähren können,
- daß ansteckende Krankheiten in Entwicklungsländern im Jahr 2000 kein größeres Ausmaß erreichen sollten, als dies in den hochtechnisierten Industriestaaten um das Jahr 1985 der Fall war,
- daß alle Menschen Zugang zu sicherer Trinkwasserversorgung und angemessenen sanitären Verhältnissen haben.

Die aktuelle Situation weltweit

Bis vor einigen Jahren herrschte ein gewisser Optimismus vor, daß der lange Kampf, die Infektionskrankheiten unter Kontrolle zu bringen, fast gewonnen sei. Die Pocken waren ausgerottet. Erkrankungen wie Poliomyelitis, Guineawurm, die Lepra, Chagas und Tetanus neonatorum waren deklarierte Kandidaten für die Elimination oder die gänzliche Ausrottung (Eradikation).

Etwa acht von zehn Kindern weltweit waren gegen ein halbes Dutzend potentiell tödlicher Erkrankungen geimpft. Wirksame Antibiotika konnten zahllose Infektionen im Zaum halten. Trotz dieser bedeutenden Errungenschaften in der Krankheitskontrolle während der letzten 20 Jahre stellen sich nun wichtige Herausforderungen: *Infektionskrankheiten sind nach wie vor, global gesehen, die Haupttodesursache, die für mindestens 17 Millionen der insgesamt 52 Millionen jährlichen Todesfälle verantwortlich ist.*

Gewisse Krankheiten, die früher nur regional anzutreffen waren, wie z.B. die Cholera, verbreiten sich nun weltweit in Gebieten, die einst als sicher galten! Neu auftretende Erkrankungen stellen ebenso bedeutende Herausforderungen für die nationalen Regierungen und die WHO dar. Diese neuen Krankheiten reichen von AIDS bis zu weniger bekannten, aber gleichfalls tödlichen Virusinfekten. Antibiotikaresistenzen sind weltweit im Zunehmen begriffen und erschweren die Prävention und die Behandlung vieler Infektionskrankheiten. Jährlich sterben mehr als 12,2 Millionen Kinder unter fünf Jahren in Entwicklungsländern – nicht viel weniger als die Gesamtbevölkerung Österreichs und der Schweiz zusammengenommen. Fast 4 Millionen Kinder erliegen jährlich akuten Atemwegserkrankungen. Durchfallserkrankungen, verursacht und übertragen durch verunreinigte Nahrung und verunreinigtes Trinkwasser, sind die Todesursache für 3 Millionen Kinder in Entwicklungsländern. Unterernährung, ein maßgeblicher Faktor für viele Kinderkrankheiten und Kindersterblichkeit, bleibt viel zu oft unerkannt. Im Jahr 1990 waren mehr als 30% aller Kinder unter fünf Jahren weltweit untergewichtig. Ein Großteil der Kindersterblichkeit wäre vermeidbar, wenn diese Kinder dieselben Gesundheits- und Sozialbedingungen vorfänden, wie sie in den Industriestaaten anzutreffen sind. Der krasse Unterschied in der Kleinkind- und Kindersterblichkeitsrate zu hochentwickelten Industrieländern stellt ein deutliches Beispiel von sozialer Ungerechtigkeit dar. Die Kindersterblichkeit wird definiert als die Wahrscheinlichkeit, vor der Vollendung des fünften Lebensjahres zu sterben. Hier war der weltweite Durchschnitt im Jahr 1995 bei 81,7 Kindern pro 1000 Lebendgeburten, wobei 90,6/1000 für die armen Entwicklungsländer und nur 8,5/1000 für die Industriestaaten gilt.

Hindernisse zum Erfolg

Armut, vor allem in den weniger entwickelten Ländern, ist allgemein im Ansteigen begriffen. Mehr als eine Milliarde Menschen leben in extremer Armut und sind infolge ihrer Lebensbedingungen der täglichen Bedrohung durch Infektionskrankheiten ausgesetzt. Armut wird weiterhin ein wesentliches Hindernis für die allgemeine Entwicklung der Weltgesundheit darstellen. Im Gefolge der wirtschaftlichen und sozialen Krise, die in vielen Ländern vorherrscht, sind nationale Gesundheitssysteme entweder kollabiert oder überhaupt noch nicht entsprechend aufgebaut worden.

Der Blick in die Zukunft

Die beschriebene Situation stellt eine ernste globale Krise dar, die unmittelbares Handeln erfordert. Einige der Krankheiten könnten unter Kontrolle gehalten, andere gar eliminiert oder gänzlich ausgerottet werden, z. B. mittels Impfungen. Die gezielte Anwendung von antimikrobiellen Wirkstoffen und Methoden zur Vektorkontolle spielt eine wichtige Rolle im Kampf gegen Infektionskrankheiten. Diese und andere Maßnahmen könnten zur raschen Reduzierung von Erkrankungen führen und hiermit positive Auswirkungen auf die allgemeine Entwicklung haben. Die wichtigste Voraussetzung dazu ist der politische Wille, diese kosteneffektiven Interventionen in gutgeplanter Weise zu finanzieren und aufrechtzuerhalten.

Der Beitrag der WHO

Die WHO erstellt nicht nur technische Richtlinien für Public-Health-Programme, sondern kooperiert auch intensiv mit Regierungen der Mitgliedstaaten in der Erstellung und Aufrechterhaltung von nationalen Kontrollbestrebungen, jeweils gemäß den nationalen Schwerpunkten in den diversen Ländern. Die volle Bandbreite des WHO-Beitrags auf globaler, nationaler und regionaler Ebene kann hier nicht wiedergegeben werden, einige Beispiele mögen jedoch verschiedene Schwerpunkte beleuchten:

In Zusammenarbeit mit UNICEF ermutigt die WHO die Länder, Impfprogramme als Teil der Routine der medizinischen Basisversorgung durchzuführen. Größte Priorität in dieser Hinsicht ist es, nicht nur die Errungenschaften vergangener Jahre aufrechtzuerhalten, sondern sich auch verstärkt um die Erreichung der 1992 gesetzten Ziele des Weltgipfels (World Summit Goals) für die Immunisierung gegen sechs Infektionskrankheiten einzusetzen (Diphterie, Pertussis, Tetanus, Masern, Poliomyelitis und Tuberkulose).

Gegen Ende des Jahres 1994 hatten fast alle Entwicklungsländer Aktionspläne zur Kontrolle von Durchfallserkrankungen erstellt. Fast 30 % des Gesundheitspersonals weltweit waren in der Behandlung von Diarrhoen ausgebildet worden.

Die WHO unterstützt nationale Kontrollprogramme für akute Atemwegserkrankungen in mehr als 60 Ländern.

Aktivitäten zur Verbesserung des Ernährungszustandes werden in 62 Ländern gesetzt. In den meisten Fällen geschieht dies in Zusammenarbeit mit der Welternährungs- und Landwirtschaftsorganisation (FAO) und UNICEF. Im Rahmen der weltweiten Gesundheitsberichterstattung wurde eine Datenbank zur Erfassung von Wachstumsdaten betreffend Kinder entwickelt. Mehr als 90 Länder erhalten technische und finanzielle Unterstützung, um den internationalen Marketing Code von Muttermilchsubstituten auch in ihrem Land einzuführen. Die WHO/UNICEF-Initiative „Baby-freundliches Krankenhaus“ erwies sich als enorm erfolgreich, um richtige Praktiken der Sauglingsernährung zu stimulieren.

In Zusammenarbeit mit den internationalen Geberstellen wird die WHO vermehrt mit Regierungen in Entwicklungsländern zusammenarbeiten, um nationale Programme zur Verbesserung der Kindergesundheit mit den Schwerpunkten Prävention und Behandlung aufzubauen. Erst kürzlich wurden Behandlungsrichtlinien von WHO und UNICEF fertiggestellt, die es dem Gesundheitspersonal ermöglichen sollen, die am häufigsten auftretenden Säuglings- und Kinderkrankheiten in effizienter und integrierter Weise zu behandeln (integrated management of childhood illness).

Andere Schwerpunktprogramme der WHO konzentrieren sich auf

- Trinkwasserversorgung und die Verbesserung von sanitären Einrichtungen,
- Gesundheitsprogramme in Schulen, um Wurmerkrankungen und ernährungsbedingte Mangelerkrankungen zu behandeln und die Gesundheitserziehung zu verbessern,
- die Behandlung von konventionellen sexuell übertragbaren Erkrankungen.

Die WHO hat auch ihre Kapazität verstärkt, um neu auftretende Infektionskrankheiten zu bekämpfen, und kann nun im Notfall innerhalb kürzester Zeit speziell ausgebildetes Personal in Krisengebiete senden, um epidemische Kontrollmaßnahmen in Kraft zu setzen.

Als Teil ihrer Bemühungen, die Antibiotikaresistenzen zu diagnostizieren und deren weiteren Verlauf zu beobachten, hat die WHO ein Informationssystem zur weltweiten Überwachung von bakteriellen Resistenzen errichtet.

Da reproduktive Gesundheit eine zentrale Rolle zur Verbesserung der allgemeinen Volksgesundheit und der sozioökonomischen Entwicklung spielt, hat die WHO erst kürzlich ein neues Departement geschaffen, mit der Idee, zielgerichtet zu agieren und Wissenschaft und technische Zusammenarbeit besser zu koordinieren.

Auf dem Gebiet von Gesundheitsinfrastrukturen arbeitet die WHO mit mehreren Ländern mit niedrigem Einkommensniveau zusammen, um die Berücksichtigung von Gesundheitsaspekten in allgemeinen wirtschaftlichen Entwicklungsprogrammen zu erreichen.

Um wesentliche Fortschritte in Richtung Gesundheit für *alle* zu erzielen, ist es am wichtigsten, sowohl die Selbstzufriedenheit der internationalen Gebergemeinschaft als auch die Verharmlosungspolitik der nationalen Regierungen zu überwinden. Ohne deren ehrliches Engagement wird es Utopie bleiben, die bestehenden sozialen Ungleichheiten abzubauen, die operationellen Schwierigkeiten vor Ort zu lösen und in der Folge allen Menschen einen gleichberechtigten Zugang zur primären Gesundheitsversorgung zu gewährleisten. Es bedarf intensiverer kollektiver Bemühungen, die Gesundheitsinfrastrukturen zu verbessern und die Kapazität im Managementbereich, vor allem in Ländern mit niedrigem Einkommensniveau, zu erhöhen. Es ist ohne Zweifel eine der wichtigsten Rollen der WHO, sich verstärkt sowohl auf die Bereitstellung als auch auf die Koordinierung von Hilfsmitteln für die ärmsten Länder dieser Welt zu konzentrieren.

Literatur

WHO (1993) Implementation of the Global Strategy for Health for All by the Year 2000. Eighth Report on the World Health Situation, Vol. 1, Global Review. WHO, Geneva

WHO (1995) The World Health Report 1995, Bridging the Gaps. WHO, Geneva

WHO (1996) The World Health Report 1996, Fighting Disease-Fostering Development. WHO, Geneva

Investitionen im Gesundheitswesen

Die Position der Weltbank

Armin H. Fidler

Die Weltbank ist derzeit der wichtigste Geldgeber im internationalen Gesundheitswesen. Von 1970 bis 1996 wurden von der Bank 225 Gesundheitsprojekte in 90 Ländern mit einem Gesamtinvestitionsvolumen von US$ 12 Milliarden finanziert. Im Jahr 1996 stellten Projektfinanzierungen im Bereich Gesundheit, Ernährung und Bevölkerungspolitik 11 % des Gesamtfinanzierungsvolumen der Bank von insgesamt US $ 21,4 Milliarden dar. Die Weltbank steht auf dem Standpunkt, daß gute Gesundheit und Lebensqualität letztlich zur wirtschaftlichen Produktivität der Menschen beiträgt und damit indirekt das Wirtschaftswachstum vor allem von armen Ländern positiv beeinflußt. Gezielte Investitionen im Gesundheitswesen werden damit als wichtiger Beitrag zur Beschleunigung des Gesamtentwicklungsprozesses erachtet.

Trotz bemerkenswerter Verbesserungen internationaler Gesundheitsindikatoren in den letzten Jahrzehnten steht die Welt vor ungeheuren Gesundheitsproblemen. Die Gesamtsterblichkeit in den Entwicklungsländern ist weiterhin auf einem Niveau, das nicht akzeptiert werden kann. So ist etwa die Kindersterblichkeit in diesen Ländern mehr als zehnmal so hoch wie in den etablierten Marktwirtschaften. Kinder- und Tropenkrankheiten fordern weiterhin einen hohen Tribut, und neue Probleme tauchen auf – wie etwa AIDS oder therapieresistente Formen der Tuberkulose. Beschleunigt durch die epidemiologische Transition von Infektionskrankheiten zu chronischen Krankheitsproblemen einer zunehmend alternden Bevölkerungspyramide, steht das Gesundheitswesen der meisten Entwicklungsländer vor einer Doppelbelastung. Praktisch alle Länder, inklusive die reichen, etablierten Marktwirtschaften der OECD, unternehmen derzeit große Anstrengungen, um einerseits ein chronisch wachsendes Gesundheitsbudget in den Griff zu bekommen und andererseits Gesundheitsfürsorge und vorsorgemedizinische Einrichtungen für weite Bevölkerungsschichten zugänglich zu machen.

Die Weltbank arbeitet aktiv mit ihren Mitgliedsländern und in Zusammenarbeit mit anderen bi- und multilateralen Organisationen wie etwa der WHO, UNICEF oder nationalen Entwicklungshilfeorganisationen in allen Problemstellungen der Gesundheitsfürsorge und Gesundheitspolitik. Die Bank hat sich zudem in den letzten Jahren in zahlreichen Forschungsaufgaben engagiert, zum Beispiel um neue Maßstäbe zur Erfassung der globalen Krankheitsbelastung zu setzen, um die Kosteneffizienz verschiedener gesundheitspolitischer Maßnahmen zu analysieren oder um internationale Leitlinien für Prioritätssetzungen für nationale Gesundheitsbudgets zu etablieren.

Investitionen im Gesundheitswesen – drei Schwerpunkte

Die zentralen Aussagen der Bank hinsichtlich diverser Investitionen und Optionen im Gesundheitswesen kann man in drei Bereiche zusammenfassen, die im Detail schon im Weltentwicklungsbericht 1993[1] beschrieben, in der Zwischenzeit weiterentwickelt und bereits in mehreren Ländern unter Mithilfe der Bank erfolgreich implementiert worden sind.

1. Förderung der Familie

Der Gesundheitsstatus wird häufig von individuellen Entscheidungsprozessen innerhalb der Familie beeinflußt, doch diese Entscheidungen sind meistens abhängig vom Einkommensniveau und Ausbildungsgrad der Familienmitglieder. Die Bank steht auf dem Standpunkt, daß eine gute Regierungspolitik neben der Propagierung eines breit angelegten Wirtschaftswachstums mit den folgenden kollateralen Aktionen zu einem besseren Gesundheitsstatus innerhalb der Familie beitragen kann:

- Propagierung einer Wachstumspolitik, die auf die armen Bevölkerungsgruppen zugeschnitten ist (inklusive allfällige ökonomische Anpassungsmaßnahmen unter Berücksichtigung und Aufrechterhaltung kosteneffizienter Gesundheits- und Sozialausgaben).
- Erhöhung der Investitionen im Erziehungswesen, besonders *zugunsten der Schulung von Mädchen,* eine erwiesenermaßen Kosten-Nutzen-günstige Investition, die den Gesundheitsstatus der ganzen Familie positiv beeinflußt.
- Förderung der gesetzlichen Rechte und des gesellschaftlichen Status von Frauen durch Stärkung ihrer politischen und wirtschaftlichen Position und garantierten gesetzlichen Schutz gegen Übergriffe in diesem Kontext.

2. Effizienz im staatlichen Gesundheitsbudget

Die meisten Regierungen stehen vor der Aufgabe, ihre budgetären Mittel vorrangig für den Ausgleich des Marktversagens sowie für die effiziente Finanzierung jener Gesundheitsleisungen einzusetzen, die vor allem ökonomisch schwachen Bevölkerungsgruppen zugute kommen. Aus der Sicht der Weltbank leiten sich von dieser Aufgabe verschiedene gesundheitspolitische Forderungen ab:

---

[1] World Development Report (1993) Investing in Health. Oxford University Press, Oxford.

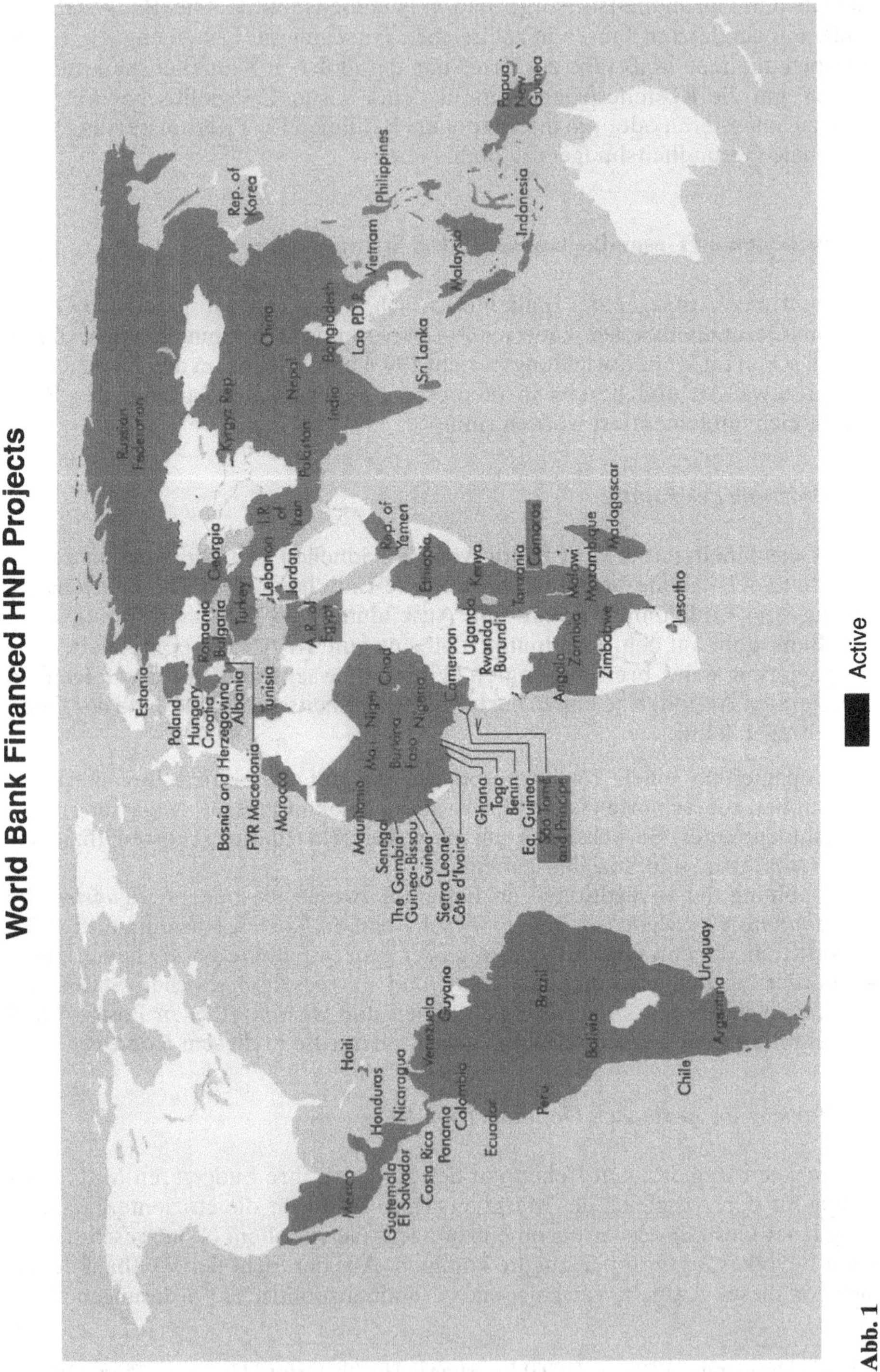
World Bank Financed HNP Projects
Russian Federation
Estonia
Poland
Hungary
Croatia
Bosnia and Herzegovina
Albania
FYR Macedonia
Romania
Bulgaria
Georgia
Turkey
Lebanon
Jordan
I.R. of Iran
A.R. of Egypt
Rep. of Yemen
Kyrgyz Rep.
Pakistan
India
Nepal
China
Bangladesh
Lao P.D.R.
Vietnam
Rep. of Korea
Philippines
Sri Lanka
Malaysia
Indonesia
Papua New Guinea
Morocco
Tunisia
Mauritania
Mali
Niger
Chad
Burkina Faso
Nigeria
Senegal
The Gambia
Guinea-Bissau
Guinea
Sierra Leone
Côte d'Ivoire
Ghana
Togo
Benin
Eq. Guinea
Sao Tomé and Principe
Cameroon
Ethiopia
Kenya
Uganda
Rwanda
Burundi
Tanzania
Comoros
Malawi
Mozambique
Madagascar
Zambia
Angola
Zimbabwe
Lesotho
Mexico
Guatemala
El Salvador
Honduras
Nicaragua
Costa Rica
Panama
Haiti
Venezuela
Guyana
Colombia
Ecuador
Peru
Brazil
Bolivia
Chile
Argentina
Uruguay
Active

Abb. 1

- Einschränkung staatlicher Unterstützung für teure, öffentliche Spezialkliniken, Einschränkung der Ausbildung von Fachärzten mit öffentlichen Mitteln sowie weniger Geld für Gesundheitsmaßnahmen, die wenig gesundheitlichen Nutzen in Relation zum damit verbundenen finanziellen Aufwand bringen.
- Finanzierung und Implementierung eines Maßnahmenpakets zur öffentlichen Gesundheitsvorsorge, das nachweisbare positive externe Effekte (*Externalities*) erzielt, wie etwa die Kontrolle von Infektionskrankheiten, die Prävention von AIDS, die Kontrolle von Umweltverschmutzung oder die Reduktion von Verhaltensweisen, die die breite Öffentlichkeit gefährden (wie z.B. Alkohol am Steuer).
- Finanzierung und Sicherstellung der klinischen Grundversorgung. Der Umfang und die Zusammensetzung eines solchen Pakets klinischer Leistungen muß von den Ländern anhand ihrer spezifischen epidemiologischen Bedingungen entschieden werden, wobei lokale Präferenzen und Einkommensniveaus berücksichtigt werden müssen.
  In den meisten Ländern würde eine staatliche (oder zumindest eine staatlicherseits vorgeschriebene) Sicherstellung der klinischen Grundversorgung einen politisch akzeptablen Mechanismus darstellen, um das Konzept der Volksgesundheit als Bestandteil des sozialen Sicherheitsnetzes für einkommensschwache Bevölkerungsgruppen zu garantieren.
- Verbesserung des Managements im staatlichen Gesundheitswesen durch gezielte Maßnahmen wie Dezentralisierung von Kompetenzen, Privatisierung von spezialisierten Dienstleistungen und Gewährung finanzieller Autonomie für Krankenhäuser.

3. Förderung von Vielfalt und Wettbewerb

Im Falle der Beschränkung der staatlichen Finanzierung auf die allgemeine öffentliche Gesundheitsvorsorge und eine landesweit einheitliche klinische Grundversorgung wären zusätzliche klinische Leistungen entweder privat zu finanzieren oder durch eine gesetzliche Krankenversicherung innerhalb eines vom Staat vorgegebenen Rahmens aufzubringen. Der Staat kann, nach Ansicht der Weltbank, zu Vielfalt und Wettbewerb beim Angebot von Gesundheits- und Versicherungsleistungen durch folgende Maßnahmen beitragen:

- Förderung eines gesetzlichen oder privaten Versicherungsschutzes (verbunden mit Anreizen für einen nichtdiskriminierenden Zugang und Instrumenten zur Kostendämpfung) für klinische Leistungen, die nicht zur Grundversorgung gehören.
- Förderung des ökonomischen Wettbewerbes zwischen Anbietern (der öffentlichen und privaten Hand) sowohl im Bereich klinischer Leistungen als auch beim Einkauf von medizinischem Bedarf, wie Medikamenten, an staatliche oder privat finanzierte Gesundheitsdienste. Heimische Anbieter sollten nicht vor Auslandskonkurrenz geschützt werden.
- Erstellung und Verbreitung von Information hinsichtlich der Leistungsfähigkeit spezifischer kommerzieller Anbieter betreffend medizinische Ausrüstung und Medikamente über Kosten und Wirksamkeit von Gesundheits-

maßnahmen sowie über den Status der Zulassung von Institutionen und Firmen.

Es ist die feste Überzeugung der Weltbank, daß diese Maßnahmen bewirken könnten, daß Menschen überall auf der Welt, insbesondere aber die mehr als eine Milliarde Armen, ein längeres, gesünderes und produktiveres Leben führen können.

Die Gesundheit und das Wohlergehen von Kindern

Die Arbeit der UNICEF im Gesundheitsbereich

Denis Broun

Vor etwas mehr als 50 Jahren, nach dem zerstörerischsten Krieg in der Geschichte der Menschheit, wurde die UNICEF am 11. Dezember 1946 gegründet, um Kindern in der Not Beistand zu leisten. Der Schwerpunkt von UNICEFs Tätigkeit war darauf ausgerichtet, den Gesundheitszustand der Kinder weltweit zu verbessern. 1948 begann eine enge Zusammenarbeit zwischen UNICEF und WHO in Form des „Joint Committee on Health Policy", eines der frühesten Koordinationsgremien zwischen den UN-Behörden. Nach 1978 intensivierten sich die Bemühungen der UNICEF im Gesundheitsbereich, gemeinsam mit der WHO unterstützte UNICEF mittels Sponsoring die „International Conference on Primary Health Care" in Alma-Ata. Traditionsgemäß war der bedeutendste Bereich im Aktionsprogramm der UNICEF die Gesundheit von Kindern. Heute umfaßt das Gesundheitsteam der UNICEF über 300 Experten in verschiedenen Gesundheitsberufen, wovon die meisten in Entwicklungsländern im Einsatz sind.

Durch die Zusammenarbeit mit Regierungen, den Vereinten Nationen und anderen internationalen Organisationen, durch bilaterale Entwicklungsinstitutionen, Stiftungen und Nicht-Regierungs-Organisationen ist die UNICEF bestrebt, die grundlegenden sozio-ökonomischen Ursachen des schlechten Gesundheitszustandes in den verschiedensten Bereichen zu bekämpfen. Aufgrund ihrer direkten Programme bietet die UNICEF Hilfe an, um Grundschulbildung für die gesamte Bevölkerung zu ermöglichen, Trinkwasser verfügbar zu machen und den lokalen Umweltschutz und die Lebensmittelqualität sowie den Zugang zu anderen Ressourcen zu verbessern. Durch ihr Engagement macht die UNICEF auf die Situation der Kinder aufmerksam, verstärkt den politischen Willen für Handlungen, nimmt Einfluß auf politische Entscheidungen und trägt zur Bildung einer Geisteshaltung bei, die dem Wohlergehen von Kindern auch auf politischer Ebene einen hohen Wert gibt.

Die Senkung der Sterblichkeitsrate bei Babys, Kindern und Müttern ist das herausragende Ziel der UNICEF im Gesundheitsbereich. Der Gesundheitsansatz der UNICEF stellt die Familie und den Haushalt in den Mittelpunkt ihrer

Aktionen im Gesundheitsbereich, wobei das Kind als Mittelpunkt der Familie betrachtet wird. Die UNICEF hat in der Folge jene „World Health Assemby Policies" umgesetzt und vorangetrieben, für die die Gesundheit und das Wohlergehen von Kindern von größter Bedeutung sind. Die Unterstützung der UNICEF im Gesundheitsbereich war immer schon als prozentuell geringe, aber strategische Komponente im Rahmen der globalen Bemühungen zu betrachten, da sie darauf ausgerichtet war, den politischen Willen zum Aufbau bereichsübergreifender Partnerschaften, zur Mobilisierung von Gemeinden und Gesellschaften und zum Einsatz für die Gesundheit von Kindern und Müttern zu verstärken.

Die Arbeit der UNICEF ist darauf ausgerichtet, die vorhandenen Ressourcen der betroffenen Länder zu stärken sowie Gesundheitsüberwachung, -förderung und grundlegende Gesundheitsleistungen innerhalb der primär-medizinischen Versorgung selbst wahrzunehmen, so daß sich Kinder bestmöglicher Gesundheit erfreuen können. Die Bemühungen der UNICEF, die Gesundheit zu fördern und zu schützen, stoßen auf eine Vielzahl von Problemen. Ob einem spezifischen Gesundheitsproblem in einem bestimmten Umfeld Priorität eingeräumt wird, hängt davon ab, wie schwerwiegend dieses Gesundheitsproblem im Rahmen der Gesamtmorbidität und Mortalität der Kinder, Jugendlichen und Mütter auftritt, aber auch inwieweit dieses Gesundheitsproblem durch technisch machbare und sozial durchführbare Einsätze zu handhaben ist.

In den frühen achtziger Jahren waren UNICEF und WHO dabei führend, die internationale Gemeinschaft für eine Reihe von strategischen, kostengünstigen und effizienten Maßnahmen zu mobilisieren, mit dem Ziel, die Rate von vermeidbaren Todesfällen bei Kindern zu senken. Diese ambitionierten Bemühungen wurden als „child survival and development revolution" (CSDR) bekannt. CSDR sprach das Empfinden der Gesellschaft im Hinblick auf die moralische Verantwortung für deren Kinder an und trug so dazu bei, den politischen Willen zu verstärken, Kommunikationsressourcen entsprechend einzusetzen und die Menschen „sozial zu mobilisieren". Den Gesundheitsproblemen von Kindern konnte so mehr Bedeutung und Aufmerksamkeit geschenkt und der Nutzen von bewährten technischen Erfindungen vergrößert werden, wobei lokale Ressourcen optimal ausgenutzt wurden. Die Bemühungen der CSDR, die Kontrolle des Bevölkerungswachstums, die orale Rehydrierung, das Stillen, Impfungen, die Planung der Geburtsintervalle bei Frauen („family spacing") und den Umgang mit Lebensmitteln (bekannt als GOBI-FF) zu fördern, zählten bald zu den zentralen Aufgaben der UNICEF im Gesundheitsbereich. Schließlich kam zu den Prioritäten der CSDR Bildung für Frauen hinzu. Die bilaterale Unterstützung, insbesondere durch bestimmte Hauptsponsoren, für Überlebensmaßnahmen für Kinder waren von strategischer Bedeutung für die Beschleunigung und Effizienz des Programms.

Mitte der achtziger Jahre wurde die allgemeine Immunisierung von Kindern („universal child immunization", UCI) eine der Hauptaktivitäten in den UNICEF-Gesundheitsprogrammen. Die Errungenschaften der UCI haben dazu beitragen, Gesundheitssysteme durch Bewußtseinsbildung und Bedarfsschaffung, durch das „Erreichen" der Bevölkerung, durch „soziale Mobilisierung" in verschiedensten Bereichen und durch den Einsatz hochrangiger politischer Unterstützung zu re-orientieren. UCI und andere Maßnahmen für Kinder haben auch dazu beigetragen, Aufmerksamkeit auf Themen wie Kapazitätenschaffung und Programmerhaltung auf nationaler und kommunaler Ebene zu lenken. Es half auch, zu betonen, daß zahlreiche Gesundheitsbedürfnisse von Kindern nur auf der Grundlage solider Gesundheitsleistungen zu befriedigen sind. Die 1987 in Afrika gestartete Bamako-Initiative war eine ganz bedeutende Reaktion darauf, die Revitalisierung von Leistungen im primär-medizinischen Bereich durch eine stärkere Einbindung der Gemeinden in der Verwaltung und Kontrolle von Ressourcen zu stärken.

Mit der Ausbreitung der AIDS-Epidemie in den späten achtziger Jahren und ihren schwerwiegenden Auswirkungen auf die Sterblichkeitsrate von Kindern und deren Eltern begann die UNICEF, ihre Unterstützung auf Aktivitäten im Bereich der reproduktiven Gesundheit auszudehnen, ein besonderer Schwerpunkt war dabei die Prävention von sexuell übertragbaren Krankheiten bei Erwachsenen. In den letzten Jahren hat die UNICEF ihre Programmansätze auf die Gesundheit und die Entwicklung von jungen Menschen, Kindern von 10 bis 20 Jahren, ausgerichtet. Richtlinien, die partnerschaftlich mit verschiedenen internationalen Organisationen und NGOs erstellt wurden, wurden veröffentlicht und auf das Niveau der konkreten Anwendung adaptiert. Sie beruhen auf den Erfahrungen von Ländern, die in steigendem Maße Erwachsenen-Gesundheitsprogramme durchführen, und beinhalten eine gemeinsame Studiengruppe der UNFPA/UNICEF/WHO für die Planung von solchen Programmen. Ein großer Teil der Aktivitäten von UNICEF im Rahmen von UNAIDS ist auf junge Menschen ausgerichtet, darunter fallen auch Maßnahmen in den Schulen.

In ihren Bemühungen hat sich die UNICEF verstärkt auf die Gesundheit von Müttern konzentriert. Schlüsselbereiche sind dabei die Senkung der Sterblichkeitsrate von Müttern und Neugeborenen sowie Verbesserungen im Bereich der perinatalen Pflege und der Ernährung von Müttern und leichterer Zugang zur erweiterten reproduktiven Gesundheitsversorgung. Indikatoren (process indicators) für die Senkung der Sterblichkeitsrate von Müttern werden gegenwärtig in Partnerschaft mit der WHO, bilateralen Spendern/Sponsoren und Experten in Entwicklungsländern entwickelt. Programme mit dem Ziel, die Sterblichkeitsrate von Müttern zu senken, sind in Bangladesh, Vietnam und einigen afrikanischen Ländern im Gange. Weitere Bereiche, in welchen die UNICEF sehr aktiv ist, sind die schwerwiegenden Problematiken der Genitalverstümmelung bei Frauen und der geschlechtsspezifischen Gewalt in der Familie.

Der Weltgipfel für Kinder im Jahr 1990 – ein Follow-up zur Passage über die internationale Konvention der Rechte vom Kind („Convention on the Rights of the Child") – war ein bedeutender Meilenstein in der Entwicklung der UNICEF-Aktivitäten. Diesem Gipfel war ein zweijähriger Prozeß der Prioritätensetzung und der Konsensfindung vorangegangen, der auf nationalen und regionalen Foren und globalen technischen Absprachen zwischen nationalen, UN-internationalen und bilateralen technischen Organisationen beruhte. Dieser Prozeß stützte sich seinerseits auf ein ganzes Jahrzehnt Bemühungen, die epidemiologischen Kapazitäten durch verbesserte Erfassungs- und Überwachungsmöglichkeiten der Gesundheitssituation in den Entwicklungsländern zu stärken. Teilweise ermutigt durch die aufsehenerregende Entwicklung der globalen Immunisierungsbemühungen, stimmten Spitzenpolitiker einer Liste von 27 zeitgebundenen

Zielen zu, um die Aktivitäten bis zum Ende des Jahrzehnts vorzugeben. Diese Ziele beziehen sich auf die bedeutendsten Entwicklungsbereiche und erstrecken sich von der Immunisierung bis zur Nährstoff-Supplementierung, von der Einschulung im Grundschulbereich bis zum sauberen Trinkwasser. Die Bemühungen zielen auf eine Senkung der Kleinkinder- und Kindersterblichkeit um ein Drittel bzw. auf eine 50prozentige Senkung der Sterblichkeitsrate bei Müttern. Daraus ergab sich auch, daß die UNICEF von der UN-Generalversammlung mit der Aufgabe des Follow-ups und der Überwachung der Umsetzung des „World Summit for Children Plan of Action" betraut wurde.

1996 zeigte ein Rückblick der Vereinten Nationen auf dem Weltgipfel für Kinder, daß hinsichtlich der bis zum Jahr 2000 zu erreichenden Ziele ein beträchtlicher Fortschritt gemacht wurde. Heute erhalten 80 % der Kinder weltweit Immunisierungsleistungen, nachdem der Prozentsatz dafür vor gut einem Jahrzehnt bei 15 % und in vielen Ländern noch darunter lag. Die orale Rehydrationstherapie (ORT) ist in annähernd jedem Entwicklungsland im Einsatz, um der Dehydration und dem Tod durch Diarrhoe vorzubeugen. Polio und die Guinea-Wurmkrankheit sind fast vollständig eradiziert. Rund 10.000 Geburtskliniken sind „babyfreundlich" geplant, um Mütter zum Stillen zu bewegen. Weitere 1,5 Milliarden Menschen haben angefangen, jodiertes Salz zu sich zu nehmen, was rund 12 Millionen Kleinkinder jährlich vor geistiger Minderentwicklung bewahrt hat. Im Gesamten betrachtet, sind derzeit drei von fünf Ländern bereits auf bestem Weg, das Hauptziel „Erhöhung der Überlebensrate von Kindern" bis zum Jahr 2000 zu erreichen bzw. stehen knapp davor. Als Folge dieses Fortschritts starben 1996 eine Million Kinder unter fünf Jahren weniger, als dies 1990 noch der Fall war.

Da sich der Aktionsplan des Weltgipfels für Kinder auf eine signifikante Senkung der Sterblichkeitsraten bei Kindern und Müttern konzentrierte, wurde eine Aufstockung der UNICEF-Ziele bzw. der Unterstützung von Regierungen und der weiteren Verbesserung von Strategien notwendig. Mit der steigenden Zahl von Zielsetzungen stieg auch die Notwendigkeit, Strategien zu rationalisieren und den Schwerpunkt vermehrt auf Ereignisse allgemeiner Natur und auf die Ursachen des schlechten Gesundheitszustandes von Kindern, Jugendlichen und Frauen zu richten. Die Konvention über die Rechte des Kindes, die 1990 zu einem rechtlich verpflichtenden internationalen Abkommen wurde, hat dazu beigetragen, diese Neustrukturierung zu fördern und in die richtigen Bahnen zu lenken. Die Konvention – das in der Geschichte am weitesten anerkannte Abkommen im Bereich der Menschenrechte, das von fast allen Ländern der Welt ratifiziert wurde – definiert das Recht jeden Kindes auf Überleben, auf den Schutz vor Ausbeutung und Mißbrauch und auf die Erfüllung seines Potentials als menschliches Wesen. Schlüsselbestimmungen gestehen jedem Kind das Recht auf den bestmöglichen Gesundheitszustand zu. Dies geht so weit, daß die für die Durchsetzung dieses Rechtes notwendigen Maßnahmen beschrieben werden, nämlich der Zugang zu Information, Bildung und grundlegenden Sozialleistungen. Die Konvention erkennt auch Faktoren innerhalb der Generationen an, die in engem Zusammenhang mit der Gesundheit stehen, nämlich die vorrangige und bedeutende Rolle von Eltern und Familien, die Entwicklung ihrer Kinder zu lenken, und die Verantwortung der Regierungen, diese dabei zu unterstützen.

Dieser auf Grundrechten basierende Ansatz ändert die Programmstrategie bei UNICEF wesentlich. Seit die Erfüllung der Grundbedürfnisse als das Recht jedes Kindes von Geburt an erachtet wird, hat UNICEF deshalb in ihren Programmen einen integrativen Ansatz, um diesen Bedürfnissen gerecht zu werden. Die folgenden Programmgrundsätze stellen die allgemeine Grundlage zur beschleunigten Umsetzung der Konvention der Rechte von Kindern dar.

Erstens stellt die Kinderrechtskonvention die Grundlage für die Erfassung der wichtigsten Gesundheitsprobleme in einem Land, für die Planung von strategischen Maßnahmen, die Überwachung laufender Programme und die Beurteilung von deren Effizienz und Auswirkungen dar. UNICEF konzentriert sich auf Kinder, junge Menschen und Frauen im Kontext von Familie bzw. Haushalt.

Zweitens: Da Haushalte und Familien sich nicht entlang von Sektorenlinien (Gesundheit, Bildung, Wasser) voneinander unterscheiden, müssen die zur Verbesserung des Gesundheitszustandes erforderlichen Maßnahmen intersektoral und koordiniert ablaufen.

Drittens muß der Dialog im Bereich der Gesundheitspolitik verstärkt und die Bevölkerung in die Verbesserung ihres Gesundheitszustandes einbezogen werden.

Viertens: Um auf strategische Art und Weise diese Errungenschaften der gesamten Bevölkerung zukommen zu lassen – ein Kernprinzip der Konvention –, konzentrieren sich die UNICEF-Aktionen im Gesundheitsbereich auf die ärmsten und verletzlichsten Gruppen der Gesellschaft.

Fünftens zielen die UNICEF-Maßnahmen, um den Programmen Kohärenz und entsprechende Schwerpunkte zu verleihen, auf wichtige Bevölkerungsgruppen ab, nämlich Kinder, Jugendliche und Frauen. Methodologien der Interventionen sind: kontrollierende Begleitung, Sozialleistungen und Gesundheitsförderung.

Aufgrund ihrer Beiträge zu den beeindruckenden Verbesserungen im Bereich der Gesundheit von Kindern und der in den vergangenen 50 Jahren erzielten Entwicklung hat die UNICEF zahlreiche Erfahrungen gesammelt. Diese Erfahrungen sind nicht nur auf die UNICEF anwendbar, die ihre Bemühungen fortsetzt, ihre eigene Effizienz zu verbessern, sondern diese Erfahrungen betreffen alle internationalen Bemühungen im Gesundheitsbereich – also auch jene von Public-Health-Experten, denen die Gesundheit und das Wohlergehen von Kindern und Frauen ein Anliegen ist.

Eine der wichtigsten Erfahrungen, die sich aus der Arbeit der UNICEF in den achtziger Jahren ergeben hat, ist die Feststellung, daß der Fortschritt im Gesundheitsbereich im großen Ausmaß davon abhängt, ob es gelingt, nationale politische Führungspersönlichkeiten dafür zu gewinnen, Ziele klar zu definieren, der Gesundheit von Kindern politische Priorität einzuräumen, Fortschritte zu kontrollieren und öffentliche Unterstützung zu mobilisieren.

Eine zweite wichtige Erfahrung ist, daß der Einsatz von Maßnahmen einen eigenen Impuls schafft, der wiederum weitere Maßnahmen verlangt, nämlich solche, die auf die Erlangung von Gleichheit abzielen.

Eine dritte Erfahrung ist, daß zur Anpassung von derartigen Programmen auf neue Umstände eine regelmäßige Überwachung und Evaluierung sowie die

Entwicklung unterstützender Maßnahmen notwendige ergänzende Faktoren bei der Durchführung von derartigen UNICEF-Programmen sind.

Die Notwendigkeit, darauf zu achten, ob Programme überhaupt aufrechtzuerhalten sind, ist eine vierte wichtige Erfahrung. Wenn diese langfristig erfolgreich sein sollen, müssen zielorientierte Programme ihr Augenmerk auf eine anhaltende politische, finanzielle, institutionelle und technologische Unterstützung legen.

Fünftens: Programme, die auf spezifische Gesundheitsziele ausgerichtet sind, sollten derart entwickelt und durchgeführt werden, daß diese zur Stärkung des primär-medizinischen Bereichs beitragen, und sie sollten auch nach ihrer Leistung anhand dieses Parameters evaluiert werden. In gleicher Weise muß die Effizienz der Entwicklungsbemühungen von Gesundheitssystemen anhand meßbarer Ziele beurteilt werden, nämlich sowohl in bezug auf konkrete Errungenschaften als auch anhand der Möglichkeit, die erreichten Ziele aufrechtzuerhalten.

Eine sechste wichtige Erfahrung ist, daß ein kritischer Faktor bei der Unterstützung von Gesundheitszielen darin besteht, bei der Hilfeleistung flexibel zu bleiben, um Korrekturen angesichts unerwarteter Ereignisse möglich zu machen und auf unerwartete Schwierigkeiten reagieren zu können.

Eine letzte, entscheidende Erfahrung ist jene, daß der entscheidendste Beitrag der UNICEF im Gesundheitsbereich darin bestand, rund um wesentliche Gesundheitsziele strategische Partnerschaften innerhalb der internationalen Gemeinschaft aufzubauen und zu erleichtern.

Internationale Gesundheitsförderung

Die Arbeit der Abteilung für Gesundheitsförderung, Gesundheitserziehung und Gesundheitskommunikation der Weltgesundheitsorganisation in Genf

Ilona Kickbusch[1]

Die Abteilung für Gesundheitsförderung, Gesundheitserziehung und Gesundheitskommunikation, im folgenden kurz Abteilung Gesundheitsförderung genannt, ist Teil des WHO-Hauptsitzes in Genf. Ihr Ziel ist es, Gesundheitsförderung und Primärprävention in den über 190 Mitgliedsländern der WHO zu unterstützen und auszubauen. Die Abteilung Gesundheitsförderung umfaßt vier Programme: Gesundheitserziehung und Gesundheitsförderung, Altern und Gesundheit, Rehabilitation sowie Gesundheitskommunikation und Public Relations. Die Programme arbeiten gemeinsam sowie abteilungsübergreifend an der Entwicklung und Durchführung verschiedener Projekte. Grundlinien der Arbeit quer durch alle Projektbereiche sind: Gesundheitsförderung über die gesamte Lebensspanne; die Schaffung gesundheitsförderlicher Lebensbereiche (Settings-Ansatz); Investitionsstrategien, die den größtmöglichen Gesundheitsnutzen für die Bevölkerung bringen, sowie die Förderung gesundheitlicher Chancengleichheit. Gesundheitsförderung ist partizipativ, gerade auch in bezug auf benachteiligte Bevölkerungsgruppen, intersektoral und multidisziplinär.

Die Projekte und Initiativen der Abteilung Gesundheitsförderung werden in enger Zusammenarbeit mit den jeweiligen Programmen der Regionalbüros der WHO, den WHO-Mitgliedsländern sowie unterschiedlichen Partnern entwickelt und durchgeführt. WHO-Kollaborationszentren, Forschungseinrichtungen, Ministerien und andere öffentliche Einrichtungen, Nicht-Regierungs-Organisationen, Gesundheitsförderungsstiftungen usw. bilden Netze weltweiter intersektoraler Zusammenarbeit. Zunehmend werden auch Kooperationsmöglichkeiten mit dem privaten Sektor gesucht und erprobt, z. B. mit Krankenversicherungen und ausgewählten Vertretern des Privatsektors.

Arbeitsgrundlage der Abteilung ist die Ottawa-Charta zur Gesundheitsförderung (1986), die 1997 von der 4. Internationalen Konferenz für Gesundheitsförderung in Jakarta inhaltlich bestätigt und als gültig für alle Länder anerkannt

---

[1] Unter Mitarbeit von Katharina Hauck und Ursel Broesskamp-Stone.

wurde. Umfassende Ansätze, die verschiedene Strategien und Methoden der Gesundheitsentwicklung verbinden, sind nachweislich effektiver als Einzelstrategien.

Gesundheitsförderung verbindet fünf Schlüsselstrategien:

- Entwicklung einer gesundheitsfördernden Gesamtpolitik
- Schaffung gesundheitsförderlicher Lebenswelten
- Unterstützung gesundheitsbezogener Gemeinschaftsaktionen
- Entwicklung persönlicher Kompetenzen
- Neuorientierung der Gesundheitsdienste

In Settings-Projekten werden heute weltweit die verschiedenen Strategien und Methoden der Gesundheitsförderung erfolgreich verbunden. Die gesundheitsförderliche Weiterentwicklung der verschiedenen Lebensbereiche der Menschen (Settings) ist ein Kernelement der Arbeit der Abteilung Gesundheitsförderung, denn Gesundheit entsteht dort, wo Menschen den größten Teil ihres Alltags verbringen: in Schulen und am Arbeitsplatz, im direkten Wohnumfeld, in Freizeiteinrichtungen usw., das heißt in Organisationen und sozialen Systemen, die den Lebensalltag prägen.

Mit diesem Beitrag wird ein Einblick in einige aktuelle Projekte und Aktivitäten der Abteilung Gesundheitsförderung der WHO gegeben.

Die globale Initiative Schule und Gesundheit: Schaffung und Vernetzung gesundheitsfördernder Schulen

Schulen gehören (wie Arbeitsplätze, Wohnbereiche, Städte und Dörfer) zu den Orten, in denen viele Menschen einen Großteil ihres Alltags verbringen. Schulen sind insbesondere Lern-, Arbeits- und Aufenthaltsort für Kinder und Jungendliche sowie für Lehrerinnen, Lehrer und sonstiges Schulpersonal. Dies gilt auch für Entwicklungsländer, in denen die Einschulungsquoten stetig steigen. Schulen können aktive Elemente von Dorf- und Stadtleben sein, haben Kontakte mit Eltern, Familien, öffentlichen Stellen. Schulen und Schulsysteme bilden einen guten organisatorischen Rahmen, um die gesellschaftlichen Ziele Bildung und Gesundheit zu verbinden.

„Gesundheitsfördernde Schulen" erhöhen kontinuierlich ihre Kapazitäten als gesunder Lebens-, Lern- und Arbeitsort. Sie entwickeln sich zu „gesunden" Organisationen. Charakteristisch sind z.B. die Verbindung von Gesundheitsbildung mit der Veränderung der Schule als gesundheitsfördernde Lernumwelt; Gesundheitsförderungsmaßnahmen für *alle* an Schule Beteiligten; weitreichende aktive Beteiligung z.B. auch der Schülerschaft sowie die aktive Zusammenarbeit der Schule mit Organisationen und Personen in Stadt und Gemeinde.

Die Globale Initiative Gesundheit und Schule der WHO zielt darauf ab, die Zahl „Gesundheitsfördernder Schulen" weltweit zu erhöhen. Dabei verfolgt sie vier Strategien: (1) Erhöhung der Kapazitäten aller Beteiligten, um für eine Verbesserung gesundheitsbezogener Programme in Schulen erfolgreich argumentieren und anwaltschaftlich eintreten zu können; (2) Schaffung von Allianzen und Netzwerken für gesundheitsfördernde Schulen; (3) Erweiterung der

Kapazitäten der Länder für Gesundheitsförderung durch Schulen; und (4) Forschung zur Verbesserung gesundheitsbezogener Schulprogramme.

Der Auf- und Ausbau internationaler wie nationaler Netzwerke gesundheitsfördernder Schulen (NGS) erfolgt mit einer Vielzahl von Partnern aus allen Gesellschaftsbereichen. Die WHO und ihre Partner regen Länder zur Mitgliedschaft in internationalen NGS an. Dazu müssen diese bestimmte Voraussetzungen erfüllen, z. B. die verbindliche Zusammenarbeit der nationalen Gesundheits- und Bildungsministerien sowie die Einrichtung nationaler Koordinationsstellen. Diese unterstützen die Entwicklung nationaler NGS, in denen einzelne Schulen Mitglied werden können. Die Netzwerke eröffnen ihren Mitgliedern Möglichkeiten des Erfahrungsaustausches und unterstützen die Entwicklung von Gesundheitsförderungsprogrammen.

Die Globale Initiative Gesundheit und Schule unterstützt den Auf- und Ausbau internationaler wie nationaler Netzwerke gesundheitsfördernder Schulen weltweit und baut dabei auf Erfahrungen des ersten europäischen Netzwerks gesundheitsfördernder Schulen auf. Dieses umfaßt bereits 34 Länder mit über 2000 vernetzten Schulen. Im westlichen Pazifik entstand das erste NGS als Teil des „Healthy Islands"- bzw. „Gesunde Inseln"-Projekts. Weitere sind hier wie auch im Süden Afrikas, in Südamerika und in Teilen Asiens im Aufbau. Die Netzwerke gesundheitsfördernder Schulen arbeiten zunehmend mit anderen Gesundheitsförderungsnetzwerken und -initiativen zusammen, z. B. mit den Gesunde-Städte-Netzwerken.

„Mega"-Staaten für Gesundheitsförderung: Ein internationales Netzwerk entsteht

Ca. 60% der Weltbevölkerung leben in nur zehn Staaten der Welt: in China, Indien, den USA, Indonesien, Brasilien, der Russischen Föderation, Pakistan, Japan, Bangladesh und Nigeria. Diese meistbevölkerten Staaten mit je 100 bis 1200 Millionen Einwohnern werden auch als „Mega"-Staaten bezeichnet. Globale Trends beeinflussen zunehmend die Gesundheit der Bevölkerungen weltweit. Gemeinsam haben die Mega-Staaten ein großes Potential, positive Trends zu nutzen und gesundheitsgefährdende Trends zu schwächen. Deshalb hat die Abteilung Gesundheitsförderung 1996 den Aufbau eines *Mega Country Health Promotion Network* begonnen, eines Netzwerks der zehn bevölkerungsreichsten „Mega"-Staaten für Gesundheitsförderung.

Der Zielkatalog dieser Initiative umfaßt, Gesundheit auf der politischen Tagesordnung der Mega-Staaten fest zu verankern; die Kapazitäten der Länder für Gesundheitsförderung zu verbessern; gesundheitliche Prioritätsbereiche zu identifizieren; Schlüsselpartner zu finden und Allianzen für Gesundheitsförderung zu entwickeln sowie andere Länder im Bereich der Gesundheitsförderung zu unterstützen. Für 1998 wird erwartet, daß alle zehn Mega-Staaten ihren politischen Willen zur Gesundheitsförderung verkünden, Kommunikations- und Kooperationsmechanismen etablieren sowie beginnen, an ausgewählten Prioritätsbereichen gemeinsam zu arbeiten. Unter den bisher identifizierten Prioritätsbereichen sind die Gesundheitsförderung durch Schulen, HIV/AIDS, Tabakkonsum sowie Altern und Gesundheit.

Gesundheit und Arbeit: Neue Lösungen für neue Probleme

Die Arbeitswelt verändert sich. Bestimmten gestern noch klar umrissene Arbeitsplätze in großen Industriebetrieben das Bild, so sind es heute flexible Tätigkeiten in unterschiedlichst strukturierten Klein- und Kleinstbetrieben sowie in einem sich ausweitenden informellen Arbeitssektor. Arbeitszeit, Arbeitsraum und Arbeitsverträge werden immer flexibler. Vor allem in den modernen Gesellschaften nimmt der Anteil psychosomatischer Problemlagen an den Berufskrankheiten deutlich zu. In Entwicklungsländern ist eine Grundversorgung an Gesundheitsschutz am Arbeitsplatz oftmals nicht gewährleistet.

Vor diesem Hintergrund wird der Ansatz zur Gesundheitsförderung am Arbeitsplatz verfolgt, der die traditionellen Arbeitsmedizin- und Arbeitsschutzmaßnahmen ergänzt. Der Gesundheitsförderung am Arbeitsplatz kommt eine zentrale integrative und innovative Rolle zu. Deshalb hat die Abteilung Gesundheitsförderung der WHO im Jahr 1997 das Projekt „Gesunde Arbeit" initiiert. In einem ersten Schritt erarbeitete eine internationale Expertengruppe ein Rahmenkonzept „Gesunde Arbeit", das auf vier Säulen beruht: Gesundheitsförderung, Arbeitsmedizin/Arbeitssicherheit, Organisations- und Personalentwicklung sowie nachhaltige Entwicklung. Je nach Art des Arbeitsplatzes müssen unterschiedliche Schlüsselpersonen in die Schaffung gesundheitsförderlicher Arbeitsbedingungen einbezogen werden. Dies sind nicht nur die direkt an einem Arbeitsplatz befindlichen Personen, wie Arbeitnehmer, Arbeitnehmervertretung, Gesundheits- und Sicherheitsexperten und Arbeitgeber. Das Konzept muß vielmehr unterschiedlichste Akteure im weiteren gesellschaftlichen Umfeld, z. B. aus Politik, Nicht-Regierungs-Organisationen, Gesundheitsförderungsnetzwerken oder den Familien der Beschäftigten, mitberücksichtigen.

Der Ansatz „Gesunde Arbeit" wurde auf der vierten internationalen Konferenz zur Gesundheitsförderung 1997 diskutiert und positiv aufgenommen. Die WHO-Regionalbüros Europa (EURO) und im westlichen Pazifik (WPRO) führen bereits entsprechende Projekte durch. Die Abteilung Gesundheitsförderung in Genf arbeitet derzeit an einem WHO-Positionspapier zum Thema Gesundheit und Arbeit, gemeinsam mit den WHO-Regionalbüros und internationalen Experten. Damit wird eine neue Grundlage zur Förderung intersektoraler Zusammenarbeit auf internationaler wie nationaler Ebene im Bereich Gesundheit und Arbeit geschaffen.

GINA: Altern betrifft nicht nur Ältere

Altern ist ein natürlicher Bestandteil des Lebens. Fortschrittliche Gesundheitspolitik fördert körperliches und geistiges Wohlbefinden über die gesamte Lebensspanne, anstatt sich auf eine statische Altersgruppe und deren kostengünstigste medizinische Versorgung zu beschränken. Vorrangiges Ziel der WHO ist nicht allein eine hohe Lebenserwartung für alle Menschen, sondern eine größtmögliche Gesundheitserwartung. Menschen sollten vor allem in Gesundheit altern können, d. h. eine größtmögliche Zeitspanne ihres Lebens in Gesundheit und Wohlbefinden verbringen.

Deshalb hat die Abteilung für Gesundheitsförderung, gemeinsam mit dem „Nationalen Forschungsprogramm Alter" des Schweizerischen Nationalfonds und der „American Association of Retired Persons" das Internationale Netzwerk für Altern (GINA) gegründet. Altern ist ein Privileg. Es ist eine Chance, Wissen und Erfahrungen an jüngere Generationen weiterzugeben und immer wieder Neues zu entdecken. Diese Botschaft setzt GINA dem weitverbreiteten „Kult ewiger Jugend" entgegen. GINA spricht mit ihren Aktionen Jung und Alt in gleicher Weise an und fördert die physischen, mentalen und sozialen Voraussetzungen für ein gesundes Altern. Neben der traditionellen Geriatrie beschäftigt sich das Netzwerk mit Fragen der Einkommenssicherheit, der Menschenrechte und der Würde älterer Menschen weltweit. GINA ist Diskussionsforum und Ansprechpartner für Laien, Fachleute und alle, die an den verschiedenen Aspekten des Alterns interessiert sind. Diese Vielseitigkeit verleiht GINA einen flexiblen, informellen und interdisziplinären Charakter.

GINA richtet sich u. a. über Symposien, Workshops und besondere Veranstaltungen an die breite Öffentlichkeit. Der 1. Oktober, von den Vereinten Nationen alljährlich als „Internationaler Tag der älteren Menschen" erklärt, bietet eine hervorragende Gelegenheit, gesundes Altern zu feiern und zu fördern. An diesem Tag im Jahr 1999, anläßlich des „Internationalen Jahres der älteren Menschen", beteiligt sich GINA an einer weltweiten, generationenübergreifenden Veranstaltung. Geplant sind Geh- und Laufveranstaltungen sowie Musik und Tanz. Städte auf der ganzen Welt, u. a. Auckland, Sydney, Tokio, Shanghai, Bangkok, Genf, London, Rio, New York und Vancouver, haben bereits ihre Teilnahme angekündigt. Die Veranstaltung beginnt in der Zeitzone, in der zuerst die Sonne aufgeht und wird sich dann zeitversetzt 24 Stunden über den gesamten Globus erstrecken.

Die Initiative „Aktives Leben für bessere Gesundheit"

Regelmäßige körperliche Bewegung wie z. B. Spaziergänge, Radfahren, Treppensteigen, Sportspiele und leichte Gymnastik trägt nachweislich dazu bei, die physische und mentale Leistungsfähigkeit bis ins hohe Alter zu erhalten. Dies wird auch auf politischer Ebene zunehmend aufgegriffen (siehe z. B. den Bericht des US Department of Health and Human Services, 1996). Eine bewegungsarme Lebensweise ist mitverantwortlich für den kontinuierlichen Anstieg chronischer Erkrankungen, allen voran Herz-Kreislauf-Erkrankungen. Änderungen der täglichen Routine sind für den einzelnen einfacher umzusetzen, wenn sie systematisch in Lebensbereichen wie Schule, Arbeitsplatz und Wohnumfeld angeregt und wertgeschätzt werden.

Das Internationale Olympische Komitee (IOC), die „Centers for Disease Control and Prevention" (CDC) und andere bedeutende nichtstaatliche Organisationen und WHO-Kollaborationszentren haben es sich zur gemeinsamen Aufgabe gemacht, das Thema „Aktives Leben für bessere Gesundheit" in der politischen Diskussion zu fördern. Die Abteilung für Gesundheitsförderung koordiniert die im Aufbau befindliche internationale Beratergruppe, die in regelmäßigen Zeitabständen zusammentrifft. Sie berät Schlüsselvertreter der Gesundheitpolitik bei der Entwicklung von nationalen und regionalen Strategien und Programmen. Durch die Bildung von Netzwerken auf lokaler, nationaler und internationaler Ebene soll die Eigeninitiative von Politikern und Bürgern im Bereich „Aktives Leben“ gestärkt werden. Die Initiative koordiniert die Entwicklung und Verbreitung aktueller wissenschaftlicher Erkenntnisse und Praxiserfahrungen zum Thema. Eine der größten wissenschaftlichen Herausforderungen liegt in der Messung von aktivem Leben des einzelnen und in der Bewertung entsprechender Politikprogramme. Das CDC in Atlanta entwickelt derzeit ein Evaluationsverfahren zur Initiative „Aktives Leben für bessere Gesundheit“.

Die Initiative plant, bei internationalen Sportveranstaltungen präsent zu sein, z. B. beim Fußball-Weltcup '98, den Inter Arab Games '98, den All Africa Games '99 und den Olympischen Sommerspielen in Sydney im Jahr 2000. Rund 50 Länder haben zugesagt, anläßlich der Olympiade 2000 ihre nationalen Politiken zu „Aktivem Leben für bessere Gesundheit“ vorzustellen. Durch Präsenz bei derartigen Veranstaltungen wird der Initiative eine große Breitenwirkung verschafft.

Rehabilitation: Mehr Lebensqualität und Chancengleichheit für Menschen mit Behinderung

Das Rehabilitationsprogramm der Abteilung Gesundheitsförderung will Lebensqualität und Chancengleichheit für Menschen mit Behinderung verbessern. Ansätze der Prävention, Früherkennung von Behinderung sowie Rehabilitation werden integriert, und die Eingliederung von Behinderten ins gesellschaftliche Leben wird gefördert. Selbst Menschen mit körperlichen oder geistigen Einschränkungen kann in vielen Fällen mehr Unabhängigkeit und Selbstbestimmung über ihr Leben eingeräumt werden. Gesundheitsförderung möchte die Lebensqualität eines jeden Menschen verbessern, egal ob behindert oder nicht, alt oder jung. Ihr Hauptziel liegt in der Stärkung vorhandener Gesundheitspotentiale eines jeden einzelnen.

Das Rehabilitationsprogramm hat eine führende Rolle in dem globalen Netzwerk von Institutionen und Organisationen, die sich mit Behinderung und Rehabilitation beschäftigen. Es kooperiert mit dem UN-Beauftragten für behinderte Menschen. Für die Jahre 1998 und 1999 wurden folgende Prioritäten gesetzt: Die Initiative *Rethinking Care* regt eine internationale Diskussion zum Thema „Pflege neu denken“ an und bereitet derzeit einen Empfehlungskatalog für die Weltgesundheitsorganisation und ihre Mitgliedsländer vor. Neue Strategien und Programme unterstützen und fördern Behinderte in Slums und in anderen Randbereichen der Gesellschaft. In Zusammenarbeit mit UNICEF wird eine neue Strategie zur Früherkennung und Behandlung von Behinderung bei Kindern entworfen, da besonders in Entwicklungsländern Behinderungen viel zu spät erkannt werden und wirkungsvolle Interventionen unterbleiben. Zur Verbesserung der medizinischen Versorgung werden Rehabilitationsmaßnahmen in die medizinische Grundversorgung (Primary Health Care) integriert, um auch Behinderte in abgelegenen ländlichen Regionen zu erreichen und z. B. mit Prothesen und orthopädischen Hilfen zu versorgen.

Gesundheitskommunikation: Wissen als Schlüssel zu besserer Gesundheit

Information über die wesentlichen Determinanten von Gesundheit und Krankheit ist der Schlüssel zu einem selbstbestimmten und gesundem Leben. Wer seine Gesundheit selber in die Hand nehmen kann, ist den unterschiedlichen politischen und ökonomischen Interessen auf dem Markt für Gesundheit nicht hilflos ausgeliefert. Die Abteilung für Gesundheitsförderung möchte die informativen, intellektuellen, rechtlichen und finanziellen Voraussetzung verbessern, die es einem Menschen erleichtern, ein gesundes und selbstbestimmtes Leben zu führen.

Die rasante Verbreitung moderner Kommunikationstechnologie in fast allen Ländern kann einen wesentlichen Beitrag zur Förderung der Gesundheit leisten. Das Programm Gesundheitskommunikation und Public Relations, kurz INF genannt, nutzt die neuen technologischen Möglichkeiten, um über Gesundheitsaspekte aller Art zu informieren. Innerhalb des boomenden Marktes für Gesundheitsinformation bietet die WHO über INF wissenschaftlich fundierte und allgemeinverständliche Informationen an, z. B. als Printmedien und über das Internet. Ein aktuelles Beispiel aus 1998 ist die Website zum 50jährigen Bestehen der WHO (zu finden unter http://www.who.ch). Die Aufgabe von INF beschränkt sich nicht darauf, die Position der WHO zu gesundheitsrelevanten Ereignissen einem kleinen Kreis von Journalisten, Experten und Politikern zu vermitteln. Als Sprecher für Gesundheit richtet sich INF auch an die breite Öffentlichkeit und verstärkt zunehmend seine Präsenz auf Länderebene.

„New Players for a New Era" – Herausforderungen für die Gesundheitsförderung im 21. Jahrhundert

Zu diesem Thema bereitete die Abteilung Gesundheitsförderung unter Einbeziehung all ihrer Projekte und Programme die 4. Internationale Konferenz für Gesundheitsförderung (Jakarta, Indonesien, Juli 1997) vor. In Kooperation mit anderen Abteilungen sowie den Regionalbüros der WHO, mit Partnerorganisationen und einem weltweiten Expertennetzwerk erfolgten weltweite Bestandsaufnahmen sowie zukunftsorientierte Analysen im Bereich Gesundheitsförderung.

Wir leben in einer sich rasch verändernden Welt. Gesundheitsentwicklung wird zunehmend von globalen Trends beeinflußt, z. B. von demographischen Entwicklungen wie dem wachsenden Bevölkerungsanteil sowohl älterer Menschen als auch der Kinder und Jugendlichen; von Verstädterung und Veränderungen der Arbeitswelt; von der Globalisierung der Wirtschaft mit zunehmender Privatisierung sowie der wachsenden Kluft zwischen „arm und reich"; von Veränderungen des sozialen Lebens wie der Familienstrukturen und der Ausbreitung von Gewalt; von rasanten technologischen Entwicklungen, z. B. in der Informationstechnologie, und epidemiologischen Trends. Die Ausbreitung chronischer Erkrankungen trifft in vielen Regionen auf gleichzeitig hohe Raten an Infektionskrankheiten. Das Zusammenspiel all dieser Trends beeinflußt die Wertvorstellungen der Menschen, ihre Lebensstile über die gesamte Lebensspanne sowie ihre Lebensbedingungen. Gesundheitsförderung ist herausgefordert, die Potentiale bestimmter Trends für Gesundheitsförderung zu nutzen und zugleich gesundheitsbelastende Trends abzuschwächen.

Dies ist nur in weitreichender Kooperation möglich. Die Verantwortung für Gesundheit und die Organisation gesundheitsfördernder Maßnahmen kann weder allein an einzelne Individuen noch an einige wenige Organisationen delegiert werden. Neue Partnerschaften für Gesundheitsförderung sind erforderlich, auf lokaler, nationaler und insbesondere auch globaler Ebene. Dabei sind alle gesellschaftlichen Bereiche gefragt, von Politik, Wirtschaft und Umwelt über Familie, Jugend und Soziales bis hin zu Gesundheitswesen, Bildung und Forschung, von staatlichen Einrichtungen und Nicht-Regierungs-Organisationen bis hin zum privaten Sektor.

Vor diesem Hintergrund verabschiedeten die Teilnehmerinnen und Teilnehmer der 4. Internationalen Konferenz für Gesundheitsförderung die Jakarta-Deklaration zur Gesundheitsförderung im 21. Jahrhundert. Dort sind die folgenden fünf Prioritäten für die Gesundheitsförderung im nächsten Jahrhundert festgelegt:

- *Förderung der sozialen Verantwortung für Gesundheit.* (Dies bezieht sich insbesondere auf Entscheidungsträger in allen gesellschaftlichen Sektoren und auf allen Ebenen.)
- *Erhöhung der Investitionen für Gesundheitsentwicklung.* (Dies beinhaltet z.B. eine Umschichtung bestehender Ressourcen und zusätzliche Investitionen in Bereichen auch außerhalb des Gesundheitssektors wie Wohnen, Bildung und Umwelt.)
- *Konsolidierung und Eweiterung von Partnerschaften für Gesundheit.* (Dies betrifft alle gesellschaftlichen Ebenen und alle Gesellschaftsbereiche.)
- *Erhöhung der Kapazitäten auf lokaler Ebene und Stärkung (empowerment) des einzelnen.* (Dies bedeutet u. a. verbesserten Zugang zu Informationen und Ressourcen sowie erweiterte Partizipationsmöglichkeiten für einzelne und Gruppen in Entscheidungsprozessen.)
- *Sicherung einer Infrastruktur für Gesundheitsförderung.* (Dies schließt z.B. neue Finanzierungsmechanismen sowie weitreichende Settings-Netzwerke für Gesundheitsförderung ein.)

Literatur

WHO (1998) Health Promotion Glossary. WHO/HPR/HEP/98.1, WHO, 20 Avenue Appia, CH-1211 Genf (enthält alle Schlüsseltermini und -strategien moderner Gesundheitsförderung)

Broesskamp-Stone, U., Kickbusch, I., Walter, U. (1997) Gesundheitsförderung. In: Schwartz, F. N., et al. (Hrsg.) Das Public Health Buch. Gesundheit und Gesundheitswesen. Urban & Schwarzenberg, München, Wien

U.S. Department of Health and Human Services (ed.) (1996) Physical Activity and Health. A Report of the Surgeon General. Executive Summary. Superintendant of Documents, PO Box 371954 Pittsburgh, PA 15250-7954

WHO (1997) Jakarta Declaration on Leading Health Promotion into the 21st Century. WHO/HPR/HEP/4ICHP/BR/97.4, WHO, 20 Avenue Appia, CH-1211 Genf (Englisch/Französisch; deutsche Fassung erhältlich über Conrad Verlag, Uissigheimer Straße 12, D-97956 Werbach-Gamburg, Deutschland)

WHO (1997) Ottawa Charter for Health Promotion. WHO/HPR/HEP/95.1. WHO, 20 Avenue Appia, CH-1211 Genf (deutsche Fassung erhältlich über Conrad Verlag, Uissigheimer Straße 12, D-97956 Werbach-Gamburg, Deutschland)

Relevante WHO-Websites

Website zum 50jährigem Bestehen der WHO zu finden unter: http://www.who.ch
Website der Abteilung für Gesundheitsförderung: http://www.who.ch/hpr

Krisensituationen und Public Health

Der HELP-Kurs – eine Initiative des Internationalen Komitees vom Roten Kreuz

Pierre Perrin

Traditionsgemäß ist es die Aufgabe von Public Health, für die Gesundheitsbedürfnisse der gesamten Bevölkerung und nicht nur für den einzelnen Sorge zu tragen, indem Prävention und Therapie auf harmonische Weise aufeinander abgestimmt werden. In Krisen- und Notsituationen ist die praktische Umsetzung dieses Konzepts auf den ersten Blick nicht sofort erkennbar. In der Tat besteht bei humanitären Hilfseinsätzen nicht nur eine natürliche Tendenz, das Individuum vorrangig zu behandeln, sondern auch kurative Leistungen in den Mittelpunkt zu rücken. Sicherlich am deutlichsten und dramatischsten sichtbar ist die Lage der Opfer dieser Notsituationen. Es ist daher verständlich, daß dieser kurative Ansatz in derartigen Situationen über zahlreiche Jahre hindurch im Vordergrund stand. Erst zu Beginn der achtziger Jahre wurde Public Health tatsächlich zum entscheidenden Planungselement für den Umgang mit Krisen- bzw. Katastrophensituationen, ohne daß dabei das Leid der einzelnen den Bedürfnissen der Allgemeinheit zum Opfer fiel.

Die Rolle von Public Health in Krisensituationen hat zwei Zielrichtungen

1. Ein besseres Krisenmanagement von Katastrophen wie Kriegen, Naturkatastrophen und industriell und technologisch ausgelöste Umweltkatastrophen

Epidemiologische Analysen ermöglichen die Identifizierung von gesundheitlichen Problemen und damit die Bestimmung der Prioritäten nach Schweregrad, Prävalenz und Effizienz der möglichen Maßnahmen auf der Ebene der Bevölkerung und des einzelnen. Dieser weitergefaßte Horizont der Gesundheitsprobleme ermöglicht es, weit wirksamere Lösungen vorzuschlagen, die gleichzeitig präventive, aber auch kurative Maßnahmen beinhalten.

Die *kohärente Planung von Gesundheitsprogrammen* ermöglicht, daß humanitäre Einsätze effektiv an der Wiederherstellung des Gesundheitszustands der betroffenen Bevölkerung in Notsituationen beitragen. Dieser Ansatz schließt die Einzelperson nicht aus, ganz im Gegenteil, in bestimmten Fällen ermöglicht er erst den Zugang zu medizinischen Leistungen für alle. Daher führt das Erkennen, die Standardisierung und die Verbreitung der für eine bestimmte Erkrankung geeigneten Behandlung dazu, daß diese einer größtmöglichen Zahl von Einzelpersonen zugute kommt, einschließlich der am meisten gefährdeten Bevölkerungsgruppen, die ohne derartige Anstrengungen keinen Zugang zur Behandlung hätten.

Die *Evaluierung dieser Programme* und vor allem auch ihre *Auswirkungen auf die Gesundheit* der Betroffenen ermöglichen es nicht nur, Gesundheitsprogramme innerhalb einer bestimmten Hilfsaktion besser umzusetzen, sondern auch, Erfahrungswerte daraus für zukünftige Krisen zu gewinnen. In diesem Sinne hat der Public-Health-Ansatz in Krisensituationen sicherlich entscheidend dazu beigetragen, die Arbeitsweise im humanitären Bereich professioneller zu gestalten. Darüber hinaus ermöglicht dieser Ansatz, den Forderungen der Geldgeber („donors") Rechnung zu tragen, das heißt, daß Ressourcen, die humanitären Organisationen zur Verfügung gestellt werden, im optimalsten Kosten-Nutzen-Verhältnis eingesetzt werden.

2. Die zweite Zielrichtung besteht in einer genaueren Analyse der Ursachen von Krisensituationen, insbesondere durch:

- Ein besseres *Verständnis der Mechanismen,* die dafür verantwortlich sind, daß bestimmte Bevölkerungsgruppen beispielsweise aufgrund von Dürreperioden in extremste Notsituationen geraten. Die Kausalanalyse erlaubt Lösungsvorschläge für den Wiederaufbau der normalen, zum Überleben notwendigen Mechanismen und der landwirtschaftlichen Produktion schon während der Krise selbst, wobei die zusätzliche Verteilung von Lebensmitteln – wenn notwendig – im Rahmen des Wiederaufbauprogramms ergänzend durchgeführt werden kann.
- *Die epidemiologische Analyse von Minenverletzungen.* Die epidemiologische Analyse von Verletzungen durch Anti-Personen-Minen in Spitälern des ICRC hat eine Objektivierung der Größenordnung und des Schweregrads dieses Problems sowie den Vorschlag zur radikalen Kontrollmaßnahme ermöglicht: das Verbot von Landminen. In diesem klar umgrenzten Bereich war die Rolle der Public-Health-Experten von entscheidender Bedeutung.

  Die immer bedeutender werdende Rolle von Public Health hat dazu geführt, daß sich die Fachleute im Gesundheitsbereich bewußt wurden, daß es notwendig ist, sich zusammenzuschließen, um auf die Herausforderungen in Krisensituationen besser reagieren zu können. Um diese Experten bei der Erfüllung ihrer Aufgaben optimal zu unterstützen, wurden eigene Ausbildungsprogramme ins Leben gerufen.
- *Ausbildung in „Emergency Public Health".* Seit 1986 bietet das Internationale Komitee vom Roten Kreuz (ICRC) durch den Lehrgang HELP (Health Emergencies in Large Populations) eine derartige Ausbildung an. Dieser dreiwöchige Kurs wird jährlich in Genf in englischer Sprache angeboten. Seit

seiner Gründung hat sich der HELP-Kurs in zwei Richtungen weiterentwickelt:

a) Dezentralisierung: Im Jahr 1989 wurde HELP erstmals in Lateinamerika in spanischer Sprache angeboten, und zwar in Costa Rica. Es folgten Lehrgänge in Südostasien (auf den Philippinen und in Thailand), in Osteuropa (in Ungarn), in Belgien, in französischer Sprache, und in den Vereinigten Staaten.
b) Universitäre Verankerung: Der Kurs hat sich im universitären Bereich weiterentwickelt, insbesondere an der Universität von Genf, an der Johns Hopkins Universität in Baltimore und an der katholischen Universität von Louvain. Die Einstellung der Ausbildungsstätten für Public Health gegenüber dem Arbeitsbereich der humanitären Hilfe hat sich entscheidend weiterentwickelt. Die anfängliche Zurückhaltung, ja die Vorbehalte aus dem universitären akademischen Bereich waren darin begründet, daß es unvernünftig erschien, Public-Health-Konzepte in chaotischen Situationen, die ja von vornherein schwer zu planen sind, anwenden zu wollen. Mit zunehmender Professionalität der humanitären Einsätze und vor allem durch deren kritische Analyse wurde es möglich, universitären Kreisen aufzuzeigen, daß aus derartigen Notsituationen Erfahrungswerte und Lehren gezogen werden können, die in der Folge eine allgemeinere Anwendung finden können. Dadurch ist es nunmehr gelungen, die Kluft zwischen universitärer Lehre und Forschung einerseits und humanitären Einsätzen im Feld zu überbrücken.

Mittelfristig ist damit zu rechnen, daß Public-Health-Schulen eine Ausbildung entwickeln werden, in der für den humanitären Schwerpunkt ein eigenständiges Curriculum entsteht.

Bis 1996 hat das ICRC insgesamt 23 HELP-Kurse mit insgesamt 521 Teilnehmern aus 92 Ländern veranstaltet. Die HELP-Absolventen bilden ein einzigartiges Netzwerk, und es kommt immer häufiger vor, daß diese HELP-Absolventen, die für verschiedene humanitäre Hilfsorganisationen tätig sind, vor Ort in einer bestimmten Krisensituation tätig werden.

So ermöglicht Public Health, daß der beschränkte Rahmen spezifisch medizinischer Techniken zur Verbesserung des Gesundheitszustands einer Bevölkerungsgruppe überschritten wird, um dadurch zu einer umfassenderen Analyse zu kommen, die geographische Begriffe sowie juridische und politische Überlegungen beinhaltet. In gleicher Weise wie sich Public Health zu einem wesentlichen Bindeglied zwischen Gesundheit und Menschenrechten entwickelt, kann Public Health auch als Modell dienen, um Verletzungen des internationalen Menschenrechts in bewaffneten Konflikten besser zu analysieren.

Public-Health-Aufgaben im Feld

Eine kritische Reflexion über das Tätigkeitsprofil von internationalen Nicht-Regierungs-Organisationen in der humanitären Notfallhilfe am Beispiel der Médecins Sans Frontières

Otto Rafetseder

Der Aufgabenbereich von Nicht-Regierungs-Organisationen (NROs) oder – nach internationalem Sprachgebrauch – Non-Governmental Organizations (NGOs) im Gesundheitsbereich in Entwicklungsländern ist abhängig vom Kontext, in dem diese Arbeit stattfindet. Medizinisch-humanitäre Nothilfe- und Entwicklungsprogramme haben viele Gemeinsamkeiten, jedoch ist der Zugang und die Art der Tätigkeiten vor Ort verschieden. Dieser Text wird sich auf einige Aspekte von Nothilfeprogrammen beschränken.

In Notfallprogrammen ist die Rolle von NGOs sehr klar definiert. Idealerweise haben diese Programme das Ziel, möglichst effektiv die Mortalitäts- und Morbiditätsrate einer betroffenen Bevölkerung zu senken. Dies kann in einer Flüchtlingssituation der Fall sein, aber auch dann, wenn eine Bevölkerungsgruppe von einer Naturkatastrophe heimgesucht worden ist. Gemeinsam ist diesen Situationen das völlige Fehlen oder der Zusammenbruch eines bestehenden Gesundheitswesens. Der Zugang zu kurativen und präventiven Leistungen ist für die betroffene Bevölkerung unmöglich geworden, die Betroffenen haben keinen Zugang zu sauberem Wasser, keine sanitären Einrichtungen, keine Häuser etc. Die Aufgabe einer humanitär-medizinisch tätigen NGO ist es nun, in einer unstrukturierten Umgebung ein Gesundheitswesen zu organisieren.

Viele der international tätigen NGOs haben standardisierte Protokolle, um in solchen Fällen wirkungsvoll intervenieren zu können. Die Prioritäten für das Gesundheitswesen sind dabei sehr klar definiert. Basierend auf einem „needs assessment“ wird die Public-Health-Intervention auf die jeweilige Situation abgestimmt.

Die Prioritäten umfassen das Erstellen von Unterkünften, das Bereitstellen von (Trink-)Wasser, den Aufbau eines Sanitätswesens, Impfungen gegen epidemische Erkrankungen wie Masern, Nahrungsmittelhilfe und einfache kurative medizinische Leistungen. Die größeren Organisationen sind in der Lage, ein solches Notfallsprogramm innerhalb weniger Tage einzurichten und zu betreiben. In großen Notfällen wie in Ruanda 1994 in der Stadt Goma ist eine der wichtigsten Maßnahmen, die Aktivitäten aller im Gesundheitsbereich tätigen Organisationen vor Ort zu koordinieren. Es gibt natürlich NGOs, die sich auf bestimmte Leistungen und Interventionen beschränken, die zwar medienwirksam, aber im Ergebnis nicht allzu effizient sind. Es kann auch zu Doppelgleisigkeiten in den Aktivitäten der verschiedenen Organisationen kommen. Der „humanitäre Dollar" ist also nicht immer wirkungsvoll investiert.

Nach der unmittelbaren Notfallsphase, in der ein vertikales (Gesundheits-) Programm sinnvoll ist, müssen die internationalen NGOs nach den Regeln des Gastlandes arbeiten, um mit dem lokalen Gesundheitssystem kooperieren zu können. Das heißt, daß Therapieprotokolle, Impfprotokolle, Standards für den Latrinenbau oder Spitalsbau im betreffenden Land bereits definiert sind. Diese Gegebenheiten können zu Problemen mit den ausländischen NGOs und dem Gesundheitspersonal aus hochentwickelten Industrieländern führen, die es gewohnt sind, mit hohen technischen Standards aus ihrem eigenen Heimatland zu arbeiten. Daraus ergibt sich oft Frustrationspotential für ausländisches Gesundheitspersonal, das zwar das technische Wissen hat, um in einer bestimmten Situation wirkungsvoll zu agieren, sich aber mit der Beschränktheit der Ressourcen abfinden muß.

Ein wichtiger und zweischneidiger Aspekt von NGOs, die in Entwicklungsländern tätig sind, ist ihre Rolle als Arbeitgeber für lokale Mitarbeiter. Ein häufiges Phänomen ist dabei das Abwerben von qualifiziertem Gesundheitspersonal aus dem öffentlichen Gesundheitsdienst des jeweiligen Gastlandes. Um ihre Programme zu implementieren, benötigen ausländische NGOs qualifizierte lokale bzw. nationale Mitarbeiter. Ausländische NGOs zahlen oft höhere Löhne, als es ortsüblich ist, was dazu führen kann, daß das lokale Gesundheitssystem in Regionen, in denen NGOs tätig sind, zusammenbricht oder zumindest stark in Mitleidenschaft gezogen wird. Andererseits kann die Tatsache, daß NGOs aus den reichen Industrieländern lokale Ärzte, Krankenschwestern und paramedizinisches Personal anstellen, eine durchaus positive Entwicklung in der Zusammenarbeit ergeben. Dies kann sehr viel zur ökonomischen Stabilisierung in unterentwickelten Gegenden beitragen.

Ein weiterer, sehr wichtiger Aspekt ist der des Technologietransfers durch NGOs. Üblicherweise kommen internationale NGOs mit fachlich sehr gut ausgebildetem und vorbereitetem Personal in die diversen Projektgebiete. Ärzte, Ernährungswissenschafter, Krankenschwestern, Logistiker und Administratoren bringen ihre jeweilige Expertise in ein Projekt ein und arbeiten in der Folge eng mit ihren lokalen Mitarbeitern zusammen. Dadurch kann sich ein sehr positiver Effekt des gegenseitigen Lernens ergeben. Die Weitergabe von Kenntnissen und Wissen ist eine fundamentale Aufgabe jedes „Public Health workers". Managementaspekte wie Planung, Implementierung und Evaluierung sind von entscheidender Bedeutung für die erfolgreiche Durchführung eines Public-Health-Projekts. Hier können NGOs eine Menge technisches Wissen an ihre lokalen Mitarbeiter weitergeben.

Im Rahmen des Programm-Managements muß jede NGO Gesundheitsdaten in ihrem jeweiligen Betätigungsfeld sammeln, um den Erfolg oder Mißerfolg der Operationen zu beurteilen und darauf entsprechend reagieren zu können. Das

Gastland kann von dieser Arbeit profitieren, wenn die Daten dem Gesundheitsministerium oder den regionalen Behörden zugängig gemacht werden. Die gesammelten Daten sollten auf jeden Fall in einer systematischen Weise weitergegeben werden, um institutionelles Wissen aufzubauen. Dies kann in Form von Reports oder Publikationen erfolgen. So kann zum Beispiel der Vergleich von Studien über die Impfbedeckung in einer Region über mehrere Jahre sehr gute Informationen über die Bevölkerung und die Effizienz eines Programms liefern. Diese Erfahrungen können dann vom lokalen Gesundheitssystem übernommen und genutzt werden.

Internationale medizinisch-humanitäre NGOs sind meist effizient, wenn es darum geht, ein Programm zu starten. Die Logistikabteilungen sind darauf spezialisiert, Medikamente, Decken und Zelte und Wasseraufbereitungsanlagen innerhalb kürzester Zeit an jedem beliebigen Ort der Welt aufzustellen, medizinisches Personal kann binnen kurzem vor Ort seine Tätigkeit aufnehmen. Aber wie sieht es am anderen langen Ende eines Projekts aus? Wenn sich z.B. die Gesundheitsdaten sehr stark verbessert haben, entsteht von Seiten der NGOs rasch der Wunsch, das Projektmanagement an lokale Partner zu übergeben. Idealerweise sollte das Projekt in das lokale Gesundheitswesen integriert werden. Die Rahmenbedingungen sind dafür allerdings oft denkbar schlecht. Gesundheitssysteme in Entwicklungsländern sind typischerweise unterfinanziert, die finanziellen Ressourcen extrem knapp. Während die Weltbank für Entwicklungsländer ein Minimum von US $ 12,– zur Bereitstellung eines Maßnahmenpaketes für essentielle Leistungen empfiehlt, wendet zum Beispiel Uganda nur ca. US $ 3,– pro Jahr/pro Einwohner für die Gesundheit auf! Die Managementstrukturen im Gesundheitswesen von Entwicklungsländern sind nicht immer genug entwickelt, um für eine zusätzliche Bevölkerungsgruppe effizient tätig sein zu können. So wird z.B. das Gesundheitssystem in Ostzaire niemals für eine zusätzliche Anzahl von 700.000 bis 1,000.000 Flüchtlingen effiziente Gesundheitsleistungen erbringen können. Viele weitere Faktoren erschweren oft die Übergabe eines Gesundheitsprogramms an das lokale Gesundheitssystem. Allzu oft besteht *kein* politischer Wille, eine Flüchtlingsbevölkerung im Gastland zu integrieren. Ferner liegt es oft an den unterschiedlichen, nicht abgestimmten Standards zwischen ausländischen NGOs und dem lokalen Gesundheitswesen. Häufig wird dann der (ungewollte) Ausweg gewählt, das Projekt an eine Organisation zu übergeben, die langfristig und entwicklungspolitisch orientiert arbeitet. Aus diesen Gründen sollte jede internationale medizinisch-humanitäre NGO ihre Intervention vor Beginn genau definieren. Die Kriterien für ein Beenden einer Intervention müssen allen Beteiligten von Anfang an klar sein. Die spätere Integration in das lokale, nationale Gesundheitswesen sollte schon von den ersten Tagen der Intervention an aktiv angestrebt werden!

Zusammenfassend ergibt sich eine Situation der gegenseitigen Abhängigkeit zwischen den NGOs im Nothilfebereich und den jeweiligen Gastländern. Die überwiegende Mehrheit der Menschen, die mit internationalen NGOs auf Einsatz gehen, kommt mit den besten Vorsätzen und mit großer Erwartung in ihre Projektarbeit an. Wenn die Mitarbeiter gut ausgebildet und gut auf den Einsatz vorbereitet sind, können sie sinnvoll in einer spannenden „Public-Health-Intervention" mitarbeiten, und sie können auch persönlich davon profitieren. Ein positiver Effekt für das Gastland und die betroffene Bevölkerung ist dann gegeben, wenn das Projekt die Bedürfnisse der Bevölkerung als auch die Möglichkeiten der NGO in finanzieller und personeller Hinsicht berücksichtigt. Der positive Effekt wird für beide Seiten umso größer sein, je besser das Programm an die Bedürfnisse der betroffenen Bevölkerung angepaßt wurde.

Literatur

Bobadilla, J., Cowley, P., Musgrove, P., Saxenian, H. (1994) Design, Content and Financing of an Essential National Package of Health Services. Bulletin of the WHO 72/4, 653–662

Welchen Einfluß haben gesundheitspolitische Konzepte aus Afrika, Asien und Lateinamerika auf die Public-Health-Ideen in Europa?

Hans Jochen Diesfeld

Üblicherweise sind Mediziner und Gesundheits- und Entwicklungspolitiker bei uns der Auffassung, daß es die Länder der Dritten Welt sind, die etwas vom „Norden" zu lernen hätten. Daß umgekehrt auch wir von der Entwicklung im „Süden" lernen können, wird weniger bedacht. Daß Entwicklungshelfer letzlich mehr für sich und ihre eigene Entwicklung profitieren, als daß sie einen nachhaltigen Beitrag zur Entwicklung des Gastlandes leisten, ist in Fachkreisen hinlänglich bekannt. Dies spricht nicht gegen den Einsatz von Entwicklungshelfern, man sollte sich diese Tatsache jedoch eingestehen und entsprechend bescheiden auftreten. Die Medizin des „Nordens" profitiert auch in anderer Weise, nicht nur durch Arzneimittel- und Geräteverkauf, sondern auch konzeptionell von Lösungsansätzen des „Südens". Beispiele sind die orale Rehydrierung, die Wiederbetonung der Brusternährung, die Wiedereinführung der Wiegekarte zur Kontrolle der Gewichtzunahme der Säuglinge, die Forderung nach essentiellen Arzneimitteln und nach Generika sowie die 3er-Kombination in der Tuberkulose- und Leprabehandlung. „Public Health" ist ein besonderes Beispiel, wie sehr kreative Impulse aus Entwicklungsländern uns in Europa Entwicklungsanstöße geben, um die aus Europa stammende Idee wiederzubeleben. Typisch für diesen Prozeß der „Wiedererfindung des Rades" sind die Berührungsängste, die Europa, insbesondere der deutschsprachige Raum und hier vor allem Deutschland, damit hat.

Es fängt schon mit der Frage an: „Was ist Public Health?" *Public* bezieht sich auf die Bevölkerung, die Öffentlichkeit, das Gemeinwesen. Die Amerikaner verwenden für den britischen Ausdruck *public* in diesem Zusammenhang gerne *community*. *Public Health* und *Community Health* sind also weitgehend identisch. Public Health ist aber *nicht* gleichbedeutend mit „öffentlichem Gesundheitswesen", wie dies häufig übersetzt wird. Letzteres bedeutet nämlich amtsärztliche, hoheitliche Aufgaben und wäre am ehesten mit „public health services" zu übersetzen.

Wir haben auch Probleme mit dem Begriff *Gesundheit.* Wir sprechen von Gesundheitsdiensten und betreiben hierbei Etikettenschwindel, denn wir meinen in erster Linie damit Dienst am Kranken, Krankenversorgung, bestenfalls Wiederherstellung der Gesundheit. Das ist es, was Medizin kann. Ihr Beitrag zur Erhaltung, Vorsorge und Förderung von Gesundheit oder zur Verhinderung von Krankheit ist indessen eher bescheiden. Hier steht die Medizin im krassen Gegensatz zu ihrem hohen Anspruch als Hüterin der Gesundheit.

Wenn wir Berührungsängste mit *Public Health* haben, dann auch deshalb, weil darin zum Ausdruck kommt, daß wir als Mediziner hier weniger sind als wir scheinen. *Public Health* ist die Gesamtheit aller Bemühungen um Gesundheit, ist der gesellschaftliche Auftrag zur Abwendung von Krankheit und gesundheitlichen Gefahren und Risiken, zur Förderung von Gesundheit. Public Health ist demnach das Instrument zur Realisierung von Gesundheit nach der normativen Definition der Weltgesundheitsorganisation *(WHO)* in ihrer Präambel von 1948:

„*Gesundheit ist nicht nur die Abwesenheit von Krankheit und Behinderung, sondern vollständiges körperliches, geistiges, seelisches und soziales Wohlbefinden.*"

Damit kommen wir zwingend zur Diskussion des WHO-Konzepts von *Primary Health Care* (PHC). Heute 20 Jahre alt, wird dieses nach wie vor heiß debattiert, viel kritisiert und ins Reich von Utopia verbannt. PHC, das ich gerne mit „primärer Gesundheitspflege" übersetze, ist aber im Sinne einer umfassenden weltgesundheitspolitischen Konzeption heute mehr denn je ohne Alternative. PHC stellt sich seit der bekannten Deklaration von Alma-Ata 1978 als ein gesundheitsorientiertes Entwicklungskonzept dar.

Die Definition von *Primary Health Care* (PHC) in der Alma-Ata-Deklaration lautet:

Primäre Gesundheitspflege, gegründet auf praktischen, wissenschaftlich soliden und sozial annehmbaren Methoden und Techniken, ist wesentliche Gesundheitspflege, allgemein zugänglich für Individuen und Familien der Gemeinschaft durch ihre Teilhabe und zu Kosten, die das Gemeinwesen und das Land auf Dauer und zu jeglichem Stadium seiner Entwicklung im Geiste von Selbstvertrauen und Selbstbestimmung zu tragen imstande ist. Primäre Gesundheitspflege ist integraler Bestandteil des Gesundheitssystems des Landes, es bildet dessen Schwerpunkt, ist aber auch Bestandteil der gesamten sozialen und wirtschaftlichen Entwicklung.

Das PHC-Konzept stellt eindeutig mit seinen „7 Prinzipien" und „8 Elementen" die Gesamtheit der Gesellschaft als verantwortlich für Gesundheit heraus und macht alle Mitglieder der Gesellschaft, und nicht nur die Mediziner, als Akteure, jeder an seinem Platz, dafür verantwortlich.

Auch PHC ist, wie Public Health, nichts Neues, sondern die Wiederentdekkung verschütteter Erkenntnisse und ihre Übersetzung in aktualisierte Problemlösungen. Seit alters her ist bekannt – und für diese Erkenntnis haben gerade europäische Ärzte und Wissenschaftler des 18. und 19. Jahrhunderts den Boden bereitet –, daß alle Lebensbereiche Verantwortung für Gesundheit tragen.

Der alte Begriff „Hygiene", bezeichnet die Lehre von der Gesunderhaltung. Das Geschwisterpaar *Hygieia*, die Göttin der Gesundheit, und *Panaceia*, die Göttin der Heilkunst, beides Töchter des Askleipios, symbolisiert diese konzeptionelle Dialektik. Die Entwicklung der modernen Medizin hat seit der Mitte des

20. Jahrhunderts mit der Entdeckung der Antbiotika lange Zeit die Illusion geweckt, mit *Panaceia* seien alle Probleme zu lösen. *Hygieia* wurde zur ungeliebten, vermeintlich unnötigen Stieftochter, deren Jünger geringeres Ansehen genießen als die ihrer Schwester.

Heute gibt es allenthalben ein Erwachen aus dieser Illusion, nicht erst seit dem Weltgesundheitsbericht 1996, in dem die WHO auf die längst bekannten,

Die 7 Prinzipien des Primary-Health-Care-Konzepts

1. Primäre Gesundheitspflege soll an den Lebensgewohnheiten und Bedürfnissen der Bevölkerung orientiert sein.
2. Primäre Gesundheitspflege soll integraler Bestandteil des nationalen Gesundheitssystems sein.
3. Primäre Gesundheitspflege soll integriert sein in die anderen Sektoren, die mit der Entwicklung des Gemeinwesens befaßt sind (Landwirtschaft, Erziehung und Ausbildung, öffentliche Dienste, Wohnungs- und Kommunikationsfragen = Integrierter Ansatz).
4. Die Bevölkerung soll sowohl an der Formulierung der Aufgaben als auch an den Bemühungen um die Problemlösung im Gesundheitsbereich aktiv beteiligt werden, so daß Gesundheitsversorgung den jeweiligen örtlichen Bedürfnissen und Prioritäten gerecht werden kann (Partizipation).
5. Gesundheitsdienste sollen größtmöglichen Gebrauch von den im jeweiligen Gemeinwesen vorhandenen Ressourcen machen.
6. Primäre Gesundheitspflege soll präventive und kurative Maßnahmen ebenso wie die der Rehabilitation und der Gesundheitsförderung dienenden Programme gleichzeitig und gleichwertig aus- und aufbauen, und zwar zugleich im Hinblick auf Individuum, Familie und Gemeinwesen (Integration).
7. Die Gesundheit fördernde Interventionen sollen soweit wie möglich an die Bevölkerung herangetragen werden (Dezentralisation).

Die 8 Elemente von Primary Health Care

1. Erziehung zur Erkennung, Vorbeugung und Bekämpfung der örtlichen Gesundheitsprobleme
2. Nahrungsmittelversorgung und Sicherung der Ernährung
3. Trinkwasserversorgung und sanitäre Maßnahmen
4. Mutter- und Kind-Gesundheitsversorgung einschließlich Familienplanung
5. Impfungen gegen die vorherrschenden Infektionskrankheiten
6. Verhütung und Bekämpfung der örtlichen endemischen Krankheiten
7. Behandlung gewöhnlicher Erkrankungen und Verletzungen in angemessener Form
8. Versorgung mit essentiellen Medikamenten

neu auftretenden Infektionskrankheiten hinweist und davon ablenkt, daß sie mit dem PHC-Konzept politisch und technisch überfordert war und nicht mehr die nötige visionäre Kraft hat, das Konzept weiterzuentwickeln.

Zur Bewältigung der Gesundheitsprobleme nicht nur der Dritten Welt, sondern auch der immer komplexer werdenden „Einen" Welt bedarf es einer Stärkung des Gedankens von Public Health im Sinne von Primary Health Care. Die politische Umsetzung der Einsicht, daß nur ein gesamtgesellschaftlicher Ansatz die Welt so gesund und lebenswert macht, daß sie mit Gesundheit der auf ihr lebenden Menschen vereinbar ist – hierzu gehören auch all die internationalen Bemühungen oder besser Lippenbekenntnisse um eine gesunde Umwelt –, beginnt mit der Einsicht der Bürger und der von ihnen gewählten Politiker, daß hier und heute neue Wege gegangen werden müssen.

Es ist bemerkenswert, daß das Konzept von PHC zunächst nur für Entwicklungsländer als relevant betrachtet wurde, bis etwa zehn Jahre danach erstmals eine kleine Gruppe von Experten aus den Industrieländern Westeuropas und aus Kanada 1986 dieses Konzept auf die Bedingungen und auf die Gesundheitsprobleme der modernen Industriestaaten übertrug. Es zeigte sich, daß die Elemente und Prinzipien von PHC sich mühelos, ja zwingend auf unsere Verhältnisse übertragen ließen.

Die *Ottawa Charter for Health Promotion* hat hieraus fünf Forderungen kristallisiert, die für die „Entwicklung einer gesunden kommunalen Politik" notwendig sind:

1. Stärkung gesundheitsbezogener Aktivitäten in der Gemeinde,
2. Entwicklung der hierzu notwendigen Fähigkeiten,
3. Schaffung einer (physisch und geistig) gesundheitsförderlichen Umwelt,
4. Parteinahme für aktives Gesundheitsbewußtsein hierfür,
5. Umorientierung der Gesundheitsdienste in diesem Sinne.

Entscheidend dafür ist die Mitverantwortung für und die Teilhabe mündiger Bürger an ihrer eigenen Gesundheit und die Mitverantwortlichkeit für alle Lebensbereiche und die wissenschaftlichen Disziplinen für Gesundheit. Da sich hier zunächst die Entwicklungsländer besonders angesprochen fühlten und sich aktiv an die Umsetzung dieses Konzepts machten, wurde es als exklusiv für sie betrachtet. Der „Norden" gab vor, keine vergleichbaren Gesundheitsprobleme zu haben. In der Zwischenzeit hat sich die Welt weitergedreht, die alten politischen Koordinaten sind verschwunden, die wirtschaftliche und sozialpolitische Situation hat sich nicht nur in den Entwicklungsländern, sondern auch in zunehmendem Maße in den modernen Industriestaaten des „Nordens", vor allem in den Nachfolgestaaten der ehemaligen Sowjetunion, verschlechtert.

Sozialpolitische, wirtschaftliche und gesundheitliche Probleme lassen sich nicht mehr einfach in die opportune Grobgliederung Nord–Süd oder Ost–West bzw. Dritte Welt unterteilen. Weltweit muß über ein neues Konzept von bevölkerungsbezogenem Gesundheitswesen, ob es nun Public Health oder wie auch immer genannt wird, nachgedacht werden. Die Einbeziehung der Erfahrung der Entwicklungsländer ist hierfür essentiell.

Derzeit bestehen z.B. Bestrebungen, die in Europa angebotenen Entwicklungsland-bezogenen postgraduierten Studiengänge in Public Health und

Tropenmedizin mehr in Richtung „Internationales Gesundheitswesen“ abzustimmen. Der Verbund der Tropeninstitute und Tropenmedizin-Schulen in Europa (TROPMEDEUROP), den es Ost-West-übergreifend bereits seit 1962 gibt, will in Zusammenarbeit mit afrikanischen Instituten und Public-Health-Schulen eine Netzwerkstruktur aufbauen, um die Ausbildungsinhalte und Unterrichtsformen besser aufeinander abstimmen und stärker auf die modernen Gesundheitsprobleme ausrichten zu können. Ähnliche Bestrebungen gehen von der neu gegründeten europäischen Föderation der nationalen tropenmedizinischen Gesellschaften aus. Public Health wird von diesen beiden Netzwerken wesentlich stärker in den Vordergrund gestellt als bisher. Es wird klar die Notwendigkeit erkannt, daß Tropenmedizin im klassischen Sinn erweitert und ergänzt werden muß, um die Gesundheitsprobleme der Übergangsgesellschaften, der Urbanisierung und Industrialisierung, der Migration und auch der zunehmenden Flüchtlings- und Bürgerkriegsprobleme Herr zu werden. Eine Unterteilung von Public Health nach geopolitischen Kriterien ist obsolet geworden.

Es ist daher heute überhaupt nicht mehr nachzuvollziehen, warum weder im medizinischen Grundstudium noch in der ärztlichen Weiterbildung Public Health und insbesondere internationales Gesundheitswesen so vernachlässigt werden, daß selbst der lokale Bedarf an Nachwuchs nicht gedeckt werden kann.

Es ist deprimierender und gefährlicher akademischer Provinzialismus, wenn Universitäten, medizinische Fakultäten und die für Prüfungs- und Studienordnung Verantwortlichen dies am Ende dieses Jahrhunderts weniger als am Ende des letzten Jahrhunderts beachten!

3. Public Health auf nationaler Ebene

Public Health in den verschiedenen Gesundheitssystemen der Welt

Walther H. Wernsdorfer

Der Begriff „Public Health“ entstand in der ersten Hälfte des 19. Jahrhunderts in England aus dem Zusammenwirken verschiedener Faktoren, deren wichtigste die zunehmend erkennbaren Folgen der industriellen Revolution, die rapide Veränderung der Siedlungsstruktur, die verheerenden Folgen von übertragbaren Krankheiten, Fehl- und Mangelernährung, die wachsende Fähigkeit zur Erkennung von Ursache und Wirkung, das Erwachen sozialen Gewissens und nicht zuletzt der ideelle Einfluß der „Aufklärung“ waren.

Im Public Health Act von 1848 (England) wurde der Begriff erstmals offiziell verwendet. Er könnte am besten mit „Volksgesundheit“ übersetzt werden, einer in der jüngeren Geschichte schwer mißbrauchten Bezeichnung, die heute vermieden werden sollte.

Eigentlich hätte man mit dem bereits existierenden und umfassenden medizinischen Begriff *Hygiene* auskommen können, zumal er in der englischen, deutschen und französischen Sprache gleich lautet.

Schon die erste Internationale Gesundheitskonferenz in Paris, 1851, zeigte hinsichtlich Public Health erhebliche Unterschiede in den nationalen Zielsetzungen, deren einzige Gemeinsamkeit die Seuchenverhütung und -bekämpfung war. In Großbritannien war Public Health schon immer auf Gesellschaft und Umwelt bezogen, wobei die Umwelt als Gesamtheit von Umgebungseinflüssen definiert werden kann – physischen, psychischen und sozialen. Ähnlich wurde dies in Frankreich gesehen. Unterschiedlich war lediglich die Umsetzung: Während in Frankreich eine ausgesprochen zentralistische Ausrichtung vorherrschte, stand in Großbritannien eine dezentrale Umsetzung im Vordergrund. Im deutschen Sprachgebiet blieb die Entwicklung zu Public Health weitgehend in der Fixierung auf Seuchenbekämpfung stecken (Physikat), und andere Aspekte machten sich als Sozialmedizin, Umweltmedizin u. a. selbständig.

In Italien und auf der iberischen Halbinsel entstanden um die Jahrhundertwende wichtige Arbeits- und Ausbildungszentren für Public Health, die insbesondere auf dem Gebiet der analytischen und quantitativen Epidemiologie sowie der zielgerichteten Bekämpfung übertragbarer Krankheiten wertvolle Beiträge leisteten. Diese Zentren haben die Entwicklung von Public Health in den lateinamerikanischen Staaten Südamerikas entscheidend beeinflußt.

Die skandinavischen Länder folgten im Aufbau ihrer Public-Health-Strukturen um die Jahrhundertwende zunächst kontinentaleuropäischen Linien, entwickelten jedoch sehr bald eigenständige, wohl auch politisch beeinflußte Konzepte, wobei die Bereiche Sozialmedizin und klassische Public-Health-Disziplinen ohne Tendenzen gegenseitiger Vereinnahmung weitgehend getrennt blieben. Skandinavische Institutionen spielen derzeit international eine wichtige Rolle in epidemiologischer Forschung und Ausbildung.

Das US-amerikanische System bezog Mitte des 19. Jahrhunderts wichtige Impulse aus England, später folgte es mehr dem mitteleuropäischen Muster, das in Form des der Zentralregierung angehörigen CDC zur viel beneideten Perfektion reifte. Allerdings kann man hier nicht mehr von Public Health im eigentlichen Sinne sprechen. Es ist eher eine Umsetzung von Johann Peter Franks „System einer Vollständigen Medizinischen Polizey".

Kurz nach dem Entstehen der Sowjetunion wurde dort ein integrales System der präventiven und kurativen Gesundheitsfürsorge, Sozial- und Altersvorsorge entwickelt, das an sich dem Idealbild von Public Health entsprochen hätte, wäre es frei gewesen von sicherheitspolizeilichen Funktionen und Mißbrauch durch die politische Autorität. Nach dem Zweiten Weltkrieg wurde das sowjetische Gesundheitssystem mit seinen Vor- und Nachteilen auch weitgehend in den damaligen europäischen und außereuropäischen Satellitenstaaten der UdSSR eingeführt. Nach Auflösung der Sowjetunion ist die Effizienz der Public-Health-Strukturen in fast allen der neuen Staaten des früheren COMECON-Bereichs gesunken, mit Ausnahme von Tschechien, Ungarn und Vietnam, wo voll arbeitsfähige Strukturen für Public-Health-Ausübung, -Forschung und -Ausbildung erhalten geblieben sind.

Auch die jüngere Entwicklung in den früheren Teilstaaten Jugoslawiens hat zu einer Strukturschwächung geführt, die sich insbesondere auf Public-Health-Forschung und -Ausbildung, weniger auf die Funktion der präventiven Dienste ausgewirkt hat.

In Großbritannien ist Public Health durch den systematischen Ausbau der Disziplinen Epidemiologie, Demographie, Arbeits- und Umweltmedizin, soziale Anthropologie, gesundheitsbezogene Wirtschaftswissenschaften und anderer Zubringer zu einem modernen System gereift. Es ist in das nach dem Zweiten Weltkrieg geschaffene nationale Gesundheitswesen integriert und hat dadurch erhebliche praktische Umsetzungsmöglichkeiten gewonnen. Hierzu tragen auch Netzanalysen bei, die in anderen Systemen der Gesundheitsfürsorge vorläufig kaum durchgeführt werden können.

In den früher von Großbritannien und Frankreich abhängigen Entwicklungsländern spielt der Public-Health-Aspekt schon aus wirtschaftlichen Gründen eine wichtige Rolle, um durch geeignete Prävention, vor allem der dort als Krankheits- und Todesursache noch immer führenden Infektionen, eine Überbelastung der kurativen Dienste zu verhüten. Allerdings hat sich das Public-Health-System in diesen Ländern nach der Unabhängigkeit nur wenig weiterentwickelt und entbehrt oft wichtiger Teilgebiete wie Umwelt- und Arbeitsmedizin und den Einfluß auf die Sozialgesetzgebung.

Auf dem amerikanischen Kontinent hat die seit Ende des 19. Jahrhunderts bestehende Pan-American Health Organization (PAHO, heute das amerikanische Regionalbüro der WHO) weitgehend für die Einführung des USA-Musters gesorgt, das auch bemerkenswerte Akzente für die Entwicklung mancher außeramerikanischer Gesundheitssysteme setzte, z. B. in mehreren Ländern Ostasiens. In der durchaus fortgeschrittenen Entwicklung von Public Health in Südamerika haben Einflüsse aus den USA und romanischen Ländern eine wichtige Rolle gespielt. Mittlerweile sind in vielen Ländern Südamerikas eigenständige Zentren hoher Qualität und multidisziplinärer Ausrichtung entstanden.

In Südostasien weisen die verschiedenen Länder recht unterschiedliche Public-Health-Strukturen auf. In Commonwealth Ländern, z.B. Malaysien, ist die britische Orientierung unverkennbar. Unabhängige Länder ohne Kolonialperiode, z. B. Thailand und Taiwan, tendierten eher zum amerikanischen Modell, haben aber längst ihre eigenen Konzepte entwickelt und mit Erfolg verwirklicht. Während der vergangenen zwei Jahrzehnte ist in Südostasien im Public-Health-Bereich rege Zusammenarbeit mit Australien entstanden, dessen eigene Strukturen weitgehend vom britischen Muster bestimmt sind.

Vor dem Entstehen der Volksrepublik besaß China ein rudimentäres Public-Health-System, das in den Küstenprovinzen amerikanische Orientierung zeigte. In der Volksrepublik wurde in sämtlichen Provinzen ein voll integriertes, gutfunktionierendes System zunächst nach sowjetischem Muster aufgebaut und schließlich regional unterschiedlich auf die örtlichen Verhältnisse zugeschnitten.

Weltweit betrachtet, stehen wir hinsichtlich der Rolle von Public Health in einzelnen Ländern einer reichen Vielfalt gegenüber. Von einer ausgesprochen untergeordneten Rolle wie z.B. in Österreich reicht die Bandbreite bis zu skandinavischen Perfektionsmodellen. Das Ideal liegt, wie so oft, in der Mitte zwischen den Extremen. Public Health soll der Gemeinschaft die bestmöglichen Lebensmöglichkeiten schaffen, ohne dirigistisch zu werden oder sich gar für politische Manipulation herzugeben.

Um ein wirksames Public-Health-System in Mitteleuropa zu entwickeln, bedarf es der verständnisvollen und uneigennützigen Zusammenarbeit verschiedener, vorläufig noch isolierter Disziplinen, ohne einen einseitigen Führungsanspruch zu schaffen. Sicherlich hat Public Health wegen des Nahverhältnisses zur Politik die schwierige Aufgabe zu bewältigen, sich nicht mißbrauchen zu lassen. Nicht zuletzt steht und fällt die Verwirklichung eines Public-Health-Konzepts mit dem Verständnis und dem Vertrauen der Bevölkerung, wofür Transparenz und technisch-wissenschaftlicher Konsens während der Planung, vertrauenswürdige Vorarbeit und allgemein verständliche Inhalte die besten Voraussetzungen sind.

Public Health in den Niederlanden

Paul Schnabel

Wie in manchen anderen Ländern wurde auch in den Niederlanden allmählich vergessen, daß die moderne Medizin ihre ersten und entscheidenden Erfolge nicht im Bereich der privaten und individuellen Fürsorge geleistet hat, sondern schon in der zweiten Hälfte des 19. Jahrhunderts im Bereich der öffentlichen Fürsorge oder der Public Health. Besonders dort, wo sich ein sehr differenziertes Krankenkassensystem entwickeln konnte – wie etwa in der Bundesrepublik, Belgien oder den Niederlanden –, sind immer mehr ursprünglich typische Public-Health-Leistungen, z. B. Mutter- und Kindfürsorge, als Leistung der Krankenkassen definiert und entsprechend individualisiert worden. Anfang der achtziger Jahre war Public Health in den Niederlanden praktisch auf jene kleinen Bereiche zusammengeschrumpft, die als nicht versicherbar galten oder über den Rahmen der individuellen Person als Patienten hinausgingen: Präventionsprogramme, Notarztdienste, Schulmedizin oder Arbeitsmedizin.

Seitdem hat sich vieles geändert, obwohl der Anteil von Public Health an den Gesamtkosten für Gesundheit unveränderlich bescheiden geblieben ist. Von den etwa 65 bis 70 Milliarden Gulden, die pro Jahr für Gesundheit aufgewendet werden (ungefähr 9 % des BNP bei einer Einwohnerzahl von 15,5 Millionen), können nicht mehr als 2 % direkt dem Bereich Prävention/Public Health/Gesundheitspolitik zugeschrieben werden. Zwar gibt es auch in den Bereichen der kurativen Medizin und der Pflege Aktivitäten, die ihrer Art nach als Formen von Public Health betrachtet werden können, aber sie umfassen insgesamt finanziell kaum mehr als noch einen weiteren Prozentpunkt.

Charakteristisch für die Wiederentdeckung und wachsende gesellschaftliche und politische Anerkennung der Bedeutung von Public Health ist aber sicher, daß dieser Bereich im Haushaltsplan des Ministeriums für Gesundheit jetzt an erster Stelle steht. Symbolisch wird so hervorgehoben, daß, politisch gesehen, Schutz und Förderung der Gesundheit das Primat über die Gesundheitsfürsorge errungen haben. Seit „Gesundheit für alle bis zum Jahr 2000“ hat sich die holländische Regierung mit der sogenannten „Nota 2000“ (1986) verpflichtet, die von der WHO gesetzten Maßstäbe zu erfüllen. Die derzeitige linksliberale und als sehr kompetent geltende Ministerin für Gesundheit, Dr. Else Borst-Eilers, fördert die

Entwicklung neuer präventiven Ansätze und Versuchsmodelle. Public-Health-Themen, die sie in ihrer „Nota Gezond en Welt“ (1995) zu Schwerpunkten ihrer Gesundheitspolitik gemacht hat, sind die Erhöhung der gesunden Lebenserwartung, die Vorbeugung prinzipiell vermeidbarer Todesursachen und die Verbesserung der Lebensqualität der chronisch Kranken und der Behinderten.

Weshalb eine präventiv angesetzte Gesundheitspolitik?

Die Begründung einer pro-aktiven Gesundheitspolitik ist in erster Linie positiv: Vorbeugen ist besser als heilen, heißt es auch hier. Man erhofft sich von einer präventiv-orientierten Gesundheitspolitik aber auf Dauer auch ökonomische Vorteile. Würde es gelingen, die Bevölkerung davon zu überzeugen, daß ein gesundheitsbewußteres Verhalten – eine Änderung auch des Lebensstils (kein Nikotin, weniger Alkohol, ausgewogene Diät, mehr körperliche Aktivität, keine Drogen usw.) – entscheidend zur Erhaltung der eigenen Gesundheit beitragen kann, dann müßte sich das im 21. Jahrhundert auch in verhältnismäßig niedrigeren Ausgaben für die kurative wie die palliative Gesundheitsfürsorge bemerkbar machen. Gerade weil die schon sehr hohe allgemeine Lebenserwartung (1994: Männer 74,6, Frauen 80,3 Jahre) stärker ansteigt als die gesunde (etwa 60 Jahre), wird vor allem die Anhebung der gesunden Lebenserwartung als Ziel der neueren Gesundheitspolitik angestrebt.

Ein zweiter Grund für die neue Popularität des Public-Health-Denkens ist sicher die Einsicht, daß die großen Infektionskrankheiten nicht definitiv überwunden werden können. Natürlich hat die AIDS-Epidemie (seit 1982 in den Niederlanden etwa 9000 Patienten und bis jetzt 4500 Sterbefälle, Tendenz glücklicherweise stark fallend) sehr zu dieser Einsicht beigetragen. Allerdings ist mittlerweile deutlich geworden, daß auch Tuberkulosis noch immer eine Gefahr darstellt, vor allem wegen des unaufhaltbaren Zuflusses von Asylanten und Migranten. Die sehr große Reiselustigkeit der Niederländer wiederum hat dazu geführt, daß Krankheiten wie Malaria nicht länger als exotisch gelten. Die Zahl der neuen Fälle von Gonorrhoe oder Syphilis ist schon seit mehr als 15 Jahren stark rückläufig, Hepatitis und Chlamydia verbreiten sich aber noch immer weiter.

Auf nationaler Ebene ist die tatsächliche Durchführung einer präventiv angelegten Gesundheitspolitik nur beschränkt möglich. Das Grundgesetz verpflichtet die Regierung zwar, Maßnahmen zur Förderung der Volksgesundheit zu ergreifen, nicht aber dazu, sie auch selbst durchzusetzen. Das wird auch nicht erwartet und ist gegenwärtig sogar politisch verpönt: Die Regierung soll sich auf ihre Richtlinienkompetenzen beschränken und dem „Mittelfeld“ (Ärzteschaft, Krankenkassen, Einrichtungen, Patientenvereine, Kommunen) die selbständige Durchführung geeigneter Strategien überlassen. Auf nationaler Ebene werden nur noch die gesetzlichen Rahmenbedingungen, die finanziellen Stimulierungsmaßnahmen und die wissenschaftlichen Unterstützungsmöglichkeiten bereitgestellt, die regional nach Bedürfnis in Anspruch genommen werden können. So hat das Reichsinstitut für Volksgesundheit und Umwelt (RIVM) 1997 zum zweiten Mal einen hochinteressanten und mit mehr als 2500 Seiten wohl auch sehr umfassenden Bericht („Volksgezondheid Toekomst Verkenning 1997. De som der delen“) über den Gesundheitszustand der Bevölkerung derzeit und in den Jahren bis 2015 vorgelegt, der auch wichtige Anreize für die Entwicklung einer kommunalen Gesundheitspolitik bietet.

Einige andere Beispiele: Unter starker finanzieller Beteiligung des Ministeriums wird in Hausarztpraxen jetzt eine „programmatische Prävention" durchgeführt – jährliche Grippeimpfungskampagnen, ein groß angelegtes Screening auf Gebärmutterhalskrebs und ein erster Versuch, den Patienten das Rauchen abzugewöhnen (Rauchen ist in den Niederlanden mit 35 % der Erwachsenen noch immer sehr verbreitet, und bei Jugendlichen ist leider zu beobachten, daß sie wieder mehr rauchen bzw. immer Jüngere damit anfangen). In Anbetracht der wachsenden Zahl der chronisch Kranken wurde 1990 eine Nationale Kommission zur Verbesserung der Lage der chronisch Kranken (NCCZ) einberufen und mit einem eigenen Etat in Millionenhöhe ausgestattet. Chronisch Kranke sind jetzt ein politisches Thema geworden, und man ist sich stärker bewußt, welchen sozialen und ökonomischen Benachteiligungen sie ausgesetzt sind. Dem Bereich Public Health zugeordnet werden auch einige der nationalen gesundheitswissenschaftlichen Institute für Prävention und „Health education" (NIGZ), für Sozialpsychiatrie und Alkohol- und Drogenbekämpfung (Trimbos-instituut), für sozial-sexuologischen Fragen (NISSO) usw. In einer Mischung aus Forschung, Programmentwicklung, Modellversuch-Evaluierung, Dokumentation und Öffentlichkeitsarbeit haben diese Institute den Auftrag, die Praxis der Public Health qualitativ zu unterstützen. Besondere Bedeutung mißt die Ministerin für Gesundheit einem Sonderprogramm zur Erforschung und Aufhebung sozialökonomisch bedingter gesundheitlichen Unterschiede bei. Es war vor ein paar Jahren eine herbe Enttäuschung, feststellen zu müssen, daß zwischen den höchsten und niedrigsten sozialen Schichten bei der Lebenserwartung ein Unterschied von etwa vier Jahren entstanden ist.

Eine besondere Verantwortung im Bereich Public Health obliegt der staatlichen Gesundheitsaufsichtsbehörde („Staatstoezicht op de Volksgezondheid"), die für die Überwachung und Überprüfung der internen und externen Qualitätskontrollsystemen in den jeweiligen Sektoren des Gesundheitssystems verantwortlich ist. Das „Staatstoezicht" (meistens einfach „Inspectie" genannt) ist zwar dem Minister für Gesundheit unterstellt, aber nicht Teil des Ministeriums und verfügt über ein hohes Maß an professioneller Autonomie. Gerade in einem größtenteils von privaten und selbständigen Trägern bestimmten Gesundheitssystem kommt dem normierenden Einfluß des „Staatstoezicht" besondere Bedeutung zu.

Public Health auf kommunaler Ebene

Obwohl die kommunalen Kompetenzen im Bereich der Gesundheitsfürsorge eher bescheiden sind, verfügen die Niederlande seit Anfang der achtziger Jahre über ein flächendeckendes Netz von etwa 60 „Gemeentelijke Geneeskundige en Gezondheidsdiensten" (GG&GDs), die für die jeweilige Kommune (oder für eine Gruppe von kleineren Gemeinden, die an einer „gemeenschappelijke" Regelung beteiligt sind) eine Vielzahl von Public-Health-Aufgaben erfüllen. Das Gesetz zur Förderung der kollektiven Prävention (1992) verpflichtet die Gemeinden zur systematischen epidemiologischen Erfassung der Gesundheitslage der Bevölkerung, zur Bekämpfung von Infektionskrankheiten, zu Förderungsmaßnahmen im Bereich der Hygiene und Psychohygiene, zum Schutz der

Umwelt und technisch-hygienischen Überwachung von Großküchen und dergleichen. Eine sehr wichtige Aufgabe ist die kollektiv-präventive Fürsorge der sogenannten Risikogruppen (Kinder, Asylbewerber, Behinderte, Obdachlose, Migranten aus Marokko, Surinam oder der Türkei), einschließlich „Lifestyle"-Beratung und Gesundheitserziehung.

In den meisten Fällen überlassen die Kommunen die Ausführung dieser Aufgaben vollständig den Gesundheitsdiensten, die außerdem dann auch noch die gesundheitspolitische Beratung der jeweiligen Stadtregierung auf sich nehmen. Als im Winter 1995 die Flußdeiche einzustürzen drohten, waren es die GG&GDs, die im Rahmen der Katastrophenbekämpfung gesetzlich mit der Koordination der ärztlichen Hilfe beauftragt waren. Zusätzliche Aufgaben der GG&GDs sind in vielen Fällen auch die Organisation der Notarzthilfe, die prophylaktische Hilfe für Tropenreisende und die Vermittlung von Plätzen in Pflegeeinrichtungen und Altenheimen oder die Herstellung von Gutachten in sozialmedizinischen Fragen (Transportmittel für Behinderte, reservierte Parkplätze usw.). In Großstädten wie Amsterdam ist die GG&GD maßgebend an der Hilfe für Drogensüchtige (z. B. Methadonverabreichung) beteiligt. Der Katalog an Leistungen und Diensten ließe sich noch mühelos weiter fortsetzen, aber das Muster ist eigentlich immer dasselbe: GG&GDs übernehmen die Aufgaben, die in der privaten medizinischen Versorgung nicht oder weniger gut geleistet werden können, sich auf die Bevölkerung (oder bestimmte Bevölkerungsgruppen) als Ganzes beziehen oder aber nur auf einer übergeordneten Ebene gut organisiert werden können. Die Zusammenarbeit mit Laien- und Selbsthilfebewegungen ist selbstverständlich, und meistens sind die Verbindungen zur Polizei, Sozialhilfe, Heilsarmee oder Sozialarbeit auch stärker ausgeprägt als etwa die Verbindung mit den Krankenhäusern oder Hausärzten.

Mit einem Gesundheitsamt im deutschrechtlichen Sinne des Wortes kann man eine GG&GD aber nicht gleichstellen, und auch Versuche, GG&GDs als Einrichtungen der „Basis"-Gesundheitsfürsorge darzustellen, sind gescheitert. In den Niederlanden werden nicht die Gesundheitsdienste, sondern die fast 7000 Hausärzte als Basisgesundheitsfürsorge betrachtet: In den Niederlanden hat jeder Haushalt seinen eigenen, meistens im selben Bezirk oder Viertel wohnenden Hausarzt (der tatsächlich auch Hausbesuche macht). Die Krankenkassen zahlen Hausärzte nicht pro Einzelleistung, sondern pro Patient und Jahr einen Fixbetrag. Ohne einer vom Hausarzt erfaßten Überweisung übernehmen weder Krankenkassen (60 % der Bevölkerung) noch Privatversicherungen die Kosten einer fachärztlichen Untersuchung oder Behandlung. Gerade dank des Überweisungsmonopols des Hausarztes als „gatekeeper" im Gesundheitssystem hat sich die Hausarztmedizin (dreijährige Zusatzausbildung) erst entwickeln und als Basisfürsorge etablieren und behaupten können.

Public Health am Arbeitsplatz

Der niederländische Sozialstaat mit seinen vielen wohlfahrtsstaatlichen Arrangements befindet sich schon seit mehreren Jahren in einem Prozeß des Umbruchs. 1995 wurde die anscheinend fast unantastbare gesetzliche Krankengeldregelung praktisch mit einem Schlag abgeschafft. Die Arbeitgeber selbst wurden für die Fortbezahlung des Lohns ihrer krankgeschriebenen Mitarbeiter verpflichtet. Obwohl sie sich privat gegen diese Lohnfortzahlung versichern konnten – in den meisten Fällen haben die Arbeitgeber sich aber für die Übernahme des Risikos in den ersten drei Monaten ausgesprochen –, war die Absicht von Regierung und Parlament in erster Linie doch, sie zu einer aktiveren Reintegrationspolitik zu zwingen. Das heißt einerseits bessere Vorbeugung von arbeitsbedingten Krankheiten und andererseits mehr Anstrengungen, den Arbeitnehmer wieder gesund an seinem Arbeitsplatz zu re-integrieren.

Die Position des Sozialmediziners als Betriebsarzt oder Versicherungsarzt hat sich dadurch grundlegend geändert. In das noch relativ neue „Arbeidsomstandigheden"(Arbeitsbedingungen)-Gesetz ist der „Arbo"-Arzt im Auftrag des Arbeitgebers sowohl damit beschäftigt, Arbeitsausfall vorzubeugen, als auch kranke Arbeitnehmer zu betreuen und zu begleiten. Das hat inzwischen tatsächlich zu einer erheblichen Reduzierung der Zahl der Krankgeschriebenen geführt und, wichtiger noch, Arbeitgeber stärker ihren eigenen positiven oder negativen Einfluß auf das Arbeitsklima bewußt gemacht. „Arbo"-Ärzte sind nicht Teil der Belegschaft einer Firma, sondern Angestellte eines privaten „Arbo-Diensts", der mit Einverständnis des Betriebsrats im Auftrag der jeweiligen Firma bestimmte Leistungen erbringt. Die sogenannten *Arbo-paketen* können pro Auftraggeber auch sehr verschieden sein und damit auch die Kosten pro Arbeitnehmer.

Die sehr hohen Invaliditätsrenten, auf die die Arbeitnehmer im Falle einer bleibenden Arbeitsunfähigkeit Anspruch hatten, haben das System Ende der achtziger Jahren fast unter seinem eigenen Gewicht zusammenbrechen lassen. Mehr als 10% der arbeitenden Bevölkerung wurden über das sogenannte „WAO"-System (*Wet op de Arbeidsongeschiktheid*) frühpensioniert bzw. versteckt arbeitslos gemacht. Inzwischen ist es sehr viel schwieriger geworden, eine WAO-Rente zu bekommen, auch sind die allgemeinen Bedingungen dafür wesentlich ungünstiger geworden. Sozialmediziner, die sich daran gewöhnt hatten, daß kaum jemand aus der WAO herauskommen und wieder seinen Beruf aufnehmen konnte, sehen sich jetzt vor die Aufgabe gestellt, mit gezielten Maßnahmen und den Möglichkeiten des einzelnen Klienten entsprechend die Erhaltung oder Wiederherstellung der Arbeitsfähigkeit und den Erhalt des Arbeitsplatzes anzustreben.

In der sozialmedizinischen Ausbildung haben die sehr tiefgreifenden Änderungen im Bereich der sozialen Absicherung mit dazu beigetragen, daß die schon längst fällige Umstrukturierung der Ausbildung sich endlich durchsetzen konnte. Arbeitsmedizin und Versicherungsmedizin sind nicht länger vollständig getrennte Bereiche, sondern unter den Namen „occupational medicine" ineinander integriert.

Public Health in Wissenschaft und Ausbildung

Sozialmedizin ist an den meisten niederländischen medizinischen Fakultäten keine stark entwickelte, geschweige denn angesehene Disziplin. Public Health an sich ist an keiner Universität selbständig als Fachgebiet vertreten, und die Gesundheitswissenschaften verteilen sich quasi zufällig über die medizinischen und die sozialwissenschaftlichen Fakultäten. An der Erasmus-Universität Rotterdam ist die Sozialmedizin noch am stärksten vertreten, an der Universität Maastricht haben sich die Gesundheitswissenschaften – vor allem im Bereich der Prävention – gut entwickelt. Rotterdam ist stark in den gesundheitspolitischen und -ökonomischen Fächern und sehr stark in Epidemiologie. Wissenschaftlich haben Public Health und Sozialmedizin besonders über die Epidemiologie an den Universitäten Boden gewinnen können.

Die relativ schwache universitäre Etablierung der Sozialmedizin, Public Health oder Gesundheitswissenschaften fand bis Anfang der neunziger Jahre in der Organisation der Ausbildungsgänge ihre Entsprechung. Obwohl für Sozialmediziner genauso wie für Hausärzte und Fachärzte ein eigenes Standesregister geführt wurde und wird, war die Ausbildung im Vergleich dazu sehr viel weniger entwickelt und wurde auch kaum noch von akademischer Seite mitgetragen. Mit Ausnahme der arbeitsmedizinischen Ausbildung an der Universität von Amsterdam wurden alle andere Ausbildungsgänge von relativ kleinen privaten Instituten durchgeführt.

Versuche, in den Niederlanden nach amerikanischem und englischem Vorbild eine echte und multidisziplinär orientierte School of Public Health aufzubauen, sind zunächst aus verschiedenen Gründen immer in Ansätzen stecken geblieben. Die De-facto-Anerkennung der Sozialmediziner als Fachärzte unterband eigentlich schon von vornherein die Entwicklung eines multidisziplinären Ansatzes. Der Wunsch danach blieb aber lebendig und wurde auch von den vielen niederländischen Absolventen prominenter Schools of Public Health (London, Johns Hopkins, Columbia, Berkeley usw.) immer wieder artikuliert. Ende der achtziger Jahre stießen diese Impulse schließlich auf ein Interesse im Ministerium für Gesundheit, und mit aktiver und auch finanzieller Unterstützung des Ministeriums war es schließlich möglich, 1992 die Gründungsurkunde der „Netherlands School of Public Health“ auszustellen. Wie in den Niederlanden üblich, wurde die NSPH als eine autonome *stichting* (Stiftung) konzipiert, eine unabhängige Rechtsperson also, mit ihrem eigenen Vorstand. Allerdings war die NSPH anfangs finanziell noch größtenteils von einer auf drei Jahre befristeten finanziellen Unterstützung seitens des Ministeriums und den beiden am Aufbau der NSPH beteiligten Universitäten abhängig. Die Erasmus-Universität Rotterdam und die Universität Utrecht, später auch noch die Universität von Amsterdam, wurden per Kooperationsvertrag mitverantwortlich für die Entwicklung der NSPH als Postgraduierten-Ausbildungsstätte. Der Sitz der NSPH wurde in Utrecht errichtet (Utrecht ist die am zentralsten gelegene Großstadt der Niederlande und auch der wichtigste Verkehrsknotenpunkt, also für die Studenten gut erreichbar).

Die Netherlands School of Public Health

Die neue NSPH sollte höchste Ansprüche befriedigen und die „New Public Health“ in den Niederlanden maßgebend mitgestalten. Der englische Name war zugleich Programm: Die NSPH sollte in kürzester Zeit die typisch angelsächsische multidisziplinär angelegte Master of Public Health-Ausbildung selbständig anbieten können und sich auch an ein internationales Publikum richten, also das

Studienangebot auch in englischer Sprache durchführen können. Die Idee, daß die Kosten der Ausbildung von den Studenten (oder ihren Arbeitgebern) zu tragen waren, stand ebenfalls sicher unter angelsächsischem Einfluß: Die NSPH sollte binnen weniger Jahre ohne jegliche finanzielle Unterstützung auskommen. Seit einigen Jahren schon wird von der niederländischen Regierung grundsätzlich der Standpunkt vertreten, daß mit Ausnahme einer befristeten Entwicklungsphase die Kosten der Ausbildungsgänge für Postgraduierte nicht aus den Etats der Universitäten bestritten werden dürfen und daß auch das Kulturministerium dafür nicht aufzukommen hat. Postgraduiertenkurse sind finanziell Sache der Studenten, ihrer Arbeitgeber oder der jeweiligen Berufsgruppen.

Bereits im September 1993 startete der erste MPH-Ausbildungskurs mit 15 Teilnehmern und einem Budget von 40.000 Gulden für zwei Jahre Halbtagsunterricht. Schon bald wurde deutlich, daß der Aufwand zu groß, zu teuer und zu intensiv war, um auf Dauer die anvisierte Zahl von 25 Studenten halten zu können. Die sich aus diesem Umstand ergebenden Probleme konnten 1997 mit finanzieller Hilfe und festen Zusagen des Ministeriums für Gesundheit größtenteils behoben werden. Schools of Public Health entbehren grundsätzlich der Möglichkeiten, finanziell vollständig selbsttragend zu sein. Eine Erfahrung, die sicherlich nicht allein in den Niederlanden gemacht und inzwischen vom Ministerium für Gesundheit (nicht vom Kulturministerium!) akzeptiert worden ist. Die Studiengebühren bleiben trotzdem hoch genug.

Inhaltlich umfaßt das MPH-Studium sowohl Kern- wie auch Wahlpflichtveranstaltungen auf allen relevanten Gebieten von Public Health: Epidemiologie und Statistik, Planung und Management, Prävention und Intervention im lokalen, regionalen und nationalen Bereich, Arbeit und Gesundheit, Public Mental Health, Umwelt und Gesundheit, Bekämpfung der Infektionskrankheiten, psychosoziale Einflüsse auf Gesundheit und Krankheit in verschiedenen Lebensaltern, internationaler Vergleich von Gesundheitssicherungssystemen usw. Seit zwei Jahren ist das Studium internationalisiert (anglisiert), auch sind die meisten Studenten ausländischer Herkunft. Das Studium wird jetzt innerhalb eines Jahres absolviert und die Studiengebühren erheblich heruntergesetzt.

Ist das MPH-Studium stark international und multidisziplinär angesetzt, so sind die sozialmedizinischen Ausbildungsgänge, die von der NSPH angeboten werden, eher national orientiert und nur für Ärzte zugänglich. Allerdings hat sich das Angebot inhaltlich wesentlich geändert, auch ist qualitativ der Anschluß an die in der Ausbildung von Haus- und Fachärzten üblichen Anforderungen wieder gefunden. Die ehemaligen privaten Institute gibt es kaum noch, und die sozialmedizinische Ausbildung kennt jetzt eine neue Differenzierung in zwei Richtungen, einerseits *community medicine* (für Ärzte in kommunalen Gesundheitsdiensten), andererseits *occupational medicine* für Ärzte, die in Arbo-Diensten tätig sind.

Die NSPH bietet nicht nur Möglichkeiten zur Berufsausbildung oder zum Erwerb eines Masters, sondern auch eine Vielzahl an Fortbildungs- und Weiterbildungskursen. Erwähnenswert ist hier sicher noch die Entwicklung eines auf die besonderen Bedürfnissen des *Staatstoezicht* zugeschnittenen Ausbildungsganges. Auch international werden regelmäßig in Zusammenarbeit mit den an der NSPH beteiligten Universitäten Kurse in verschiedenen Bereichen der Public Health angeboten.

Schluß

Public Health hat in den Niederlanden wieder Terrain gewonnen, sowohl in ihrer eher traditionellen Prägung wie auch in ihrer mehr modernen Fassung, ausgerichtet am Interesse der Gesellschaft an einer sich selbst steuernden Gesundheitsförderung durch Verhaltensänderung. Dauerhaft und erfolgreich kann diese Entwicklung nur sein, wenn sie auch wissenschaftlich und professionell gefördert wird. Die Errichtung einer nationalen School of Public Health unter wesentlicher Beteiligung dreier großer Universitäten trägt dazu maßgebend bei.

Probleme im Public-Health-Bereich aus nordischer Sicht

Gudjón Magnússon

Was sind die größten Herausforderungen?

Über zahlreiche Jahrzehnte galten die nordischen Länder – Dänemark, Finnland, Island, Norwegen und Schweden – weltweit als Beispiele für gut funktionierende Wohlfahrtsstaaten. Es waren Länder mit hohem allgemeinen Wohlstand, die ihren Bürgern ohne Ausnahme eine soziale Absicherung, hochqualitative verfügbare Gesundheitsleistungen und wirksame Maßnahmen im öffentlichen und sozialen Bereich bieten konnten, um Ungerechtigkeiten im Gesundheitsbereich zu verringern.

Die jüngsten Entwicklungen jedoch könnten dieses Bild verändern. Nach und nach sahen sich die nordischen Länder dazu gezwungen, ihr Konzept dessen, was ein Wohlfahrtsstaat seinen Bürgern bieten kann und soll, zu revidieren – einige unter ihnen aufgrund schlechter Staatsfinanzen oder einer nationalen Wirtschaftskrise, andere aus Furcht vor hohen Kosten, sollten keine Änderungen vorgenommen werden.

Eine gewisse Zeit hindurch wiesen die Menschen in den nordischen Ländern, verglichen mit anderen westeuropäischen Ländern, einen besseren Gesundheitszustand auf, was durch verschiedene Gesundheitsindikatoren belegt wird. Diese Diskrepanz verringerte sich im Laufe der vergangenen 10 bis 15 Jahre drastisch, und einige Länder, vor allem Frankreich und die Schweiz, befinden sich heute auf dem gleichen Niveau wie die nordischen Länder.

Für diese Entwicklungen gibt es zahlreiche Gründe. Es sind dies einerseits Faktoren wie die sozialen Bedingungen, die zu einem verbesserten Gesundheitszustand und Wohlbefinden beitragen, andererseits Faktoren wie beispielsweise Arbeitslosigkeit, relative Armut und ungesunder Lebensstil, die, um nur einige zu nennen, genau die gegenteilige Wirkung haben.

Ein aktueller Bericht aus Dänemark hat gezeigt, daß sich die durchschnittliche Lebenserwartung dänischer Frauen während der vergangenen 15 Jahre nicht verbessert hat, während sich jene der Frauen in den anderen nordischen Ländern im Vergleichszeitraum um zwei bis drei Jahre verlängert hat. Die Forschungsarbeit in diesem Bereich wird weiter fortgesetzt, und es ist zu hoffen, daß dadurch die Ursachen für die verschiedenen Entwicklungen in Ländern, die nach wie vor sehr viel gemeinsam haben, verständlicher werden. An dieser Stelle ist es notwendig zu betonen, daß es trotz ausgeprägter Ähnlichkeiten zwischen den einzelnen nordischen Staaten auch ganz drastische Unterschiede gibt, z.B. hinsichtlich der Lebensgewohnheiten und der Art, wie man den Lebensunterhalt verdient bzw. wie die Gesundheitseinrichtungen und Leistungen organisiert sind. Dennoch wird oft behauptet, daß die Ähnlichkeiten groß genug sind, so daß ein Vergleich interessant ist, aber klein genug, daß der Vergleich noch Sinn macht.

Die stark zunehmende Arbeitslosigkeit in den nordischen Ländern (wobei diese in Finnland mit 15 % den höchsten Wert erreicht) ist naheliegenderweise ein Hauptproblem. Die Auswirkungen auf den Gesundheitsbereich sind bekannt, die Rolle der Gesundheitseinrichtungen ist aber in ihrer Wirkung nach wie vor hauptsächlich kurativ, und der „dritte Sektor" scheint nicht allzu interessiert zu sein, den Arbeitslosen freiwillige Leistungen zu bieten. Das Resultat dessen ist das Entstehen einer Bevölkerungsgruppe, die Gefahr läuft, in zunehmendem Maße isoliert und asozial zu werden, und die gleichzeitig einen ungesunden Lebensstil aufweist und mehr Streß ausgesetzt ist. Die Auswirkungen dieser Entwicklung auf den öffentlichen Gesundheits-/Public-Health-Bereich sind eindeutig, nicht jedoch die entsprechenden Gegenmaßnahmen.

Hand in Hand mit der Verschlechterung der Staatsbudgets geht auch das Phänomen, daß die Behörden Leistungen, die sie traditionsgemäß der Bevölkerung angeboten haben, nun an Dritte vergeben, dies gilt im besonderen für Gesundheits- und Sozialleistungen einschließlich der Betreuung alter Menschen. Die neuen Leistungserbringer, seien sie gewinnorientiert oder nicht, werden diese Leistungen in der Regel günstiger durchführen, was letztlich wiederum bei den Leistungen selbst eine Veränderung hervorruft und häufig zu Selbstbehalten bei den Patienten führt. Es wird dennoch sehr interessant sein zu beobachten, wie diese Veränderungen das Hauptziel, nämlich gleichen Zugang zu Gesundheitsleistungen zu ermöglichen, beeinflussen wird. Dieses Ziel nimmt in der „Gesundheit für alle"-Strategie der WHO eine zentrale Position ein, die von allen nordischen Ländern angenommen und in ihre Gesundheitspolitik aufgenommen wurde.

Die immer wichtiger werdende Rolle des sogenannten dritten Sektors, den karitativen Diensten, ist von entscheidendem Interesse und wert, auf seine Auswirkungen auf den öffentlichen Gesundheits/Public-Health-Bereich hin untersucht zu werden.

Die nordischen Länder haben einige turbulente Entwicklungen im Gesundheitsbereich gemeinsam. Überall bestehen ausgeprägte Bestrebungen, Kosten zu dämpfen. Der allgemeine Trend besteht in einer geringeren Zahl von Akutspitalsbetten, einer niedrigeren Zahl von Aufnahmen, einer kürzeren durchschnittlichen Spitalsverweilsdauer und einer größeren Zahl extramuraler Leistungen; in der Folge kommt es immer häufiger zur Schließung oder zur Zusammenlegung von Spitälern, was wiederum unter den Spitalsangestellten zu Entlassungen und Unruhe führt. Die Finanzierung der Gesundheitsleistungen ist eine ebenso vieldiskutierte Frage wie das ethisch noch sensiblere Problem, ob es annehmbar ist, den Zugang zu gewissen chirurgischen Eingriffen durch private

Zahlung oder durch eine Privatversicherung zu beschleunigen. Der Grundsatz des gerechten Zugangs zu Gesundheitsleistungen für jedermann wird in den nordischen Ländern sehr hoch geschätzt und erschwert daher offensichtlich jegliche Änderung.

Wie wirken sich diese Probleme auf die Public-Health-Ausbildung aus?

Zunächst einmal sei erwähnt, daß in Skandinavien und Island eine sehr starke Nachfrage nach postgradualer Public-Health-Ausbildung zu verzeichnen ist. Dieses gesteigerte Interesse wirkt sich nicht nur in einer Zahl neuer Institutionen aus, sondern auch in den Bewerbungen neuer Gesundheitsberufe für diese Ausbildung.

Insgesamt bieten nicht weniger als 13 Universitätsinstitute und andere universitäre Einrichtungen derzeit eine Public-Health-Ausbildung auf postgradualer Ebene an, neben der NSPH (Nordic School of Public Health), die die einzige Universität ist, die von den Regierungen aller nordischen Länder seit 1953 in Göteborg, Schweden, gemeinsam betrieben wird.

Postgraduale Public-Health-Ausbildung in den nordischen Ländern

Die Situation der postgradualen Public-Health-Ausbildung in den nordischen Ländern [1] hat sich in den neunziger Jahren sehr schnell verändert, insbesondere während der vergangenen zwei Jahre. Es werden einige neue Programme angeboten bzw. sind in Planung.

Angesichts dieser Situation hat die NSPH die Initiative ergriffen, ein Treffen für den Bereich der postgradualen Public-Health-Ausbildung in den nordischen Ländern zu organisieren, um allen Ausbildungseinrichtungen die Möglichkeit zu geben, zusammenzukommen, sich kennenzulernen, Erfahrungen auszutauschen, einander gegenseitig über Programme und Pläne zu informieren und Möglichkeiten der gegenseitigen Unterstützung und Zusammenarbeit zu diskutieren. Für die NSPH war es ein naheliegender Schritt, die Zusammenarbeit, die bereits innerhalb des „Nordic Consortium of Public Health Training" bestand, zu stärken und zu fördern, wobei es das Hauptziel war, die Kurse gegenseitig anzuerkennen und anzurechnen.

Um eine umfassendere Sicht der Situation zu ermöglichen, wurden einige bedeutende Vertreter von ASPHER (Association of Schools of Public Health in the European Region) eingeladen, um den Status quo im Bereich der europäischen Public-Health-Ausbildung zu beleuchten.

Anläßlich der Sitzung in Göteborg wurden folgende Zielsetzungen festgelegt:

1. Informationsaustausch zum gegenwärtigen Master of Public Health (MPH) und die entsprechende postgraduale Ausbildung in den nordischen Ländern,
2. Informationsfluß vom europäischen in den nordischen Raum über MPH-Programme und deren Entwicklung in den europäischen Ländern und
3. die Bedarfserkennung und Erhebung sowie die Entwicklung von Strategien zur Zusammenarbeit zwischen den einzelnen nordischen Ländern, aber auch in einem größeren europäischen Kontext.

Der gegenwärtige Stand der Public-Health-Ausbildung

Die NSPH ist die älteste und nach wie vor größte Einrichtung, die eine derartige Ausbildung in den nordischen Ländern anbietet. Sie ist auch die einzige Institution, die ein vollständiges Doktoratsstudium anbietet, das mit dem Grad Doctor of Public Health (DrPH) abschließt. Im Bereich der MPH-Ausbildung ist die NSPH nicht mehr der einzige Anbieter: Zahlreiche nordische Universitäten können nun entweder vollständige Ausbildungen oder Einzelkurse bzw. Module anbieten.

In Schweden wird der MPH in Stockholm, Umea und Linköping, in Norwegen in Tromsø und in Finnland in Helsinki, Tampere und Kuopio angeboten. Spezifische Programme mit Schwerpunkten im Bereich der Gesundheitsförderung gibt es in Norwegen in Bergen und im Bereich Gesundheitsverwaltung in Oslo. In Dänemark waren es die Public-Health-Schulen in Kopenhagen und Aarhus, die im Herbst 1996 ihre erste vollständige Public-Health-Ausbildung mit Master-Abschluß anboten, und in Norwegen wird ein ähnliches Ausbildungsprogramm derzeit von der Universität in Oslo vorbereitet. Im Bezirk Blekinge in Südschweden ist soeben eine Ausbildung mit Master-Abschluß in „International Public Health“ angelaufen (der Schwerpunkt liegt auf den baltischen Ländern).

Diese neuen Ausbildungsprogramme haben gemeinsam, daß sie allesamt sowohl hinsichtlich der verfügbaren Mittel als auch in bezug auf Lehrer und Studentenzahlen noch nicht sehr ausgebaut sind, folglich haben sie bis dato nur marginal zur Ausbildung von Public-Health-Experten und zur Verbesserung der Qualität der beruflichen Praxis in den nordischen Ländern beigetragen. Positiv daran ist freilich, daß diese neuen Ausbildungsprogramme schon an sich Beweis für das deutlich angestiegene Interesse an der Public-Health-Ausbildung sind. Aufgrund dessen wird es zu gegebener Zeit eine größere Zahl von führenden Experten mit einer soliden Public-Health-Ausbildung geben.

Künftige nordische Zusammenarbeit in einem neuen europäischen Kontext

Im Gegensatz zu den relativ jungen europäischen Vereinigungsbestrebungen beruht die Zusammenarbeit zwischen den nordischen Ländern auf einer gemeinsamen kulturellen, sprachlichen, sozialen, wirtschaftlichen und politischen Geschichte, die in mehreren Lebensbereichen über Jahrzehnte hinweg starke formelle und informelle Netzwerke geschaffen hat. Einer der wichtigsten dieser Bereiche ist der soziale Sektor, auf dem das „nordische Modell des Wohlfahrtsstaates“ weltweite Anerkennung erlangt hat und der als umfassend, solidarisch, universell und institutionalisiert charakterisiert wurde. Das traditionelle nordische Modell jedoch, so erfolgreich es in einer expandierenden Wirtschaft und als „soziale Lenkung“ zur Lösung sozialer Probleme auch gewesen sein mag, muß nun aus wirtschaftlichen, politischen und praktischen Gründen verändert werden. Dennoch hat dieses Modell in allen nordischen Ländern starke ideologische Wurzeln. Das Gesundheitssystem nimmt in diesem Modell eine entscheidende Rolle ein, indem es den Schwerpunkt auf intersektorale Gesundheitspolitik legt, das Wohlergehen der Menschen wird als Anliegen aller Bereiche der Gesellschaft erachtet und eine integrierte politische Verantwortung gefordert.

Der nordische Rat (von Parlamentariern) und der nordische Ministerrat haben gemeinsam betont, daß die traditionelle Zusammenarbeit zwischen den Ländern auch in Zukunft nach wie vor sehr bedeutend sein wird. Die Tatsache, daß drei von fünf Ländern (und 80 % der Bevölkerung) nun Mitgliedsstaaten der EU sind (die übrigen sind an die EU durch den EWR gebunden), wird jedoch bedeuten, daß der politische und wirtschaftliche Schwerpunkt darauf liegen wird, Europa und nicht die nordischen Länder zu erweitern. In einem Bericht, der die künftige Zusammenarbeit zwischen den nordischen Ländern umreißt, werden die Grundkriterien für alle nordischen Aktivitäten wie folgt definiert:

1. Gemeinsame Durchführung von Aktivitäten, die andernfalls auf nationaler Ebene erfolgen würden, wenn greifbare, positive Auswirkungen besser über gesamtnordische Lösungen erzielt werden können;
2. Solidarität zwischen den nordischen Ländern vertiefen und demonstrieren;
3. Wissen, Kompetenz und Wettbewerbsfähigkeit im nordischen Bereich verbessern.

Dadurch, und nur dadurch, werden die Aktivitäten einen „nordischen Wert“ erreichen.

Im selben Bericht wurden auch die Hauptbereiche der Zusammenarbeit dargelegt:

1. Zusammenarbeit zwischen den nordischen Ländern;
2. Zusammenarbeit mit Europa/EWR;
3. Zusammenarbeit mit benachbarten Regionen der nordischen Länder.

Im europäischen Bereich sollte sich diese Zusammenarbeit auf „Kontexte konzentrieren, wo mit den nordischen Ländern gemeinsame Werte und Interessen bestehen. Eine derartige Zusammenarbeit soll als Plattform für Initiativen zu Themen und Bereichen dienen, über die die nordischen Länder ihren Einfluß auf den europäischen Raum ausüben wollen.“

Was benachbarte Regionen betrifft, so heißt es, daß „ein solides System der Zusammenarbeit mit den baltischen Staaten und Nordwest-Rußland ein entscheidender Beitrag zu deren Stabilität und Demokratie ist.“

Als die NSPH 1992 das BRIMHEALTH-Projekt (Baltic Rim Partnership for Public Health) gründete, war das Hauptziel, die Kompetenzen im Public-Health-Bereich in den baltischen Ländern zu stärken. Dennoch kann nicht übersehen werden, daß dies auch politische und technische Aktivitäten beinhalten muß. Da sich Public Health mit seinem multidisziplinären und multiprofessionellen Ansatz auf eine intersektorale Zusammenarbeit, lokale Einsätze und die Einbeziehung der Öffentlichkeit konzentriert, hätte sie in einer totalitären Gesellschaft nie ordnungsgemäß funktionieren können. Demgemäß übt die Ausbildung in Public Health, insbesondere wenn eine studentenzentrierte, problem- und gemeinschaftsorientierte Pädagogik angewandt wird, unter Umständen starken Einfluß auf die demokratische Denkweise und Handlungsweise der neuen führenden Vertreter der Gesundheitseinrichtungen aus. In unseren Augen hat Public Health über lange Zeit hindurch gemeinsame Werte und Interessen der nordischen Länder vereint. Heute sehen wir deutlich, daß es darüber hinaus auch eine Möglichkeit ist, zur demokratischen Entwicklung beizutragen. Die NSPH ist eine akademische Einrichtung, die bereits heute die von der Politik gesteckten Public-Health-Ziele für die nordischen Länder - Dänemark, Finnland, Island, Norwegen und Schweden - erfüllt.

Literatur

1. Postgraduate Public Health Training in the Nordic Countries. Protokoll eines Seminars, das an der Nordic School of Public Health, Göteborg, Schweden, vom 11.–12. Jänner 1996 gehalten wurde. NHV-Bericht 1996, 4

Public Health in Frankreich

Gegenwärtige Situation und Ziele für die Zukunft

Jean-Pierre Deschamps

Im Dezember 1994 hat das *Haut Comité de Santé Publique* in seinem Bericht *Santé en France* (Gesundheit in Frankreich, erschienen in: *La Documentation FranVaise*, Paris 1994) den Gesundheitszustand der französischen Bevölkerung sowie die Situation des französischen Gesundheitssystems beschrieben und gleichzeitig die Prioritäten und Ziele in diesem Bereich definiert. Der nachfolgende Text hat diesen Bericht zur Grundlage.

1. Im Durchschnitt ist die Gesundheit der französischen Bevölkerung befriedigend und hat sich innerhalb der letzten zehn Jahre noch verbessert

Gemessen an den wichtigsten Gesundheitsindikatoren liegt Frankreich im guten europäischen Durchschnitt. Das gleiche gilt insbesondere für einzelne Aspekte der Gesundheit sowie der Gesundheits- oder Krankheitsindikatoren oder für deren Variablen bei einer bestimmten Bevölkerungsschicht.

Im allgemeinen kann gesagt werden, daß die Bevölkerung Frankreichs sich guter Gesundheit erfreut, wenn man sie nach folgenden Kriterien mißt:

- Lebenserwartung ohne Gebrechen,
- Umfragen über das Wohlbefinden,
- Daten zur Morbidität und Mortalität.

Die *Lebenserwartung am Tag der Geburt* betrug im Jahr 1991 im Durchschnitt 77,7 Jahre (bei Männern 73 und bei Frauen 81 Jahre). Somit hat sich im Dezennium 1981–1991 das Lebensalter bei beiden Geschlechtern um 2,5 Jahre erhöht!

Die *Lebenserwartung ohne Gebrechen* (= Beeinträchtigung durch chronische Erkrankung) beträgt im Jahr 1991 im Durchschnitt 64 Jahre bei Männern und 68,5 Jahre bei Frauen. Hier kam es zu einer Verbesserung von fast drei Jahren innerhalb des Beobachtungszeitraums 1981–1991.

In Frankreich wird die Gesundheitssituation als gut empfunden und hat sich auch während der letzten zehn Jahre noch verbessert.

Die *Entwicklung der Sterblichkeit* durch kardiovaskuläre und zerebrovaskuläre Krankheiten hält sich in Grenzen und illustriert das typische *paradoxe français*. Darunter versteht man eine relativ niedrige Mortalitätsrate bei kardiovaskulären Erkrankungen bei den für dieses Land üblichen Ernährungsgewohnheiten. Dies könnte auf die Besonderheiten der „mediterranen Küche“ oder auf die möglicherweise günstige Wirkung des regelmäßigen Rotweinkonsums zurückzuführen sein.

Obgleich noch immer prozentual sehr hoch, sind die vorzeitigen Todesfälle durch Zirrhose, Krebs der oberen Verdauungswege und Tod durch Verkehrsunfälle in den letzten zehn Jahren stark zurückgegangen (Rückgang bei Zirrhose um 35%, bei Krebs der oberen Verdauungswege um 19% – allerdings nur bei Männern, Abnahme der Verkehrstoten um 14%). Wichtig ist jedenfalls der abnehmende Prozentsatz bei allen drei Todesursachen. Frühzeitige Todesfälle durch Krebs der oberen Verdauungswege haben jedoch bei Frauen zugenommen (plus 8%) – Ursache dafür ist der erhöhte Nikotinabusus. Die Sterblichkeit durch Gebärmutterkrebs konnte dagegen um 29% gesenkt werden.

Die Analysen über das zahlenmäßige Verhältnis zwischen Kranken und Gesunden weisen ebenfalls eine Verringerung von Krankheiten auf.

Was die perinatale Sterblichkeit (8,3/1000 im Jahr 1990) und die Kindersterblichkeit (6,5/1000 im Jahr 1993) anbelangt, ist die Entwicklung eher schlecht.

2. Das Gesundheitswesen: Leistungen und Zugang

Das Angebot an ärztlicher Versorgung ist mit 300 Ärzten/100.000 Einwohner und 1300 Krankenhausbetten/100.000 Einwohner reichlich. Die jährliche Zahl von Inanspruchnahmen ärztlicher Dienstleistungen pro Kopf liegt im Durchschnitt bei 6,4 (vgl. 5,5 im Jahr 1980), davon sind zwei Drittel dem praktischen Arzt und ein Drittel dem Spezialisten zuzuordnen.

Die französische Bevölkerung ist zu 99,9% durch eine Krankenversicherung abgesichert. Die medizinische Vorsorge ist kostenlos. Außerdem verfügen 87% aller Krankenversicherten über eine Zusatzversicherung.

3. Gefahr der Verschlechterung des Gesundheitszustands bestimmter Bevölkerungsgruppen

Befaßt man sich mit den Abweichungen von den Mittelwerten der relevanten Indikatoren und macht sich Gedanken über die Qualität, so wird es notwendig, das eingangs erwähnte positive Urteil zu revidieren.

Die vermeidbare Mortalität (unter 65 Jahren) ist zu hoch! Sie kann mit individuellen Risikofaktoren wie Tabak- und Alkoholkonsum oder riskantem Autofahren in Zusammenhang gebracht werden. Ein weiteres Problem ist der teilweise Mangel an ärztlicher Versorgung, so auf dem Gebiet der Vorsorge oder der rechtzeitigen Erkennung einer Krankheit bzw. deren Therapie.

Die *vorzeitige Mortalität* ist bei Männern bis zum 65. Lebensjahr und bei Frauen bis zum 45. Lebensjahr stark ausgeprägt und nimmt seit 1970 ständig zu.

Die Hauptursachen hierfür sind Unfälle und Selbstmorde, Lungen-, Kehlkopf- und Speiseröhrenkrebs sowie Alkoholmißbrauch.

Der Unterschied in der Lebenserwartung zwischen Männern und Frauen liegt bei 8,2 Jahren und gehört somit zu den größten weltweit. Die unterschiedliche Lebenserwartung zwischen Männern und Frauen in verschiedenen Ländern sei hier als Beispiel angeführt: Japan 5,8 Jahre, Niederlande 7,1 Jahre, Deutschland 6,2 Jahre.

Die Müttersterblichkeit liegt sehr hoch, und zwar mit 12/100.000 Geburten an zehnter Stelle in Europa, wobei die Dunkelziffer bis zu 50% höher liegt.

Krankheiten, die auf ein Risikoverhalten zurückzuführen sind, und chronische Krankheiten, die zahlenmäßig schwerer zu erfassen sind als die Mortalitätsraten, sind häufig Alkoholismus, Nikotinabusus und andere Arten von Drogenabhängigkeit, verschiedene Geschlechtskrankheiten, Depressionen, Erkrankungen durch Kindesmißhandlung und iatrogene Erkrankungen.

Die Lebensqualität, medizinische Versorgung und soziale wie berufliche Eingliederung von *Behinderten* weisen große Mängel auf. Dies läßt sich auch am erschwerten Zugang zu Gebäuden und Transportmitteln, an unzureichender finanzieller Unterstützung, mangelnder Information über technische Neuerungen für Behinderte und an fehlender oder mangelhafter Berufsausbildung erkennen.

Große Unterschiede bestehen ferner in sozialer und geographischer Hinsicht. Die sozialen Ungleichheiten in der Lebenserwartung sind besonders hoch und verschlechtern sich zunehmend. Die sozialen Ungleichheiten sind auch bei Behinderten signifikant, ebenso das höhere Risikoverhalten bei den sozial schwachen Bevölkerungsschichten.

Noch immer besteht beim Medikamentenverbrauch ein deutlicher Unterschied zwischen den verschiedenen Bevölkerungsschichten. Auch die unterschiedliche Weise der medizinischen Versorgung bleibt für die verschiedenen sozialen Bevölkerungsschichten derzeit noch bestehen: Sozial benachteiligte Schichten ziehen öfter einen Krankenhausaufenthalt vor, während die Wohlhabenden häufiger einen niedergelassenen Spezialisten bevorzugen.

Die geographischen Unterschiede zeigen sich in einem ausgeprägten Nord-Süd-Gefälle hinsichtlich Mortalität und früher Sterblichkeit (die *mortalité prématurée* oder frühe Sterblichkeit bezeichnet in diesem Bericht alle Todesfälle vor dem 65. Lebensjahr). Ein weiteres geographisches Nord-Süd-Gefälle existiert in bezug auf das Angebot an Ärzten und der ärztlichen Versorgung.

Gewisse Bevölkerungsschichten sind besonders krankheitsanfällig, wie etwa die Menschen, die in Armut leben oder von der Gesellschaft ausgeschlossen sind. Wenn auch theoretisch jede Person, die in Frankreich ansässig ist, die Sozialversicherung in Anspruch nehmen kann, so bleibt trotzdem den Mittellosen der Zugang zur ärztlichen Versorgung aus folgenden Gründen verwehrt:

- Jeder Sozialversicherte hat einen relativ hohen Selbstbehalt zu tragen, wenn er über keine Zusatzversicherung verfügt.
- Es fehlen die nötigen Kenntnisse über eine Anspruchsberechtigung auf die Sozialversicherung.
- Die gesetzliche Regelung ist schwer zu durchschauen.

- Der Bürokratismus als Voraussetzung und Zulassung zur ärztlichen Versorgung ist langwierig.
- Die verschiedenen Akteure des Sozialversicherungssystems arbeiten ohne Koordinierung.

Bei einem großen Teil der Jugendlichen ist der Gesundheitszustand ebenfalls alarmierend, und das gesundheitliche Risikoverhalten sehr hoch. Arbeitslosigkeit, schlechte wirtschaftliche Lage, Isolation und fehlende soziale Strukturen sind die Hauptgründe für die gesundheitliche Problematik in dieser Bevölkerungsgruppe.

4. Mängel im Gesundheitswesen

Die Planung ist ungenügend und wird bei Entscheidungen im Bereich der Gesundheitspolitik ungenügend beachtet. Die ärztliche Vorsorge ist das „Stiefkind" des Gesundheitssystems. Dieses ist aus dem Gleichgewicht geraten. So sind die Zuwendungen für den Krankenhaussektor mit 48% der Versorgungskosten übertrieben hoch. Auch die Anzahl der Fachärzte im Vergleich zu praktischen Ärzten ist zu hoch: nur 55% aller Ärzte sind Allgemeinmediziner. Die Ausbildung der medizinischen Fachkräfte konzentriert sich zu sehr auf das Krankenhaus und die Pflege im Krankenhaus.

Das System des französischen Gesundheitswesens ist in seiner Gesamtheit sehr komplex. Es existieren 150 Krankenversicherungen (!), deren Leistungen nicht aufeinander abgestimmt sind. Der Staat (als entscheidendes Organ) und die Krankenkasse (Finanzierung) stimmen ihre Tätigkeiten nicht aufeinander ab, noch dazu neigt die Krankenversicherung dazu, sich der Öffentlichkeit zu entziehen, so daß weder die staatliche Verwaltung noch das Parlament in der Lage sind, deren Politik zu beeinflussen oder Kontrolle über die Krankenversicherung auszuüben.

Die Gesundheitsausgaben sind sehr hoch. Sie betrugen im Jahr 1995 FF 13.000 pro Person und Jahr. Im Jahr 1993 lag Frankreich mit 10,2% des Bruttoinlandsprodukts an dritter Stelle auf der Weltrangliste. Die aktuellen Regulierungsmechanismen sind bei weitem unzureichend; es handelt sich hauptsächlich um die Finanzierung der Krankenhäuser und um einige ärztliche Maßnahmen in der ambulanten Medizin.

Im allgemeinen fehlt es in Frankreich an einer kohärenten Politik des Gesundheitswesens. Die medizinische Vorsorge ist ebenfalls ungenügend. Die Abkapselung des Gesundheitssystems und die Vielzahl der Akteure und der involvierten Stellen, an welchen Entscheidungen getroffen werden, sind dramatisch durch die Affäre des HIV-verseuchten Bluts illustriert worden (2 pro 100.000 Einwohnern haben HIV-verseuchtes Blut empfangen; zum Vergleich: in Deutschland sind es 0,3 pro 100.000).

Die Anzahl der medizinischen Fachkräfte und der (Gesundheits-)wissenschaftlichen Experten im öffentlichen Gesundheitswesen ist niedrig; ihre Statuten und Ressourcen sind zu unterschiedlich, und ihre Zusammenarbeit ist daher sehr beschränkt. Auch die Ausbildung zum Themenkreis Gesundheitswesen wird an den Universitäten derzeit nicht ausreichend angeboten, sondern vernachlässigt.

1993 fand eine Dezentralisierung des Verwaltungssystems statt, die den Départements viele Aufgaben des Gesundheitswesens aufbürdete. Eine Folge war, daß in vielen Départements etwa die Einrichtungen zum Schutz von Mutter und Kind (Mutter-Kind-Beratung) eingeschränkt werden mußten. In den letzten Jahren wurden aber auf manchen Gebieten auch Fortschritte erkennbar. So wurden Stellen zur Vorsorgeuntersuchung und eine Verbesserung der Vorsorge-Schulmedizin geschaffen. Dadurch ergaben sich Initiativen, Schulärzte zu rekrutieren und auszubilden, das Aufgabenprofil der Ärzte und des diplomierten Pflegepersonals wurde erweitert und die Zusammenarbeit mit den Lehrern verbessert.

5. Zukünftige Ziele für die Gesundheitspolitik

Zunächst gilt es, ein Gesetz zu entwerfen, das der Politik des Gesundheitswesens eine rechtliche Grundlage gibt. Jene zwei bedeutenden Gesetze, die gegenwärtig die Politik des Gesundheitswesens beherrschen, betreffen lediglich Krankenhäuser und Sozialeinrichtungen.

Ein spezielles Rahmengesetz für das Gesundheitswesen würde folgendes ermöglichen:

1. die zur Verfügung stehenden Instrumentarien des Gesundheitswesens zu verstärken:
   - Kontrolle und Information über den Gesundheitszustand der Bevölkerung,
   - sanitäre Planung,
   - medizinische Vorsorge,
   - Ausbildung medizinischer Fachkräfte,
   - Berechnung der gesamten Gesundheitsausgaben und Kosten;
2. die wichtigsten Ziele festzulegen:
   - die frühe Sterblichkeit reduzieren,
   - Fälle von Behinderung verringern,
   - Lebensbedingungen der Körperbehinderten erleichtern,
   - gegen den sozialen Ausschluß kämpfen und die Ungleichheiten in bezug auf die Gesundheit ausgleichen;
3. die stationäre und ambulante Medizin im Sinne einer Primärversorgung und einer Versorgung durch Spezialisten neu zu organisieren.

6. Vorrangige Ziele zur Verbesserung der allgemeinen Gesundheit

Diese gehen von der Situation im Jahr 1991 aus und stützen sich auf die Empfehlungen der WHO, erschienen unter dem Titel „Gesundheit für alle bis zum Jahr 2000".

Bis zum Jahr 2000 sollen sich:

- die Zahl der Unfallopfer sowie
- die Zahl der Unfälle in Haushalt, Schule und Freizeit um 20 % zu verringern.

Bis zum Jahr 2010 sollen sich:

- die Todesfälle durch Lungenkrebs um 15%,
- die Todesfälle durch Rachen- und Kehlkopfkrebs um 30%,
- die Todesfälle durch Brustkrebs um 30% sowie
- die Todesfälle durch Gebärmutterkrebs um 30% verringern.

Bis zum Jahr 2000 sollen:

- die Todesfälle durch Dickdarmkrebs um 10% herabgesetzt,
- die Todesfälle durch Melanome stabilisiert,
- die Todesfälle durch Herz- und Kreislaufkrankheiten vor dem 75. Lebensjahr um 20%,
- die Todesfälle durch Selbstmord um 10% und
- die Schwangerschafts- und Müttersterblichkeit um 20% vermindert werden.

Bis zum Jahr 2000 sollen ferner:

- der allgemeine Alkoholkonsum um 20%,
- der Verkauf von Tabakwaren um 30% sowie die Anzahl der erwachsenen Raucher um 25% und die der jugendlichen Raucher im Alter von 12 bis 18 Jahren um 35% gesenkt werden.

7. Schlußfolgerung

Die Situation in Frankreich ist ähnlich wie in den meisten Industrieländern. Der allgemeine Gesundheitszustand ist zufriedenstellend und das Angebot an Leistungen groß.

Das Gesundheits- und Sozialversicherungssystem ist jedoch zu kostspielig; seine Entwicklung ist schwer kontrollierbar, und es schließt trotz seiner Modernisierung und Weiterentwicklung einen immer größer werdenden Bevölkerungsanteil aus, dem der Zugang zu Leistungen aufgrund der Unsicherheit der sozialen Lage verwehrt bleibt.

Seit der Veröffentlichung des Berichts des *Haut Comité de la Santé Publique* wurde die ehrgeizige Initiative begonnen, soziale Schutzmaßnahmen teilweise durch Steuern zu finanzieren, wodurch die Funktionsweise der Sozialversicherung und die Finanzierungsart der Krankenhäuser verändert und regionale Gesundheitsprogramme entwickelt wurden. Allerdings besteht die Gefahr, daß ohne diese Reformmaßnahmen, die es ermöglichen sollen, die Gesundheitsausgaben besser in den Griff zu bekommen, die Philosophie des wirtschaftlichen Neoliberalismus unterstützt wird: Eine „Zwei-Klassen-Gesellschaft“ könnte sich wieder entwickeln, die für die benachteiligten Bevölkerungsgruppen nur eine „Medizin der Armen“ bereithält.

Jüngste Tendenzen im französischen Public-Health-System

Bernard Pissarro

1. Die großen Probleme im Gesundheitssystem von heute

Die Gesundheitsversorgung der Franzosen ist von vielen Ungerechtigkeiten gekennzeichnet, unabhängig davon, ob es sich nun um traditionelle Indikatoren, den Zugang zur Gesundheitsversorgung, sozialen Schutz oder auch die wirtschaftliche Entwicklung handelt. Zahlreiche Maßnahmen der jüngsten Vergangenheit zielen darauf ab, einige dieser Aspekte zu verbessern, dennoch ist es viel zu früh, um deren Auswirkungen zuverlässig beurteilen zu können.

1996 hat die *Société Française de Santé Publique* zehn Prioritätsbereiche für Public-Health-Aktionen in Frankreich definiert. Diese Bereiche decken sich mit jenen des *Haut Comité de la Santé Publique*. Einige davon beziehen sich auf die Abläufe im Gesundheitssystem selbst, wie beispielsweise: „Den Zugang zu Gesundheitsleistungen für alle gewährleisten", „Kontrolle der Entwicklung der Ausgaben im Gesundheitsbereich", „Förderung der Gesundheit und der Sicherheit am Arbeitsplatz". Andere Bereiche umfassen das Verhalten in der Gesellschaft, z. B. „Senkung des Alkoholkonsums", „Kampf dem Rauchen" oder „Verständnis für das Problem der Drogensucht", wieder andere betreffen Gesundheitsprobleme wie „Schutz vor HIV-Infektion" und „Betreuung der HIV-infizierten Kranken". Es gibt auch Ziele wie „Mentale Gesundheit" oder Lösungsansätze des Problems der Begleitung der alten Menschen bis ins hohe Alter. Weitere Programme zielen auf Umweltphänomene wie den „Kampf der Luftverschmutzung" ab, jedoch haben auch Problemkreise, die sich auf die Gesundheit der Armen oder jener von Kindern und Jugendlichen beziehen, eine große Bedeutung.

2. Die soziale Absicherung

Die soziale Absicherung wird in Frankreich durch drei Hauptbereiche sichergestellt: dem Bereich der alten Menschen (Renten), dem Familienbereich und dem der Krankenversicherung. Im folgenden werden wir uns ausschließlich mit dem letzten Bereich auseinandersetzen. Die Arbeitslosenversicherung befindet sich außerhalb dieses oben genannten Absicherungssystems.

98 % der Bevölkerung sind heute im Krankheitsfall sozial abgesichert. Diese Deckung erfolgt durch zahlreiche Versicherungskategorien, wovon die wichtigste die *Caisse nationale d'Assurance-Maladie des Travailleurs salariés* (Nationale Krankenversicherung der Erwerbstätigen) ist. Abgesehen von den Unterschieden zwischen den einzelnen Versicherungskategorien ist das persönliche Risiko im Falle einer schweren Erkrankung gut abgedeckt. Im Bereich der ambulanten Medizin und bei mittelschweren Erkrankungen (dieser Anteil wird gegenwärtig auf annähernd 40 % der Gesamtausgaben geschätzt), hat der einzelne für einen bedeutenden Teil der Ausgaben selbst aufzukommen. Darüber hinaus haben Menschen mit sozialen Schwierigkeiten oftmals große Probleme, ihre Rechte geltend zu machen. In der Tat muß ein immer größer werdender Bevölkerungsanteil auf oftmals wichtige Behandlungen bzw. Leistungen verzichten, da er für die damit verbundenen Kosten nicht aufkommen kann. In diesem Zusammenhang stellen zahnärztliche Leistungen und Verordnungen von Brillen ganz besonders große Probleme dar.

Die möglichen Bedrohungen dieses Systems haben Ende 1995 zu einer gewaltigen sozialen Bewegung geführt. Seit 1995 untersucht eine Studie das Projekt einer universellen Deckung, deren Tragweite und genauen Modalitäten noch nicht bekannt sind. Die notwendigen Gesetzestexte wurden noch nicht beschlossen.

Auch das Finanzierungssystem sollte erneuert werden: Es stützt sich heute vor allem auf die Einkünfte von angestellten Erwerbstätigen, allmählich werden aber auch andere Einkünfte zur Finanzierung herangezogen. Es gilt hier nicht die Steuerprogression, sondern bereits der erste verdiente Francs als Bemessungsgrundlage für die Abzüge. Dies macht es dem System praktisch unmöglich, seine Funktion der sozialen Umverteilung wahrzunehmen, von der man 1946 ursprünglich ausgegangen ist.

3. Die neuen Orientierungs- und Entscheidungsmechanismen

Seit 1996 existieren in Frankreich neue Strukturen, die für Public Health richtungsweisend sein sollen. Sie sind durch ein ausgeprägtes Bemühen um Regionalisierung gekennzeichnet. Zwischen jenen Strukturen, die im Gesundheitsbereich gelten sollen, und jenen, die mit dem Krankenhausbereich betraut sind, besteht eine Trennung, die in Zukunft zweifelsohne zu Problemen führen wird.

1. Auf regionaler Ebene haben die *Conférences régionales de santé* (regionale Gesundheitskonferenzen) die Aufgabe, „die Entwicklung der Bedürfnisse im Gesundheitsbereich zu analysieren, um in der Folge die Daten aufgrund der gesundheitlichen und sozialen Situation der Bevölkerung der einzelnen Regionen zu untersuchen. Diese Konferenz erstellt Prioritäten für den Public-Health-Bereich der Region, die unter Umständen Gegenstand von künftigen Programmen werden können; die Erarbeitung und Umsetzung dieser Programme werden durch den Regionalpräfekt koordiniert. Die Konferenz erarbeitet Vorschläge zur Verbesserung des Gesundheitszustandes der Bevölkerung hinsichtlich der innerhalb der Region verfügbaren Mittel, und zwar sowohl im gesundheitlichen als

auch im medizinisch-sozialen und rein sozialen Bereich." Die regionale Gesundheitskonferenz zieht auch die von der nationalen Konferenz definierten Prioritäten in Betracht, um regionale Gesundheitsprogramme zu erarbeiten. Eine weitere Aufgabe der regionalen Gesundheitskonferenzen ist es, regelmäßig über den Stand der Umsetzung dieser Programme zu berichten.

Die *l'Agence régionale de l'hospitalisation* (regionale Spitalsbehörde) hat die Aufgabe, die regionale Politik hinsichtlich der Spitalsbetreuung zu definieren und umzusetzen sowie die Aktivitäten der öffentlichen und privaten Spitäler zu analysieren und zu koordinieren, mit denen mehrjährige Verträge abgeschlossen und Zielsetzungen und verfügbare Mittel festgelegt werden.

Obwohl diese beiden Institutionen aufeinander abgestimmt arbeiten sollten, ist die Trennung zwischen der Gesundheitspolitik und dem Spitalsbereich bedauernswert. Die Entwicklung eines Betreuungsnetzes soll diese Kluft verringern.

2. Die *Conférence nationale de santé* (nationale Gesundheitskonferenz) hat auf nationaler Ebene die Aufgabe, zwischen den regionalen Konferenzen eine Synthese herzustellen, weiters für die geplanten Programme und Maßnahmen Prioritätenlisten zu erstellen und dem Parlament, gestützt auf die Daten des *Haut Comité de la Santé Publique*, die notwendigen Grundlagen und Unterlagen zu liefern. Die Mitglieder dieser Konferenz sind Vertreter der Gesundheitsberufe, Gewerkschaftsvertreter und Fachleute.

3. Seit 1996 behandelt auch das Parlament die Einnahmen- und Ausgaben-Entwicklung der Pflichtversicherungssysteme innerhalb der Sozialversicherung. Bis zu diesem Zeitpunkt setzten ausschließlich die Organisationen der Sozialversicherung selbst die Beträge der Ausgaben fest. Es ist noch viel zu früh, um festzustellen, ob diese bedeutende Änderung Früchte tragen wird, was angesichts der Schwierigkeiten, die Ausgaben für Gesundheitsleistungen in den Griff zu bekommen, verständlich ist.

4. Ausgabenkontrolle

Das französische System ist außerordentlich kostspielig, Frankreich liegt im europäischen Vergleich an letzter Stelle, was die Rückvergütung von Behandlungsausgaben betrifft. Seit vielen Jahren sind die Regierungen, ohne großen Erfolg, sehr bemüht, die Ausgaben in Gesundheitsbereichen besser in den Griff zu bekommen. Und jedesmal – die jüngsten Maßnahmen sind dabei keine Ausnahme – mobilisieren sich die Berufsverbände, um diese geplanten Maßnahmen zu umgehen oder ihnen entgegenzuwirken.

Es ist allerdings zutreffend, daß sich einige Maßnahmen eher auf eine nachvollziehbare Ausgabenkontrolle beziehen als auf eine Verbesserung der Effizienz des Systems (Festlegung der jährlichen Ausgaben im vorhinein vorwiegend durch das Parlament). Und es ist zu befürchten, daß sich die Qualität der Betreuung verschlechtert, insbesondere im Spital, wo es viel eher zu Personalabbau als zu einer Neubestimmung der Aktivitäten kommt. Dennoch beinhalten diese Maßnahmen die Verpflichtung der Ärzte, sich fortzubilden, die Ausweitung der Richtlinien für ärztliche Behandlungsweise (*références médicales opposables*) sowie eine Verbesserung des Ausgabeninformationssystems.

Im übrigen besteht die Tendenz, daß sich diese Maßnahmen gewaltig auf die öffentliche Ausgabenseite auswirken, wobei die einzelnen Haushalte einen immer größeren Teil davon zu tragen haben, was wiederum die Gefahr mit sich bringt, daß die sozialen Ungerechtigkeiten zusätzlich verschlimmert werden.

Schließlich ist noch anzumerken, daß die Maßnahmen eher auf die Betreuung als auf eine Änderung der Gesundheitsfaktoren abzielen.

5. Qualitätskontrolle

Im Spitalsbereich ist die Organisation eines Spitalsakkreditierungs- und Bewertungssystems vorgesehen. Die Umsetzung eines derartigen Systems ist langwierig und stößt auf zahlreiche Widerstände.

Im ambulanten Bereich setzen sich zunehmend Richtlinien für ärztliche Behandlungsweisen (*références médicales opposables*) durch, die durch Konsenskonferenzen definiert werden und auf eine gute ärztliche Praxis abzielen, zum gegenwärtigen Zeitpunkt jedoch sind diese noch nicht für Spitalsverordnungen gültig und werden von Ärzten nicht besonders befürwortet.

6. Die Public-Health-Ausbildung

Die Bedürfnisse und Notwendigkeiten im öffentlichen Gesundheitsbereich sind von entscheidender Bedeutung, und die Ausbildung jener Experten, die dazu ihren Beitrag leisten, trägt zur Verbesserung des Gesundheitssystems bei.

Die Basisausbildung

Die Public-Health-Ausbildung findet im Rahmen des Medizinstudiums und der Pflegeausbildung statt. Was Medizinstudenten betrifft, so kommt es bei der Public-Health-Ausbildung an den verschiedenen medizinischen Fakultäten zu erheblichen Unterschieden. Die Public-Health-Ausbildung findet üblicherweise im 2. und 5. Studienjahr statt und behandelt meist die Organisation des Gesundheitssystems, die Grundlagen der Epidemiologie und manchmal auch die Gesundheitsökonomie.

Was die Ausbildung von Pflegepersonal betrifft, so wurde vor kurzem durch eine Reform die Public-Health-Ausbildung im ersten Ausbildungsjahr eingeführt, und einige Krankenpflegeschulen haben sich dies zunutze gemacht, um dadurch tatsächlich eine Einführung in den Gesundheitsbereich auf kommunaler Ebene zu gewährleisten, was wiederum den Schülern ermöglicht, im Rahmen der Gesundheitspolitik ihrer Stadt eine aktive Rolle zu übernehmen.

Die spezifische Ausbildung

1. Facharztausbildung (Internat)

Die Ausbildung von Fachärzten für Public Health erfolgt im Rahmen einer vier Jahre dauernden Ausbildung mit jeweils sechs Monate dauernden Praktika, die in Public-Health-Ausbildungsabteilungen erfolgen, und einer parallel dazu laufenden theoretischen Ausbildung, die mit einem *diplôme d'études spéciales* (Fachstudiendiplom) abschließt.

2. Der Studiengang

Der Studiengang ist nicht allein Ärzten vorbehalten, zumeist jedoch belegen ihn Ärzte, die sich in Fachausbildung für Public Health befinden. Die sogenannte *maîtrise* (Magisterabschluß) wird nach einem Jahr erlangt, nach einem weiteren Studienjahr kann man das *Diplôme d'Etudes Approfondies* (D.E.A., Diplom über eingehende Studien) erlangen und hat somit Zugang in den Forschungsbereich; nach einem weiteren Studienjahr kann man ein *Diplôme d'Etudes Supérieures Spécialisées* (D.E.S.S.) erreichen, das eine noch stärkere Berufsorientierung bietet (manchmal sind dafür auch zwei Jahre notwendig). Es gibt D.E.A.- und D.E.S.S.-Diplome, die spezifisch auf einzelne Public-Health-Bereiche spezialisiert sind.

Einige Universitäten stellen ebenfalls Universitätsdiplome in speziellen Public-Health-Bereichen aus.

3. *L'École Nationale de Santé Publique*
(E.N.S.P., französische Public-Health-Schule)

Die E.N.S.P. ist in Rennes, im Westen Frankreichs, gelegen und bietet eine Ausbildung für Public-Health-Gesundheitsbeauftragte (*Médecins Inspecteurs de la Santé*) an, deren Aufgabe es ist, auf verschiedenen staatlichen Ebenen (Gesundheitsministerium, *Directions Régionales et Départementales de l'Action sanitaire et sociale*) ihr technisch-fachliches Wissen einzubringen. Ebenso wird die Ausbildung für „Sozialbeauftragte" und Spitalsdirektoren angeboten.

Die Public-Health-Ausbildung im anglophonen Raum

Franz Piribauer

Public-Health-Dynamik im angloamerikanischen Raum

Schon mit Beginn des 20. Jahrhunderts hat für Public Health an den Universitäten der englischsprachigen Länder USA, Großbritannien, Kanada und Australien eine bis zum heutigen Tag niemals unterbrochene Denk-, Forschungs- und Lehrpraxis begonnen. Der historische Beitrag von Public-Health-Experten zum gesicherten medizinischen Wissensgebäude (z.B. über die Zusammenhänge von Rauchen und Lungenkrebs oder hohes Serum-Cholesterin und Herzinfarkt) und die in neuester Zeit entwickelten Managementformen und Managementinstrumente für die Steuerung des Gesundheitswesens gehen von den angloamerikanischen Universitäten aus. Als Beispiele für die neuen Steuerungsansätze und Managementtechniken seien hier nur vier exemplarisch angeführt:

„Continuous Quality Improvement"

Bei der kontinuierlichen Qualitätsverbesserung handelt es sich um die Umsetzung des gesicherten Managementwissens zur Lenkung von Industriebetrieben und Dienstleistungsbetrieben. Mit Hilfe kontinuierlicher Qualitätsmessung von (medizinischen) Leistungen und Rückmeldesystemen über die Qualitätserfolge erzielen die Führungskräfte und alle Mitarbeiter immer bessere kosteneffektive (arbeitssparendere) Leistungen. Synonym wird derzeit oft auch der Begriff Qualitätsmanagement gebraucht.

„Quality of Life Research"

Die Verbesserung der Lebensqualität der behandelten Patienten ist das oberste Ziel der Behandlung. Der Patient soll in seinen Möglichkeiten im Alltag, in seinen Beschwerden und im Gefühl, gesund zu sein, Verbesserungen erfahren.

Diese sogenannten subjektiven Einschätzungen der Gesundheitsverbesserungen sind in 40jähriger Entwicklung so exakt und präzise geworden, daß sie nun für die Einschätzung des Behandlungserfolges bei bestimmten Patientengruppen (etwa Diabetes), bei ganzen Abteilungen (etwa einer Rehabstation), aber auch von ganzen Gesundheitssystemen (nationale Ebene) eingesetzt werden. Damit werden Vergleiche und Aussagen über die Erfolge von medizinischen Behandlungen objektiviert und auch für Patienten verständlich.

„Health Needs Assessment"

Die systematische, wissenschaftliche Einschätzung, welche und in welchem Ausmaß Gesundheitsversorgungsleistungen „notwendig" sind, wird durch die Methoden des vor allem in Großbritannien eingesetzen Health Needs Assessment erzielt. Zum Beispiel kann eingeschätzt werden, in welcher (gesundheitlichen und finanziellen) Relation die Investition in die Prävention von Schlaganfall, etwa durch Reduktion des Salzkonsums, zur Investition in zusätzliche Magnet-Resonanz-Untersuchungsplätze steht.

„Evidence Based Medicine"

Dieses neue, wissenschaftlich begründete Erkenntnissystem könnte das System der Schulmedizin in den nächsten Jahren ablösen. Mit Hilfe von ganz sorgfältigen und mühevollen Analysen und in internationalen Teams versuchen Fachärzte gemeinsam mit Public-Health-Spezialisten wirksames medizinisches Handeln von wenig oder gar nicht wirksamen Interventionen (z. B. Regeln in der Geburtshilfe, Medikamente, diagnostische Verfahren, Massen-Screenings) aus allen bekannten Studien herauszufiltern. In sorgfältigster jahrelanger Arbeit wurde so Wissen darüber akkumuliert, „was wirkt und was nicht" und in welchem Ausmaß die finanziellen Mittel dafür gesundheitsökonomisch „sinnvoll" eingesetzt werden können. Dieses Wissen ist über das Internet, CD-Roms (etwa unter dem Titel: The Cochrane Library) und natürlich Bücher verfügbar und wird ständig aktualisiert. Der Umgang mit diesem globalen Wissen, das manchmal mit den Ansichten von örtlichen medizinischen Schulen kollidiert, stellt eine Herausforderung für jeden Public Health betreibenden Arzt dar.

Bezeichnend erscheint ja auch, daß es für die oben angeführten neuen Wissenschaftsgebiete, ja selbst für den Begriff „Public Health" im Deutschen noch keine passenden Wörter gibt! Die Public-Health-Experten in Deutschland haben nach jahrelanger Diskussion beschlossen, diesen Begriff nicht zu übersetzen. Er wird sich vermutlich einbürgern, wie ja auch der Begriff „Management" nicht mehr als fremd empfunden wird. Der weltweite anglophone Sprachraum führt zu einem Wissenschaftsmarkt im Bereich Public Health, der in seiner Produktivität und Qualität unsere Vorstellungen im deutschprachigen Raum sprengt. Die regelmäßige Lektüre von zwei Zeitschriften, etwa des *American Journal of Public Health* oder des Journals *Medical Care* der Amerikanischen Pubic-Health-Gesellschaft, seien da empfohlen, um konkrete Eindrücke zu gewinnen.

Die angloamerikanische Kultur der Kommunikation in klaren Botschaften (nur was verstanden wird, „existiert"), gepaart mit dem geförderten Wettbewerb von Universitäten und akademischen, akzentuierten Ideen und Methoden in diesem großen Sprachraum, macht die angloamerikanischen SPHs zu den Trendsettern unter den Labors und Austauschorten, zu „Fabriken und Börsen" für neue Entwicklungen!

SPHs in den USA und deren Qualitätssicherung

Beispielgebend ist etwa die Selbstregulation, die sich die SPHs in den USA auferlegt haben, um die Qualität ihres „Output" sicherzustellen. Die SPHs werden von einem überregionalen „Council on Education in Public Health" in regelmäßigen Abständen besucht und anhand von festgelegten Qualitätskriterien evaluiert.

Diese Kommission führt zusätzliche Gespräche mit Studenten, dem akademischen Lehrkörper und unterstützenden Verwaltungskräften, um der Universität dann Empfehlungen von Verbesserungen und das Zertifikat einer durch die Kommission anerkannten Schule zu verleihen. Im übrigen wird die Qualität einer jeden Lehrveranstaltung von den Studenten – schulintern – beurteilt. Diese Evaluation ist wichtig für die weitere Karriere der Lehrkräfte.

Die gemeinsame Qualitätssicherung bringt mit sich, daß alle anerkannten Schulen ein Kern-Curriculum zum Erwerb von Grundwissen und praktischen Grundfertigkeiten (knowledge and skills) bei einem MPH-Abschluß anbieten. Weiters besteht an allen anerkannten SPHs die Möglichkeit zur akademischen Vertiefung in „Doctoral Programs", die über eine Dissertation etwa zu einem PhD führt.

Laut den letzten im Hauptverband der Schools of Public Health in den USA vorliegenden Daten aus dem Jahr 1993 schließen in den USA an den 27 „akkreditierten" SPHs ca. 4000 Absolventen ihr Public-Health-Studium pro Jahr ab (Internet-Adresse: http://www.asph.org/data.htm#stud). 13.000 Studenten (im Schnitt also 500 Studenten pro SPH) standen insgesamt 2200 Lehrkräfte gegenüber. Für Österreich würde das einen jährlichen Produktionsbedarf von ca. 130 Absolventen pro Jahr bedeuten. Über die quantitative Situation des akademischen Ausbildungsangebots und des Ausbildungsergebnisses in den anderen englischsprechenden Ländern liegen mir keine zusammenfassenden Unterlagen vor.

Die Ergebnisqualität der Ausbildung in den USA

Alle Absolventen (MPHs und PhDs) der (anerkannten) SPHs sollten nach ihrer Ausbildung über die folgenden sechs Kompetenzen verfügen:

„Analytic Skills": Definieren, messen, analysieren und interpretieren von Gesundheitsproblemen und Lösungen.

„Communication Skills": Die mündliche und schriftliche Kommunikation mit einem Fachpublikum und Kommunikation in der Öffentlichkeit (Medien).

„Policy Development/Program Planning Skills“: Planung und Gesundheitsprogramm-Entwicklung und -Implementierung. Das ist etwa die Planung und Umsetzung einer Impfkampagne oder einer Salzreduktionkampagne in der Bevölkerung, aber auch die Planung von Programmen zur Reduzierung von unnötigen diagnostischen Leistungen im Krankenhaus.

„Cultural Skills“: Interkultureller Arbeitsstil, der die unterschiedlichen sozialen Hintergründe verschiedenster Kooperationspartner einbezieht. Das ist vor allem in der Arbeit im internationalen Raum, etwa in Afrika oder mit Aborigines in Australien wichtig. Ohne rasche Analyse und Anpassung des Verhaltens an die lokale Kultur ist jede Public-Health-Intervention aussichtslos.

„Basic Public Health Sciences Skills“: Wissensgrundlagen von Public Health verstehen und anwenden! Diese Techniken beinhalten das Verständnis und den entscheidungsrelevanten Umgang mit bevölkerungsbezogenen Daten (etwa Impfquoten oder Nebenwirkungsraten in Krankenhäusern), Wissen über Informationstechnologie (Computersysteme), Gesundheitsförderung (soziologische und verhaltenswissenschaftliche Erkenntnisse), aber auch ein Verständnis der Anforderungen in der Arbeits- und Umweltmedizin, einschließlich der Bekämpfung von Epidemien. Darüber hinaus ist ein Grundverständnis bezüglich des Aufbaus von Staatsapparaten und Verwaltung gefordert.

„Financial Planning and Management Skills“: Für den Bereich der Finanzplanung, die Budgeterstellung und Präsentation der Zahlen, das Managen von Programmen, wenn die Mittel knapp sind (Kunst der Priorisierung und des Controlling), das Überwachen von Programmfortschritten (Monitoring) und das Schreiben von Projektvorschlägen und Förderungsanträgen.

SPHs außerhalb der USA

Für den folgenden kurzen Überblick über die Ausbildungssituation in anderen anglophonen Ländern lagen keine zusammenfassenden Unterlagen vor. Ich möchte jedoch jene Information weitergeben, die mir aufgrund von Gesprächen mit Absolventen und Professoren von unterschiedlichen SPHs, aber auch von publizierten Beiträgen und dem Curriculumsangebot der einzelnen SPHs zur Verfügung stehen. Allerdings kann ich hier meine Aussagen nur vereinzelt belegen, und die meisten bleiben persönlicher Eindruck.

Belegen läßt sich etwa die Etablierung eines Standards in der Epidemiologie-Ausbildung, wo an der Universität Harvard/USA und den SPHs in London dieselben Einführungsbücher (Hennekens, Buring Epidemiology in Medicine; Norrell-Albhom Introduction into Epidemiology) und dieselbe Software (STATA) sich als optimal für das Erlernen der „Grundsprache der Public Health“ herausstellten.

Im allgemeinen habe ich viele Gründe (wenn auch keine Belege) zur Annahme, daß etwa die kanadischen SPHs, z. B. die McGill University in Montreal, mit der Qualität der anerkannten SPHs der USA sicher mithalten können. In jüngster Zeit kommen herausragende neue Konzepte und Arbeiten („Evidence

Based Medicine", „Manitoba Population Register Studies") aus Kanada, dessen Gesundheitssystem unseren europäischen Systemen näher ist als das marktorientierte „fragmentiert-chaotische" System der USA.

Für Public-Health-Interessenten, die nach Abschluß ihres Studiums in Europa arbeiten wollen, erhöht die Ähnlichkeit des britischen Gesundheitssystems in noch ausgeprägterem Maße den Nutzen eines MPH-Studiums an den berühmten SPHs in Großbritannien, wie etwa London und Leeds, aber auch Manchester und Cardiff.

Für Public-Health-Absolventen, die in einem Schwellen- oder Entwicklungsland arbeiten wollen, sind die School of Hygiene and Tropical Medicine in London, Johns Hopkins in Baltimore/USA, Chapel Hill, Atlanta bzw. Tulane, New Orleans, als Universitäten mit weitreichendem Ruf zu empfehlen.

Ein abschließendes Wort: Ich möchte jedem, der sich für ein Public-Health-Studium interessiert, raten, daß er sich für seine kostbare Zeit im Zweitstudium eine möglichst gute, bekannte Universität aussucht. Generell ist es ja im anglophonen Raum so, daß es praktisch keine Drop-outs gibt. Die Ausbildung ist zwar eher hart und anstrengend, aber wer die Aufnahme in eine SPH einmal geschafft hat, schafft auch den Abschluß. Wieviel Know-how er noch über die Basisanforderungen hinaus mitnehmen kann, liegt dann an den eigenen zeitlichen und physisch-psychischen Grenzen sowie der finanziellen Gebarungskraft, nicht aber an einem Mangel an Ausmaß und Qualität des Public-Health-Ausbildungsangebots im englischsprachigen Raum.

Aktuelle Entwicklungen im Public-Health-Bereich in Australien

Peter Baume

Im vergangenen Jahrzehnt hat die Ausbildung in Public Health in Australien entscheidende Veränderungen durchgemacht. Obwohl der Großteil der professionellen Public-Health-Ausbildung erst im postgradualen Bereich einsetzt, wird dennoch von jedem Medizinstudenten verlangt, daß er sich mit den Grundkenntnissen auf diesem Gebiet vertraut macht. Aus diesem Grund werden Medizinstudenten an den meisten Universitäten zumindest überblicksmäßig mit Epidemiologie, Biostatistik, Public Health, Gesundheitsförderung und Prävention konfrontiert.

Das Australian Medical Council (Berufsvertretung der Ärzte), das jede medizinische Fakultät im Abstand von fünf Jahren überprüft, besteht darauf, daß Medizinstudenten mit diesen Fächern konfrontiert werden, und ist gleichzeitig bemüht, neue Schwerpunkte in den Bereichen Dokumentation, patientenorientiertere Medizin, Ernährungswissenschaft und Sozialmedizin in das Studium zu integrieren. Der medizinische Basisabschluß in Australien soll sogenannte „undifferentiated graduates" hervorbringen, Absolventen also, die sich mit zahlreichen Aspekten der medizinischen Praxis auseinandergesetzt haben, die aber aus diesem Grund mehr Vorbereitung für eine unbeaufsichtigte medizinische Tätigkeit benötigen.

Über zwei Generationen hinweg konzentrierte sich die Finanzierung der Public-Health-Ausbildung auf ein Ausbildungszentrum, das die Ausbildung in verschiedenen Bereichen von Public Health an nur einem Ort konzentrierte. Aufgrund eines wichtigen Berichtes (White, 1986) wurde schließlich die Finanzierung der Public-Health-Ausbildung in Australien neu strukturiert. Heute erhalten zahlreiche Public-Health-Ausbildungszentren finanzielle Unterstützung, während gleichzeitig viele lokale Regierungen eigene Ausbildungsgänge entsprechend ihren eigenen Bedürfnissen organisieren.

1986 wurde das Public Health Education and Research Program (PHERP, das Public Health Lehr- und Forschungsprogramm) der Bundesregierung in Australien gegründet. 1995 gab es eine neue Finanzierungsrunde und Umorganisation des Programms mit dem Ziel, die Zusammenarbeit zwischen den einzelnen Universitäten sowie im Gesundheitsbereich im allgemeinen zu fördern. PHERP ist ein landesweites Programm, an dem 19 Universitäten, Gesundheitsministerien und Forschungsinstitute in einer Reihe von Abkommen in den größten Bevölkerungszentren Australiens im Bemühen um Zusammenarbeit beteiligt sind.

In Australien bieten verschiedene Ausbildungszentren Kurse an, die mit dem Master of Public Health (MPH) abschließen, obwohl manchmal auch Studienrichtungen in benachbarten bzw. verwandten Bereichen angeboten werden (zum Beispiel: das Masters-Degree in angewandter Epidemiologie) und einige Studenten ihr Doktoratsstudium mit einem Public-Health-relevanten Forschungsschwerpunkt verfolgen.

In verschiedenen australischen Städten wurden zwischen den einzelnen medizinischen Fakultäten Konsortien gebildet, um das Ausbildungsangebot für Studenten zu verbessern und den Umfang der Wahlfächer, die ein wichtiger Bestandteil der meisten postgradualen Studien Australiens sind, zu erhöhen.

In den vergangenen zehn Jahren kam es zu einem sprunghaften Anstieg jener australischen Institutionen, die postgraduale Public-Health-Studien und verwandte Lehrgänge anbieten.

Die große Anzahl und Vielfalt der angebotenen Kurse ist für eine Vielzahl von Studenten mit verschiedenster Grundausbildung sehr attraktiv. Zwischen 1988 und 1993 ließen sich insgesamt 5922 Studenten mit abgeschlossenem Studium in diese Kurse einschreiben, von denen 3088 einen MPH-Abschluß machten. Im selben Vergleichszeitraum stieg die jährliche Zahl von Einschreibungen um 154%, der Eintritt von neuen Studenten um 170% sowie die Anzahl der Abschlüsse um 278%.

Ein wichtiger Faktor bei diesen Entwicklungen war das steigende Interesse der australischen Regierung an der Formulierung einer nationalen Gesundheitspolitik; dazu kamen auch Bemühungen der einzelnen Staaten zur Stärkung ihres jeweiligen öffentlichen Gesundheitswesens; ein weiterer politischer Faktor zugunsten dieser Entwicklung war außerdem jene Commonwealth-Bestimmung, die die Finanzierung der akademischen Public-Health-Ausbildung auch außerhalb des für Universitäten üblichen Rahmens ermöglicht.

Die meisten Akademiker, die sich in Australien einer Public-Health-Ausbildung unterziehen, erhalten auch eine Ausbildung im Bereich der grundlegenden mathematischen Wissenschaften wie Epidemiologie und Biostatistik, die für jeden Public-Health-Experten erforderlich sind. An der University of New South Wales wird im Rahmen der verpflichtenden Hauptfächer und zusätzlich zu den oben angeführten Fächern Unterricht in Management und Gesundheitsförderung angeboten. Danach belegen die Studenten Wahlfächer, deren Thematik mit der jeweiligen Fakultät variieren, wie z.B. Gesundheitsförderung, Präventivmedizin oder andere Fächer außerhalb eines gewählten Schwerpunkts.

Jeder Student entscheidet sich für eine Reihe von Wahlfächern, die seinen bzw. ihren Bedürfnissen im Rahmen der Berufsausbildung entsprechen und für den Abschluß angerechnet werden. In vielen Kursen in Australien ist es erforderlich, daß die Studenten eine „Mini-Diplomarbeit" als abschließende Arbeit für ihren Masters-Abschluß vorlegen.

In einem Bericht über die Akademiker-Weiterbildung über das PHERP (Public Health Education Research Program) kam man zu dem Schluß, daß die Commonwealth-Abteilung für Gesundheitsförderung die Hauptzielsetzungen erfolgreich erfüllt hat. Obwohl die Unterstützung durch PHERP zu diesem Zeitpunkt nur 8 von 23 Institutionen zugute kam, die im Zuge einer Public-Health-Studie aufgenommen wurden, wurde die Schlußfolgerung im wesentlichen durch die Ergebnisse der Umfrage bestätigt. Studenten und Absolventen, von denen die Mehrzahl Teilzeitstudenten waren, die sich gleichzeitig im Gesundheitsbereich betätigen, zeigten sich über ihre Kurse höchst zufrieden. Die Absolventen dieser Kurse brachten äußerst wenig Änderungsvorschläge hinsichtlich der Inhalte oder der Präsentation ein.

Die in Australien ausgebildeten Public-Health-Experten haben einen vielfältigen beruflichen Hintergrund. Manager, Planer, Ärzte, Krankenschwestern, andere Gesundheitsberufe, Experten im Bereich der Gesundheitsförderung und Gesundheitserziehung, Wissenschaftler, Epidemiologen, Techniker, Berater, Inspektoren, Forscher und Lehrer zählen zu den ausgebildeten Public-Health-Fachleuten. Diese nehmen entscheidenden Anteil an der Entwicklung, Umsetzung und Evaluierung von Public-Health-Politik, verwalten und leiten Public-Health-Stellen und das Public-Health-Wesen im allgemeinen, erforschen, entwickeln und fördern Public-Health-Praxis und erbringen Public-Health-Leistungen für die gesamte Bevölkerung.

Knapp jeder fünfte Public-Health-Experte ist direkt an der Erbringung von Gesundheitsleistungen beteiligt, wobei jeder einzelne individuelle Praxisschwerpunkte aufweist.

Die aktuelle Situation in Australien ist für den gesamten südpazifischen Raum von Bedeutung. Neuseeland ist die zweite entscheidend entwickelte Nation in diesem Bereich, wiewohl andere Nationen aufholen und expandieren. Zahlreiche kleine Länder haben kein eigenes Ausbildungssystem für Public Health, benötigen aber nichtsdestotrotz eine immer größer werdende Zahl an Fachleuten, die in Public Health und im Entwicklungsbereich ausgebildet sind. Diese Länder lassen ihre Bürger oft in Australien (seltener auch in Neuseeland) ausbilden, die dann in ihrem eigenen Land wieder tätig werden. Um diesen Ausbildungsschwerpunkten in Australien Rechnung zu tragen, hat die Weltgesundheitsorganisation ihr anerkanntes „Regional Teacher Training Centre“ an der medizinischen Fakultät der University of New South Wales in Australien untergebracht.

Die Vielseitigkeit von Public-Health-Experten findet in einer Studie ihren Niederschlag. In dieser Untersuchung geben beispielsweise nur knapp mehr als 10% der befragten Fachleute den Bereich Gesundheitsförderung als ihren Haupttätigkeitsbereich an, aber fast 50% sehen diesen als einen Teil ihrer Arbeitszeit an. Die vielfältigen zusätzlichen Aufgaben beanspruchen durchschnittlich knapp eine halbe Arbeitswoche; sie erfordern spezielle Sachkenntnis, die nicht immer mit dem Hauptaufgabenbereich zusammenfällt. Daraus folgt, daß sich australische Public-Health-Experten im allgemeinen durch ein hohes Ausmaß an Vielseitigkeit und Flexibilität auszeichnen.

Literatur

White, K. L. (1986) Australia's Bicentennial Health Initiative. Independent review of research and educational requirements for public health and tropical health in Australia: Report to the Honourable Neal Blewett, Minister for Health, Department of Health, Canberra

Salmond, G. C. (1992) Independent review of the public health education and research program in Australia. Commonwealth Department of Health, Housing and Community Services, Canberra

Rotem, A., O'Connor, K., Baumann, A., Black, D., Dewdney, J., Hodgkinson, A. (1995) The public health workforce and training study, Overview of findings. Australian Government Publishing Service, Canberra

Brasilien: Public Health in einem jungen Land mit „ergrautem“ Haar

Renato Veras

Die Entwicklung von Public Health in Brasilien bzw. Community Health, wie es in Brasilien häufiger genannt wird, setzte bezeichnenderweise in den siebziger Jahren ein und stellt heute einen der anerkanntesten wissenschaftlichen Bereiche in Brasilien dar. Im gesamten Land werden zahlreiche postgraduale Kurse angeboten und regelmäßig eine Vielzahl von Büchern und Aufsätzen veröffentlicht. Die wissenschaftliche Vereinigung AMBRASCO (engl.: Brazilian Association for Public Health) erfreut sich eines hohen Ansehens. Sie ist in politischer Hinsicht vielfältig repräsentiert und übt darüber hinaus auch einen starken Einfluß auf die anderen lateinamerikanischen Länder aus.

Der Begriff „Community Health“ ermöglicht ein weitreichenderes Verständnis von Gesundheitsfragen im Gegensatz zur ärztlichen Praxis am Krankenbett. In den siebziger Jahren wurde Public Health für jene Forscher und Ärzte zu einem ernsthaften sozialen Anliegen, die im harten Umfeld der in Brasilien 20 Jahre andauernden Militärdiktatur gelebt haben. Community Health zeigte damals zahlreichen Ärzten, die sich mit ihrer Ärztelaufbahn nicht identifizieren konnten, neue Wege auf. Ihnen gelang es, diesen Bereich an Universitäten, Forschungszentren und Instituten zu stärken, indem sie die theoretischen und politischen Grundlagen für die Zukunft vorbereiteten. Es war eben zu jener Zeit, daß die Grundkonzepte zur Epidemiologie, Planung, Verwaltung und der Sozialwissenschaften im Gesundheitsbereich diskutiert wurden, wobei die Inhalte durchaus kritisch waren und soziale Fragen beinhalteten. Es handelte sich in der Tat um ein engagiertes theoretisches Gedankengebäude, gekennzeichnet durch eine breite Teilnahme eines Teils der brasilianischen „Intelligenzia“ und einer Kreativität, die sich vor allem gegen soziale Ungerechtigkeiten und Vorurteile richtete.

„Community Health“ in Brasilien kann beispielhaft an Hand der gesundheits- und sozialpolitischen Strategien im Umgang mit Problemen der älteren Generation verstanden werden. Selbst heute noch sind in den meisten Bundesstaaten die klinischen Fächer Geriatrie und/oder Gerontologie die einzigen Forschungsbereiche, die sich mit den alten Menschen beschäftigen.

Die Suche nach neuen Möglichkeiten ist eine ständige Herausforderung, besonders für die Community-Health-Pioniere. In vielen wissenschaftlichen Arbeiten über das Altern – heute ein weltweites Phänomen – findet diese Suche nach neuen Wegen ihren Niederschlag. Soweit dies Public Health im allgemeinen betrifft, wollen wir diese für Brasilien äußerst wichtige Frage am Beispiel des brasilianischen Community-Health-Verständnisses darlegen. In diesem Zusammenhang sollen Daten angeführt werden, die mit Sicherheit den meisten Forschern und Experten der hochtechnisierten Industrieländer nicht bekannt sind.

Bis vor kurzem noch assoziierte man die Problematik der überalteten Bevölkerung meist nur zu den reichen Industrieländern. Brasilien hingegen wurde immer als junges Land angesehen. Für viele Brasilianer, selbst jene mit hohem Ausbildungsniveau, ist es deshalb schwierig, zu verstehen und als Tatsache zu akzeptieren, daß es derzeit auch hier zu einer Überalterung der Bevölkerung kommt. In der Tat ist Brasilien ein Land mit einem großen Bevölkerungsanteil junger Menschen, aber auch der Anteil der über 60jährigen ist beträchtlich. Diese Tatsache stellt Brasilien heute vor eine neue Herausforderung: der Neuaufteilung von ohnehin spärlichen Mitteln sowohl auf die Jugend als auch auf die alten Menschen, wobei beide Bevölkerungsgruppen eine Vielzahl von Bedürfnissen und einen gewaltigen Bedarf an substantiellen Mitteln haben.

In einem Land, das mehr als zehn Jahre an einer permanenten Wirtschaftskrise gelitten hat und in dem Investitionen in Sozialbereiche traditionsgemäß niedrig ausgefallen sind, sind Bemühungen um entscheidende Umschichtungen zugunsten jener wirtschaftlich nicht produktiven Gesellschaftsbereiche etwas beinahe Undurchführbares. Auch ist es nicht erstrebenswert, Förderungsmittel, die eigentlich den Jugendlichen zugedacht sind, nun der älteren Generation zur Verfügung zu stellen. Zwar hat der Anteil der jungen Bevölkerung in den vergangenen Jahren aufgrund von rückläufigen Geburtenzahlen abgenommen, doch wären die dadurch freiwerdenden Mittel angesichts der gewaltigen Bedürfnisse der alternden Bevölkerungsgruppen im Gesundheitsbereich nicht ausreichend. Studien, die einige Länder mit spezifischen Programmen für Altenbetreuung durchführten, zeigen nämlich, daß die alte Bevölkerung durchschnittlich dreimal mehr Geld benötigt als die junge.

Die Lösung des Problems ist in Brasilien nicht einfach. Die Herausforderung besteht darin, einerseits die immer noch hohen Raten der Kindersterblichkeit bzw. Unterernährung und die Infektionskrankheiten zu bekämpfen und andererseits Mittel für Therapie und Prävention chronischer Leiden wie Herz-Kreislauf-Erkrankungen, Erkrankungen aus dem degenerativen Formenkreis, kognitive Handicaps sowie alterspezifische Verletzungen und Erkrankungen freizumachen. Neben den gesundheitlichen Problemen benötigen wir außerdem finanzielle Mittel, um Pensionen und Sozialversicherung für unsere Alten zu zahlen.

Die demographischen Daten Brasiliens prognostizieren eine zunehmende Überalterung. Der Anteil der über 60jährigen an der brasilianischen Bevölkerung betrug 1959 2,1 Millionen, heute sind es 12 Millionen, und im Jahr 2025 soll dieser Anteil 31,8 Millionen Menschen betragen. In diesem Zeitraum von 75 Jahren wird die brasilianische Gesamtbevölkerung um ein Fünffaches zunehmen, während der Anteil der über 60jährigen um das 15fache wachsen wird. Im

Vergleich dazu wird sich in den Vereinigten Staaten, Japan und China – also Ländern mit einem vergleichbar großen Anteil an alten Menschen – der Anteil der über 60jährigen im selben Zeitraum nur 3,5mal, 5mal bzw. 6,5mal (je nach Land) vergrößern.

Obwohl die ältere Bevölkerung keine homogene Gruppe ist, hat sie spezifische Merkmale, die sich von anderen Altersgruppen unterscheiden. So sind die Erkrankungsmuster beispielsweise deutlich anders als die der allerjüngsten Populationsstrata.

In einer Studie über die Bevölkerungsgruppe der über 60jährigen in Rio de Janeiro, gesponsert durch die Universidade do Estado do Rio de Janeiro, gaben 64% der Befragten an, daß sie mindestens ein gesundheitliches Problem hätten, obwohl ein großer Teil der Befragten offiziell als medizinisch gesund galt; von der Gruppe, die angab, die Gesundheitsdienste in den letzten drei Monaten vor dem Interview in Anspruch genommen zu haben, konsultierten 59% diese Stellen mindestens ein weiteres Mal. Darüber hinaus erfordern die Gesundheitsprobleme der Alten, die ja im allgemeinen chronische Erkrankungen sind, meist auch hochqualifiziertes Personal sowie multidisziplinäre Teams, ganz zu schweigen von kostspieligen Labortests und Krankenhausbehelfen. Auch haben wir hohe Anteile an Bettlägrigen, insbesondere mit einer Liegedauer von oft über drei Monaten, beobachtet. Man kann davon ausgehen, daß bei einem Mangel an Ambulatorien diese erst dann aufgesucht werden, wenn der Krankheitszustand bereits sehr ernst ist. Dazu kommt, daß z.B. die einzige Spezialabteilung für Geriatrie des Brazilian National Health System (Unified Health System) in Rio de Janeiro auf dem Gipfel eines steilen Hügels liegt, was den Zugang für alte Menschen außerordentlich schwierig gestaltet. Die Bezeichnung Hospiz oder „geschlossene“ Anstalt bezieht sich offenbar auf die geographische Lage solcher Einrichtungen.

Neben diesen Aspekten gibt es zahlreiche weitere, die aufgrund der Zunahme der älteren Bevölkerung in Betracht gezogen werden müssen. Als Folge der Veränderung der Alterspyramide und des steigenden Bedarfs an Versorgungseinrichtungen für alte Menschen muß beispielsweise die Bettenverfügbarkeit in den Spitälern und das Angebot an medizinischem Personal neu eingeschätzt werden. Das gleiche gilt für die durchschittliche Aufenthaltsdauer im Spital. In England beträgt der Bevölkerungsanteil der alten Menschen 16%, diese Gruppe beansprucht 50% der Spitalsbetten, da ihr durchschnittlicher Krankenhausaufenthalt dreimal länger ist als jener der anderen Altersgruppen.

Dies sind die Schlüsselfragen für die Kostenberechnung und Planung im Gesundheitsbereich. Nichtsdestotrotz haben die hierfür Verantwortlichen, die die Größenordnung und Bedeutung dieses Themas sichtlich noch nicht erkannt haben, bis jetzt nur wenig bewirkt.

Es muß betont werden, daß die Probleme der alten Bevölkerung aber nicht auf den Public-Health-Bereich beschränkt sind. In der oben erwähnten Studie haben die Befragten in bezug auf ihre größten Beeinträchtigungen und/oder Schwierigkeiten im Alltag Geldmangel angegeben, am häufigsten wurden wirtschaftliche Kürzungen genannt. Annähernd 30% gaben materielle Sicherheit als wichtiges, nicht erfülltes Grundbedürfnis an. 22% gaben Gesundheit an, und 20% klagten über die Schwierigkeiten bei der Benützung der öffentlichen

Transportmittel. Darüber hinaus führten jeweils annähernd 10% der befragten Gruppe Wohnen und soziale Ausgrenzung als Problembereich an.

Diese Ergebnisse zeigen, daß sich Unterstützungsmaßnahmen für alte Menschen nicht lediglich auf den Gesundheitsbereich beschränken dürfen. Vielmehr ist ein umfassendes Verständnis bei der Lösung dieses Problems von entscheidender Bedeutung.

Bei der Diskussion um die Probleme der älteren und alten Bevölkerung ist auch die Frage der Pension von entscheidender Bedeutung. Über Jahre hindurch war die Pensionierung ein Stempel, den man den alten Menschen aufdrückte, der ihre Nutzlosigkeit zum Ausdruck brachte und gleichzeitig Sinnbild dafür war, daß man sich nun am „absteigenden Ast" befand. Der Übergang von einem Lebensabschnitt voller Aktivität zu einem, dem es an Motivationen oder Zielen fehlt, in dem mit abnehmendem Lebensstandard zu rechnen ist und der keine soziale Anerkennung bietet, wohl aber die körperlichen Anzeichen des Alterns mit sich bringt, wirkt sich in sozialer und finanzieller Hinsicht üblicherweise vielfach negativ aus. Es steht außer Frage, daß die Gesetzesreform, die die Pensionsvoraussetzungen verändern soll, in nächster Zukunft großes Interesse und Diskussionen hervorrufen wird. Obwohl die Bedeutung dieser Reform sehr wohl anerkannt ist, wurden bis dato lediglich nur sehr allgemeine Lösungsvorschläge angeboten, was wiederum auf die mangelnde Kompetenz jener hindeutet, die an dieser Diskussion politisch beteiligt sind.

Zwei Punkte dürfen allerdings im Rahmen der politischen Diskussion nicht außer acht gelassen werden: die geringe Geldmenge, welche die große Masse der Pensionisten erhält bzw. verdient, und die Diskussion über das Pensions-Mindesteintrittsalter. In einem derartig heterogenen und komplexen Land wie Brasilien ist es meiner Meinung nach unfair, den Alterungsprozeß allein, gemessen an Jahren, als Kriterium für die Definition des Alters heranziehen. Ein 55jähriger Arbeiter aus einer der ärmsten Gemeinden des Nordostens Brasiliens ist mit Sicherheit weit „älter" als ein 65jähriger leitender Büroangestellter aus dem Zentrum von Rio de Janeiro. Die Festsetzung einer hohen Altersgrenze für das Pensions-Mindesteintrittsalter könnte verhindern, daß die gewaltige Masse von einfachen brasilianischen Arbeitern ihre Pension antritt. Andererseits ist vollkommen einleuchtend, daß kein brasilianisches Budget imstande ist, 30 oder mehr Pensionsjahre etwa eines städtischen Angestellten angesichts einer Arbeitszeit von 30 Jahren zu finanzieren. In Brasilien erkennt man in zunehmendem Maße, daß die Pensionsgesetze und Bestimmungen aufgrund der steigenden Lebenserwartung, insbesondere in den am stärksten entwickelten Stadtzentren und besonders in jenen Bevölkerungsschichten mit einem höheren Ausbildungsstand und besserem Einkommen, geändert werden müssen.

Die meisten Politiker des rechten Flügels treten dafür ein, strengere Regeln bei der Einhaltung des Pensions-Mindesteintrittsalters zu definieren. Nichtsdestotrotz unterstützen viele von ihnen in ihrer Eigenschaft als Geschäftsleute eine Arbeitspolitik der Frühpensionierungen, um von jüngeren Angestellten profitieren zu können. Die sozialen Lasten dieser Frühpensionisten trägt aber letztlich die Regierung und damit die Gesellschaft.

In einem Land wie dem unsrigen mit so gewaltigen Ungleichheiten ist die Lösung nicht einfach. Meiner Ansicht nach sollten wir komplexere Kriterien definieren, die in sozialer Hinsicht das Alter des Arbeitnehmers, die Dauer der ununterbrochenen beruflichen Aktivität und auch einige demographische Variable beinhalten, um einen fairen politischen Ansatz zu erzielen.

Wie in jedem anderen entwickelten Land sind die alten Menschen in Brasilien am Ende ihres Lebens im allgemeinen mit einer wirtschaftlichen Situation konfrontiert, die für sie schlechter ist als jene zum Zeitpunkt ihrer Erwerbstätigkeit, da die Pensionen generell niedriger sind als Lohn bzw. Einkommen. Dies bedeutet, daß das proportionale Anwachsen der älteren und alten Bevölkerungsgruppen, im besonderen angesichts der gegenwärtigen Pensionen, eine Zunahme der armen Bevölkerung nach sich zieht.

Alte Menschen haben nicht nur mit Krankheiten und Armut, sondern auch mit minimaler sozialer Einbindung zu kämpfen. Ihre Diskriminierung ist ein allgemeines Erbe der Industriegesellschaft, die die traditionelle Gesellschaft ersetzt hat, deren Grundlage eine Familienstruktur bildete, in der alte Menschen in der Regel respektierte Positionen innehatten – ganz im Gegensatz zu heute, wo alte Menschen häufig stigmatisiert werden.

Es hat den Anschein, daß die Entwicklungen im Technologiebereich ganz entscheidend dazu beitragen, den sozialen Status der alten Menschen zu verschlechtern. Eine der Auswirkungen der technischen Entwicklung ist die Tatsache, daß die traditionellen Fertigkeiten der Alten an Bedeutung verloren, wodurch ihr unmittelbarer Beitrag zur Gesellschaft weniger wert war. Ihr Wissen – Ergebnis der Erfahrung eines gesamten Lebens – wurde in früheren Zeiten als Reichtum betrachtet, heute erhält es kaum Anerkennung. Die modernen Denkmuster werden stark von Wissenschaft und Technik beeinflußt, die wiederum von jungen Menschen bestimmt werden, was praktisch zum gänzlichen Ausschluß der alten Menschen führt. Nur wenigen, darunter vielleicht einigen Künstlern, Politikern und hochqualifizierten Kräften, gelingt es, in fortgeschrittenem Alter höher eingestuft zu werden als in ihrer Jugend.

Diskriminierung von alten Menschen gibt es in allen Bereichen des Alltagslebens. Das beginnt schon beim Einsteigen in einen Bus (mit ungünstigen und zu groß konzipierten Stufen). Auch verlassen alte Menschen ihre Wohnungen aus Sicherheitsgründen nur, wenn sie müssen sowie abhängig von der Tageszeit und dem Viertel, in dem sie wohnen, da sie häufig Opfer von Überfällen werden. Es gibt für Ältere überdies kaum geeignete Freizeitmöglichkeiten, keine eigene Mode und spezielle Einrichtungsgegenstände für ihre Bedürfnisse.

Nach wie vor ist in Brasilien der Bevölkerungsanteil der jungen Leute sehr groß. Und noch immer bestehen in medizinischer und sozialer Hinsicht zahlreiche Unzulänglichkeiten. Wir können daher nicht fordern, daß die Regierung den alten Menschen, trotz ihrer Bedürfnisse, Vorrang einräumt. Dennoch wird man sich in der nächsten Zukunft um die Bedürfnisse der alternden Bevölkerung kümmern müssen. Dies ist in der Tat eine der großen Herausforderungen in Brasilien.

Vieles bleibt noch zu tun. Dabei kommt der Wissenschaft und Technologie eine besonders wichtige Rolle zu, nämlich effiziente und passende Lösungen zu finden und neue Projekte zu entwickeln, die ein besseres Verständnis der alten Menschen in Brasilien ermöglichen. Die Universitäten des Landes müssen in diesen Prozeß des demographischen Überganges und den damit verbundenen

Konsequenzen in sozialer Hinsicht intensiv eingebunden werden. Es ist an der Zeit, jene menschlichen und technischen Ressourcen näher zu bestimmen, die notwendig sind, um diese große Herausforderung im dritten Jahrtausend anzunehmen: *The third age explosion.* Daher auch die steigende Notwendigkeit nach einer neuen Haltung in dieser Frage.

Eine Vielzahl von umfassenden politischen Strategien ist erforderlich, um die gnadenlose Realität, die auf die Menschen im Alter wartet, zu verhindern oder zumindest erträglicher zu machen. Nach all den fortgesetzten Bemühungen, das menschliche Leben zu verlängern, wäre es bedauernswert, wenn nicht auch die entsprechenden Bedingungen dafür geboten werden können.

4. Public Health und Medizin

Medizin und Gesundheitsförderung

Implikationen für die Gesundheitsberufe

Wolfgang Dür, Jürgen M. Pelikan

1. Die Differenz gesund/krank in der modernen Gesellschaft

Ausgehend und angeregt von Konzepten der Weltgesundheitsorganisation (vgl. Kickbusch, 1988, 1994; WHO, 1991) hat der Begriff der „Gesundheit" in der vergangenen Dekade sowohl in wissenschaftlichen als auch in politischen Diskursen an Bedeutung gewonnen. Die beginnende Formierung der Gesundheitswissenschaften als einer neuen, interdisziplinären Anstrengung, die neue Paradigmen und Sichtweisen zu etablieren sucht, ist sichtbarer Ausdruck dieser Entwicklung (vgl. einführend: Hurrelmann/Laaser, 1993). Zentral ist dabei ein Perspektivenwechsel, der den Blick von Krankheit auf Gesundheit richtet: Gesundheitswissenschaftliche Forschung fragt nach den soziologischen, psychologischen, ökologischen und biomedizinischen Bedingungen und Faktoren, die für die Produktion und Erhaltung von Gesundheit von Bedeutung sind. Gesundheit wird dabei im umfassenden Sinne als soziale und individuelle Ressource und Befähigung zur Lebensbewältigung aufgefaßt. Ziel der Gesundheitswissenschaften ist die Analyse von Prozessen, in denen Gesundheit erzeugt wird, mit der Absicht, diese Prozesse zu fördern – im Sinne eines Selbstverständnisses als angewandte Wissenschaft.

Darin klingt an, daß es bei Gesundheitsförderung um einen gegenüber der Medizin veränderten Gebrauch der Differenz gesund/krank geht. In systemtheoretischer Perspektive ist ein solcher Vorgang durchaus kommentierenswürdig.

Daß Gesundheit und Krankheit eine Differenz darstellen, bedeutet zunächst, daß sie wie Gegenbegriffe gebraucht werden können, der eine als die Negation des anderen: wenn jemand krank ist, dann ist er ipso facto nicht gesund; wer gesund ist, kann nicht zugleich krank sein. Man ist *entweder* gesund *oder* krank. Diese Entgegensetzung der Begriffe ist bei näherer Betrachtung jedoch auf eine merkwürdige und für moderne Gesellschaften insgesamt zugleich typische Weise „schief" oder „unwuchtig": Man kann nämlich auf sehr vielfältige und differenzierte Weise über den einen Pol der Differenz – über Krankheiten – sprechen, wogegen die Gesundheit immer relativ abstrakt und sozusagen wortkarg bleibt.

Um es in den Worten des deutschen Soziologen Niklas Luhmann (1983b) zu sagen: „Es gibt viele Krankheiten, aber nur eine Gesundheit".

Diese Eigentümlichkeit verdankt sich der erfolgreichen Durchsetzung der modernen Medizin in den letzten 150 oder 200 Jahren, deren Blick auf Krankheiten gerichtet ist und die daher sehr viel mehr über Krankheiten, deren Entstehung und Heilung weiß als über Gesundheit. Sie verfügt über ein hochentwickeltes Instrumentarium zur Aufdeckung, Beschreibung und Behandlung von Krankheiten, nicht aber über einen „Gesundheits-Test", der auf einfache Weise alle denkbaren Krankheiten ausschließen und in jeglicher Hinsicht Gesundheit attestieren könnte. Das Vorhandensein von Gesundheit kann immer nur ex negativo angenommen werden, wenn nach den Regeln der ärztlichen Kunst und Wissenschaft keine Krankheiten vorliegen. Ähnlich scheint auch das Individuum mit höherer Sensibilität auf Krankheiten zu reagieren, die es in Form von Schmerzen oder Unwohlbefinden bemerkt und äußert, als auf Gesundheit und Wohlbefinden, welches ein irgendwie diffuser und unspektakulärer Zustand zu sein scheint, der schlicht vorausgesetzt wird. Anders und einem allgemeinen Verständnis folgend gesagt: Gegen Krankheiten muß man etwas tun, sie ziehen unsere Aufmerksamkeit auf sich und fordern spezifische Handlungen heraus; wenn man dagegen gesund ist, kann man sich anderen Dingen widmen.

Nun weist schon die bekannte Gesundheits-Definition der WHO aus dem Jahr 1946 darauf hin, daß dieses von der modernen Medizin geprägte Verständnis zu kurz greift. Dieser Definition zufolge ist Gesundheit *mehr* als nur die Abwesenheit von Krankheit, nämlich das umfassende physische, psychische und soziale Wohlbefinden eines Individuums. Darin kommt ein Gesundheitsverständnis zum Ausdruck, das sich offensichtlich nur partial mit jenem der naturwissenschaftlich basierten Medizin deckt, jedenfalls sofern man ihre eigenen Ideale einer naturwissenschaftlichen Disziplin unterstellt. Es unterscheidet sich in zweierlei Hinsicht: zum einen wird Gesundheit in einem *positiven* Sinn als umfassendes Wohlbefinden definiert, das man mit konkreten Inhalten füllen kann (z.B. angenehme Erfahrungen machen, schwierige Situationen meistern, Erfolgserlebnisse haben, ökonomisch gesichert sein, privates Glück erleben ...), und zum anderen werden damit auch Gesundheitsstörungen ins Blickfeld gerückt, für die sich die klassische Schulmedizin nur sehr bedingt zuständig fühlen kann. Um es an einem Beispiel zu demonstrieren: Die Medizin kann einen „Patienten" nicht hinreichend kompetent behandeln oder gar in kausalem Sinne heilen, der unter beruflichen Belastungen, Arbeitslosigkeit oder einer problematischen Familiensituation leidet, dessen Wohlbefinden also durch psychosoziale Faktoren beeinträchtigt ist.

Um Mißverständnissen vorzubeugen: Es wird hier nicht in Abrede gestellt, daß die Medizin ihr ätiologisches Verständnis von Krankheiten in den vergangenen Jahrzehnten um psychosoziale Faktoren (historisch gesehen: wiederum) zunehmend erweitert hat, wenngleich die psychosomatische Forschung der biomedizinischen weit hinterherhinkt. Und selbstverständlich ist die Medizin nicht nur eine mehr oder weniger exakte „Krankheitswissenschaft", sondern eben auch ein konkretes Praxisfeld, in dem psychosoziale Probleme naturgemäß auftauchen und von ÄrztInnen auch faktisch behandelt werden. Aus soziologischer Sicht wäre es sogar unmöglich, die psychosoziale Dimension aus der Arzt/Patient-Beziehung vollkommen auszuklammern, da jede Interaktion zwischen Arzt und Patient immer auch eine Intervention auf einer psychosozialen Ebene miteinschließt. Wie dieses beziehungsspezifische Potential therapeutisch sinnvoll und in einer den Gegebenheiten des ärztlichen Alltags angepaßten Weise genutzt werden kann, ist z. B. von Balint ausgearbeitet worden (Balint/Norell, 1977; vgl. auch Lüth, 1974). Dennoch gilt in einem radikaleren Sinne, daß sozial bedingte Befindlichkeitsstörungen, wie beispielsweise Einsamkeit oder Armut, biomedizinisch weder adäquat konzeptualisiert noch „kuriert“ werden können.

Der biomedizinische Gebrauch – oder: die biomedizinische Konstruktion – der Differenz gesund/krank ist in diesem Sinne einseitig und (mit allen Einschränkungen gesagt) reduktionistisch. Sie ist einseitig, weil sie ausschließlich am Pol „krank“ orientiert ist, was der Medizin ermöglicht hat, im Laufe ihrer Entwicklung ein breites Spektrum von Krankheitsbeschreibungen und ein hochentwickeltes Instrumentarium zu deren Behandlung hervorzubringen.[1] Und sie tat dies im wesentlichen auf der Grundlage einer reduktionistischen Orientierung an naturwissenschaftlichen Methoden und Erkenntnissen, weshalb diese Beschreibungen weitgehend auf körperlich-organische Vorgänge beschränkt sind. Es ist jedoch – paradoxerweise – gerade diese reduktionistische Vorgangsweise der Medizin, der sich ihr enorm differenziertes und vertieftes Verständnis von körperlichen Prozessen und möglichen Funktionsstörungen verdankt. Denn nur die Reduktion der Problemstellungen hat in bezug auf die dann ausgewählten die Entwicklung einer so hohen Kompetenz ermöglicht. Es fällt heute daher schwer, dies der Medizin zum Vorwurf zu machen und über ihre Schwierigkeiten zu klagen, der soziopsychosomatischen (oder biopsychosozialen) Komplexität des menschlichen Lebens gerecht werden zu können (vgl. u. a. Siegrist, 1988; Uexküll, 1981; Uexküll/Wesiack, 1988; Heim/Willi, 1986; Willi/Heim, 1986; Hurrelmann, 1991).

Um zu verstehen, daß diese Vorgangsweise der Medizin funktional war und auch nach wie vor ist, auch wenn man die Schwerpunktsetzungen gern verändern möchte, und daß diese Funktionalität eine gesellschaftliche Bedingung für die Durchsetzung der modernen Medizin seit dem Aufbruch der europäischen Aufklärung war, ist es notwendig, einige Grundzüge der modernen Gesellschaft abrißartig zu skizzieren.[2]

In der Perspektive der neueren soziologischen Systemtheorie ist das herausstechende Merkmal der modernen Gesellschaft ihre funktionale Differenzierung.[3] Damit wird auf einer grundlegenden Ebene der Gesellschaftsstruktur ein Unterschied zu archaischen und hierarchischen Gesellschaften bezeichnet. Während letztere nach dem Modell einer Pyramide gebaut sind und somit an der Spitze, zuhöchst in der Person des Monarchen, über ein Macht- und Kompetenz-

[1] Für die medizinhistorische Entwicklung vgl. z. B. Jetter, 1992; für die Spezifik unseres medizinischen Krankheitsverständnisses im interkulturellen Vergleich vgl. Pfleiderer/Bichmann, 1985; für den Zusammenhang zwischen Medizin und Geschlecht Fischer-Homberger, 1979; Duden, 1987.

[2] Zur Einführung in die soziologische Systemtheorie vgl. Willke, 1987, oder auch Luhmann, 1984.

[3] Für die Grundlagen dieses soziologischen Konzepts vgl. Luhmann, 1987; Mayntz et al., 1988.

zentrum verfügen, in dem alle Fäden zusammenlaufen und von dem idealiter alle Entscheidungen und Entwicklungen in den verschiedenen gesellschaftlichen Teilbereichen kontrolliert und koordiniert werden können und auch müssen, sind in modernen Gesellschaften für die Erfüllung bestimmter Funktionen eigene, weitgehend autonom und selbstbestimmt operierende Teilsysteme ausgebildet. Solche „Funktionssysteme" sind, um nur einige besonders wichtige zu nennen, Politik, deren Funktion darin besteht, allgemein bindende Entscheidungen bereitzustellen, Wirtschaft, Recht, Wissenschaft, Erziehung, Medien, Kunst und eben auch das System der Krankenbehandlung, das wir gewohnt sind, Gesundheitssystem zu nennen.

Gemessen an der Effektivität der bestimmten Funktionserfüllung liegen, evolutionär betrachtet, in der Einrichtung von solchen hochspezialisierten und sich relativ unabhängig nach selbsterzeugten Richtlinien entwickelnden Systemen enorme Vorteile. Die Systeme sind durch ihre ausschließliche Funktionsbindung nur auf einen ganz bestimmten Weltausschnitt konzentriert und können alle anderen vernachlässigen. Sie bilden in bezug auf diesen Weltausschnitt daher sehr differenzierte und komplexe Sichtweisen und Kompetenzen aus.

So etwa ist, wie bereits angedeutet wurde, das Interesse der Medizin ausschließlich auf die Behandlung von Krankheiten gerichtet und kann dadurch von religiösen oder politischen Fragen der Lebensführung oder von bestimmten Aspekten der Person wie ihrer sozialen Stellung abgezogen werden. Das ist keineswegs so selbstverständlich, wie es heute klingt, denn für die Medizin des Mittelalters beispielsweise bildeten Fragen des Glaubens noch eine durchaus wichtige Dimension bei der Erklärung von Krankheiten und deren Heilung (vgl. Attali, 1981; Lüth, 1986). Und Reste dieser vorwissenschaftlichen Haltungen scheinen heute auf verschiedene Weise wieder fröhliche Urständ zu feiern. Gleichzeitig mit dieser Konzentration und Engführung steigert die Medizin auch ihre Leistungsfähigkeit, und in dem Maße, in dem sie sich systemisch ausdifferenziert und gesamtgesellschaftlich den Eindruck erzeugen kann, daß sie Krankheiten zu „beherrschen" vermag, gelingt es ihr, gesundheits- und krankheitsbezogene Kompetenzen an sich zu ziehen. Damit entlastet die Medizin auch andere Systeme weitgehend nicht nur von Fragen der Krankheitsbehandlung, sondern auch der Krankheitsverhütung. Die Wirtschaft beispielsweise kann sich dann ausschließlich mit Fragen der Warenproduktion beschäftigen und Arbeitsplatzbedingungen primär an Rentabilitätsgesichtspunkten orientieren. Wenn dann Krankheiten auftreten, kann sie dieses Problem an die Medizin delegieren. Über medizinnahe Industrien gewinnen Krankheiten in der Wirtschaft als Marktchancen dann wieder eine neue, völlig veränderte Bedeutung.

Durch diese hohe Spezialisierung sind alle Systeme (und die Gesellschaft insgesamt als Ensemble aller sozialen Systeme) von den Leistungen der jeweils anderen in hohem Maße abhängig. Funktionale Differenzierung führt daher nicht nur zu mehr Autonomie, sondern gleichzeitig zu neuen und ungeahnt hohen Interdependenzverhältnissen in der Gesellschaft. So benötigt die Medizin, um das, was sie tut, autonom und an ausschließlich eigenen Richtlinien orientiert tun zu können – z. B. Entscheidungen in einem Diagnoseprozeß an medizinischen und nicht an ökonomischen Gesichtspunkten zu orientieren –, die Bereitstellung großer finanzieller Mittel und Zahlungsgarantien, politische Rahmenbedingungen und rechtliche

Absicherungen, schließlich Professionalisierung ihrer Berufsgruppen und entsprechende Ausbildungseinrichtungen. Funktionssysteme in modernen Gesellschaften sind daher in Hinblick auf ihre zentrale Leistung autonom, in ihren Voraussetzungen aber gleichzeitig in hohem Maß von anderen Systemen abhängig.

Diese Autonomie führt aus politischer Sicht zu Steuerungsproblemen (Luhmann, 1981). Um es am Beispiel des Problems der sogenannten Kostenexplosion im Gesundheitswesen zu illustrieren: Es kann aus Gründen der Kosteneinsparung politisch nicht sinnvoll gefordert werden, daß etwa bestimmte Diagnoseverfahren nur mehr in der Hälfte jener Fälle angewendet werden sollen, bei denen es bislang medizinisch für notwendig erachtet wurde, oder daß die Spitalsaufenthaltstage nach Bypass-Operationen um 20% zu reduzieren seien. Politische Forderungen dieser Art haben nur dann eine Chance auf Realisierung, wenn sie klinisch-wissenschaftlich sinnvoll und zu rechtfertigen sind.

Ihre Abhängigkeit im Gesellschaftsganzen führt Funktionssysteme dazu, ihre Umwelt bzw. Systeme in ihrer Umwelt genau zu beobachten, um sich an veränderte Bedingungen anpassen zu können. Dies sichert einerseits aus Sicht der Gesellschaft die Adäquatheit der Systemleistung, fordert andererseits aus Sicht des Systems fortlaufend interne Veränderungs- und Entwicklungsprozesse heraus. Auch solche Beobachtungen führen die Systeme mit einer jeweils eigenen, systemspezifischen Logik durch. Für die Medizin ist deshalb vor allem von Bedeutung, inwieweit sich Heilungsprozesse in anderen Systemen bewähren, d.h., wie sehr es gelingt, Krankheiten so zu kontrollieren, daß der Person wieder ihre alltäglichen Rollenverpflichtungen möglichst uneingeschränkt und dauerhaft übertragen werden können. Die Medizin erzeugt u.a. deshalb eine Präferenz für Früherkennung (etwa bei Krebserkrankungen) oder für rehabilitative Maßnahmen (bei Herz/Kreislauferkrankungen), auch wenn sie ihre Leistungsfähigkeit an spektakulären Einzelfällen (z.B. Transplantationsmedizin) am besten unter Beweis stellen kann.

Um nun auf die uns interessierende Frage zu kommen, worin denn die Funktionalität der medizinischen Orientierung an Krankheit (statt Gesundheit) und der reduktionistischen Betonung der somatischen Aspekte von Krankheiten liegt: Offensichtlich hängt dies damit zusammen, daß die Medizin unter der – für alle Systeme gültigen! – Bedingung knapper Ressourcen das Spektrum der von ihr zu beobachtenden und im System zu bearbeitenden Fälle reduzieren muß. Verkürzt gesagt: Die Medizin hat es mit weniger Individuen zu tun, wenn sie sich nur um die Kranken kümmern muß, als wenn ihre Aufgabe darin bestünde, die Gesundheit der Gesunden zu erhalten. Die Orientierung an Krankheit reduziert in diesem Sinn die Komplexität der Aufgaben, die sie erfüllen muß, um gesellschaftlich als erfolgreich wahrgenommen werden zu können. Um es in der klassischen Differenz von Kuration und Prävention zu sagen: Kuration, also die Konzentration auf therapeutische Maßnahmen, ist deshalb attraktiv, weil Krankheiten erst bei ihrem konkreten Vorliegen gesellschaftlich relevant werden und nicht schon im multifaktoriellen Vorfeld ihrer Entstehung Handlungsbedarf erzeugen (vgl. hierzu Luhmann, 1990).

Und auch die Betonung somatischer Aspekte dient dieser Reduktion. Denn in einer Gesellschaft von extrem hoher Komplexität, in der alles mit allem irgendwie zusammenhängt und in der eben für alle Krankheiten auch soziale, psychische, politische, ökonomische, ökologische oder geschlechtsspezifische Ursachen bzw.

begünstigende Faktoren angegeben werden können, ist die Reduktion von Kausalfaktoren eine wichtige Bedingung zur Herstellung von Handlungsfähigkeit. Man muß sich, zugespitzt gesagt, entscheiden, ob man in jedem Einzelfall wirklich umfassende Beschreibungen der Lebensumstände und präzise Analysen der vielfältigen Ursachen haben will, die zu einer Krankheit geführt haben, oder ob man rasch und in bestimmtem Sinne effektiv etwas dagegen tun will – meist mit Mitteln der Körpermanipulation, die ein spezifisches Privileg der Medizin darstellt.

Die Funktion des medizinischen Systems ist in diesem genauen Sinn Krankenbehandlung, und es wäre als „System der Krankenversorgung" oder „System der Krankenbehandlung" genauer bezeichnet (vgl. Luhmann, 1983a, b; 1990). Das bedeutet: Alle Handlungen in diesem System, ob von Ärzten oder anderen Gesundheitsberufen, sind in diagnostischer, therapeutischer oder auch „nur" palliativer, beratender und pflegerischer Hinsicht an Krankheiten orientiert. Wenn Gesundheit vorliegt, läuft das professionelle System leer: es kann keine Handlungen anschließen und letztlich nur die Abwesenheit einer Handlungsmöglichkeit, also von Krankheit feststellen. Krankheit ist, in der Sprache der modernen soziologischen Systemtheorie, (paradoxerweise) der *positive Wert* der Differenz gesund/krank, an den im System Handlungen angeschlossen werden können; Gesundheit dagegen fungiert als *Reflexionswert* von Krankheit – jener Wert, der es dem System ermöglicht, für seine Tätigkeiten ein Ziel anzugeben: Das ist im kurativen Bereich die Befreiung von Krankheit bzw. wie man aus gesellschaftlicher Perspektive genauer sagen muß: *die Reduktion von Krankheiten*, und die Vermeidung von Erkrankungen im präventiven Bereich.

Das medizinische Krankheits/Gesundheitsverständnis ist in diesem Sinne also nicht einfach als „defizitär" zu begreifen, wie die Medizinkritik lange Zeit diagnostiziert hat (vgl. hierzu beispielhaft Illich, 1981; Dunning, 1989), sondern es erfüllt spezifische Funktionen in der modernen Gesellschaft, die man in vier Aspekten zusammenfassen kann: (1) sie bietet in Form von Diagnoseverfahren und Methoden der (Früh-)Erkennung von Krankheiten ein Sensorium für funktionale Störungen in Organsystemen an, das Krankheitsprozesse auffinden kann, lange bevor sie dem Individuum auffällig bzw. klinisch identifizierbar werden (vgl. Luhmann, 1983b); (2) sie bietet im Zentrum die therapeutische und rehabilitative Krankenbehandlung als Wiederherstellung der Handlungsfähigkeit von Individuen an; (3) sie bietet mit ihren Krankheitstheorien, dem Risikofaktoren-Modell und ihrem enormen Erfahrungsschatz Zielpunkte und Methoden für präventives Handeln an; (4) schließlich erfüllt die Medizin eine bedeutsame Funktion der sozialen Kontrolle, indem sie über den krankheitsbedingten Ausstieg aus und Wiedereinstieg in soziale Rollen (mit) entscheidet, wie dies von dem amerikanischen Soziologen Talcott Parsons (1958) herausgearbeitet wurde.

2. Probleme der medizinischen Konstruktion von Gesundheit und Krankheit aus Sicht der Gesellschaft

Die Entwicklung und erfolgreiche Durchsetzung der Medizin als Wissenschaft und Profession etwa seit Beginn des 19. Jahrhunderts ist eng gekoppelt an die bis in die Zwischenkriegszeit dominanten Infektionskrankheiten. Durch Hygienemaßnahmen, Impfstoffe und Antibiotika-Behandlung hat die Medizin ihre Leistungsfähigkeit eindrucksvoll unter Beweis gestellt, wenngleich sie den Ruhm für die Bekämpfung der verschiedenartigsten Infektionskrankheiten auch mit der allgemeinen Verbesserung der sozialen Lebensbedingungen teilen muß, denn, wie McKeown (1982) zeigen konnte, haben Abwasser- und Kanalsysteme in Städten, die Verbesserung der Wohnverhältnisse und der Ernährung der Bevölkerung ebenfalls einen großen bzw. sogar entscheidenden Beitrag geleistet.

Im Zuge der Entwicklung der modernen „Wohlstands"-, „Arbeits"-, „Freizeit"- oder „Risiko"-Gesellschaft, wie immer man sie bezeichnen will, hat sich die Situation allerdings grundlegend geändert. Eine ganze Reihe von Faktoren ist dafür verantwortlich, daß das Krankheitsspektrum sich von einer Dominanz der Infektionskrankheiten zu einer Dominanz der chronisch-degenerativen, verhaltens- und verhältnisbedingten sowie umweltbedingten Krankheiten verschoben hat (Herz/Kreislauferkrankungen, bösartige Neubildungen, Unfälle, Verletzungen und Erkrankungen des Bewegungsapparates sowie Erkrankungen der Verdauungsorgane). Setzt man die Häufigkeit des Auftretens bestimmter Krankheitsgruppen des Jahres 1970 gleich 100, so zeigt sich bis zum Jahr 1988 ein weiterer Rückgang der Infektionskrankheiten (Tuberkulose auf 28, Geschlechtskrankheiten auf 16, Grippe auf 42) bei gleichzeitigem, dramatischen Ansteigen der sogenannten Zivilisationskrankheiten: Krankheiten des Bewegungsapparates auf 348, des Verdauungssystems auf 250, bösartige Neubildungen auf 256, Herz/Kreislauferkrankungen auf 197, was nahezu eine Verdoppelung der Gesamtzahl dieser Krankheitsfälle bedeutet (vgl. Meyer-Deissig, 1993, S. 37). Weiters wird das subjektive Krankheits- bzw. Gesundheitsempfinden der Bevölkerung auch stark von psychosomatischen und psychosozialen Störungen beeinträchtigt, die in offiziellen Statistiken nicht erfaßt werden. Expertenschätzungen zufolge leidet ein Viertel der Patienten, die einen Praktischen Arzt aufsuchen, an solchen Befindlichkeitsstörungen. Einer Mikrozensus-Befragung zufolge (vgl. Meyer-Deissig, 1993) beurteilt nur ein Drittel der österreichischen Bevölkerung den eigenen Gesundheitszustand als gut; ein Drittel jedoch als beeinträchtigt bis schlecht.

Gerade gegenüber diesen Krankheiten und Befindlichkeitsstörungen jedoch sind die therapeutischen Möglichkeiten der Medizin relativ eng begrenzt. Sie ist daher zunehmend mit *Zweifeln an der Effektivität* ihres Tuns konfrontiert, wobei sich diese Zweifel weniger auf die Sinnhaftigkeit einzelner Heilbehandlungen beziehen, sondern mehr auf die Resultate des Systems insgesamt. Der diesbezügliche Befund ist reichlich paradox, denn der Steigerung der Leistungen des Systems der Krankenbehandlung (und damit auch der Kosten) steht nicht ein Weniger, sondern eine ebenso starke Steigerung der Krankheiten gegenüber. Anders formuliert: Immer mehr Menschen erleben – auch dank der Leistungen der Medizin – immer mehr Krankheiten. Man kann daher sagen, daß das Ziel, Krankheiten zu reduzieren, mit immer höherem Aufwand immer weniger erreicht wird (vgl. Krämer, 1989, S. 125–145).

Verschärft wird dieser Befund noch dadurch, daß das System der Krankenbehandlung – wie alle Funktionssysteme in modernen Gesellschaften – auf Expansion programmiert ist: Es reagiert auf das Mehr an Krankheiten mit einem Mehr an Leistungen und verfügt über keine interne Stopp-Regel, die das Wachstum begrenzen könnte.[4] Dadurch können über kurz oder lang Grenzen der Finanzierbarkeit erreicht werden. Um nur einige Entwicklungstendenzen aufzuzeigen, die seit Jahrzehnten massiv problematisiert werden:

- Der Anteil der Gesundheitsausgaben am Bruttoinlandsprodukt stieg z. B. von ca. 4 % im Jahr 1960 über 7 % im Jahr 1975 auf ca. 9 % im Jahr 1993.
- Die Zahl der Ärzte stieg von knapp über 10.000 im Jahr 1960 auf fast 30.000 im Jahr 1994.
- Die Spitalskosten stiegen von 42 Mrd. öS im Jahr 1987 auf 69 Mrd. im Jahr 1993.

Der reduktionistische Krankheitsbegriff der Medizin nährt zugleich *Zweifel an ihrer Humanität.* Während der evolutionär erfolgreiche „Trick" der Medizin darin besteht, Krankheiten als isolierbare Ereignisse im Körpersystem zu lokalisieren und damit gezielter Intervention zugänglich zu machen, kreist ein öffentliches Unbehagen immer mehr um die Forderung, auch oder gerade im Krankheitsfall als „ganzer Mensch" gesehen und behandelt zu werden. Die Unzufriedenheit bezieht sich auf das traditionelle Arzt-Patient-Verhältnis, für das insgesamt mehr und wohl auch eine veränderte Kommunikation eingeklagt wird, Stichwort: „mündiger Patient". Damit ist auch eine mehr oder weniger starke Vertrauenskrise gegenüber der Ärzteschaft verbunden, die sich im Kürzel von den „Göttern in Weiß" ausgedrückt hat. Zentral in dieser Humanitäts-Kritik ist der enorme Technikeinsatz der modernen „Apparate-Medizin", der dazu führt, daß Ärzte immer mehr mit ihren Geräten (statt mit den Patienten) kommunizieren müssen (vgl. Badura et al., 1993). Selbst AbsolventInnen des Medizinstudiums sind gegenüber der Humanität der Medizin skeptisch eingestellt: Am Studienabschluß bejaht nur ein Fünftel der AbsolventInnen, daß sie Vertrauen in die Humanität der Medizin hätten (Krajic et al., 1990).

Mit dem hohen Technikeinsatz werden auch *Zweifel an der Effizienz des Mitteleinsatzes* im System der Krankenversorgung verbunden. Die Verfügbarkeit von technischen Geräten bedingt nahezu zwangsläufig deren Einsatz, der sich dann, wie sich als Tendenz feststellen läßt, weniger an „harten", klinisch-wissenschaftlichen Notwendigkeiten orientiert. Statt eines gezielten, hypothesengeleiteten, differentialdiagnostischen Vorgehens führt dies häufig zu einer Art „Breitband-Diagnostik", die möglichst viele Patienten bestimmten diagnostischen Verfahren aussetzt, um nichts übersehen zu haben (auch aus rechtlichen Gründen!).

All diese Probleme beziehen ihre besondere Brisanz daraus, daß für sie scheinbar keine einfachen und linearen Lösungsansätze gefunden werden können. Es läßt sich z. B. die Kostenentwicklung im Gesundheitswesen nicht in gebotenem Maße eindämmen, ohne auf Leistungen zu verzichten. Für einen solchen Verzicht fehlen jedoch konsensfähige Kriterien (siehe die Diskussion um einen „Selbstbehalt" bei Inanspruchnahme medizinischer Leistungen). Die Steigerung der „Kun-

[4] Das hängt auch damit zusammen, daß Krankheit und Tod stark emotional besetzte Bereiche sind, für deren Behandlung in unserer Gesellschaft keine verbindlichen ethischen Richtlinien bereitgestellt werden können außer jener, daß ein Menschenleben nicht in Geldwert ausgedrückt werden kann. Für die Errettung eines Menschenlebens läßt sich daher keine finanzielle Obergrenze angeben.

den"-, sprich: Patienten-Orientierung in Richtung Humanität dürfte dabei eher noch zusätzliche Kosten erzeugen als senken. Der technologische Entwicklungsstand der Medizin ist als solcher nicht hintergehbar. Weiters läßt sich die These formulieren: Solange sich das System der Krankenbehandlung primär an bereits *vorliegenden* Krankheiten orientiert, wird es dem Anstieg an Krankheiten hinterherhinken. Auch eine extreme Erweiterung des Krankheitsverständnisses der Medizin in Richtung einer biopsychosozialen Wissenschaft und Praxis (vgl. z. B. Heim/Willi, 1986) würde die Medizin im Kern als eine „Krankheitswissenschaft" erhalten und aus den beschriebenen Dilemmata nicht herausführen; es müßte, im Gegenteil, sogar befürchtet werden, daß die Dynamik dieser Prozesse durch die Einbindung von Psychologie, Soziologie, Umweltwissenschaften und anderen Disziplinen sogar noch verstärkt würde (vgl. Hurrelmann/Laaser, 1993, S. 9).

3. Zum Konzept der Gesundheitsförderung als politisches und soziales Projekt

Vor dem oben beschriebenen Hintergrund wird die aktive Förderung von Gesundheit zu einer bedeutsamen Herausforderung für die modernen Gesellschaften. Gesundheitsförderung ist ein Konzept, das im angelsächsischen Sprachraum als „Health Promotion" in den siebziger Jahren entstanden ist und z. B. in den USA und in Kanada vor allem in den achtziger Jahren eine ganz beträchtliche Dynamik entfaltet hat (vgl. Becker/Rosenstock, 1989, S. 285). Internationalisiert und damit auch für den deutschen Sprachraum angeboten wurde das Konzept vor allem durch die Weltgesundheitsorganisation (WHO), deren Europa-Abteilung schon Anfang der achtziger Jahre begonnen hatte, in die Entwicklung des Konzepts zu investieren. Eine reife und komplexe Ausformulierung fand dieses innovative und politikrelevante Konzept in der „Ottawa-Charta für Gesundheitsförderung" der WHO (1986), die den Status eines Grundsatzdokuments für die Entwicklung einiger zentraler Aspekte der Politik der Weltgesundheitsorganisation erlangt hat. Wir zitieren daraus:

„Gesundheitsförderung zielt auf einen Prozeß, allen Menschen ein höheres Maß an Selbstbestimmung über ihre Gesundheit zu ermöglichen und sie damit zur Stärkung ihrer Gesundheit zu befähigen. Um ein umfassendes körperliches, seelisches und soziales Wohlbefinden zu erlangen, ist es notwendig, daß sowohl einzelne als auch Gruppen ihre Bedürfnisse befriedigen, ihre Wünsche und Hoffnungen wahrnehmen und verwirklichen sowie ihre Umwelt meistern bzw. sie verändern können. In diesem Sinne ist die Gesundheit als ein wesentlicher Bestandteil des alltäglichen Lebens zu verstehen und nicht als vorrangiges Lebensziel. Gesundheit steht für ein positives Konzept, das die Bedeutung sozialer und individueller Ressourcen für die Gesundheit ebenso betont wie die körperlichen Fähigkeiten. Die Verantwortung für Gesundheitsförderung liegt deshalb nicht nur bei dem Gesundheitssektor, sondern bei allen Politikbereichen und zielt über die Entwicklung gesünderer Lebensweisen hinaus auf die Förderung von umfassendem Wohlbefinden."

(Gesundheits-)politisch heißt das, daß prinzipiell an vielen verschiedenen Faktoren gleichzeitig angesetzt werden kann, wenn Gesundheit gesteigert werden soll, und zwar an Faktoren, die dem politischen System zumindest prinzipiell zugänglich sind – denn das WHO-Gesundheitsförderungskonzept stellt dabei die soziale, kommunikative und damit auch prinzipiell politisierbare Dimension in den Mittelpunkt und spezifiziert sich in folgender Weise:

Frieden, angemessene Wohnbedingungen, Bildung, Ernährung, Einkommen, ein stabiles Ökosystem, eine sorgfältige Verwendung vorhandener Naturressourcen, soziale Gerechtigkeit und Chancengleichheit, wie sie in der Ottawa-Charta als *Voraussetzungen für Gesundheit* genannt werden, sind sozial erzeugte und das heißt auch: politisch beeinflußbare Bedingungen. *Gesundheitsinteressen* in bezug auf soziale, kulturelle und ökonomische Entwicklungen zu *vertreten*, die über ihre Auswirkungen auf die Veränderung der Umwelt bzw. über ihren Einfluß auf das gesundheitsrelevante Verhalten der Menschen auf deren Gesundheit zu wirken, ist eine eminent politische Aufgabe.

Die Forderung nach einer *Steigerung von Beteiligungschancen* in allen Lebensbereichen bzw. nach Chancengleichheit verbindet zwei Dinge: nämlich die Erkenntnis, daß eine Steigerung von Gesundheit ohne Mitwirkung der einzelnen Menschen nicht möglich ist, mit der Gestaltungsverantwortung des politischen Systems für eine gedeihliche physische und soziale Umwelt. Denn letztlich kann ein verantwortliches Gesundheitsverhalten erst auf der Grundlage von Information und strukturellen *Partizipationschancen* erwartet werden. „Menschen können ihr Gesundheitspotential nur dann weitestgehend entfalten, wenn sie auf die Faktoren, die ihre Gesundheit beeinflussen, auch Einfluß nehmen können". Damit schließt Gesundheitsförderung zunächst an traditionelle wohlfahrtsstaatliche Konzepte an und verbindet diese mit zentralen Einsichten der modernen Sozialwissenschaften ebenso wie mit innovativen Managementkonzepten: Einzelne Menschen können sich, ebenso wie soziale Systeme, im Prinzip nur selbst steuern und von außen dabei bloß irritiert bzw. – positiv formuliert – unterstützt werden.

Schließlich spezifiziert sich der Gesundheitsförderungsbegriff der Ottawa-Charta auch in die Richtung, daß die ausschließliche Delegation der Wahrnehmung von Gesundheitsinteressen an den Gesundheitssektor nicht ausreicht, um die zentralen gesundheitsrelevanten Faktoren positiv zu beeinflussen. Gesundheitsförderung verlangt sowohl horizontale (zwischen den verschiedenen gesellschaftlichen Funktionssystemen) und vertikale Vermittlung und Vernetzung, wobei dem Gesundheitswesen und seinen Mitarbeitern und damit auch der Gesundheitspolitik, die für die Rahmenbedingungen dieses Systems zuständig ist, doch eine hohe Verantwortung zugeschrieben wird. Diese Forderung nach *Intersektoralität* thematisiert eine bereits angesprochene Einsicht moderner Sozialwissenschaft: Bei aller operativen Autonomie sozialer Systeme haben sie eine starke gegenseitige Abhängigkeit. Sie verfügen über ein hohes Maß an Ressourcen füreinander, haben aber auch ein hohes gegenseitiges Störpotential und können dieses Potential füreinander wiederum nur kommunikativ miteinander regulieren.

Das Anliegen, Gesundheitsförderung in allen gesellschaftlichen Bereichen möglich zu machen und, dem Partizipationsgedanken folgend, in den konkreten Lebenswelten der Individuen zu verankern, führt zum Konzept des *„Settings Approach"*. Der Begriff des Settings meint die konkreten sozialen Einheiten, in denen sich Individuen bewegen, also die Familie, die Schule, der Arbeitsplatz, die

Gemeinde, aber auch öffentliche Situationen wie Restaurants etc. Entscheidend an der Idee, Maßnahmen zur Gesundheitsförderung in solchen jeweils konkreten Settings zu verankern, ist, daß diese nicht von oben nach unten, also von der Familienpolitik, von der Schulbehörde oder vom öffentlichen Spitalsträger initiiert und konzipiert werden – von dieser Ebene wird Unterstützung und die Sicherung notwendiger Rahmenbedingungen erwartet –, sondern von den Personen selbst, die in diesen Settings Lebensvollzüge organisieren, Interessen wahrnehmen, Beziehungen aufbauen etc. Gesundheitsförderung ist in diesem Sinn ein soziales Projekt, das die in einem abgegrenzten Rahmen mit realistischen Zielvorgaben für eine Gruppe relevante Realität zu verändern trachtet.

Das Konzept des *Settings Approach* nimmt auch das ältere Konzept der *Lebensweisen* oder *Lebensstile* in sich auf, indem es davon ausgeht, daß sich Lebensweisen in Interaktion mit den sozialen, politischen, ökonomischen und ökologischen Möglichkeiten, Anforderungen und Belastungen ausbilden, die immer in konkreten sozialen Situationen („Settings") auftreten und wirksam werden (Hurrelmann/Laaser, 1993, S. 17). Unter Lebensweisen werden kulturell geprägte Muster und Strukturen von Verhaltensweisen verstanden, denen zugleich immer eine individuelle Wahl oder Entscheidung zugrunde liegt. So können Rauchen, Alkohol- und Drogenkonsum oder ein bestimmtes Eßverhalten als soziokulturelle Angebote zur Streßreduktion, Lustsuche oder Ersatzbefriedigung und zur Herstellung von sozialen Beziehungen ausgelegt werden, für ihre Realisierung ist aber dennoch ein individueller Entschluß notwendig, eine Wahl, die durch die Lebensbedingungen in konkreten Situationen in die eine oder andere Richtung präformiert wird. Gesundheitsförderung in Settings bedeutet daher, Bedingungen zu schaffen, die dieses Wahlverhalten in günstiger Richtung beeinflussen. Um einen Slogan der WHO zu zitieren: *Make the healthy choice the easy choice.*

Unter der Patronanz der WHO/Europabüro wurden in den vergangenen Jahren europaweit und auch in Österreich verschiedene Gesundheitsförderungsprojekte begonnen, die sich mit der Entwicklung gesundheitsförderlicher Lebensbedingungen in Gemeinden und Städten, Krankenhäusern und Schulen befassen.[5]

4. Die Rolle der medizinischen Berufe in Gesundheitsförderungsprojekten

Gesundheitsförderung im System der Krankenbehandlung

Die Strategie der Gesundheitsförderung hat im System der Krankenbehandlung nicht nur einen „logischen" Platz, sondern kann dort auch an traditionelle Aufgaben und Strukturen anschließen, die mit den Konzepten der Gesundheitsförderung eine sinnvolle Intensivierung, Erweiterung und Neuausrichtung erfahren können. Gemeint sind die Bereiche der Primär-, der Sekundär- und der Tertiärprävention (vgl. Trautner/Berger, 1993).

---

[5] Informationen zu diesen Projekten finden sich z. B. bei Pelikan/Demmer/Hurrelmann, 1993.

Primärprävention ist auf die Vermeidung von Krankheiten gerichtet, wobei sich grundsätzlich zwei Strategien unterscheiden lassen: eine individuelle, die am einzelnen und dessen Verhaltensweisen ansetzt und diese durch Information über Gesundheitsrisiken und durch gesundheitserzieherische Appelle zu verändern sucht, und eine kollektive, die an Risiken von Gruppen und Bevölkerungsteilen ansetzt. Typische Formen von kollektiver Primärprävention sind Reihenimpfungen, Hygienemaßnahmen wie Lebensmittelkontrollen oder Sicherheitsstandards zur Unfallverhütung.

Schon diese grobe Charakterisierung der hauptsächlichen primärpräventiven Maßnahmen jedoch zeigt, daß sie das in unserer Gesellschaft dominante Krankheitsgeschehen nur unzureichend erfassen. Neben der insgesamt eher geringen Aktivität in diesem Bereich liegt das vor allem daran, daß die individuelle Verhaltensbeeinflussung durch erzieherische Appelle mit empirischer Evidenz nur sehr bedingt erfolgreich ist (vgl. Rosenbrock, 1993). In der Perspektive der Gesundheitsförderung und mit Einbezug der Konzepte des *Settings Approach* und der Lebensweisen kann Primärprävention einem komplexeren Verständnis zugänglich gemacht werden. Neben grundlegender Information über Gesundheitsrisiken können spezifische Beratung und Kursangebote zu multidimensionalen Programmen etwa zur Herz/Kreislaufprophylaxe entwickelt werden, die vom System der Krankenbehandlung angeboten werden. Beispielhaft sei etwa die Diabetikerschulung erwähnt, wie sie unter anderem auch im WHO-Modellprojekt an der Krankenanstalt Rudolfstiftung in Wien entwickelt worden ist.

Ähnliches gilt im Bereich der Sekundärprävention, die im System der Krankenversorgung in Form von Gesundenuntersuchungen und Screenings sehr viel stärker verankert ist als die Primärprävention. Trautner/Berger (1993, S. 37) geben einige Bedingungen an, die für die sinnvolle Durchführung von Früherkennung erfüllt sein sollten. Dazu gehören eine ausreichende Sensitivität und Spezifität der Früherkennungsmethoden sowie ein vertretbarer Aufwand bei ihrer Durchführung, eine ausreichend hohe Häufigkeit der Krankheit in der zu screenenden Bevölkerung, um falsch positive Resultate in vertretbarem Rahmen zu halten, und eine wirksame Behandlung der erkannten Frühstadien – Richtlinien, die zum Beispiel bei Massenscreenings auf HIV nicht erfüllt wären. Gute Screeningprogramme gibt es nach diesen Kriterien vor allem in der Gynäkologie (ebd.). Die Entwicklung der Sekundärprävention scheint also keineswegs abgeschlossen.

Schließlich kann das Konzept der Gesundheitsförderung auch im Bereich der Rehabilitation wichtige Impulse einbringen und die Zusammenarbeit zwischen medizinischen Berufen und Patienten im Prozeß der Gesundwerdung bzw. des Lernens, mit Krankheitsfolgen zu leben, neu gestalten.

Ein weiterer Aspekt der Gesundheitsförderung im System der Krankenbehandlung ist für die Angehörigen der Gesundheitsberufe von besonderer Bedeutung: Es geht dabei um die gesundheitsschädlichen Wirkungen des Arbeitsplatzes bzw. des Berufsfeldes „Medizin". Wie man weiß, haben ÄrztInnen eine im Vergleich mit anderen Berufsgruppen eher niedrige Lebenserwartung. Untersuchungen über die „Hilflosen Helfer" (Wolfgang Schmidbauer) und über Burnout-Probleme belegen mittlerweile unzweifelhaft die hohen Anforderungen, denen auch die medizinischen Berufsgruppen ausgesetzt sind (z. B. Herschbach, 1992; Pelikan et al., 1994). Die hohe Personalfluktuation und die kurze

Verweildauer von Krankenschwestern und Pflegern in ihrem erlernten Beruf sind weitere Indikatoren dafür. Gesundheitsförderung muß daher zu allererst im System selbst stattfinden. Von der plausiblen Annahme ausgehend, daß sowohl die Krankenbehandlung als auch Maßnahmen der Gesundheitsförderung gegenüber Patienten vor allem dann im besten Sinne erfolgreich sein werden, wenn die Behandler ihrerseits im Einklang mit ihren Bedürfnissen und Lebensinteressen agieren können, liegt dies auch im allgemeinen Interesse.

Der Beitrag von ÄrztInnen an Projekten zur Gesundheitsförderung in anderen sozialen Systemen

Gesundheitsförderung in anderen sozialen Systemen (als jenem der Krankenbehandlung) bedeutet zunächst, daß in diesen Systemen, was immer geschieht, *auch* Gesundheitsaspekte mit berücksichtigt werden sollen, daß also alles der Steigerung der Ressource Gesundheit zugute kommen oder zumindest ihr Mißbrauch verhindert werden soll. Wie bereits dargelegt, entspricht es der funktionalen Differenzierung moderner Gesellschaften, daß in den einzelnen Funktionssystemen Probleme, die nicht mit dem unmittelbaren Funktionsbereich zusammenhängen, ausgelagert und an andere Systeme delegiert werden. Gesundheitsförderung als politisches und soziales Projekt versteht sich hier in gewisser Weise als Gegensteuerung, die, dem Konzept des *Settings Approach* folgend, zuallererst von den an diesen Systemen beteiligten und in diesen Systemen agierenden Personen zu leisten ist. Daß dies andererseits kaum ohne kompetente Unterstützung zu leisten sein wird, versteht sich nach allem, was bisher gesagt wurde, von selbst.

In bezug auf die Unterstützung durch medizinische Berufe kann Gesundheitsförderung dabei an vorhandene Strukturen anschließen, denn in wichtigen gesellschaftlichen Bereichen ist die Medizin bereits mehr oder weniger stark vertreten. Das ist z. B. das Öffentliche Gesundheitswesen (Amtsärzte), Organisationen des Wirtschaftssystems (Betriebsärzte) und die Schule (Schulärzte) (vgl. Krajic/Ehs/Pelikan, 1993). Weiters ergeben sich wichtige Anschlußpunkte an die Familie durch den (einer Aufwertung harrenden) Hausarzt und z.B. durch Sozial- und Gesundheitssprengel.

Für all diese Bereiche gilt derzeit in einer starken Verkürzung des tatsächlichen Leistungsspektrums, daß darin die medizinische Akutversorgung sowie Maßnahmen der Früherkennung dominant sind, während Maßnahmen der Primärprävention zumeist nur von marginaler Bedeutung sind. Darüber hinaus gilt, daß diese Bereiche im Gesamt der Tätigkeitsfelder von ÄrztInnen einen geringfügigen und gemessen an der Expansion des Gesamtsystems in den vergangenen Jahrzehnten immer geringer werdenden Anteil haben. So ist beispielsweise die Gesamtzahl der Amtsärzte in Österreich in den letzten 30 Jahren nahezu konstant geblieben, während sich die Gesamtzahl aller ÄrztInnen in diesem Zeitraum fast verdreifacht hat. Die Tätigkeit eines Schularztes ist häufig eine Nebentätigkeit, deren wöchentliches Stundenausmaß kaum mehr als Akutversorgung, Reihenuntersuchungen und Reihenimpfungen zuläßt (vgl. Dür et al., 1990).

Eine Erweiterung des Tätigkeitsprofils von ÄrztInnen in diesen Bereichen im Sinne von Gesundheitsförderungsprojekten stößt daher zunächst sicher auch auf strukturelle Probleme, die gesundheitspolitisch angegangen werden müssen. Dennoch ist die Kompetenz und daher die Beteiligung von ÄrztInnen an Gesundheitsförderungsprojekten ebenso unverzichtbar wie auch unter den gegebenen Bedingungen möglich. Es sind dafür allerdings spezifische (Zusatz-) Kompetenzen notwendig, über die der Arzt/die Ärztin je nach dem Grad der Involvierung in die Projekte – wofür unterschiedliche Formen vorstellbar sind: von der Initiierung eines solchen Projektes bis zur Beratung in spezifischen Fragen – verfügen können muß. Dazu gehören:

- wissenschaftliche Grundkenntnisse aus dem Bereich der Gesundheitswissenschaften (Sozial- und Arbeitsmedizin, Streßforschung, Gesundheitspsychologie, Gesundheitssoziologie, Umweltwissenschaften etc.) und Kenntnis der Konzepte der Gesundheitsförderung;
- Grundkenntnisse der Organisationssoziologie bzw. der Theorie der Organisationsentwicklung, was notwendig ist, um in komplexen Organisationsstrukturen, die sich ganz anderen Zielsetzungen verdanken, die Möglichkeiten der Gesundheitsförderung aufzufinden und in einer an diese Strukturen anschlußfähigen Weise zu plazieren;
- soziale und kommunikative Kompetenzen in Hinblick auf die Notwendigkeit zu interdisziplinärer und interprofessioneller Kooperation sowie in Hinblick auf den Umgang mit medizinischen/gesundheitswissenschaftlichen Laien-Systemen;
- Kenntnisse und Fähigkeiten bezogen auf das Management von sozialen Projekten (Finanzierung, Organisation, Mitarbeiter- bzw. Teilnehmerstruktur, Handhabung von Entscheidungsprozessen etc.; vgl. Pelikan et al., 1993);
- Grundkenntnisse im Bereich der Evaluation von Projekten zur Gesundheitsförderung, um einerseits die Sinnhaftigkeit solcher Projekte zu dokumentieren und um andererseits an deren Weiterentwicklung arbeiten zu können;
- schließlich die genaue Kenntnis der eigenen ärztlichen Kompetenzen und Beitragsmöglichkeiten in Projekten zur Gesundheitsförderung; dieser Punkt schließt mit ein, daß ÄrztInnen ebenso wie alle TeilnehmerInnen an solchen projekthaften Bemühungen, die Prozesse zur Erzeugung von Gesundheit zu befördern trachten, um die Grenzen ihrer eigenen Kompetenzen und Wirkungsmöglichkeiten Bescheid wissen.

Literatur

Abholz, H.-H., u. a. (1982) Risikofaktorenmedizin. Konzept und Kontroverse. Berlin

Antonovsky, A. (1987) Unraveling the Mystery of Health. Jossey-Bass, San Francisco

Attali, J. (1981) Die kannibalische Ordnung. Von der Magie zur Computermedizin. Frankfurt/Main

Badura, B. (1993) Soziologische Grundlagen der Gesundheitswissenschaften. In: Hurrelmann, K., Laaser, U. (Hrsg.) Gesundheitswissenschaften. Handbuch für Lehre, Forschung und Praxis. Weinheim Basel

Badura, B., Feuerstein, G., Schott Th. (Hrsg.) (1993) System Krankenhaus. Arbeit, Technik und Patientenorientierung. Weinheim München

Badura, B., Pfaff, H. (1989) Streß, ein Modernisierungsrisiko? Mikro- und Makroaspekte soziologischer Belastungsforschung im Übergang zur postindustriellen Zivilisation. In: Kölner Zeitschrift für Soziologie und Sozialpsychologie 41, 644–668

Balint, E., Norell, J. S. (Hrsg.) (1977) Fünf Minuten pro Patient. Eine Studie über die Interaktionen in der ärztlichen Allgemeinpaxis. Frankfurt/Main

Baric, L. (1991) Health Promotion and Health Education. Module 1: Problems and Solutions, Second Edition. Barns Publications, Hale Barns, Altrincham (1. Auflage 1990)

Becker, M. H., Rosenstock, I. M. (1989) Health promotion, disease prevention and program retention. In: Freeman, H. E., Levine, S. (eds.) Handbook of Medical Sociology. Prentice Hall, Englewood Cliffs

Bräutigam, W., Christian, P. (1981) Psychosomatische Medizin. Thieme, Stuttgart

Duden, B. (1987) Geschichte unter der Haut. Ein Eisenacher Arzt und seine Patientinnen um 1730. Stuttgart

Dunning, A. J. (1989) Bruder Esel oder die sterbliche Hülle. Mythos und Wirklichkeit der Medizin. Frankfurt New York

Dür, W., et al. (1990) AIDS-Aufklärung bei Jugendlichen. Forschungsbericht des Ludwig Boltzmann-Instituts für Medizin- und Gesundheitssoziologie, Anhangsteil. Wien

Fischer-Homberger, E. (1979) Krankheit Frau und andere Arbeiten zur Medizingeschichte der Frau. Bern Stuttgart Wien

Deppe, H.-U., Friedrich, H., Müller, R. (Hrsg.) (1991) Öffentliche Gesundheit – Public Health. Campus, Frankfurt New York

Heim, E., Willi, J. (1986) Psychosoziale Medizin, Bd. 2. Berlin Heidelberg Tokio

Herschbach, P. (1992) Psychische Belastung von Ärzten und Krankenpflegekräften. Weinheim

Herzlich, C., Pierret, J. (1991) Kranke gestern, Kranke heute. Die Gesellschaft und das Leiden. München

Hurrelmann, K. (1991) Sozialisation und Gesundheit. Somatische, psychische und soziale Risikofaktoren im Lebenslauf, 2. Auflage. Juventa, Weinheim München

Hurrelmann, K., Laaser, U. (Hrsg.) (1993) Gesundheitswissenschaften. Handbuch für Lehre, Forschung und Praxis. Weinheim Basel

Illich, I. (1981) Die Nemesis der Medizin. Von den Grenzen des Gesundheitswesens. Reinbek

Jetter, D. (1992) Geschichte der Medizin. Einführung in die Entwicklung der Heilkunde aller Länder und Zeiten. Stuttgart New York

Kickbusch, I. (1988) The concept of health promotion – introduction. In: Innovation, Zeitschrift der interdisziplinären Forschungsstelle für vergleichende Technologie- und Sozialpolitikforschung 1

Kickbusch, I. (1994) Lifestyles and health – strategic achievements of the WHO Regional Office for Europe. Typoskript. Kopenhagen

Krajic, K., Glatz, E., Pelikan, J. (1990) AbsolventInnen im reformierten Medizinstudium. Zwischenergebnisse. Forschungsbericht des Ludwig Boltzmann-Instituts für Medizinsoziologie, Wien

Krajic, K., Glatz, E., Pelikan, J. (1992) AbsolventInnen im reformierten Medizinstudium an den Medizinischen Fakultäten Wien und Graz. Ausgewählte Analysen. Forschungsbericht des Ludwig Boltzmann-Instituts für Medizin- und Gesundheitssoziologie, Wien

Krajic, K., Ehs, G., Pelikan, J. (1993) Entwicklungsperspektiven von Berufsfeldern für MedizinabsolventInnen außerhalb des zentralen ärztlich kurativen Bereichs. Forschungsbericht des Ludwig Boltzmann-Instituts für Medizin- und Gesundheitssoziologie, Wien

Krämer, W. (1989) Die Krankheit des Gesundheitswesens. Die Fortschrittsfalle der modernen Medizin, Frankfurt/Main

Luhmann, N. (1981) Politische Theorie im Wohlfahrtsstaat. München Wien
Luhmann, N. (1983a) Anspruchsinflation im Krankheitssystem. In: Herder-Dorneich, Ph., Schuller, A: Die Anspruchsspirale. Stuttgart
Luhmann, N. (1983b) Medizin und Gesellschaftstheorie. In: Medizin, Mensch, Gesellschaft, Bd. 8, S. 168–175
Luhmann, N. (1984) Soziale Systeme. Grundriß einer allgemeinen Theorie. Frankfurt/Main
Luhmann, N. (1987) Soziologische Aufklärung 4. Beiträge zur funktionalen Differenzierung der Gesellschaft. Opladen
Luhmann, N. (1990) Der medizinische Code. In: Luhmann, N. (Hrsg.) Soziologische Aufklärung 5. Konstruktivistische Perspektiven. Opladen
Lüth, P. (1986) Das Ende der Medizin? Entdeckung der neuen Gesundheit. Stuttgart
Lüth, P. (1974) Sprechende und stumme Medizin. Über das Arzt-Patient-Verhältnis. Frankfurt New York
Mayntz, R., Rosewitz, B., Schimank, U., Stichweh, R. (1988) Differenzierung und Verselbständigung. Zur Entwicklung gesellschaftlicher Teilsysteme. Frankfurt/Main
McKeown, Th. (1982) Die Bedeutung der Medizin. Traum, Trugbild oder Nemesis? Frankfurt/Main
Meyer-Deissig, E. (1993) Gesundheitswesen in Österreich. Gegebenheiten, Tendenzen, Entwicklungen. Wien
Parsons, T. (1958) Struktur und Funktion der modernen Medizin. In: Kölner Zeitschrift für Soziologie und Sozialpsychologie, Sonderheft 3
Pelikan, J. M., Demmer, H., Hurrelmann, K. (1993) Gesundheitsförderung durch Organisationsentwicklung. Konzepte, Strategien und Projekte für Betriebe, Krankenhäuser und Schulen. Weinheim München
Pelikan, J., Krajic, K., Lobnig, H., Grundböck, A. (1994) Strategien zur Verbesserung der Lebensqualität am Arbeitsplatz Krankenhaus. Ein Literaturbericht. Forschungsbericht des Ludwig Boltzmann-Instituts für Medizin- und Gesundheitssoziologie, Wien
Pfleiderer, B., Bichmann, W. (1985) Krankheit und Kultur. Eine Einführung in die Ethnomedizin. Berlin
Rosenbrock, R. (1993) Gesundheitspolitik. In: Hurrelmann, K., Laaser, U. (Hrsg.) Gesundheitswissenschaften. Handbuch für Lehre, Forschung und Praxis. Weinheim Basel
Rosenbrock, R., Noack, R. H., Moers, M. (1993) Öffentliche Gesundheit und Pflege in NRW. Qualitative Abschätzung des Bedarfs an akademischen Fachkräften. Gutachten im Auftrag des Ministeriums für Arbeit, Gesundheit und Soziales des Landes Nordrhein-Westfalen. Eigenverlag, Neuss
Rosewitz, B., Webber, D. (1990) Reformversuche und Reformblockaden im deutschen Gesundheitswesen. Frankfurt New York
Siegrist, H. (1988) Medizinische Soziologie. München Wien Baltimor
Trautner, Chr., Berger, M. (1993) Medizinische Grundlagen der Gesundheitswissenschaften. In: Hurrelmann, K., Laaser, U. (Hrsg.) Gesundheitswissenschaften. Handbuch für Lehre, Forschung und Praxis. Weinheim Basel
Uexküll, Th. v. (1981) Lehrbuch der Psychosomatischen Medizin. München Wien Baltimore
Uexküll, Th. v., Wesiack, W. (1988) Theorie der Humanmedizin. München Wien
Waller, H. (1985) Sozialmedizin. Grundlagen und Praxis für psychosoziale und pädagogische Berufe. Stuttgart Berlin Köln Mainz
Willi, J., Heim, E. (1986) Psychosoziale Medizin, Bd. 1. Berlin Heidelberg Tokio
Willke, H. (1987) Systemtheorie. Eine Einführung in die Grundprobleme. Stuttgart New York
World Health Organization et al. (1986) Ottawa Charter for Health Promotion. An International Conference on Health Promotion. Ottawa, Ontario, Canada

World Health Organization et al. (1991) Investment in Health – Gesundheitsförderung: Eine Investition für die Zukunft. Konferenzbericht. Internationale Konferenz, Bonn, 17.–19. Dezember 1990. Bestellbar bei: Wissenschaftliches Institut der Ärzte Deutschlands, D-5300 Bonn, Godesberger Allee 54

Welche Rolle spielt der Arzt in einer Zukunft des öffentlichen / nichtöffentlichen Gesundheitsdienstes?

Michael G. Neumann

Einleitung

Neben der traditionellen Form der medizinischen Versorgung erkrankter Menschen tritt der „öffentliche Gesundheitsdienst" immer mehr in den Vordergrund moderner Konzepte im Gesundheitswesen. Selbstverständlich kann dabei nicht einfach abgewartet werden, was andere Experten darüber denken und eventuell zu einem politischen Konzept erheben. Die davon jedenfalls betroffene Berufsgruppe der Ärzte muß rechtzeitig und konstruktiv in diese Debatte einsteigen.

Eine einfache Übertragung unseres herkömmlichen Arztbildes auf die neue Ebene „Public Health" wird ganz sicher zu einem Desaster führen, weil Ausbildung, Zielvorgabe und gesellschaftliche Strukturierung des bisherigen Arztes nicht mit den Anforderungen an „Public Health" übereinstimmen. Soll daher aus Sicht der betroffenen Berufsgruppe „Ärzte" ein völlig neues, den Anforderungen des öffentlichen Gesundheitswesens angepaßtes Berufsbild des zukünftigen Arztes angestrebt werden? Muß ein solcher Arzt der Zukunft die bisher gültigen Werte verwerfen, das bisher Gültige zusätzlich zu dem Neuen anbieten können oder den neuen Aufgabenbereich einfach nur als beratender Experte begleiten?

Diese grundsätzlichen Fragen stellen sich, bevor die Rolle des Arztes der Zukunft in einem Public-Health-System festgelegt werden kann.

I.

Die ursprünglichste Form ärztlicher Tätigkeit fand in einer direkten Beziehung zweier Menschen miteinander statt, nämlich des Menschen „Arzt" mit dem Menschen „Patient". Um diese „Zweiheit" als Grundlage des Vertrauens zu schützen, wurde in grauer Vorzeit sogar ein eigener Mechanismus geschaffen, die *ärztliche Schweigepflicht*, aber auch noch andere vertrauensbildende Maßnahmen. Schon im 9. vorchristlichen Jahrhundert hat der *Meister von Benares* aus dieser Grundhaltung heraus vom Arzt gefordert, „das Leben des Patienten zu retten, selbst wenn der Arzt sein eigenes Leben dafür aufs Spiel setzt ..." (Zugegeben, dies scheint heute nicht mehr sehr aktuell, wird aber etwa bei Flugrettung, Bergrettung und ähnlichem sowohl von ärztlichen als auch von nichtärztlichen Helfern durchaus noch erwartet.)

Eine solche medizinische Tätigkeit in einer so engen Verbindung mit dem Patienten ist nach wie vor zentrales Anliegen in der kurativen Medizin. Das öffentliche Gesundheitssystem orientiert sich aber bewußt nicht an der bilateralen Beziehung zweier Personen, sondern an der gesundheitlichen Besserstellung möglichst aller von dem System versorgter Personen. Schon aus dieser Zieldefinition ist abzulesen, wie unterschiedlich daher die jeweiligen Anforderungsprofile sein müssen, nach welchen die handelnden Personen vorzugehen haben. Dies betrifft den Umgang mit Patienten, aber auch die Ausbildung und das Wissen, das angewandt werden muß, um zu den gewünschten Ergebnissen zu gelangen.

Nur ganz wenige Ärzte hatten schon im Altertum einen erstaunlich großen Überblick über Zusammenhänge in der Heilkunde und berichteten daher über „Epidemiologie" oder über Grundsätzliches der Ätiologie, wie etwa Hippokrates über eine Tuberkulose-Epidemie auf Thasos. Es läßt sich darin wohl ein sehr früher Ansatz vergleichbarer Zielsetzungen von Public Health erkennen. War dies doch ein Versuch, aus den gesammelten Erkenntnissen nach kritischer Analyse allgemeingültige Paradigmata zu erstellen.

Derartige Bemühungen sind in der Geschichte der Medizin selbstverständlich auch danach immer wieder unternommen worden, weil der Gedanke der „Krankheitsvermeidung" fast so alt und ehrwürdig ist wie die Diagnostik und Therapie in der Medizin. Stets haben besonders weitblickende Ärzte beide Grundkonzepte, also aktuelle Heilkunde am erkrankten Patienten *und* allgemeingültige Richtlinien über Krankheiten und deren Vermeidung, gemeinsam verfolgt, etwa Avicenna, Paracelsus oder auch Gerard van Swieten, um nur einige zu nennen.

Heute hingegen ist in diesem Zusammenhang eine spezifische Tätigkeit des Arztes gefragt, die bewußt vom direkten Arzt-Patienten-Kontakt Abstand nimmt, um für die Allgemeinheit gültige Gesundheitsgrundsätze zu entwickeln – dies mit dem Ziel genereller „Krankheitsvermeidung".

Die Hoffnung durch allgemeine Krankheitsvermeidung, also durch Prävention, die kurative Medizin – oder wie sie gerne verächtlich genannt wird: die „Reparaturmedizin" – zu ersetzen, ist einer jener aktuellen Träume der Menschheit, der wohl so nicht in Erfüllung gehen wird. Auch war das ursprüngliche Konzept, daß Krankheitsvermeidung durch Wegfall des Kostenaufwandes der kurativen Medizin zu einer enormen Verbilligung unseres Gesundheitssystem führen müßte, a priori falsch und zu widerlegen: Prävention kostet viel Geld, Zeit und Personalressourcen. Zudem wird durch eine erfolgreiche Prävention die Überlebenszeit – Gott sei Dank – verbessert. Die Menschen leben und genießen daher ihren „beitragsfreien" Lebensabschnitt – ihre Pension – länger und intensiver. Sie zahlen also nicht nur nicht mehr in das Sozialversicherungssystem ein, sie nehmen sogar noch – länger als bisher – heraus. Fazit: Ein Erfolg dieser Strategie bedeutet daher folgerichtig eine *Verteuerung* des Systems insgesamt!

Prävention verteuert also das Gesundheitssystem insgesamt enorm!

Der unschätzbare Vorteil einer gelungenen Prävention liegt daher keineswegs in der Einsparung finanzieller Mittel, sondern in der realen Vermeidung menschlichen Leides, in der möglichen Reduktion chronischer Erkrankungen. Er erscheint deshalb vielen der richtige Weg – fast wie bei Voltaire, der seinen „Candide" verzweifelt den Weg zur besten aller „Welten" suchen läßt.

Die öffentliche Argumentation für Prävention und Pränotation im Rahmen des Public-Health -Konzeptes muß daher von der rein ökonomischen Grundrichtung in die humanitäre umgeleitet werden, wenn eine höhere Glaubwürdigkeit und damit Akzeptanz gewünscht wird. Es muß unmißverständlich festgestellt werden, daß wir bei der Thematik „Public Health" die bisher bekannten und uns liebgewordenen Dimensionen der Gesundheitsversorgung bewußt verlassen (müssen)!

Das herkömmliche Instrumentarium der kurativen Medizin mit Diagnostik, Therapie und Nachsorge ist für dieses neue Kapitel der Gesundheitsdiskussion absolut unbrauchbar. Denn mühsam gezogene Extrakte aus gesammeltem medizinischem Wissen sind keinesfalls ein Ersatz für allgemeingültige Richtsätze im öffentlichen Gesundheitssystem. Selbst statistische Komprimierungen können lediglich als Hilfsinstrumente auf diesen neuen Wegen der Denkkategorien herangezogen werden. Dieser fundamentalen Änderung darf sich nicht verschließen, wer die Entwicklung von Public Health ernst nimmt.

Wenn aber diese These akzeptiert ist, muß wohl – sozusagen parallel zur bisherigen (auch in Zukunft notwendigen Entwicklung der kurativen Medizin) – eine zweite Ebene der Gesundheitsbetreuung unserer Weltbevölkerung eingerichtet werden. Eine Gesundheitsversorgung, die andere Ziele als die Heilung oder Besserung von bereits eingetretenen Erkrankungen an konkreten Personen verfolgt, nämlich die Anhebung des Gesundheitsniveaus *aller Menschen,* Verminderung von Krankheitsanfälligkeit von der Ersten bis zur Dritten Welt und schließlich weitgehende Vermeidung der *passio hominorum* schlechthin!

Verkürzt dargestellt, klingt dies natürlich wie eine Utopie, wie der Traum des Thomas Morus nach „Nusquama". Wäre damit denn ein Paradies geschaffen, wo Milch und Honig fließen, wo eine ewige Harmonie der Geschöpfe herrscht? Ganz sicher nicht. Denn die dadurch zu erwartende Bevölkerungsexplosion, die damit zusammenhängende enorme Nahrungsmittelnachfrage, die Zersiedelung der Welt, eventuell eine Integration neuer, bisher nicht in den menschlichen Lebensraum einbezogener Weltregionen sowie etliche andere, zur Zeit noch nicht ausreichend bedachte Fragen werden die Menschheit mit neuen und elementaren Belastungen treffen.

Also eher eine Art von Horrorvision, ein programmierter ewiger Kleinkrieg? Auch diese Vision wäre zu undifferenziert. Menschen werden bis in alle Ewigkeit immer nur in ihren Bahnen denken, handeln und leben können. Diese Bahnen liegen zwischen den beiden Extremen: Paradies und Chaos. Gelingt es nun auch dank einer Neuordnung der Gesundheitsversorgung, in dieser Welt eine neue Positionierung zwischen diesen beiden Polen, allerdings auf höherem Niveau, zu erreichen, so würde dies die Menschheit dem klassischen Vorbild echter Humanität bedeutend näher bringen. Gelingt hingegen keine allgemein akzeptierte Neuordnung, werden möglicherweise andere, heute eher negativ besetzte Ziele auftauchen und von den heute anerkannten positiven Grundwerten wegführen.

Die Förderung des Public-Health-Gedanken kann sicherlich nicht allein derartige elementaren Konsequenzen bewirken. Aber es muß dennoch erlaubt sein, in einem solchen Zusammenhang weiterführende Gedanken zu Grundsätzen menschlicher Zukunftsaspekte anzustellen.

II.

Wo findet sich daher nun der Arzt im neuen öffentlichen Gesundheitswesen? Welche Rolle wird er spielen? Wird es ihn überhaupt in herkömmlicher Weise geben? Diese Fragen müssen als Vorbereitung ärztlicher Ausbildung, ärztlicher Bildung, Ethik und gesellschaftlicher Integration für das zukünftige Verständnis des Arztes im Rahmen von Public Health geklärt werden. Wird der gegenwärtige Typ Arzt oder wird ein gänzlich neuer Typ erforderlich sein?

Verläßt der Arzt dann nicht die traditionelle Rolle des „Ιατροσ"? Wird er zum Gesundheitsmanager (was immer dies bedeutet), zum „Coach" der Bevölkerung in Gesundheitsfragen?

Die Autorität, die dem Arzt heute wegen seiner „Heilkunst" zuerkannt wird, wird er im Bereich Public Health wohl mit etlichen anderen Berufen teilen müssen: Denn nachdenken und konzipieren können viele! Dazu sind möglicherweise andere Begabungen gefordert, als die Fähigkeiten heutiger Ärzte, zu heilen, Schmerzen zu lindern und einzelne Menschen zu betreuen. Zwar werden langfristige Konzepte erarbeitet werden, um das öffentliche Gesundheitssystem zu optimieren, Beweise für die Richtigkeit solcher Konzepte sind aber durch extrem lange Zeitläufe immer schwieriger einzufordern. Autorität ärztlichen Wissens und Könnens könnte somit durch Eloquenz und Überzeugungskraft ersetzt werden. Es ist jedoch nicht gesichert, daß diese in Zukunft unbedingt ärztliche Kardinaltugenden sein werden! Daher wird eine sichere und profunde Weiterentwicklung der traditionellen medizinischen Denkweise, der klassischen Techniken so lange unerläßlich bleiben, bis tatsächlich eine grundlegende Änderung der Pathophysiologie des menschlichen Organismus – oder unseres Verständnisses dafür – eintritt. Nach bisherigem Kenntnisstand also solange die Menschheit auf diesem Planeten existiert! Gleichzeitig und mit einer gänzlich alternativen Sicht der Zusammenhänge sowie der Zukunftsauspizien muß sich ein neues Arztbild im Hinblick auf die öffentliche Gesundheit modellieren lassen.

Die Synopsis und folgerichtige Kooperation beider Arztmodelle birgt erst die reale Chance für eine globale und sinnvolle Anhebung des Gesundheits- und Befindlichkeitsniveaus der Menschheit insgesamt. Einerseits wird niemand ernsthaft die ärztliche Schulung nach modernen Richtlinien als unbedingte Voraussetzung ärztlichen Handelns in der kurativen Medizin in Frage stellen, andererseits scheint bei der Entwicklung neuer Berufsbilder für das umfassende Thema Public Health diese ärztliche Ausbildung nicht unbedingt als wesentliche Voraussetzung gesehen zu werden. Der Verdacht eines zünftischen Denkens scheint naheliegen, wenn dennoch Ärzte als Hauptträger des Public-Health-Systems propagiert werden. Wären doch etwa Ökonomen oder Soziologen durchaus ebensogut in der Lage, jene Überzeugungsarbeit zu leisten, die für ein modernes öffentliches Gesundheitswesen nötig ist. Dennoch geht es um weit mehr als um Arbeitsplatzsicherung ärztlicher Berufskollegen.

Die beiden Tranchen einer Gesundheitsversorgung der Zukunft – also der herkömmlichen kurativen Medizin einerseits und der Public-Health-Medizin andererseits – wären von einem Auseinanderdriften bedroht, wenn nicht eine starke Klammer existierte: *die ärztliche Ethik.*

Als ganz wesentliches Bindeglied beider medizinisch-ärztlichen Berufsbilder wird diese wohl in aller Zukunft unverzichtbar bleiben. Sie ist nicht dem Zeitgeist unterworfen und daher eine stabile Grundhaltung in Fragen des ärztlichen Handelns. Ethik ist anders als Moral auch nicht durch demokratische Mehrheiten, modische Strömungen oder gar obrigkeitliche Anweisungen abzuändern oder einfach neu festzulegen. Daher ist medizinisch-ärztliche Ethik für Menschen des betroffenen Lebensraumes auch die einzige Sicherheit, daß nicht ökonomische, ethnische oder sonstige Prinzipien die stabilen Grundwerte ärztlichen Tuns abändern können.

Vorausgesetzt, dieses Prinzip unseres europäischen Kulturkreises wird auch als Grundlage des öffentlichen Gesundheitssystems anerkannt, wäre in alle Zukunft ein stabiler, „eherner" Bezugspunkt gefunden, an dem sich sämtliche neuen Konzepte orientieren müssen. So ergibt sich – bildhaft gesprochen – eine „IΔEA", eine Grundkonzeption, die zunächst (wie ein Y) eine gemeinsame Strecke ärztlicher Handlungsweise und ärztlicher Ausbildung vorhält und sich dann in einen „kurativ-ärztlichen Bereich" sowie einen „Public-Health-Bereich" teilt.

ETHOΣ wird die Bildungsvoraussetzung für die herkömmlichen und die neuen Tätigkeiten definieren. Daher ist *nur aus dieser Formel* – und sonst eben überhaupt nicht – abzuleiten, daß auch Public Health ein Tätigkeitsfeld für Ärzte zu sein hat.

Dank der – zumindest in den hochentwickelten und reichen Industrienationen – geringer werdenden Alltagsprobleme, wie Hunger, Kälte, lebensbedrohliche Epidemien und ähnliche elementare Sorgen der Menschheit, ist der Themenbereich des allgemeinen Wohlbefindens, der generellen Gesundheitspflege u. ä. zum Kardinalthema geworden.

Darauf muß der Arzt zwar gegenwärtig nicht unbedingt reagieren. Er kann sich auf den Bereich kurative Medizin zurückziehen, aber es darf dann nicht verwundern, wenn andere Berufsgruppen sich dieses Themas – und zwar ohne Absprache mit den Ärzten – annehmen.

Da verständlicherweise gleichzeitig nach neuen Berufsfeldern für Abiturienten und Akademiker gesucht wird, um Arbeitslosigkeit zu vermeiden, müssen rechtzeitig neue Curricula geschaffen werden, um teure Alibi-Aktionen zu verhindern. Schon heute existieren ja genügend Beispiele medizinisch-ärztlicher Tätigkeitsfelder, die den Anforderungen moderner Public-Health-Konzeptionen entsprechen, etwa Umweltmedizin, Arbeitsmedizin oder Gesundheitserziehung/schulärztliche Versorgung.

Alle diese Bereiche haben sich aus der „normalen" ärztlichen Tätigkeit heraus entwickelt, sind also über diese hinausgewachsen, weil sensible Einzelkämpfer rechtzeitig erkannt haben, daß ein „Mehr" erforderlich wäre, oder weil die dynamische Gesellschaft diese Frage gestellt hat – fast immer aber eher unsystematisch, reaktiv, ja manchmal sogar aus einer krisenhaften Sprachlosigkeit der traditionellen Medizin gegenüber diesen neuen Anfragen, z. B. aus dem Bereich der Umweltmedizin.

Schluß

Die geplante und allseits akzeptierte Einführung eines Public-Health-Systems erscheint äußerst sinnvoll, wenn sozusagen a priori ein Modell für Fragen des öffentlichen Gesundheitswesens erarbeitet wird, in dem auch alle zukünftigen, heute vielleicht noch gar nicht erkannten Aufgaben wiederzufinden sind. In derartigen Modellen sollen und müssen auch Ärzte mit entsprechend adaptierten Ausbildungscurricula eine wesentliche Rolle spielen – nicht aus beschäftigungspolitischen Erwägungen, sondern um der Bevölkerung die Sicherheit und das Vertrauen zu geben, die sie bei herkömmlichen Fragen der medizinischen Versorgung längst gewohnt ist. Ein Wettlauf verschiedener Berufsgruppen um diesen Themenbereich wäre dabei schon aus grundsätzlichen Überlegungen eindeutig negativer in der Auswirkung als eine Synergie sinnvoller Kooperation. Die Rolle des Arztes ist in diesem System sozusagen genuin festgelegt, allerdings muß durch eine prompte Anpassung der ärztlichen Ausbildung unverzüglich auf diese interessante Herausforderung reagiert werden.

Prophete rechts, Prophete links, das Weltkind in der Mitten

Sozialmedizinische Fachärztinnen und -ärzte im Aufbruch

Éva Rásky

In diesem Beitrag werde ich versuchen, eine Brücke zwischen den beiden Fächern Sozialmedizin und Public Health zu bauen. Dabei möchte ich die wesentlichen Gemeinsamkeiten herausarbeiten, aber auch auf Differenzen aufmerksam machen. Wenn man die kommenden gesellschaftlichen und gesundheitlichen Entwicklungen bedenkt, scheint mir eine fruchtbare Diskussion zwischen diesen beiden Disziplinen zielführend. Die Aus-, Fort- und Weiterbildung der MedizinerInnen und anderer Gesundheitsberufe muß an die neuen Bedingungen angepaßt werden, damit den Herausforderungen sinnvoll begegnet werden kann. Hier erhält die Sozialmedizin eine zentrale Bedeutung. Dabei kann die Etablierung einer neuen Berufsgruppe, wie sie Public Health darstellt, durchaus hilfreich sein.

Die Sozialmedizin ist in der letzten großen Studienreform (Bundesgesetzblatt Nr. 123 vom 14. 2. 1973 und Bundesgesetz Nr. 224 vom 8. 5. 1980) als Lehr- und Prüfungsfach im dritten Abschnitt des Medizinstudiums eingeführt worden. Der Ordinarius des Instituts für Sozialmedizin der Medizinischen Fakultät in Wien, Michael Kunze, ist im Zusammenhang mit der Weiterentwicklung des Faches in Österreich unbedingt zu nennen. Er forderte, ab dem Sommersemester 1983 ein funktionsfähiges System des Sozialmedizin-Unterrichts in Österreich einzurichten (Kunze, 1981). In Graz wurden die ersten Vorlesungen vom damaligen Institutsvorstand Boris Velimirovic im Wintersemester 1984/85 gehalten (Velimirovic, 1991). Mit der genannten Studienreform wurde u. a. auch eine stärkere Gewichtung psychosozialer Fächer in der medizinischen Ausbildung erreicht.

Seit 1994 ist es in Österreich möglich, einen FachärztInnentitel für das Fach Sozialmedizin zu erwerben (Ärzte-Ausbildungsordnung BGBl. 152 vom 5. 3. 1994, Anlage 37). Im Zuge der Ausdifferenzierung von medizinischen Disziplinen wurde damit eine gesetzliche Grundlage für die Einführung eines Facharzttitels in theoretischen Fächern geschaffen, so auch für die Sozialmedizin. Diese Ausbildung ist derzeit ausschließlich an Universitäten möglich (Brenneke, 1996). Das ist sicher ein Grund, warum das Fach heute eine sehr theoretische und wissenschaftliche Orientierung hat. Das war nicht immer so. Die Sozialmedizin (früher Sozialhygiene) als praxisnahe Wissenschaft hat in Österreich eine sehr lange Tradition. Durch den Nationalsozialismus kam es zu einem Bruch, an dem die Ärzteschaft nicht unbeteiligt war und von dem sich das Fach bis heute nicht vollständig erholt hat (Popper, 1981; Hubenstorf, 1992).

Zur Zeit können die Ausbildungsplätze für das Fach Sozialmedizin in Österreich an einer Hand abgezählt werden. Betrachtet man das gesetzlich vorgegebene Ausbildungsprofil in den Ausbildungsrichtlinien (siehe Anhang), dann sind neben einer wissenschaftlichen Tätigkeit vielfältige Berufsmöglichkeiten für Fachärztinnen und -ärzte dieser Disziplin ableitbar. In Zukunft wird es daher notwendig sein, weitere Ausbildungsplätze zu schaffen und diese nicht nur auf die Universität zu beschränken.

In diesem Kontext ist die Diskussion um Public Health besonders wichtig. Denn unter diesem Begriff wird sowohl die Theorie als auch die Praxis der strukturierten Maßnahmen und Strategien, die die Erkrankungs- und Sterbewahrscheinlichkeiten von Gruppen bzw. Bevölkerungen vermindern sowie deren Gesundheit fördern, verstanden. Public Health analysiert als Wissenschaft epidemiologisch faßbare Risikostrukturen, Verursachungszusammenhänge und Bewältigungsmöglichkeiten, die hinter den individuellen Krankheitsfällen stehen (Rosenbrock, 1992, 1995). Teil von Public Health ist die Steuerung der Krankenversorgung und damit auch die Ausbildungssituation der jeweiligen Gesundheitsberufe. Aus den Analysen von Public Health werden Entscheidungskriterien und Handlungspostulate gewonnen, die in fast allen Politikfeldern nach Ansicht von Expertinnen und Experten querschnittsartig Berücksichtigung finden. Mit nahezu identen Frage- und Problemstellungen setzt sich die Sozialmedizin auseinander, allerdings mit einem anderen Hintergrund. Sie versteht sich als medizinische Fachdisziplin und nicht wie Public Health als Multidisziplin.

Die Sozialmedizin setzt sich mit den gesellschaftlichen Rahmenbedingungen für die medizinische Versorgung, mit der Aus-, Fort- und Weiterbildung in den Gesundheitsberufen, mit den strukturellen Bedingungen im Gesundheitssystem und mit deren Auswirkungen auf die tatsächliche Versorgung wissenschaftlich auseinander (Noack, 1994). In der letzten Zeit ist nicht mehr allein die Gesundheitsversorgung Forschungsschwerpunkt, dieser hat sich in Richtung Prävention verschoben (Rásky, 1995). Die Veränderungen in der soziodemographischen Entwicklung, im Krankheitsspektrum, in der Entwicklung der Technologie sowie in den wirtschaftlichen Gegebenheiten stellen der Gesellschaft und den GesundheitspolitikerInnen große Aufgaben. Will man diesen Veränderungen im Gesundheitswesen zielgerichtet und wirkungsvoll begegnen, dann müssen entsprechende Ausbildungsplätze auch in der Sozialmedizin geschaffen werden. Denn eine wissenschaftlich und analytisch orientierte Sozialmedizin muß ergänzt werden durch ein praktisches Berufsfeld. Hier werden Handlungsstrategien zur Umsetzung effektiver und effizienter Maßnahmen erarbeitet, die zu einer Verbesserung der Gesundheitsversorgung oder in der Krankheitsverhütung führen.

Anhand zweier Beispiele möchte ich sozialmedizinisches Handeln aufzeigen:

- Die Screeninguntersuchungen für Zervixkarzinome wären effektiver, wenn das Risikoverhalten der Bevölkerung dahingehend verändert werden könnte, daß die Verbreitung von Human Papilloma-Viren durch die Propagierung des Kondomgebrauchs vermindert wird. Gleichzeitig muß die Qualitätskontrolle der Zellabnahme und -beurteilung sichergestellt werden. Auf die differenzierte Analyse der Ist-Situation erfolgt die Entwicklung von Präventionsprogrammen. Der klinische und individuelle Blickwinkel würde hier allein zu kurz greifen. Denn es sind umfassende Maßnahmen auf mehreren Ebenen notwendig: das Erreichen der Zielgruppe durch Massenmedien, in diesem Beispiel die Propagierung des Kondomgebrauches, die Sicherstellung der notwendigen Untersuchungseinrichtungen sowie die Qualifikation des durchführenden Personals und nicht zuletzt die Beachtung ethischer Grundprinzipien.

- Die Effizienz von Gesundheitseinrichtungen im primären Versorgungsbereich könnte gesteigert werden, wenn die Einrichtungen wohnortnah und bedarfsadäquat organisiert wären. Solche niederschwelligen Angebote, die für alle leicht zugänglich sind und die je nach Bedürfnis- und Problemlage die weitere Zuweisung an andere Einrichtungen des Gesundheitssystems vornehmen, aufzusuchen, erfordert nahezu keine Vorkenntnis der Organisationsstruktur des Gesundheitssystems. Untere Schichten sind gesundheitlich benachteiligt und haben besondere Zugangsschwierigkeiten zur Gesundheitsversorgung. Durch niederschwellige, bedarfsadäquate Einrichtungen könnte der Gesundheitzustand dieser Bevölkerungsgruppe verbessert werden (Stronegger et. al., 1996, 1997).

Um Interventionen sinnvoll gestalten zu können, muß die sozialmedizinische Ausbildung Kenntnisse in komplexen soziologischen, psychologischen und ökonomischen Theorieansätzen vermitteln. Zusätzlich ist Wissen im Bereich von Gruppendynamik, Organisationsentwicklung und Politikwissenschaften zwingende Voraussetzung. Da der bestehende Gesundheitszustand der Bevölkerung die Grundlage für die Erarbeitung von Interventionsinhalten und Handlungsstrategien bildet, müssen die Fähigkeiten, bevölkerungsbezogene Gesundheitsdaten, aber auch Daten aus dem klinischen und ambulanten Bereich mit Hilfe statistischer Verfahren zu analysieren, erworben werden. Im Unterschied zur Medizinalstatistik, der fortschreibenden, deskriptiven Statistik hauptsächlich medizinischer Daten, bietet heute die Gesundheitsberichterstattung eine laufende Aufzeichnung und Analyse von gesundheitlichen Daten der Bevölkerung und deren Vernetzung mit sozialen und ökologischen Daten. Auch hierin eignen sich SozialmedizinerInnen während ihrer Ausbildung Wissen an.

Berufskarrieren für SozialmedizinerInnen

Welche Berufs- und Arbeitsfelder sind nun für sozialmedizinisch tätige Ärztinnen und Ärzte neben der Forschung und wissenschaftlichen Karriere denkbar? In welchen Bereichen wäre die Erweiterung des Teams um qualifizierte SozialmedizinerInnen eine Bereicherung?

Deklarationen der Weltgesundheitsorganisation besagen, daß das Gesundheitssystem effektiv und effizient neu- und umorientiert werden soll. In der Ottawa-Charta wird eine Neuorientierung im gesundheitspolitischen Bereich gefordert, die zu einer Umstrukturierung und Reorganisation und damit Verbesserung des Gesundheitssystems führen soll. Dies wird als New Public Health bezeichnet (WHO, 1986). Im Programm der Weltgesundheitsorganisation „Ziele zur Gesundheit für alle" werden explizit Innovationsmöglichkeiten für die Gesundheitsversorgung genannt (WHO, 1991a). In diesem Zusammenhang stehen folgende Ziele: Ziel 26 fordert den Zugang zu den Gesundheitsleistungen für alle BürgerInnen; Ziel 27 zielt auf Kosteneffektivität und bedarfsgerechte Versorgung; Ziel 28 beschäftigt sich mit der Umorganisierung der primären Gesundheitsversorgung, die bedarfsgerecht organisiert werden soll; Ziel 29 hat die Krankenhausversorgung zum Inhalt, die kosteneffektiv sein soll und PatientInnenzufriedenheit sichern soll; Ziel 30 setzt sich mit bürgerInnennahen Diensten für gesundheitliche Bedürfnisse auseinander; Ziel 31 beschäftigt sich mit der Qualität der Versorgung und bedarfsgerechten Technologien.

Die Weltgesundheitsorganisation spricht sich damit explizit für eine notwendige Umstrukturierung im Gesundheitsversorgungsbereich aus. Nimmt die österreichische Gesundheitspolitik diese richtungsweisenden Zielvorgaben auf – und sie hat sich bereits schriftlich in internationalen Einverständniserklärungen dazu bekannt –, dann muß es auch hier zu einer Veränderung im Bereich des öffentlichen Gesundheitswesens kommen. Hier können SozialmedizinerInnen eine wichtige Aufgabe wahrnehmen.

Derzeit obliegt dem öffentlichen Gesundheitswesen die Kontrolle der Gesundheitsberufe, die Überwachung der Einhaltung gesundheitsrelevanter Rechtsvorschriften, der Gesundheitsschutz mit der Seuchen- und Umwelthygiene, die Lebensmittelüberwachung, die Mitwirkung bei der Gewerbeaufsicht, der Strahlenschutz und sozialhygienische Aufgaben, wie die Mütterberatung. Diese bisher eher verwaltungstechnische Aufgabe des öffentlichen Gesundheitswesens muß zeitgemäß erweitert werden. Chronische Erkrankungen wie z. B. Herz-Kreislauf- und Krebserkrankungen stellen in einem weit höheren Ausmaß als Infektionserkrankungen gesundheitliche Probleme für die österreichische Bevölkerung dar (Gostomzyk, 1996). Daher wäre es sinnvoll, das öffentliche Gesundheitswesen inhaltlich mit der Prävention dieser neuen Volkskrankheiten zu befassen (Labisch, 1991). Grundlage für Entscheidungen in der Planung und Evaluation von Interventionsmaßnahmen zur Verhütung von chronischen Erkrankungen sollte die Epidemiologie sein. Interventionen, die die sozialen Verhältnisse, das Risikoverhalten und die Ressourcen von Bevölkerungsgruppen oder der gesamten Bevölkerung verändern, werden mit Hilfe von sozialmedizinischen/epidemiologischen Methoden ausgewählt. Im Anschluß daran erfolgen bevölkerungsbezogene Interventionen, die wissenschaftlich bewertet werden. In diesen Planungsprozeß, der die Datensammlung, die Entscheidung über die Art der Intervention und deren Umsetzung sowie die Evaluation beinhaltet, muß die Umwelt- und Arbeitsmedizin eingebunden werden. Denn Präventionsstrategien sind nur effektiv und effizient, wenn die Arbeits- und Umwelt der Personen, die durch eine Intervention erreicht werden sollen, mitberücksichtigt wird. Hier spricht man vom Setting-Ansatz in der Prävention. Neben Individuen zielen Interventionen auch auf strukturelle Veränderungen, um die Effektivität der Maßnahmen zu erhöhen. Für diese notwendigen Umstrukturierungen bieten sich qualifizierte SozialmedizinerInnen an, die eine inter- und transdisziplinäre Ausrichtung haben.

Im Gegensatz zu der eher verwaltungstechnischen Auffassung im öffentlichen Gesundheitswesen wird in Zukunft von Personen, die in diesem Bereich arbeiten, verstärkt analytische Kompetenz und ganzheitliches Denken gefordert sein, die auch Vorgaben für Veränderungen machen können. Erste Anzeichen für dieses veränderte Verständnis des öffentlichen Gesundheitswesens zeigen sich in den Ausbildungskursen zum Physikat. Gesundheitsförderung und Public Health werden als Gegenstand in der Ausbildung angeboten und ermöglichen so den angehenden AmtsärztInnen den Zugang zu diesen neuen Herangehensweisen auf bevölkerungsbezogene Gesundheitsfragen (Schmacke, 1997).

Auch im Bereich der Politikberatung im Gesundheits- und Sozialbereich ist es sinnvoll und zielführend, qualifizierte SozialmedizinerInnen einzubeziehen. Im Unterschied zur klinischen Medizin, die sich mit den Erkrankungen einzelner Individuen beschäftigt, haben sozialmedizinisch tätige Ärztinnen und Ärzte den Blick auf die Bedürfnisse von ganzen Bevölkerungsgruppen, auf die sozialen Merkmale, die sie unterscheiden, und auf die unterschiedlichen Auswirkungen, die bestimmte Maßnahmen und Strukturen im Gesundheits- und Sozialsystem auf sie haben (Hofmann, 1992).

Neue Berufsfelder eröffnen sich für SozialmedizinerInnen aber nicht nur im öffentlichen Bereich. Auch in privaten wissenschaftlichen Instituten, die sich mit Gesundheitsfragen auseinandersetzen, können SozialmedizinerInnen mit ihrer bevökerungsbezogenen Sichtweise sinnvolle Beiträge leisten.

Weitere zukunftsträchtige Tätigkeitsbereiche sind daher die Gesundheits- und Sozialsprengel, im regionalen und kommunalen Setting sowie in Krankenhäusern und sicher nicht zuletzt im ambulanten Bereich als niedergelassene FachärztInnen. Im Gesundheits- und Sozialsprengel wird die Themen- und Problemstellung für die SozialmedizinerInnen eher eine organisatorische und strukturelle sein. Im Krankenhaus wird die Aufgabe eher der von klinischen EpidemiologInnen entsprechen. Sicher ist aber auch die Tätigkeit im Verwaltungsbereich denkbar, besonders, wenn Zusatzqualifikationen in Management und Organisationsentwicklung vorhanden sind. Aber auch der niedergelassene Bereich ist als Berufsfeld für SozialmedizinerInnen nicht außer acht zu lassen (Kofler, 1995). Themen- und Problemstellungen wären z.B. die Vorsorge und Prävention (Impfungen), die Beratung (Ernährungsberatung, RaucherInnenentwöhnung, Gruppenberatung zu bestimmten Themen, Entspannnungsübungen), die Rehabilitation (Koronargruppen), die Spezialisierung auf bestimmte Lebensphasen (alte Menschen), auf bestimmte Problemstellungen (Drogen, Krebsnachsorge) oder bestimmte Gruppen von Menschen (Frauen, behinderte Menschen).

Ein weiteres, mögliches Tätigkeitsfeld möchte ich noch nennen: die Aus-, Fort- und Weiterbildung von Ärztinnen und Ärzten für das öffentliche Gesundheitswesen, im ambulanten und stationären Bereich, aber auch von in den Gesundheitsberufen tätigen Personen (v. Troschke, 1996). Die gesundheitliche Versorgung der Bevölkerung ist untrennbar auch mit der Aus-, Fort- und Weiterbildung verbunden (WHO, 1991b). Die Kenntnisse der SozialmedizinerInnen, die sie in der gesellschaftsbezogenen Thematik erworben haben, fließen mit ihrem strukturellen und organisationsbedingenden Fachwissen in die Lehre ein und sind unverzichtbar (Rásky et al., im Druck). Als Beispiel möchte ich das „Frauen Forum Medizin“ anführen. Nicht zufällig sind in diesem Forum, das sich die Forcierung und Vernetzung frauenspezifischer Lehr- und Forschungsinhalte an den Medizinischen Fakultäten zum Ziel gesetzt hat, viele Sozialmedizinerinnen vertreten (Gredler, 1997; Schmeiser-Rieder, 1997; Rásky et al., im Druck). In der Diskussion um die Qualitätssicherung im Gesundheitsversorgungssystem ist der geschlechtsspezifische neben dem schichtspezifischen Aspekt von grundlegender Bedeutung (Council on Ethical and Judicial Affairs, American Medical Association, 1991). Soziodemographische Veränderungen treffen Frauen mehr als Männer, z. B. leben sie länger, leben häufiger allein und haben mehr chronische Erkrankungen. Frauen sind also verstärkt Nützerinnen von Versorgungseinrichtungen, sie sind aber zu einem großen Teil auch Anbieterinnen von Versorgungsleistungen, insbesondere als Laien. Soweit Frauen diese als Erwerbstätige anbieten, sind ihre Karrierechancen stark minimiert, wie eine Studie an Kinderärztinnen in den USA zeigt (Kaplan, 1996). Diese Tatsachen nicht zu beachten und daraus keine Konsequenzen zu ziehen, würde die Qualität der angebotenen Leistungen sicher verringern.

Schaefer formulierte bereits 1972 die prinzipiellen Veränderungen in der „Struktur der Medizin von morgen". Die Mittel, mit denen geheilt werden kann, werden immer vielfältiger, aufwendiger und unübersichtlicher, der Mensch wird immer bedürftiger, anfälliger, abhängiger, und die Relation von gesund und krank wird immer vielschichtiger, ambivalenter und zweideutiger werden (Schaefer, 1972). In der Erarbeitung richtungweisender Ziele, an denen sich die notwendigen gesundheitspolitischen Entscheidungen orientieren können, hat die Sozialmedizin hierbei ihre wichtigste Aufgabe (Schaefer, 1972). Diese Aufgabe kann erfüllt werden, wenn innerhalb des Berufes und berufsübergreifend miteinander zielgerichtet gearbeitet wird. Ein erster Schritt in Richtung Bildung einer sozialmedizinischen, berufsständischen Struktur wurde durch informelle Treffen aller an den drei Universitäten tätigen SozialmedizinerInnen eingeleitet. Eine verbesserte Kooperation zwischen Sozialmedizin und den klinischen Fächern würde es ärztlich tätigen Personen erleichtern, die Bedeutung einer Sozialmedizin zu realisieren, die – in Ergänzung zu den anderen medizinischen Fächern – bevölkerungsbezogen und interdisziplinär geschichtliche, psychosoziale, demographische und geschlechtsspezifische Aspekte von Gesundheit und Krankheit konzeptualisiert, analysiert und für gesundheitspolitische Interventionen den Weg bereitet.

Anhang

Anlage 37 zur Österreichischen Ärzte-Ausbildungsordnung BGBl. 152 vom 5. 3. 1994

Sozialmedizin

A. Definition des Aufgabengebietes:

Das Sonderfach Sozialmedizin umfaßt die Umsetzung von Erkenntnissen gesellschaftlicher Ursachen für die Entstehung von Krankheiten und Unfällen, die Herstellung von Beziehungen zwischen demographischen sowie sozialen Gegebenheiten und Gesundheit durch epidemiologische und sozialwissenschaftliche Methoden und die Reflexion der gesellschaftlichen Bewältigung dieser Erscheinungen unter Berücksichtigung der Rolle der Medizin in der Gesellschaft sowie die Organisation, Funktion und die wissenschaftliche Auswertung von Effizienz und Effektivität des Gesundheitswesens sowie Projekte und Initiativen, die das Gesundheitsverhalten des einzelnen, von Bevölkerungsgruppen oder der gesamten Bevölkerung zu verändern trachten.

B. Mindestdauer der Ausbildung:

1. Hauptfach: Vier Jahre.
2. Pflichtnebenfächer:
   2.1. Sechs Monate Innere Medizin;
   2.2. zwölf Monate in einem oder mehreren der in § 20 Abs 1 Z 1, 3, 4, 5, 6, 7, 9, 10, 14, 15, 16, 17, 21, 22, 23, 25, 26, 28, 29, 33, 35, 36, 39, 41 und 42 genannten Sonderfächer, wobei jedes Pflichtnebenfach zumindest in der Dauer von drei Monaten zu absolvieren ist.
3. Wahlnebenfächer:
   Sechs Monate in einem oder mehreren der in § 20 Abs 1 Z 1 bis 43 genannten Sonderfächer, wobei jedes Wahlnebenfach zumindest in der Dauer von drei Monaten zu absolvieren ist.

C. Inhalt und Umfang der für das Hauptfach erforderlichen Kenntnisse und Fertigkeiten, sofern nicht ausdrücklich nur Kenntnisse vorgesehen sind:

1. Ausarbeitung, Anwendung und Weiterentwicklung der medizinischen Statistik und Epidemiologie von infektiösen und nichtinfektiösen Krankheiten sowie Unfällen und ihren Ursachen sowie der Risikofaktoren, unter besonderer Berücksichtigung der Präsentation und Beurteilung von medizinischen Daten und ihrer Verwertbarkeit für den Arzt und andere Gesundheitsberufe;
2. Analyse und Bewertung von demographischen Hauptparametern, insbesondere des Geburts- und Sterbegeschehens und deren sozialen Folgen;
3. Kenntnisse der Prinzipien des kausalen Denkens und der Vernetzung der Kausalität von Krankheiten und Unfällen mit der sozialen, psychischen, ökologischen und ökonomischen Umwelt;
4. wissenschaftliche Erarbeitung und praktische Umsetzung (Grundlagen, Methoden und Organisationsformen) von präventivmedizinischen, rehabilitativen und gesundheitsaufklärenden Programmen unter besonderer Berücksichtigung gesundheitsfördernder Gestaltung der Arbeits- und Lebensbedingungen und unter Bedachtnahme auf individuelle und gesamtgesellschaftliche Risikofaktoren;
5. Kenntnisse wissenschaftlicher Darstellung, Analyse und Auswertung des Gesundheitswesens in ethischer, funktioneller und ökonomischer Hinsicht mit besonderer Berücksichtigung der Integration von ambulanter, stationärer, medizinischer und sozialer Betreuung;
6. theoretische Aufarbeitung und Reflexion der Funktion der Medizin in der Gesellschaft sowie der individuellen Rolle des Arztes und anderer medizinischer Berufe;
7. Kenntnisse der Methoden und Formen von Aus- und Weiterbildung in medizinischen Berufen;
8. Kenntnisse in Sexualmedizin und Familienmedizin;
9. Kenntnisse der Verfahren elektronischer Datenverarbeitung und Beurteilung von medizinischen, statistischen und sozialwissenschaftlichen Programmen;
10. Kenntnisse des Verhaltens der Bevölkerung und bestimmter Bevölkerungsgruppen in medizinischen Fragen sowie die Möglichkeit, dieses Verhalten zu beeinflussen;
11. Erstellung von Prognosen über zukünftige gesellschaftliche, ökonomische und epidemiologische Entwicklungen, insbesondere über die Morbidität der Bevölkerung oder die Gesundheitsvorsorge;

12. Gesundheitsschutz für ausgewählte Bevölkerungsgruppen wie Kinder- und Jugendgesundheitsschutz, Gesundheitsschutz der Frau, Gesundheitsschutz des Bürgers im Leistungs- und höheren Lebensalter;
13. Kenntnisse der Psychosomatik;
14. Kenntnisse umwelt- und arbeitsbedingter Erkrankungen;
15. Kenntnisse der Geriatrie;
16. Information und Kommunikation mit Patienten über Vorbereitung, Indikation, Durchführung und Risiken von Untersuchungen und Behandlungen;
17. Dokumentation;
18. Kenntnisse der für die Ausübung des ärztlichen Berufes einschlägigen Rechtsvorschriften;
19. Begutachtungen.

Literatur

Brennecke, R. (1996) Sozialmedizin in Lehre und Forschung. In: Das Gesundheitswesen 58, 163–168

Council on Ethical and Judicial Affairs, American Medical Association (1991) Gender disparities in clinical decision making. In: JAMA 266, 559–562

Gostomzyk, J. G. (1996) Sozialmedizin und öffentlicher Gesundheitsdienst. In: Das Gesundheitswesen 58, 194–199

Gredler, B. (1997) Das Frauen-Forum der Medizinischen Fakultät Wien stellt sich vor. In: Buko Info 1, 18–19

Hofmann, W., Schwartz, F. W. (1992) Public Health: Gesundheitspolitik und akademische Disziplin. In: Wer oder was ist Public Health? Jahrbuch für kritische Medizin 18. Argument Verlag, Hamburg, S. 6–24

Hubenstorf, M. (1992) Die Genese der sozialen Medizin als universitäres Lehrfach in Österreich bis 1914. Inaugural-Dissertation, Berlin

Kaplan, S. H., Sullivan, L. M., Dukes, K. A., Phillips, C. F., Kelch, R. P., Schaller, J. G. (1996) Sex differences in academic advancement – results of a national study of pediatricians. In: N. Engl. J. Med. 335, 1282–1289

Kofler, W., Levett, J. (1995) Health for all and the need for an european practitioner: How can we adjust the professional profile of health personnel to changing neeeds? In: Laaser, U., de Leeuw, E., Stock, C. (eds.) Scientific Foundations for a Public Health Policy in Europe. Juventa, Weinheim, pp. 319–331

Kunze, M. (1981) Einführung. In: Kunze, M., Gredler, B., Herberg, D. (Hrsg.) Sozialmedizinische Forschung in Österreich. Facultas, Wien, S. 11–14

Labisch, A. (1991) Der öffentliche Gesundheitsdienst (ÖGD) angesichts neuer öffentlicher Gesundheitsleistungen („new public health"). In: Deppe, H.-U., Friedrich, H., Müller, R. (Hrsg.) Öffentliche Gesundheit – Public Health. Campus, Frankfurt/Main, S. 84–102

Noack, R. H. (1994) Sozialmedizin im Wandel. In: Der Mediziner 2/3, 4–9

Popper, L. (1981) Zur Entwicklung der Sozialmedizin in Österreich. In: Kunze, M., Gredler, B., Herberg, D. (Hrsg.) Sozialmedizinische Forschung in Österreich. Facultas, Wien, S. 15–19

Rásky, É., Noack, R. H. (1995) Öffentliches Gesundheitswesen, Gesundheitsförderung und Prävention. In: Frischenschlager, O., et al. (Hrsg.) Lehrbuch der Psychosozialen Medizin. Springer, Wien New York, S. 927–934

Rásky, É., Noack, R. H. (1997) Die Situation in Österreich. In: Kälble, K., v. Troschke, J. (Hrsg.) Aus- und Weiterbildung in den Gesundheitswissenschaften/Public Health. Deutsche Koordinierungsstelle für Gesundheitswissenschaften, Freiburg, S. 164–171

Rásky, É., Freidl, W., Stronegger, W.-J., Noack, R. H. (1998) Praxisorientierung in der sozialmedizinischen Ausbildung. Sozialmedizin zum Mitmachen. In: Zeitschrift für Hochschuldidaktik (im Druck)

Rosenbrock, R. (1992) Gesundheitspolitik. Wissenschaftszentrum Berlin für Sozialforschung, Berlin

Rosenbrock, R. (1995) Public Health als soziale Innovation. In: Das Gesundheitswesen 57, 140–144

Schaefer, H., Blohmke, M. (1972) Sozialmedizin. Thieme, Stuttgart

Schmacke, N. (1997) Die Herausforderungen des Public-Health-Konzeptes für die Gesundheitsämter. In: Zeitschrift für Gesundheitswissenschaften / Journal of Public Health 5, 56–62

Schmeiser-Rieder, A. (1997) Frauen Forum Medizin. In: Aktionsgemeinschaft Medizinischer Mittelbau Journal 1, 12–13

Stronegger, W.-J., Rásky, É., Freidl, W. (1996) Soziale Lage und Gesundheit. Von den Beziehungen zwischen Armut und Krankheit. In: Psychologie in der Medizin 2, 28–34

Stronegger, W.-J., Freidl, W., Rásky, É. (1997) Health behaviour and risk behaviour: socioeconomic differences in an Austrian rural county. In: Social Science & Medicine 44, 423–426

v. Troschke, J. (1996) Public Health und Sozialmedizin. In: Das Gesundheitswesen 58, 205–210

Velimirovic, B. (1991) Institut für Sozialmedizin. Unveröffentlichter Schlußbericht, Graz

WHO (1986) Ottawa-Charter for Health Promotion. WHO, Ottawa

WHO (1991a) Ziele zur „Gesundheit für alle". WHO-Regionalbüro für Europa, Kopenhagen

WHO (1991b) Fünfte gemeinsame Tagung der WHO und der nationalen Ärzteverbände in Europa. WHO-Regionalbüro für Europa, Helsinki

5. Forschung

Epidemiologie der chronischen Erkrankungen am Beispiel der Herz-Kreislauf-Erkrankungen

Oliver Razum

Die Epidemiologie der chronischen Erkrankungen (*Chronic Disease Epidemiology*) untersucht die Verteilung von chronischen Krankheiten, ihren Determinanten und ihren Folgen in der Bevölkerung. Zu diesem Gebiet gehören einerseits Krankheiten wie Rückenleiden oder Allergien, die vorwiegend zur Morbidität beitragen, andererseits Krankheiten des Herz-Kreislauf-Systems, Krebs und Tuberkulose [1], die Morbidität und Mortalität verursachen. Die Darstellung im Rahmen eines kurzen Übersichtsartikels erfordert eine starke Einschränkung des Themas. Hier wird exemplarisch über die Epidemiologie von Herz-Kreislauf-Krankheiten (HKK) berichtet. Der Schwerpunkt liegt dabei auf der Sterblichkeit – eine weitere Einschränkung, da Mortalitätszahlen naturgemäß nur einen Aspekt des Gesundheitszustands von Bevölkerungen widerspiegeln. Anhand von Trends und Determinanten der HKK-Mortalität in westlichen Industrienationen, in Osteuropa sowie in Entwicklungsländern werden Probleme und aktuelle Fragestellungen aus der Public-Health-Perspektive erörtert. Dabei soll gezeigt werden, daß die HKK-Epidemiologie auch heute noch eine Sozialepidemiologie ist – unbenommen wichtiger Beiträge der klinischen und genetischen Epidemiologie zum Verständnis der Ätiologie dieser Erkrankungen.

Herz-Kreislauf-Erkrankungen – die häufigste Todesursache weltweit

Herz-Kreislauf-Erkrankungen sind heute die häufigste Todesursache – und das nicht nur in westlichen Industrieländern. Es wird geschätzt, daß 1990 weltweit fast 11 Millionen Menschen an ischämischer Herzerkrankung und Schlaganfall verstorben sind, davon mehr als die Hälfte in Entwicklungsländern [2]. Während in Europa und den USA ischämische Erkrankungen und der Tod an koronarer Herzkrankheit im Vordergrund stehen, überwiegen z. B. in China [3] und im subsaharischen Afrika [4] hypertensive Erkrankungen und der Tod durch Schlaganfall. Die Frage, in welchem Maße Umwelt- und genetische Faktoren dort zur hohen Hypertonie-Prävalenz beitragen, wird u. a. in Gruppen gleicher ethnischer

Abstammung in verschiedenen Ländern untersucht [4] sowie mittels Vergleichen zwischen Migranten und der Bevölkerung ihres Herkunftslandes [5].

Trends der HKK-Sterblichkeit in westlichen Industrienationen

In vielen westlichen Industrienationen sinkt die Sterblichkeit an HKK seit Mitte der sechziger Jahre (USA) bzw. Ende der siebziger Jahre (Westdeutschland). Dabei ist vor allem die Sterblichkeit an Herzinfarkt rückläufig; Männer profitieren davon mehr als Frauen [6]. Zu diesem Trend tragen eine verbesserte klinische Behandlung (Lyse, Bypass) und positive Veränderungen im Risikoverhalten (Rückgang des Rauchens bei Männern) bei [7]. Im deutschen Bevölkerungsmittel allerdings steigen Körpergewicht und Gesamtcholesterol weiter an [6], ohne daß sich der sinkende Mortalitätstrend bislang wieder umkehren würde. Zudem sind Risikofaktoren sozial ungleich verteilt: Bewegungsmangel, Übergewicht und insbesondere die Kombination mehrerer Risikofaktoren treten häufiger in niedrigeren sozialen Schichten auf [8]. Die „klassischen" HKK-Risikofaktoren allein können Höhe und Veränderungen der Sterblichkeit also nicht vollständig erklären [9].

In der ersten „Whitehall"-Studie [10] unter britischen Regierungsangestellten zeigte sich, daß die HKK-Sterblichkeit stark von der Art der beruflichen Tätigkeit abhängt: Einfache Bürobedienstete hatten im Vergleich zu hohen Verwaltungsbeamten fast das dreifache Risiko, an koronarer Herzkrankheit zu sterben – *nach* Berücksichtigung der unterschiedlichen Prävalenz von HKK-Risikofaktoren. Viele weitere Studien fanden einen inversen Zusammenhang zwischen sozio-ökonomischem Status und HKK-Inzidenz und Mortalität [11–13]. Es wird heute allgemein akzeptiert, daß die „klassischen" Risikofaktoren nur 30 bis 40 % eines Gradienten in der Sterblichkeit an koronarer Herzkrankheit erklären können.

Es stellt sich die Frage, auf welchem Wege ein niedriger sozio-ökonomischer Status zu höherer Mortalität führt. Zwei Erklärungsversuche stoßen heute auf besonderes Interesse: Streß, z. B. durch fremdbestimmte Berufstätigkeit, sowie frühkindliche Einflüsse. Die noch laufende zweite Whitehall-Studie belegt einen Zusammenhang zwischen geringen Möglichkeiten zur Einflußnahme am Arbeitsplatz und HKK-Risiko [14]. Fremdbestimmte Tätigkeit ist wiederum stark mit niedrigem sozio-ökonomischen Status assoziiert [15]. Tätigkeiten mit hohen Anforderungen, aber gleichzeitig hohem Gestaltungsspielraum gehen mit dem geringsten HKK-Risiko einher. Auch gibt es mittlerweile Hinweise, daß weniger ein niedriger ökonomischer Status als solcher (also ein absolut gesehen niedriges Einkommen) mit einem erhöhten Risiko einhergeht; eine größere Rolle scheint das Ausmaß der Ungleichheit in der Einkommensverteilung zu spielen (also die *relative* Höhe des Einkommens) [16]. Zunehmende soziale Unterschiede innerhalb eines Landes könnten demnach zu einem Anstieg der Gesamt- und HKK-Sterblichkeit führen – siehe dazu den Abschnitt über Osteuropa. Ansätze zur Prävention lägen damit einerseits in einer Änderung beruflicher Anforderungen [14] – keine einfache Herausforderung für Public Health; andererseits im Abbau sozio-ökonomischer Differenzen, was Public Health allein sicherlich nicht leisten kann.

Bereits in der ersten „Whitehall"-Studie wurde beobachtet, daß Männer mit geringer Körpergröße eine höhere Mortalität an koronarer Herzkrankheit aufweisen. In anderen Untersuchungen fand sich eine Assoziation von fetaler oder frühkindlicher Mangelversorgung mit einem erhöhten Risiko für koronare Herzkrankheit im späteren Leben [17]. Daraus leitet sich die – umstrittene – *Barker-Hypothese* ab, nach der ein erhöhtes HKK-Risiko in der frühen Entwicklung „programmiert" wird. Die beobachtete Assoziation könnte sich aber auch aus dem Zusammenhang zwischen niedrigem Geburtsgewicht und niedrigem sozioökonomischen Status erklären; andere Autoren fanden ein erhöhtes Risiko nur bei übergewichtigen Erwachsenen, die einstmals ein niedriges Geburtsgewicht hatten [18]. Dennoch läßt sich nicht ausschließen, daß eine umfassende HKK-Prävention schon in der Schwangerschaft einsetzen müßte.

Trends der HKK-Sterblichkeit in Osteuropa

In Osteuropa steigt die HKK-Sterblichkeit seit den siebziger Jahren – und insbesondere seit den politischen Umbrüchen der neunziger Jahre – dramatisch an. Russische und ungarische Männer haben heute eine fast doppelt so hohe altersstandardisierte Sterberate an Herzinfarkt wie US-amerikanische Männer [19]. Gleichzeitig hat die Sterblichkeit an anderen Todesursachen, z. B. an Unfällen, stark zugenommen [20]. Zwischen 1990 und 1994 sank die Lebenserwartung russischer Männer um sechs Jahre [21]. Als Ursachen für den Mortalitätsanstieg werden sinkende Realeinkommen und die zunehmende Ungleichheit in der Einkommensverteilung vermutet, daneben der mit den politischen und sozialen Veränderungen einhergehende Streß, der Zusammenbruch des nationalen Gesundheitssystems und die weiterhin hohe Prävalenz des Rauchens [19]. Andere Autoren fanden Belege, daß der Anstieg der Gesamt- und HKK-Sterblichkeit in der russischen Bevölkerung auch mit starkem Alkoholkonsum zusammenhängt [21]. Für die wenigsten der genannten Ursachen gibt es erprobte Interventionsstrategien – ein immenses Problem für Public Health in Rußland und anderen ehemaligen Ostblockstaaten und eine Herausforderung für westeuropäische Schools of Public Health, die mit osteuropäischen Einrichtungen kooperieren [20].

HKK in Entwicklungs- und Schwellenländern

Bis Ende der achtziger Jahre galt die Aufmerksamkeit der Gesundheitsplaner in Entwicklungsländern der Bekämpfung der hohen und weitgehend vermeidbaren Kinder- und Müttersterblichkeit sowie der Kontrolle von Infektionskrankheiten. Feachem et al. [22] wiesen 1992 jedoch auf die zunehmende Bedeutung von nichtinfektiösen Krankheiten im Erwachsenenalter hin. Dies ist eine Folge der *health transition* in Entwicklungsländern: die absolute Zahl älterer Menschen nimmt zu, die Prävalenz „klassischer" HKK-Risikofaktoren wie z. B. Rauchen steigt an, und viele Infektionskrankheiten des Kindesalters werden durch Impfungen vermieden oder können wirkungsvoll therapiert werden. In ländlichen Gebieten Afrikas ist die Prävalenz von HKK-Risikofaktoren auch heute noch niedrig [4, 23]. Mit fortschreitender Urbanisierung und mit zunehmendem Wohlstand, z.B. in Schwellenländern, steigen Risikofaktoren-Prävalenz und HKK-Mortalität aber schnell an [3, 4, 24]. Dabei zeigt sich wiederum der bereits aus Europa bekannte sozio-ökonomische Gradient: Menschen mit niedrigem Bildungsgrad und schlechten Arbeitsbedingungen weisen die höchste Prävalenz an HKK-Risikofaktoren auf [25].

Die klinische Behandlung epidemisch auftretender HKK dürfte für viele Entwicklungsländer unerschwinglich werden. Es besteht grundsätzlich Einigkeit darüber, daß die Prävention von HKK in Entwicklungsländern eine hohe Priorität hat [22, 26, 27] – auch und gerade dort, wo die Prävalenz von Risikofaktoren noch niedrig ist. Neben dieser *emerging agenda* bleibt aber weiterhin das Problem der hohen Kinder- und Müttersterblichkeit – eine *unfinished agenda* [27]. Angesichts knapper Ressourcen gibt es unter Public-Health-Experten kontroverse Diskussionen, ob eine Schwerpunktsetzung auf nichtübertragbare Erkrankungen Erwachsener nicht zu einer weiteren Benachteiligung der Kinder und jungen Frauen führen wird [28]. Um dieser Gefahr zu begegnen, wurde ein integrierter Ansatz „Familiengesundheit" vorgeschlagen, der kurative und präventive Bedürfnisse aller Altersgruppen berücksichtigt [29].

Gemeindebezogene präventive Interventionen – weltweit?

Obwohl die „klassischen" Risikofaktoren nur einen Teil der HKK-Sterblichkeit erklären, ist ihre Senkung auch heute noch das bevorzugte Ziel präventiver Interventionen. Dabei wird allgemein ein gemeindeweiter Ansatz favorisiert: eine kleine Senkung des Risikos bei vielen Menschen zeigt eine größere Wirkung als die ausschließliche Suche und Behandlung von Hochrisikofällen [30]. In Europa und den USA wurden sechs große gemeindeweite Interventionsstudien durchgeführt, u.a. das *North Karelia Project*, das *Stanford Five City Project* und die Deutsche Herz-Kreislauf-Präventionsstudie. Ziel war es, die Wirksamkeit der bekannten Präventionsmaßnahmen (Nichtrauchen, mehr Bewegung, veränderte Ernährungsgewohnheiten usw.) auf die Prävalenz der Risikofaktoren und auf HKK-Morbidität und Mortalität in der Gemeinde nachzuweisen [31–33]. Hinsichtlich einzelner Risikofaktoren wurden Erfolge erzielt, eine Senkung der Mortalität konnte aber nur selten überzeugend nachgewiesen werden. Die Gründe werden weniger bei den Interventionen als bei den methodischen Problemen ihrer Evaluierung gesucht [34]: ein experimentelles Studiendesign mit randomisierten Gemeinden ist kaum zu verwirklichen, eine „Kontamination" der Kontrollgemeinden nicht zu verhindern – was auch ethisch bedenklich wäre, da ja die Wirksamkeit der Interventionen auf individueller Ebene gar nicht angezweifelt wird. Ein weiteres Problem solcher großen Projekte sind lange Dauer und hohe Kosten; sie können daher nicht einfach in anderen Gemeinden wiederholt werden.

Kontrovers wird diskutiert, ob die Wirksamkeit präventiver Interventionen anhand von Veränderungen der HKK-Mortalität in einer Gemeinde nachgewiesen werden soll und kann – dies würde weitere große Studien in Europa und den USA, zukünftig aber auch in Schwellen- und Entwicklungsländern erfordern. Befürworter erhoffen sich, dadurch Interventionen mit dem langfristig besten Kosten-Nutzen-Verhältnis identifizieren zu können. Gegner führen an, daß solche

Studien methodisch noch aufwendiger und damit teurer sein würden als die bereits durchgeführten. Wollte man ihre Ergebnisse abwarten, so würde sich die Implementierung präventiver Interventionen – zumal in Entwicklungsländern – unnötig verzögern. Statt dessen sollte geklärt werden, auf welche Weise die „klassischen“ Interventionen möglichst wirksam in einer Gemeinde implementiert werden können. Dazu gibt es international bewährte Modelle: in WHO-geförderten Projekten wie CINDI [35] entwickeln Gemeindemitglieder eigene Präventionsprojekte [36], die lokal unter Nutzung vorhandener Datenquellen [37] und mittels wiederholter Querschnittstudien zur Risikofaktoren-Prävalenz evaluiert werden. Solche Modelle versprechen den betroffenen Gemeinden unmittelbaren Nutzen zu überschaubaren Kosten – auch wenn eine Evaluierung allein auf Prozeß- und Produktebene für Epidemiologen methodisch unbefriedigend sein mag.

Schlußfolgerungen

Dieser Überblick über die HKK-Epidemiologie verdeutlicht einige der aktuellen Herausforderungen an Public Health. Weiterhin gilt es, Strategien zur Kontrolle der „klassischen“ Risikofaktoren möglichst wirksam gemeindeweit zu implementieren. Darüber hinaus sind neue präventive Ansätze erforderlich, die soziale Determinanten von HKK berücksichtigen, z. B. eine Umgestaltung von Arbeitsprozessen. In Osteuropa kommen besonders schwierige Rahmenbedingungen hinzu; mit den Schwellen- und Entwicklungsländern ergeben sich neue Zielgruppen für Interventionen. Schools of Public Health in Europa bearbeiten das Problem HKK daher nicht nur in einem sozialwissenschaftlichen, sondern zunehmend auch in einem internationalen Kontext.

Die HKK-Epidemiologie repräsentiert nur einen Ausschnitt der *Chronic Disease Epidemiology*. Die aktuellen Problemstellungen und Lösungsansätze aus der Sicht von Public Health zeigen aber, daß die HKK-Epidemiologie weiterhin primär eine *Sozial*epidemiologie bleibt – unbenommen wichtiger Beiträge der klinischen und genetischen Epidemiologie in der Ursachenforschung. Ähnliches gilt in vielen anderen Bereichen der *Chronic Disease Epidemiology*. Wo es sich – wie bei den meisten chronischen Erkrankungen – um ein multifaktorielles Geschehen handelt, wird sich kaum ein *magic bullet* zur technischen Lösung des Problems finden. Erforderlich sind vielmehr langfristige Veränderungen der Lebensbedingungen und der Lebensweise der Menschen, unterstützt durch eine fächer- und oftmals länderübergreifende Public-Health-Forschung und -Praxis.

Anmerkungen und Literatur

1. Vielfach wird der Begriff *Non-Communicable Disease Epidemiology* verwendet, der chronische Infektionskrankheiten ausschließt.
2. Murray, C. J. L., Lopez, A. D. (1997) Mortality by cause for eight regions of the world: Global burden of disease study. In: Lancet 349, 1269–1276
3. Yuan, J.-M., Ross, R. K., Wang, X.-L., Gao, Y.-T., Henderson, B. E., Yu, M. C. (1996) Morbidity and mortality in relation to cigarette smoking in Shanghai, China. In: JAMA 275, 1646–1650

4. Cooper, R. S., Rotimi, C. N., Ataman, S., et al. (1997) The prevalence of hypertension in seven populations of West African origin. In: Am. J. Public Health 87, 160–168
5. Chaturvedi, N., McKeigue, P. M., Marmot, M. G. (1993) Resting and ambulatory blood pressure differences in Afro-Caribbeans and Europeans. In: Hypertension 22, 90–96
6. Ladwig, K.-H., Scheuermann, W. (1997) Gender differences in the decline of mortality rates of acute myocardial infarction in West Germany. Eur. Heart J. 18, 582–587
7. Bots, M. L., Grobbee, D. E. (1996) Decline of coronary heart disease mortality in The Netherlands from 1978 to 1985: Contribution of medical care and changes over time in presence of major cardiovascular risk factors. In: Journal of Cardiovascular Risk 3, 271–276
8. Helmert, U., Shea, S., Herman, B., Greiser, E. (1990) Relationship of social class characteristics and risk factors for coronary heart disease in West Germany. In: Public Health 104, 399–416
9. Rose, G. (1989) Causes of the trends and variations in CVD mortality in different countries. In: Int. J. Epidemiol. 18, 174–179
10. Marmot, M. G., Shipley, M. J., Rose, G. (1984) Inequalities in death – specific explanation of a general pattern? In: Lancet i, 1003–1006
In der Whitehall-Studie wurden 17.530 Beamte gemäß ihres Dienstgrades klassifiziert, und ihre Mortalität wurde über zehn Jahre aufgezeichnet. Daraus ergab sich eine deutliche Umkehrbeziehung zwischen Dienstgrad und Mortalität. Verglichen mit dem höchsten Dienstgrad (Verwaltungsebene) wiesen Männer im niedrigsten Dienstgrad eine dreifach erhöhte Mortalität auf, die auf koronare Herzerkrankungen, eine Reihe anderer Ursachen und die Kombination aller Ursachen zurückzuführen war. Rauchen und andere koronare Risikofaktoren waren unter den niedrigsten Dienstgraden stärker verbreitet, diese Unterschiede sind jedoch nur zum Teil für die unterschiedliche Mortalitätsrate verantwortlich. Die Ähnlichkeit des Risikogradienten innerhalb einer Reihe von spezifischen Erkrankungen könnte auf die Wirkung von Faktoren hinweisen, welche Auswirkungen auf die allgemeine Anfälligkeit haben. Die Umkehrbeziehung zwischen beruflicher Einstufung und Mortalität deutet auf Faktoren hin, die möglicherweise bereits von Lebensbeginn an die Todesrate beim Erwachsenen beeinflussen.
11. Siegrist, J., Peter, R., Junge, A., Cremer, P., Seidel, D. (1990) Low status control, high effort at work and ischemic heart disease: prospective evidence from blue-collar men. In: Soc. Sci. Med. 31, 1127–1134
12. Morrison, C., Woodward, M., Leslie, W., Tunstall-Pedoe, H. (1997) Effect of socioeconomic group on incidence of, management of, and survival after myocardial infarction and coronary death: Analysis of community coronary event register. In: Br. Med. J. 314, 541–546
13. Geronimus, A. T., Bound, J., Waidmann, T. A., Hillemeier, M. M., Burns, P. B. (1996) Excess mortality among blacks and whites in the United States. In: N. Engl. J. Med. 335, 1552–1558
14. Bosma, H., Marmot, M. G., Hemingway, H., Nicholson, A. C., Brunner, E., Stansfeld, S. A. (1997) Low job control and risk of coronary heart disease in Whitehall II (prospective cohort) study. In: Br. Med. J. 314, 558–565
15. Marmot, M. G., Bosma, H., Hemingway, H., Stansfeld, S. (1997) Contribution of job control and other risk factors to social variations in coronary heart disease incidence. In: Lancet 350, 235–239
16. Wilkinson, R. G. (1997) Health inequalities: Relative or absolute material standards? In: Br. Med. J. 314, 591–595
17. Barker, D. J. (1995) Fetal origins of coronary heart disease. In: Br. Med. J. 311, 171–174
18. Frankel, S., Elwood, P., Sweetnam, P., Yarnell, J., Davey Smith, G. (1996) Birthweight, body-mass index in middle age and incident coronary heart disease. In: Lancet 348, 1478–1480

19. Adeyi, O., Chellaraj, G., Goldstein, E., Preker, A., Ringold, D. (1997) Health status during the transition in Central and Eastern Europe: Development in reverse? In: Hlth. Pol. Plan. 12, 132–145
20. Bojan, F., McKee, M. (1997) The challenges to public health in Hungary in the twenty-first century. In: European Journal of Public Health 7, 238–242
21. Leon, D. A., Chenet, L., Shkolnikov, V. M., Zakharov, S., Shapiro, J., Rakhmanova, G. (1997) Huge variation in Russian mortality rates 1984–94: Artefact, alcohol, or what? In: Lancet 350, 383–388
22. Feachem, R.G., Kjellstrom, T., Murray, C., Over, M., Phillips, M.A. (eds.) (1992) The Health of Adults in the Developing World. Oxford University Press, New York
23. Swai, A. B. M., McLarty, D. G., Kitange, H. M., Kilima, P. M., Tatalla, S., Keen, N. (1993) Low prevalence of risk factors for coronary heart disease in rural Tanzania. In: Int. J. Epidemiol. 22, 651–659
24. Bovet, P. (1995) The epidemiologic transition to chronic disease in developing countries: Cardiovascular mortality, morbidity, and risk factors in Seychelles (Indian Ocean). In: Soz. Präventivmed. 40, 35–43
25. Siegrist, J., Bernhardt, R., Feng, Z. C., Schettler, G. (1990) Socioeconomic differences in cardiovascular risk factors in China. In: Int. J. Epidemiol. 19, 905–910
26. Pearson, T. A., Jamison, D. T., Trejo-Gutierrez, J. (1993) Cardiovascular disease. In: Jamison, D. T., Mosley, W. H., Measham, A. R., Bobadilla, J. L. (eds.) Disease Control Priorities in Developing Countries. Oxford University Press, New York, pp. 577–594
27. Ad hoc Committee on Health Research Relating to Future Intervention Options (1996) Investing in Health Research and Development. World Health Organization, Geneva
28. Gwatkin, D. R., Heuveline, P. (1997) Improving the health of the world's poor. In: Br. Med. J. 315 (7107), Editorial
29. Reitmaier, P., Razum, O. (1997) Familiengesundheit. In: Diesfeld, H. J., Falkenhorst, G., Razum, O., Hampel, D. (Hrsg.) Gesundheitsversorgung in Entwicklungsländern. Springer, Berlin Heidelberg, S. 218–298
30. Rose, G. (1985) Sick individuals and sick populations. In: Int. J. Epidemiol. 14, 32–38
31. Hoffmeister, H., Mensink, G. B. M., Stolzenberg, H., et al. (1996) Reduction of coronary heart disease risk factors in the German Cardiovascular Prevention Study. In: Prev. Med. 25, 135–145
32. Farquhar, J. W., Fortmann, S. W., Flora, J. A., et al. (1990) Effects of communitywide education on cardiovascular disease risk factors. The Stanford Five-City Project. In: JAMA 264, 359–365
33. Nissinen, A., Puska, P. (1991) Community control of chronic diseases: a review of cardiovascular programmes. In: Badura, B., Kickbusch, I. (eds.) Health Promotion Research. WHO Europe, Copenhagen, pp. 393–420
34. Salonen, J., Kottke, T. E., Jacobs, D. R., Hannan, P. J. (1986) Analysis of community-based cardiovascular disease prevention studies – evaluation issues in the North Karelia Project and the Minnesota Heart Health Program. In: Int. J. Epidemiol. 15, 176–182
35. CINDI (1987) Protocol and Guidelines for Monitoring and Evaluation Procedures. Springer, Berlin Heidelberg, pp 1–60
36. Scheuermann, W., Scheidt, R., Nüssel, E., Wiesemann, A. (1990) Health promotion tomorrow and the transformation of the practice of medicine. In: Health Promot. 5, 45–56
37. Wiesemann, A., Nüssel, E., Scheuermann, W. (1993) Health status models as tools to translate research results into policy: The Prevention Model of Ostringen, Germany. In: Can. J. Cardiol. 9, 130–132

Public Health und die Produktivitäts- und Qualitätsdebatte im Krankenhaussektor

Maria Schmidt

Die Haltung der europäischen Gesundheitspolitik ist derzeit von Ressourcenknappheit, demographischen Verschiebungen und von einem gewandelten Krankheitspanorama geprägt. Die Summe und das Gewicht dieser Veränderungen aktiviert und beschleunigt die Suche nach Reformmodellen, die eine Steigerung der Effizienz und Effektivität bei gleichbleibender bzw. steigender Versorgungsqualität sichern sollen.

Hierbei nimmt Public Health mit der zum Teil umstrittenen These, daß auch übergeordnete soziale und politische Ziele entsprechend betriebs- oder volkswirtschaftlicher Kriterien gemanaged und evaluiert werden sollen, eine Schlüsselrolle ein. Vor allem gewinnen jene Public-Health-Ansätze, die die Produktivität, Wirksamkeit und Qualität von Interventionen evaluieren und die Übertragung wirtschaftswissenschaftlicher Frage- und Problemstellungen auf den Gesundheitssektor durchführen, an Bedeutung.

Womit der markanteste Unterschied der aktuell geführten Reformdiskussion zu jener der achtziger Jahre in der Hypothese begründet liegt, daß das Gesundheitswesen, im speziellen der Krankenhaussektor, im Bereich der Effizienz, Effektivität und Qualität von der Privatwirtschaft lernen könnte. Im Rahmen der gesundheitsökonomischen Theoriebildung wird jedoch auf die äußerst problematische Produkt- und Leistungsdefinition in der Krankenhausversorgung hingewiesen und damit die weitverbreitete Abschirmung betriebs- und volkswirtschaftlicher Produktivitätsuntersuchungen begründet. Als notwendige Voraussetzungen für die Anwendung betriebswirtschaftlicher Indikatoren der Leistungserstellung wird eine klar definierte Vorstellung über den Versorgungsauftrag und den damit verbundenen Zielen öffentlicher Krankenhäuser erwartet. Weiters ist die Definition von leistungs- und ergebnisorientierten Indikatoren sowie die Festlegung des Umsetzungsprozesses und eine damit verbundene Kostentransparenz notwendig. Ohne einen solchen Handlungsauftrag und den damit verbundenen quantifizierbaren Zielen können weder Zielbeitrag noch Effizienz oder Effektivität sinnvoll definiert werden.

Dies zeigt, daß die Voraussetzungen zur betriebswirtschaftlichen Messung der Leistungsfähigkeit öffentlicher Krankenhäuser derzeit noch unzureichend gegeben sind. Womit die Forderungen nach Effizienz- und Effektivitätskonzepten zwar Hinweise für die Richtung einer notwendigen Entwicklung liefern, für die unmittelbare Handhabung des politischen und ökonomischen Drucks jedoch von geringer Relevanz sind. Umso bedeutender scheinen die Synergieeffekte zweier Public-Health-Konzepte, nämlich Total Quality Management (TQM) und Outcomes Research (OR), zu sein, die mit unterschiedlichen Instrumenten die Bewertung und Steigerung der Krankenhauseffizienz, -effektivität und -qualität durchführen und in ihrer Verbindung die Entwicklung von „Evidence-based medicine" ermöglichen: Beide Ansätze nehmen die „Variabilität" der Leistungen zum Ausgangspunkt ihrer Theoriebildung. Wobei sich TQM auf die Prozeßvariabilität und OR auf die Variabilität der Ergebnisse (Outcomes) konzentriert.

Total Quality Management hat vor ca. zehn Jahren den Dienstleistungsektor erobert und wird zunehmend als Steuerungsinstrument für Wandlungsprozesse, die einen Bruch mit tradierten Prinizipien, Strukturen und Wertvorstellung bewirken, eingesetzt. Hierbei soll die Implementierung von TQM den schrittweisen Übergang von einer traditionell strukturierten, zentralistischen Bürokratie hin zur dezentralen Ressourcenverantwortung ermöglichen und dadurch die Effizienz, Effektivität und Wettbewerbsfähigkeit der Leistungserstellung steigern. Wobei TQM die Lern- und Handlungsfähigkeit der Gesamtorganisation stimuliert und dadurch eine Erhöhung der PatientInnen- und MitarbeiterInnenzufriedenheit sowie eine Steigerung der Prozeßqualität bei gleichbleibenden bzw. sinkenden Kosten anstrebt. Die wesentlichen Merkmale dieses Managementansatzes, angewendet im Krankenhausbereich, sind:

- Die Krankenhausleitung muß eine explizite Qualitätspolitik (Vision) formulieren und aktiv zur Bildung eines gemeinschaftlichen Qualitätsverständnisses beitragen.
- Die Führung des Krankenhauses soll zur Unterstützung und zur Moderation von Lernprozessen beitragen. Dies bedingt eine Delegation von Verantwortung, einen Abbau von hierarchischen Strukturen und Kontrollmechanismen zugunsten von mehr Selbstkontrolle und Eigenverantwortung.
- Qualität soll ausschließlich aus der Sicht von Kunden definiert werden. Wobei es die Unterscheidung zwischen internen (Mitarbeitern) und externen Kunden (PatientenInnen) gibt.
- Qualität besteht aus der Summe des effektiven Zusammenwirkens von vielen, und somit widerspricht ein individuell ausgerichtetes Anreiz- und Bewertungssystem dieser Sichtweise.
- Durch integrierte Qualitätssicherungssysteme und ein konsequentes Anwenden von „Statistical Process Control"-Instrumenten sollen Abweichungen im Qualitätsniveau vermieden werden.
- Qualität erfordert einen kontinuierlichen Verbesserungsprozeß. Durch die Partizipation von allen und durch permanente Feedback-Schleifen an alle soll eine Organisationskultur entwickelt werden, die sich durch ein von allen getragenes Qualitätsbewußtsein ausdrückt.

Im Gegensatz zur Prozeßorientierung von TQM analysiert Outcomes Research das Endprodukt der Produktionskette und definiert die Leistungsqualität über die Verbesserung des Gesundheitszustandes bzw. die Linderung von Leiden der PatientenInnen. Bei der Analyse des Behandlungsergebnisses werden folgende Dimensionen unterschieden:

- klinisches Ergebnis,
- funktionaler Status,
- Lebensqualität,
- PatientInnen-Zufriedenheit,
- Kosten.

Aufgrund einer systematischen sowie kontinuierlichen Erhebung und Analyse der Ergebnisqualität werden Behandlungsstandards/Guidelines entwickelt und diese zur Sicherstellung bzw. zur Steigerung der Behandlungsqualität in den Krankenhausalltag implementiert. Die Outcomes-Daten, erhoben in unterschiedlichen Settings, bei unterschiedlichen MedizinerInnen sowie bei unterschiedlichen PatientenInnen, dienen als Ausgangspunkt für die Erforschung und Definition jener Bedingungen, die einen effizienten, effektiven und qualitativ hochwertigen Behandlungsprozeß ermöglichen.

Die Auswahl spezifischer Outcomes-Indikatoren hängt vom Ziel der Untersuchung ab. Die Indikatoren können sich auf die Effektivität der Behandlung beziehen, wobei der Fokus auf der technischen Kompetenz oder der Qualität der Ausführung liegt. Bei der Relevanz der Behandlung steht die Wahl der Behandlungsschritte und die Qualität der Entscheidungsfindung im Mittelpunkt der

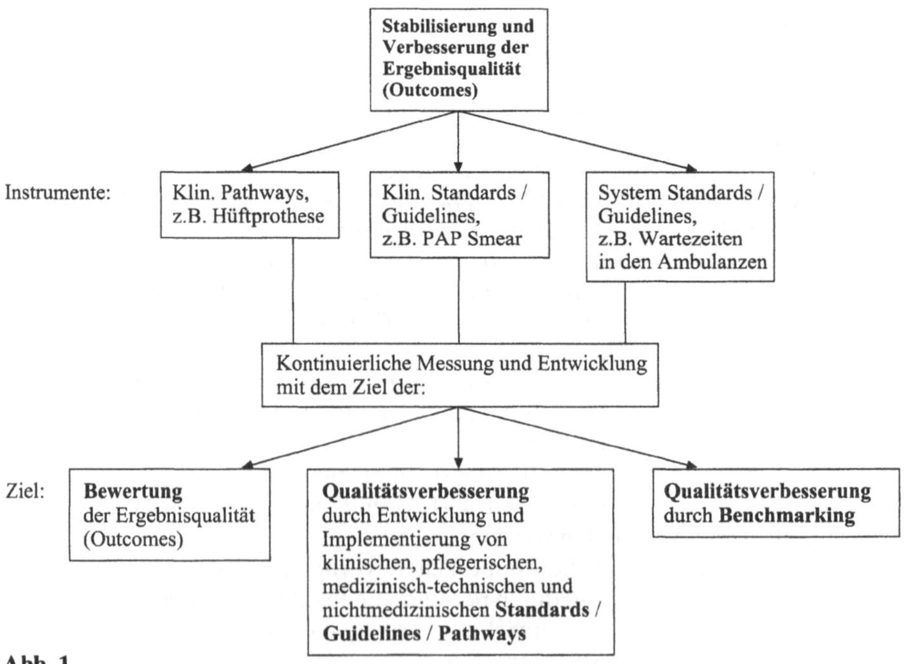

Abb. 1

Betrachtung. Bei der Effizienz wird der Ressourceneinsatz bzw. das Verhältnis von Output zu Input beurteilt.

Conclusio

Bei der Verbindung von TQM und OR kommt es zu einer Verschmelzung von System-Denken, Produktivitätsmessung und statistischer Prozeßkontrolle sowie zu einer funktionellen und weniger strukturellen Sicht der Organisation. Hierbei wird TQM als Managementinstrument für Personalentwicklung und Marktorientierung sowie bei der Neugestaltung der Aufbau- und Ablauforganisation eingesetzt und stellt bei einem definierten Versorgungsauftrag und unter gegebenen Ressourcenbedingungen die PatientenInnen in den Mittelpunkt der Qualitätsbemühungen. Womit Outcomes Research mit der unmittelbaren Messung und Sicherung der Ergebnisqualität eine kompatible Ergänzung zur Prozeßfokussierung von TQM darstellt und weiters die politische Legitimierung von Mitteleinsätzen sowie die fachliche Legitimierung von Behandlungsschritten gewährleisten kann.

Das Ausmaß der Outcomes-Qualität wird durch stabile Prozesse mit geringer Fehleranfälligkeit sowie durch die PatientInnenzufriedenheit bestimmt. Der Einsatz von Standards und Guidelines soll die Verläßlichkeit der Prozesse steigern, indem die Variabilität (Streubreite) und die Komplexität der Prozesse reduziert wird. Zur Prozeßanalyse und Sicherung der Prozeßqualität wird TQM eingesetzt.

Das Zusammenspiel dieser drei Elemente – PatientInnenzufriedenheit, Standards/Guidelines, TQM – mündet mit Hilfe von korrigierenden und präventiven Maßnahmen in eine klinische und organisatorische Restrukturierung. Diese soll zur Erhöhung der Outcomes-Qualität führen und anhand von Standards und

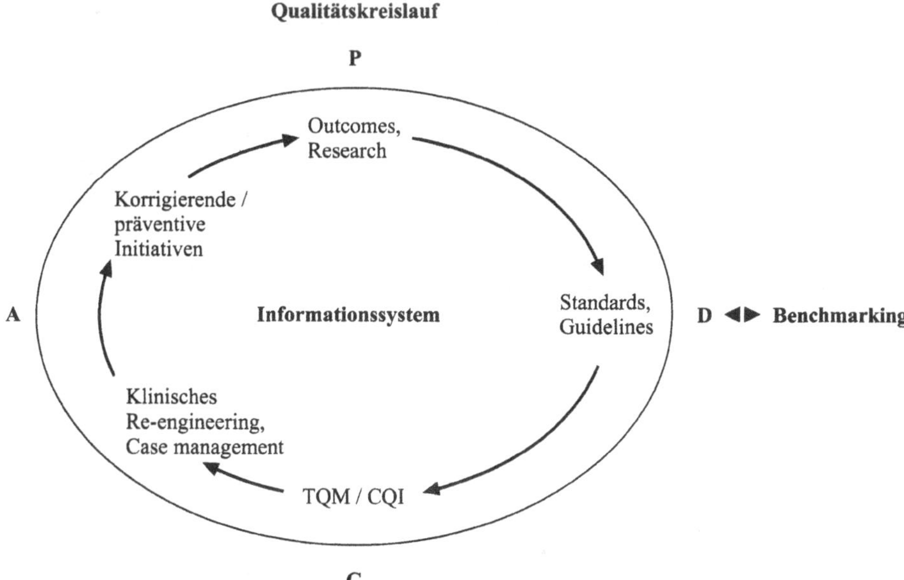

Abb. 2

Guidelines sichergestellt, implementiert und anschließend wieder einer Outcomes-Prüfung unterzogen werden. Womit sich der besagte Kreislauf in einer Vielzahl von Formationen zeigen und in der Folge ein hochwertiges Produktivitäts- und Qualitätsniveau der Krankenhäuser ermöglichen soll.

Hierbei verschmelzen die drei von Donabedian definierten Qualitätsaspekte zu einer Gestalt – Struktur, Prozeß, Ergebnis – und ermöglichen eine systematische und wissenschaftliche Verbesserung von Schlüsselprozessen der PatientInnenversorgung und des Krankenhausmanagements. Weiters wird durch die systematische und wissenschaftliche Erhebung der Qualitätsdaten die unerläßliche, jedoch noch unterentwickelte Anwendung von Benchmarking und „evidence based medicine" ermöglicht (siehe unten angeführte Beispiele). Nur über Vergleiche mit anderen Krankenhäusern/Abteilungen/Stationen können weitere Effizienzsteigerungspotentiale identifiziert und kann mittels partnerschaftlicher Zusammenarbeit eine wissenschaftlich fundierte und professionelle Steuerung und Gestaltung von Effizienz, Effektivität und Leistungsqualität im Krankenhaussektor ermöglicht werden. Womit durch die Verschränkung von Total Quality Management und Outcomes Research die Kluft zwischen der Forderung nach einer betriebswirtschaftlichen Messung der Krankenhausleistungen und dem derzeit methodisch Praktikablen überbrückt werden kann.

Beispiele für die Verbesserung der Leistungsqualität von Krankenhäusern durch die Teilnahme am „Evidence based Quality Improvement Program" (Institute for Health Care Improvements, Boston, 1997)

- Lawrence General Hospital, MA: Reduktion der operativen Entbindungsrate von 23,7 % im ersten Quartal 1995 auf 14,2 % im zweiten Quartal 1996.
- Phoebe Putney Memorial Hospital, GA: Nach neun Monaten Halbierung der Spitalsaufenthaltsdauer bei Patienten mit akutem Lungenversagen, verbunden mit einer Verkürzung der Aufenthaltsdauer in der Intensivstation und der künstlichen Beatmungszeit um 60 % sowie einer Abnahme der Mortalität bei gleichbleibender Komplikationsrate.
- Intensivstation St. Anthony's Hospital, Centura Health System, CO: Über einen Zeitraum von drei Monaten gelingt eine Verminderung der Wiederaufnahmerate um 40 %, der Aufenthaltsdauer um 20 % und eine Steigerung der Zufriedenheit unter Familienangehörigen von 79 % auf 96 %.
- Our Lady of Lourdes Medical Center, NJ.: Reduktion der Beatmungszeit von durchschnittlich 13 auf 4,6 Stunden nach erfolgter Bypass-Operation.
- Erstversorgungsambulanz, Yale – New Haven Hospital, CT: Steigerung der Verschreibungsrate von inhalativen Steroiden von 2 % auf 68 % sowie von oralen Steroiden von 46 % auf 72 % innerhalb eines Jahres.
- Fairview Health System, MN: Innerhalb eines Monats konnte die Rate korrekt dosierter Benzodiazepine für Patienten über 65 auf 100 % angehoben werden.
- SSM Healthcare System/St. Mary's Health Center, MO: Abnahme der Verzögerungen in der Erstversorgung in einem Monat von durchschnittlich 45 auf 15 Minuten.
- Sewickley Valley Hospital, PA: Verspätungen bei den Operationsbeginnzeiten wurden innerhalb eines Jahres um mehr als die Hälfte vermindert.

Pflegewissenschaft – eine sich konstituierende Disziplin

Elisabeth Seidl

In weiten Teilen der Welt, besonders im angelsächsischen Raum, ist Pflegewissenschaft schon seit Jahrzehnten als Fachdisziplin etabliert (vgl. z.B. Affara, 1995, S. 153, oder Axmacher, 1991, S. 120). Von den deutschsprachigen Ländern, die in dieser Hinsicht einen großen Nachholbedarf aufweisen, hat lediglich Deutschland in bezug auf die Lehre stark aufgeholt. Dort werden an Fachhochschulen und Universitäten bereits mehr als 30 Studiengänge in Pflege angeboten. In Österreich ist es 1992 mit der Gründung des Instituts für Pflege- und Gesundheitssystemforschung der Universität Linz gelungen, das zweite (oder erste) Standbein von Pflegewissenschaft, die Forschung, universitär zu etablieren. Studiengänge in der Disziplin Pflege gibt es trotz intensiver Bemühungen in Österreich noch nicht; vorhandene Ansätze an der Universität Graz könnten jedoch ein erster Schritt sein.

All dies ist Anlaß genug, sich mit Pflegewissenschaft auseinanderzusetzen, mit dem gesellschaftlichen Bedarf, den Inhalten, der Stellung im Wissenschaftsgefüge. Hier können nur einige Anregungen für einen wissenschaftlichen Dialog vorgelegt werden.

Die demographische Entwicklung zeigt die zahlenmäßige Zunahme alter und sehr alter Menschen, weiters eine Änderung des Krankheitsspektrums in Richtung einer Verschiebung von akuten zu chronischen Krankheiten. Diese Entwicklungen im Gesundheitswesen und vor allem die Notwendigkeit, daß die Versorgung der Kranken aus den Institutionen herausverlagert werden muß, stellen die Pflege vor vielfältige und komplexe Aufgaben. Pflegebedürftigkeit wird immer mehr zum eigenständigen Phänomen, relativ unabhängig von Krankheitsbildern und medizinischen Diagnosen (vgl. z.B. Steppe, 1993, S. 3). Professionelle Pflege, die sich auf fundiertes theoretisches Wissen stützt, Beratung und Unterstützung der Betroffenen und ihrer Angehörigen bei der Lebensbewältigung, die Koordinierung von Leistungen verschiedener Gesundheits- und Sozialdienste, Mitarbeit bei der Verhütung von Krankheiten und der Förderung von Gesundheit werden immer wichtiger. Pflegeforschung, die ein breites Spektrum an Fragestellungen abdecken und auch Grundlagenforschung beinhalten soll, ist ebenso wie akademische Ausbildung für Pflegepersonen zu einer gesundheitspolitischen Notwendigkeit geworden.

In unseren Ländern ist vorerst nicht an eine universitäre Ausbildung für alle Pflegepersonen gedacht, obwohl mancherorts, z.B. in Großbritannien oder Italien, auch dieser Weg eingeschlagen wird. Bedarfsschätzungen, die parallel zu deutschen Angaben (vgl. Robert Bosch-Stiftung, 1992, S. 43–44) erstellt wurden, kommen für Wien auf eine Zahl von ca. 1050 bis 1200 akademisch ausgebildeten PflegerInnen. Die Zielgruppe für solche Studiengänge stellen in erster Linie Pflegepersonen dar.

In Ländern mit längerer Tradition in Pflegewissenschaft ist die Systematisierung von Wissen in der Pflege, die Überprüfung theoretischer Erklärungsansätze und die Untermauerung von Wissen durch Forschung schon relativ weit fortgeschritten. Die Erkenntnisse können jedoch nicht ohne weiteres auf Österreich (und Deutschland) übertragen werden, wo sowohl die Strukturen des Gesundheitswesens als auch die Wissenschaftstradition sich grundlegend von jenen z.B. in den USA unterscheiden. Obwohl viele Anregungen aufgenommen werden können, wird hier sehr viel Aufbauarbeit zu leisten sein.

Die Einordnung einer neuen Disziplin in den Wissenschaftsbereich ist einerseits eine wissenschaftstheoretische Frage, andererseits wird sie auch gewachsene Traditionen berücksichtigen müssen. Vorstellbar wäre, daß in Zukunft auf Fakultätsebene die Gesundheitswissenschaften, etwa mit den Disziplinen Medizin, Pflegewissenschaft und Public Health, gleichberechtigt neben Natur-, Geistes- und Sozialwissenschaften etabliert werden könnten (vgl. Seidl, 1993, S. 107).

In Abgrenzung zur Medizin ist zu sagen, daß sich die Medizin in erster Linie an Krankheiten orientiert. Sie stellt die Erforschung der Krankheitsursachen, deren Behandlung bzw. deren Verhütung in den Mittelpunkt ihrer Erwägungen. Für die Pflege rücken jedoch die Bewältigung der Konsequenzen von Krankheit oder Behinderung in den Vordergrund, wobei die Fragen der dabei zu erreichenden Lebensqualität und der persönlichen Autonomie des Kranken Priorität haben.

Von Public Health unterscheidet sich Pflegewissenschaft durch die primäre Orientierung auf den einzelnen bzw. auf die Familie, während sich die Ansätze von Public Health auf größere Gruppen der Bevölkerung richten. Die Zugangsweise der Pflege zu den von Gesundheitsproblemen Betroffenen ist auch nicht mit jener der Sozialwissenschaften identisch, obwohl sozialwissenschaftliche Ansätze in der Pflegewissenschaft eine wichtige Rolle spielen können. Eigen ist aber der Pflege vor allem der Umgang mit dem Körper, mit der Leiblichkeit des Menschen. „Die spezifischen Implikationen pflegerischer Vorgänge können weder in einem medizinischen noch in einem gesundheits- oder sozialwissenschaftlichen, sondern nur in einem pflegewissenschaftlichen Bezugsrahmen ausreichend geklärt werden“ (Ch. Zander, in Robert Bosch-Stiftung, 1996, S. 8).

Prinzipiell wurde die Notwendigkeit der Etablierung von Pflegewissenschaft auch in Österreich schon oft konstatiert, auch von politisch Verantwortlichen. So heißt es z.B. in einem Bericht des österreichischen Bundesministeriums für Wissenschaft und Forschung, der im Jahr 1989 im Zusammenhang mit den „Vorfällen von Lainz“ erstellt wurde: „Um die Pflege auf der Höhe des internationalen Niveaus betreiben zu können, wird es unumgänglich sein, Krankenpflegewissenschaft und -forschung als eigene Disziplin im Fächerkanon der Universität zu institutionalisieren" (S. 19). Es ist zu hoffen, daß der Einsicht in die Notwendigkeit bald die Verwirklichung folgt.

Literatur

Affara Fadwa, A. (1995) International Regulation Today. In: International Nursing Review 42/5, 152–158

Axmacher, D. (1991) Pflegewissenschaft – Heimatverlust der Krankenpflege? In: Rabe-Kleberg, U., u. a. (Hrsg.) Dienstleistungsberufe in Krankenpflege, Altenpflege und Kindererziehung: Pro Person. Karin Böllert KT-Verlag, Bielefeld, S. 120–138

Bundesministerium für Wissenschaft und Forschung (Hrsg.) (1989) Konsequenzen aus den Vorfällen von „Lainz"; Überlegungen und Vorschläge aus dem Bereich von Wissenschaft und Forschung. Wien

Robert Bosch Stiftung (Hrsg.) (1992) Pflege braucht Eliten; Denkschrift zur Hochschulausbildung für Lehr- und Leitungskräfte in der Pflege. Bleicher, Gerlingen

Robert Bosch Stiftung (Hrsg.) (1996) Pflegewissenschaft; Grundlegung für Lehre, Forschung und Praxis; Denkschrift. Bleicher, Gerlingen

Seidl, E. (1993) Pflegewissenschaft – eine Annäherung an Begriff und Bedeutung. In: Seidl, E. (Hrsg.) Betrifft: Pflegewissenschaft; Beiträge zum Selbstverständnis einer neuen Wissenschaftsdisziplin. Maudrich, Wien, S. 99–117

Steppe, H. (1993) Grußwort des Hessischen Ministeriums für Jugend, Familie und Gesundheit für die Festveranstaltung zur Eröffnung des Studiengangs Pflege an der Fachhochschule Frankfurt am 13. Oktober 1993. Manuskript

Gesundheitspsychologie – ein Beitrag zum Paradigmenwechsel?

Beate Wimmer-Puchinger

1. Gesundheitspsychologie: Mainstream in USA und Europa

Das veränderte Krankheits- und Heilungsspektrum im Bereich der Medizin, vor allem der Kosten, und ein daraus abgeleiteter Reformdruck schärfte den Blick in den Industrieländern deutlicher als bisher, soziale, Verhaltens- sowie ökologische Bedingungen von Gesundheit und Krankheitsprozessen zu reflektieren.

Obwohl eines der klassischen Aufgabenfelder der Psychologie immer schon die Analyse und Behandlung bio-psychosozialer Aspekte der individuellen Krankheits- und psychischen Leidenszustände darstellt, entspricht dieser Ansatz eher dem pathogenetischen, also krankheitsorientierten Prinzip. Um einen positiven Gesundheitsbegriff innerhalb der Psychologie systematisch zu akzentuieren und Forschung, Lehre und Praxis in Richtung Förderung und Erhaltung von Gesundheit zu bündeln, wurde in den USA 1978 innerhalb der „American Psychological Association" (APA) eine Fachgruppe „Gesundheitspsychologie" etabliert (Schwarzer, 1990).

Die mittlerweile als klassisch zu bezeichnende Definition steckt das Gebiet, wie folgt, ab: „Health psychology is the aggregate of the specific educational, scientific, and professional contributions of the discipline of psychology to the promotion and maintenance of health, the prevention and treatment of illness, and the identification of etiologic and diagnostic correlates of health, illness, and related dysfunctions" (Matarazzo, 1980).

In Erweiterung dieser Formulierung schließt Schwarzer (1990, S. 3.) an: „Gesundheitspsychologie ist ein wissenschaftlicher Beitrag der Psychologie zur

1. Förderung und Erhaltung der Gesundheit,
2. Verhütung und Behandlung von Krankheiten,
3. Bestimmung von Risikoverhaltensweisen,
4. Diagnose und Ursachenbestimmung von gesundheitlichen Störungen,
5. Rehabilitation und
6. Verbesserung des Systems gesundheitlicher Versorgung.

Sie befaßt sich vor allem mit der Analyse und Beeinflussung gesundheitsbezogener Verhaltensweisen des Menschen auf individueller und kollektiver Ebene sowie mit den psychosozialen Grundlagen von Krankheit und Krankheitsbewältigung."

In Europa wurde 1986 die „International Association for Health Psychology" gegründet. In jährlich stattfindenden Konferenzen werden fachpolitische Curricula sowie Forschungsergebnisse europaweit vernetzt. 1998 hat die europäische Tagung in Wien stattgefunden. Entsprechend diesem wissenschaftlichen und professionellen Selbstverständnis engagierte sich die Gesundheitspsychologie in Erforschung von Motivationsbildung zur Änderung gesundheitsgefährdender Verhaltensweisen, wie z. B. den klassischen Risikofaktoren Ernährung, Rauchen, Alkohol, Drogen, Verkehrsverhalten ebenso wie der Entwicklung von Modellen zum Streßmanagement (Millon/Green/Meagher, 1982).

Verstärkt hat sich die Gesundheitspsychologie der Erforschung von Verhaltensbarrieren zur Beachtung der Safer-Sex-Praktiken sowie didaktischer Modelle der Sexual- und AIDS-Aufklärung verschiedener Zielgruppen gewidmet (Holtzmann et al., 1994).

2. Gesundheitspsychologie in Österreich

Durch das Psychologengesetz von 1990 ist in Österreich der Fachtitel „Gesundheitspsychologe/in" gesetzlich verankert und geschützt. An den Erwerb dieses Zusatztitels sind laut Psychologengesetz Paragraph 6 (1) eine psychologische Tätigkeit im Rahmen einer Einrichtung des Gesundheits- oder Sozialwesens in der Gesamtdauer von 1480 Stunden gekoppelt, wobei postgraduelle Weiterbildung an einer vom Gesundheitsministerium anerkannten Einrichtung von mindestens 160 Stunden theoretischer Weiterbildung nachgewiesen werden muß, ebenso einschlägige praktische Erfahrungen plus 120 Stunden eigener Supervision.

Das Tätigkeitsspektrum reicht vom Engagement in der AIDS-Hilfe, im Bereich der Drogenprävention, Raucherentwöhnung, im Bereich der Gesundheitsförderung in Betrieben bis hin zur Ernährungsberatung (Schoberberger et al., 1996). Forschungsbeiträge widmen sich Fragen der Nikotinabhängigkeit (Schoberberger, 1996), Unfallforschung (Kisser, 1993), Arzt-Patienten-Kommunikationsforschung bei lebensbedrohlichen Erkrankungen (Schoberberger, 1996) sowie der Akzeptanz, aber auch Lebensqualitätsforschung bei Organtransplantationen. Einen wichtigen Schwerpunkt macht zu fast einem Drittel Interventions- und Evaluationsforschung aus.

Insgesamt, so ermittelte eine jüngst publizierte Forschungsstudie über Gesundheitsförderung (Pelikan/Lobnig/Stieger, 1996), laufen in Österreich 68 Forschungsprojekte, die zu einem Drittel von Psychologen, zu einem Viertel von Angehörigen der medizinischen Fachdisziplin und zu 12 % von Soziologen, überwiegend jedoch von nichtmedizinischen Institutionen (85 %) und dabei großteils von außeruniversitären Forschungsinstituten bearbeitet werden.

Resümierend läßt sich in der Kürze festhalten, daß sowohl das gesundheitspsychologische Forschungs- sowie Modellentwicklungsszenario in Österreich aktiv ist. Dennoch seien einige kritische Bemerkungen erlaubt: Die Ausbildungssituation an österreichischen Universitäten sollte besonders für den Bereich der Gesundheitspsychologie interdisziplinärer orientiert sein, sich mehr am salutogenetischen Prinzip (vgl. auch Noack, 1996) sowie an der Strukturierung des Gesundheitssystems orientieren, um der Herausforderung dieser jungen Fachdisziplin gerechter zu werden. Ein stärkerer Akzent in Richtung sozialer Strukturen und Populationen denn individuumzentrierter Ansätze wäre ein deutlicheres Signal, die international wichtigen Impulse der WHO gerade im Bereich der Gesundheitsforschung und Gesundheitsförderungspolitik als „Orientierungshilfen“ anzunehmen.

Derzeit dominiert eher noch eine traditionelle Orientierung am individuumzentrierten, klinischen Krankheitsbegriff (wenn auch dieser von der Psychologie immer schon ganzheitlich bio-psychosozial verstanden wurde) und eine Konzentration auf wichtige psychotherapeutische Interventionen. Parallel dazu zeigt sich jedoch international ebenso deutlich eine Profilierung der Gesundheitswissenschaften und Public Health, die gleichsam im Vorfeld eine imposante Ausrichtung auf strukturelle Gegebenheiten von Gesundheit einerseits sowie die Entwicklung zielführender Konzepte der Gesundheitsförderung als populationsbezogene Interventionen andererseits verfolgt. Im Interesse der großen Herausforderung einer Reorientierung des Gesundheitssystems und eines Paradigmenwechsels müssen beide Zugänge forciert werden.

3. Die Rolle der WHO als „Change agent“ in Österreich

In Österreich wurden, der Erklärung der Ottawa-Charta (1986) der WHO folgend, wichtige und erfolgreiche WHO-Modellansätze realisiert: die WHO-Gesunden Städte-Projekte sowie das WHO-Modellprojekt des „Gesunden Krankenhauses“. Beide Modellprojekte sind von Wien ausgehend mittlerweile in internationale wie nationale Netzwerke eingebettet. Daran anschließend wurden die WHO-Konzepte „Gesunde Schule“ sowie „Gesundheitsförderung in der Arbeitswelt“ gestartet. Die Gesundheitsförderung in bestimmten Settings bzw. Lebensräumen von Menschen anzukoppeln und Entscheidungsträger ebenso wie Konsumenten dieser Institutionen einzubinden und somit durch Partizipation, Multidisziplinarität und institutionelle Vernetzung der Strukturen von Institutionen zugunsten der Gesundheitsförderung zu verändern, hat sich als „goldener Schlüssel“ für Innovationen erwiesen (Kickbusch, 1996). Daß Gesundheit nicht nur sozial, sondern auch geschlechtsspezifisch unterschiedlich beachtet und adressiert werden muß, wurde ebenfalls von der WHO in wichtigen internationalen Initiativen und Dokumenten propagiert. So erklärt die Weltgesundheitsversammlung 1992, daß der Frauengesundheit höchste Priorität einzuräumen sei. Auf der Basis dieses Programms wurde die Initiative „Investitionen in die Gesundheit der Frauen“ europaweit gestartet. Anläßlich einer Konferenz über die Gesundheit der Frauen in Mittel- und Osteuropa wurden in der „Wiener Erklärung über die Investitionen in die Gesundheit von Frauen in den mittel- und osteuropäischen Ländern“ Handlungsprioritäten und politische Mechanismen zur Umsetzung als Empfehlung verabschiedet.

Die Prioritäten für Frauengesundheitsforschung sehen vor: 1. Senkung der Müttersterblichkeit und erhöhte Sicherheit von Müttern, 2. Förderung der sexuellen und reproduktiven Gesundheit, 3. Einführung frauenfreundlicher Kostenstrategien, 4. Unterstützung von Programmen zur Förderung gesunder Lebensweisen, 5. Bekämpfung von Gewalt gegen Frauen und 6. Verbesserung für Frauen, die in der Gesundheitsversorgung arbeiten. Für deren Umsetzung wurde empfohlen, Frauengesundheitsbüros, nationale Frauengesundheitsforen und umfassende Frauengesundheitsberichte zu schaffen sowie Forschungsstrategien für den Bereich Gesundheit von Frauen zu entwickeln.

4. Das Ludwig-Boltzmann-Institut für Gesundheitspsychologie der Frau

Seit Eröffnung 1990 verfolgte das Institut im wesentlichen vier Forschungsschwerpunkte:

1. Reproduktive Gesundheit: Kontrazeptionsforschung, psychosoziale Be- und Entlastungsfaktoren in Schwangerschaft, Geburt, Wochenbett und Mutterschaft (Wimmer-Puchinger, 1992; Wimmer-Puchinger, Schmidt et al., 1993);
2. Gewalt in der Familie und seine Schnittstelle zum medizinischen Versorgungssystems als „gatekeeper" (Wimmer-Puchinger/Lackner, 1995);
3. Jugendsexualität, AIDS-Präventionsforschung sowie Evaluierung von AIDS-Informationskampagnen (Wimmer-Puchinger/Truls, 1995/96) sowie
4. Entwicklung von Frauengesundheitsförderungskonzepten (WHO-Modellprojekt: Frauengesundheitsförderung in Frauenkliniken – Frauengesundheitszentrum FEM).

Ziel des Instituts ist es, Frauengesundheit in verschiedenen Lebensphasen und unterschiedlichen Lebensbedingungen zu betrachten, Grundlagen und Daten durch quantitative wie qualitative Forschungsperspektiven zu ermitteln und Ansatzpunkte für Gesundheitsförderungsmodelle – speziell für Frauen – zu skizzieren und zu realisieren.

Resümee

Der im Auftrag des Bundesministeriums für Gesundheit und Konsumentenschutz und auf Empfehlung der WHO entstandene, erste österreichische Frauengesundheitsbericht (Wimmer-Puchinger, Hörndler et al., 1995) konnte deutlich machen, daß in wesentlichen Bereichen Information, Gesundheitsförderung und Präventionsansätze für Frauengesundheit in Österreich noch nicht ausgeschöpft sind. Dies obwohl andererseits international bekannt ist, daß sich Frauen für gesundheitliche Belange wesentlich mehr engagieren und verantwortlich fühlen. Auch hier gilt: Frauengesundheitsförderung ist in Holland, den skandinavischen Ländern sowie auch in den letzten Jahren in der BRD ein wichtiges Feld der Bestandsaufnahme für Maßnahmen geworden. Women's Health ist in Universitätscurricula in Holland, aber auch in Großbritannien als Bestandteil der universitären Ausbildung im Rahmen der Gesundheitswissenschaften angesiedelt. Es wäre für Österreich wünschenswert, diese für die Hälfte der Gesellschaft relevante Forschungsperspektive für den Bereich Gesundheit und Krankheit deutlicher zu forcieren.

Literatur

Holtzmann, D., et al. (1994) Changes in HIV-related information sources, instruction, knowledge and behavior among US-high-school students (1989–90). In: American Journal of Public Health, 388–393

Kickbusch, I. (1996) 10 Jahre nach Ottawa - Herausforderung für die Zukunft. In: Prävention 2/19, 35–37

Kisser, R. (1993) Unfallverhütung als Aufgabe der Gesundheitsförderung. In: Mitteilungen der österreichischen Sanitätsverwaltung 94/3, 161–165

Lobnig, H., Pelikan J. (Hrsg.) (1996) Gesundheitsförderung in Settings: Gemeinde, Betrieb, Schule und Krankenhaus. Facultas, Wien

Matarazzo, J. D. (1980) Behavioral health and behavioral medicine. In: American Psychologist 35, 807–817

Millon, T. H., Green, C., Meagher, R. (1982) Handbook of Clinical Health Psychology. Plenum Press, Miami New York

Noack, R. H. (1996) Public Health – Salutogenese und Gesundheitsförderung. In: Lobnig, H., Pelikan, J. (Hrsg.) Gesundheitsforschung in Settings: Gemeinde, Betrieb, Schule und Krankenhaus. Facultas, Wien, S. 26–39

Nöstlinger, Ch., Wimmer-Puchinger, B. (1994) Geschützte Liebe - Jugendsexualität und AIDS. Jugend & Volk, Wien

Pelikan, J., Lobnig, H., Stieger, T. (1996) Forschung über Gesundheitsförderung in Österreich. In: Lobnig, H., Pelikan J. (Hrsg.) Gesundheitsförderung in Settings: Gemeinde, Betrieb, Schule und Krankenhaus. Facultas, Wien, S. 39–55

Schoberberger, R. (1996) Therapie und Diagnose der Nikotinabhängigkeit. In: Pulverich, G. (Hrsg.) Gesundheitspsychologie - Weiterbildung in Gesundheitspsychologie. Deutscher Psychologenverlag

Schoberberger, R., Schmeißer-Rieder, A., Kunze, M. (1996) Problems in treatment and nursing of cancer patients. In: International Journal of Health Psychology 1, 241–250

Schoberberger, R., Schoberberger, Ch., Kunze, M., Kiefer, I., Zwiauer, K. (1996) Schlank ohne Diät für Kinder. Kneipp-Verlag, Leoben Wien Stuttgart

Schwarzer, R. (1992) Psychologie des Gesundheitsverhaltens. Hogrefe, Göttingen

Schwarzer, R. (Hrsg.) (1990) Gesundheitspsychologie. Hogrefe, Göttingen

Wimmer-Puchinger, B. (1992) Schwangerschaft als Krise – psychosoziale Bedingungen von Schwangerschaftskomplikationen. Springer, Berlin Heidelberg

Wimmer-Puchinger, B. (1996) Frauengesundheitsförderung an der Schnittstelle zwischen Medizin und Prävention. In: Grossmann, R. (Hrsg.) Gesundheitsförderung und Public Health. Facultas, Wien, S. 201–213

Wimmer-Puchinger, B., Schmidt, M. (1993) Kommunale Life-Style-Study. In: WHO (Hrsg.) Projekt: „Wien – Gesunde Stadt“. Frau & Gesundheit, Wien

Wimmer-Puchinger, B., Lackner R. (1995) Erfahrungen von Ärzten im Umgang mit Gewaltsymptomen gegen Kinder und Frauen, Forschungsendbericht im Auftrag des Bundesministeriums für Familie, Wien

Wimmer-Puchinger, B., Truls U. (1995/96) Evaluation der AIDS-Kampagne (1995), Evaluation der AIDS-Kampagne (1996), Forschungsendberichte im Auftrag des Bundesministeriums für Forschung und Umweltschutz, Wien

Wimmer-Puchinger, B., Hörndler, M., et al. (1995) Austrian Women's Health Profile. Facultas, Wien

Wie entsteht Gesundheit?

Siegfried Geyer

Einführung

Wie ist Gesundheit möglich? Wenn diese Frage mit dem Blick auf die kurative Medizin gestellt wird, kann sie mit dem Hinweis auf die Vielzahl verfügbarer Therapieverfahren beantwortet werden. Im Fall chronischer Erkrankungen kann der Grad wiederhergestellter Gesundheit als Unterschied zwischen einem durch eine Therapie erreichten und einem prämorbiden Zustand definiert werden.

Public Health beinhaltet den Wechsel der Perspektive von einer individuenbezogenen zu einer bevölkerungszentrierten Betrachtungsweise, und es geraten gesundheitliche Unterschiede zwischen Bevölkerungsgruppen in den Blick. Die Erkenntnis, daß Gesundheit nicht über die gesamte Bevölkerung gleich verteilt ist, ist weder neu noch umstritten; empirische Befunde, die darauf hindeuten, gab es bereits im letzten Jahrhundert (de Chateauneuf, 1830; Mosse/Tugendreich, 1913).

Für alle Länder, aus denen entsprechende Daten vorliegen, finden sich Unterschiede hinsichtlich standardisierter Moralität, Morbidität oder Variationen des subjektiven Wohlbefindens nach Merkmalen sozialer Schichtzugehörigkeit (Mielck/Giraldes, 1993; Macintyre, 1997; Mackenbach et al., 1997). Der Gesundheitszustand von Angehörigen der Mittel- und Oberschicht ist durchgängig besser als bei Personen, die den unteren Schichten zugerechnet werden. In den westlichen Industrieländern ist es von vergleichsweise untergeordneter Bedeutung, ob die betroffenen Individuen im produktiven Sektor, in der Verwaltung oder im Dienstleistungsbereich beschäftigt sind.

Für Österreich liegen nur wenige Studien dazu vor (z. B. Bucek, 1980; Fischer-Kowalski et al., 1982; Haller, 1981), die Ergebnisse lassen aber den Schluß zu, daß es in dieser Hinsicht keine oder kaum Unterschiede zu anderen europäischen Ländern gibt.

Die Ursachen gesundheitlicher Ungleichheit können nur zu einem kleinen Teil auf eine ungenügende medizinische Versorgung im kurativen Sektor erklärt werden (Noack, 1997). Es handelt sich vielmehr um ungeplante Nebenfolgen gesellschaftlicher Organisation oder von Entwicklungen, die nicht auf Gesundheit abzielen. Maßnahmen zur Angleichung des Gesundheitszustands von Bevölkerungsgruppen, bzw. sozialer Schichten, dürfen deshalb (sofern Individuen nicht bereits erkrankt sind) nicht primär auf der Individualebene ansetzen, sondern an Lebensbedingungen oder Lebensweisen.

Daraus ergibt sich die Frage, die in diesem Kapitel behandelt wird: *Welche Lebens- und Umgebungsbedingungen haben auf Bevölkerungsebene gesundheitserhaltende bzw. gesundheitsförderliche Auswirkungen?*

Zur Beantwortung wird auf Ergebnisse sozialepidemiologischer Forschung Bezug genommen, vorwiegend auf Arbeiten, die die Untersuchung schichtenspezifischer Unterschiede in der Gesundheit zum Thema haben. In den folgenden Überlegungen wird deren Betrachtungsweise mit der Fixierung auf die Identifikation von Risikofaktoren umgekehrt. Das Interesse an gesundheitsförderlichen Faktoren oder solchen, die dazu beitragen, daß Individuen ihre gesundheitliche Balance angesichts belastender Umgebungsbedingungen oder hoher Anforderungen aufrechterhalten, entwickelte sich erst seit Mitte der siebziger Jahre (Cassel, 1976; Antonovsky, 1974, 1979), also vergleichsweise spät.

Den Ausgangspunkt der Betrachtung bilden die gesundheitlichen Konsequenzen von Bildung und Qualifikation, der beruflichen Position sowie der materiellen Lage. Da dies die Merkmale sind, die zur Konstruktion sozialer Schichten verwendet werden, wird eine direkte Beziehung zwischen Schichtung und Gesundheit hergestellt. Mit den Auswirkungen sozialer Integration wird dann ein explizit salutogener Einfluß betrachtet, der entlastende und im Hinblick auf Gesundheit protektive Effekte hat. Anschließend wird auf die psychologischen Vermittler eingegangen, die zwischen äußeren Einwirkungen und gesundheitlichen Veränderungen stehen.

1. Strukturelle Bedingungen und Gesundheit

Bildung und Qualifikation

Bildung und Qualifikation stehen für Kenntnisse und Fertigkeiten, die es Individuen erlauben, instrumentelle Probleme zu lösen. Über den rein quantitativen Zuwachs an Wissen hinaus wachsen mit zunehmender Dauer der Ausbildung gedankliche Flexibilität und Selbständigkeit. Darunter ist die Fähigkeit zu verstehen, Wissen in Handeln umzusetzen, konzeptionell zu denken und Kenntnisse aus einem Bereich in einen anderen zu übertragen (Kohn/Schooler, 1983). Beim Auftreten von Belastungen wird das Bewältigungsverhalten stark durch die Fähigkeit bestimmt, angemessen zu reagieren und bei auftauchenden Schwierigkeiten auch unkonventionelle Lösungsalternativen in Betracht zu ziehen (Mirowsky/Ross, 1989). Die aus erfolgreichen Bewältigungen gewonnenen Erfahrungen führen zur Überzeugung, daß das eigene Leben bewältigbar und überschaubar ist, was wiederum zu einer schnelleren Bereitschaft führt, in problemlösendes Verhalten einzutreten (Bandura, 1977; Häfeli et al., 1988).

Als Konsequenz sehen sich Personen mit hoher Qualifikation als aktive und kompetente Gestalter ihrer Umwelt. Auftretende Schwierigkeiten werden mit geringer Wahrscheinlichkeit als Bedrohung oder als belastend erlebt. Der Grad der Vulnerabilität für Belastungserfahrungen ist damit nicht für alle Bevölkerungsgruppen gleich, sondern variiert. In einer Reihe von Studien wurde gezeigt, daß eine niedrige Qualifikation mit höheren Ausprägungen von Depressivität und einem niedrigeren Selbstvertrauen einhergeht (Mirowksy/Ross, 1989), was sich hemmend auf die Bereitschaft zu aktivem Engagement auswirkt. Hier liegt auch die Brücke zur Streßtheorie, die postuliert, daß mit dem Grad der subjektiven Belastung die Wahrscheinlichkeit von Erkrankungen steigt (Aneshensel, 1992).

Berufliche Position

Die Stellung im Beruf ist in ihren Auswirkungen auf den Gesundheitsstatus relativ gut untersucht. Es wurde gezeigt, daß die Komplexität einer Tätigkeit, Möglichkeiten der Variation von Abläufen sowie der Grad der Rigidität von Arbeitsvollzügen die Persönlichkeit der in den Arbeitsprozeß eingebundenen Individuen verändern (Kohn/Schooler, 1983; Spenner, 1988). Dabei ist es kaum von Bedeutung, ob es sich um eine Tätigkeit in der Produktion, in der Verwaltung oder in einem Dienstleistungsberuf handelt. Wenn eine Person eine Tätigkeit ausübt, die ein hohes Maß an Dispositionsspielraum und Entscheidungsmöglichkeiten erlaubt, wird sich die geistige Flexibilität in diese Richtung verändern. Erfahrungen werden auf andere Lebensbereiche übertragen und führen zu der Einstellung, daß eigene Anstrengungen Erfolg haben, oder – im Fall einer restriktiven Tätigkeit – zur gegenteiligen Erwartung.

Der Bezug zu gesundheitswissenschaftlichen Fragestellungen ergibt sich daraus, daß Personen in anspruchsvolleren Tätigkeiten deutlich geringer belastet sind, als wenn es sich um monotone und extern kontrollierte Arbeiten handelt. Befunde zu manifesten gesundheitlichen Auswirkungen gibt es aus der Sozialepidemiologie der Herz-Kreislauf-Krankheiten. Arbeitsplätze, die durch hohe quantitative Anforderungen wie Zeitdruck, starke zeitliche Belastung oder schwere körperliche Arbeit in Kombination mit fehlenden Entscheidungs- und Gestaltungsspielräumen charakterisiert sind, sind mit erhöhten Erkrankungsrisken verbunden. Die Wahrscheinlichkeit des Ausbruchs einer Erkrankung ist unter diesen Bedingungen bis zu 3,5fach höher, insbesondere dann, wenn keine Unterstützung von Kollegen oder Vorgesetzten wahrgenommen wird (Karasek/Theorell, 1990).

In den Studien von Siegrist (1996) wurden die genannten Belastungskonstellationen um finanzielle, karrierebezogene und emotionale Aspekte erweitert: Hohe und über längere Zeiträume auftretende arbeitsbezogene Anforderungen in Kombination mit einer als vergleichsweise gering eingeschätzten Entlohnung führen langfristig zu starkem Distreß und erhöhten Herz-Kreislauf-Risiken.

Es muß darauf hingewiesen werden, daß die quantitative Arbeitsbelastung allein noch keinen kritischer Faktor darstellt, sondern daß es die Kombination mit unterschiedlichen Ausprägungen der Kontrollierbarkeit von Umgebungsfaktoren ist. In diesem Sinn sind die Arbeitsbedingungen in einer leitenden Position oder die eines Handwerksmeisters der Erhaltung der Gesundheit dienlicher als es bei einem ungelernten Arbeiter bzw. einem Angestellten der Fall ist, der stark weisungsabhängig eine Tätigkeit mit geringen Qualifikationsanforderungen ausführt.

Steht in den genannten Untersuchungen die Struktur einer Tätigkeit als Determinante des Erkrankungsrisikos im Vordergrund, hat Berufsarbeit auch protektive Effekte. Sie ist die Voraussetzung für eine gesicherte materielle Situation, sie ermöglicht eine einigermaßen verläßliche Lebensplanung und strukturiert die Zeit. Umgekehrt ist Arbeitsplatzverlust mit erhöhten Morbiditäts- und Mortalitätsrisiken verbunden. Eine frühe Studie zu den Auswirkungen von Arbeitslosigkeit auf Gesundheit und subjektives Empfinden wurde in den dreißiger Jahren in Marienthal, einem österreichischen Industriedorf, durchgeführt (Jahoda et al., 1933). Die Betroffenen verloren das Zeitgefühl, wurden depressiv und verloren den Lebensmut. Studien in neuerer Zeit fanden als Konsequenz des Eintritts in die Arbeitslosigkeit Beeinträchtigungen des Immunsystems (Arnetz et al., 1987), psychiatrische Störungen (Dooley et al., 1996) und ein erhöhtes Sterberisiko (Martikainen/Valkonen, 1996).

Zusammen genommen, dokumentieren diese Studien eine nicht unerhebliche Bedeutung des Arbeitslebens für den Gesundheitszustand. Erfolgserfahrungen und daraus resultierende Motivationen zu aktiver Gestaltung beginnen in der Ausbildung (Häfeli et al., 1988) und werden im Lauf des Berufslebens fortgeschrieben. Die herausgehobene Bedeutung für die Gesundheit ergibt sich neben der Art der mit dem Berufsleben verbundenen Erfahrungen aus der Dauer, die Individuen an der Arbeitsstelle verbringen. Je größer der an einer Arbeitsstelle verbrachte Anteil der verfügbaren Zeit, umso begrenzter sind die Möglichkeiten kompensatorischer Erfahrungen. Schließlich hat unter den Bedingungen eines Wertesystems, wie es in industrialisierten Ländern existiert, die Tatsache, einen Arbeitsplatz zu haben, einen im Hinblick auf die Gesundheit protektiven Effekt.

Materielle Lage

Die materielle Lage steht für Möglichkeiten und Optionen zur Lebensgestaltung sowie für Chancen zur Lösung von Schwierigkeiten und Problemen. Dies kann sich auf die Wahrscheinlichkeit beziehen, beim Verlust einer Wohnung in absehbarer Zeit für Ersatz sorgen zu können; im Fall eines Arbeitsplatzverlusts hilft ein finanzielles Polster, eine beschäftigungslose Periode zu überbrücken. Die materielle Lage setzt darüber hinaus Restriktionen für den individuellen Lebensstil (Abel/Rütten, 1994), etwa hinsichtlich der Teilnahme am kulturellen und sozialen Leben oder der Art der Ernährung. In einer britischen Modellrechnung wurde festgestellt, daß eine Kost, die ernährungsphysiologischen Erfordernissen entspricht, im Durchschnitt 17% teurer ist als Lebensmittel, die einen hohen Kalorienanteil, aber einen geringen Ernährungswert aufweisen (Leather, 1992).

Neben direkten Auswirkungen der materiellen Lage wird die Gesundheit auf indirekte Weise beeinflußt, indem unter den Bedingungen einer prekären materiellen Situation gesundheitsschädigendes Verhalten zunimmt. In einer britischen Studie wurde gezeigt, daß sich zwischen 1976 und 1990 in den obersten drei Vierteln der Einkommensverteilung der Nikotinkonsum verringerte. Im untersten Viertel mußten während dieser Periode Reallohnverluste hingenommen werden, der Zigarettenkonsum stieg jedoch an (Marsh/McKay, 1994). In einem weiteren Survey wurde gezeigt, daß es einen Gradienten in der Umsetzung von

Absichten in Handeln gibt. Obwohl der Anteil derer, die die Absicht hatten, das Rauchen aufzugeben, über alle Einkommensschichten etwa gleich war, setzten Personen mit hohem Einkommen ihren Vorsatz häufiger um. Die Autoren führen dies darauf zurück, daß Rauchen auch zum Streßabbau eingesetzt wird, wobei Angehörige unterer Schichten durchweg höhere Belastungen angeben. Zusätzlich ist die in materiell schlechter gestellten Gruppen vorzufindende niedrigere Selbsteinschätzung für die Umsetzung von Absichten in Handeln nicht förderlich.

Der Zusammenhang zwischen materiellem Wohlstand und Gesundheit ist keineswegs linear. Die durchschnittliche Lebenserwartung als Gesundheitsindikator einer Bevölkerung und das Einkommen pro Kopf stehen nur bis zu einer bestimmten Höhe in direktem Zusammenhang (Wilkinson, 1996). Jenseits einer bestimmten Schwelle führt ein Zuwachs nicht mehr zu einer Erhöhung der durchschnittlichen Lebenserwartung.

Ein wesentlich relevanteres Datum für Auswirkungen der materiellen Lage auf Gesundheit ist die Relation zwischen dem Verdienst der untersten und der höchsten sozialen Schicht. In den westlichen Ländern geht es nur zu einem geringeren Teil um extreme Formen der Armut, da die sozialen Sicherungssysteme eine materielle Grundsicherung garantieren. Für Erkrankungsrisiken bedeutsam sind relative Benachteiligungen vor dem Hintergrund eines insgesamt hohen Wohlstandsniveaus, die sich nicht über manifeste materielle Not, sondern über den sozialen Vergleich mit anderen Personen vermitteln.

Der Vergleich von Einkommensgradienten innerhalb eines Landes (Philimore et al., 1994; Kaplan et al., 1995) als auch im internationalen Vergleich (Wilkinson, 1996) läßt den Schluß zu, daß soziale Schichtunterschiede in der standardisierten Mortalität in Staaten mit geringen materiellen Unterschieden niedrig ausgeprägt sind. Wenn sich innerhalb eines Staates die Einkommensverhältnisse verändern, hat dies auch Auswirkungen auf die Mortalitätsrelationen zwischen begüterten und weniger begüterten Bevölkerungsgruppen.

Die gesundheitsbezogenen Konsequenzen materieller Unterschiede sind insbesondere in der britischen Sozialepidemiologie ein zentrales Thema der wissenschaftlichen Diskussion. Einige Autoren (Wilkinson, 1996; Townsend et al., 1992) sehen darin die zentralen Determinanten gesundheitlicher Ungleichheiten. Wie die vorangegangenen Ausführungen deutlich gemacht haben, kann eine Reduzierung der Betrachtungsweise von einer Vielzahl gesellschaftlicher Einflüsse auf einen Faktor der Komplexität der Zusammenhänge nicht gerecht werden.

2. Soziale Unterstützung

Die vorangegangenen Ausführungen beziehen sich auf Merkmale, die zur Beschreibung der Sozialstruktur verwendet werden. Soziale Unterstützung bezeichnet dagegen eine Ressource des persönlichen Umfeldes von Individuen. Diese Art der Hilfe kann aus der Familie kommen, üblicherweise von der Partnerin oder dem Partner, aber auch aus dem außerfamiliären Umfeld. Dies ist insbesondere im Alter von Bedeutung, wenn Angehörige verstorben sind und alte Menschen wieder Beziehungen eingehen oder sich einen Freundeskreis schaffen.

Soziale Unterstützung kann sowohl über die Größe eines Netzwerks erfaßt werden als auch über die Qualität von Beziehungen. Wenn es um ihre Bedeutung im Hinblick auf Gesundheit geht, findet sich konsistent, daß es nicht die Zahl sozialer Kontakte ist, die mit einem besseren Wohlbefinden und einem geringeren Krankheitsrisiko assoziiert ist, sondern das subjektive Empfinden, emotionalen Rückhalt zu haben und sich im Fall von Krisen auf eine nahestehende Person verlassen zu können. Diese Art von Unterstützung bildet beim Auftreten belastender Ereignisse einen Puffer, der im Hinblick auf den Ausbruch von Erkrankungen eine protektive Funktion erfüllt (Wethington/Kessler, 1986; Lin et al., 1985). Das Fehlen einer solchen Beziehung kann allerdings wiederum ein Stressor sein. In diesem Sinn stellt soziale Unterstützung einen salutogenen Faktor dar, der, sofern vorhanden, mit einem besseren Gesundheitsstatus verbunden ist.

Evidenz stammt aus Untersuchungen, die an großen Kollektiven mit mehreren tausend Befragten durchgeführt wurden, sowie aus klinischen Studien mit Patienten, die hinsichtlich der Fallzahl deutlich kleiner sind.

Ein Beispiel für die erste Kategorie ist die Alameda County-Studie (Berkman/Syme, 1979) mit 4725 Befragten im Alter zwischen 30 und 69 Jahren. In dieser Untersuchung wiesen Männer und Frauen, die keine oder nur wenige Kontakte zu anderen Personen und Gruppen unterhielten, im Vergleich zu Befragten mit zufriedenstellenden sozialen Beziehungen ein 1,9- bis 3,1fach erhöhtes Sterblichkeitsrisiko auf. Die festgestellten Todesursachen waren nicht auf einige wenige beschränkt. Es fand sich ein Krankheitsspektrum, wie es auch für die Allgemeinbevölkerung gilt; es dominierten Herz-Kreislauf-Krankheiten, Krebs und Magen-Darm-Erkrankungen.

Eine klinische Verlaufsstudie an 194 Herzinfarktpatienten erbrachte ähnliche Befunde. Patienten, die angaben, sozial isoliert zu sein, hatten in der Zeit nach dem Erstinfarkt im Vergleich zu Männern und Frauen mit zufriedenstellenden Sozialbeziehungen ein 2,9fach höheres Sterberisiko (Berkman et al., 1992).

Obwohl die gesundheitsbezogenen Auswirkungen sozialer Beziehungen hier getrennt von den strukturellen Merkmalen beschrieben werden, stehen sie doch in einem inhaltlichen Zusammenhang, denn sowohl die Größe sozialer Netzwerke als auch das Vorhandensein sozialer Unterstützung zeigen sozialstrukturell spezifische Muster. Analog zur Verteilung psychischer Belastungen sind Personen aus unteren sozialen Schichten in einer vorteilhafteren Lage, d. h., sie können auf mehr protektive Ressourcen zurückgreifen (Turner/Marino, 1994).

3. Die psychischen Konsequenzen sozialer Organisation

Nach der Beschreibung von Merkmalen sozialer Organisation, die für Gesundheit von Bedeutung sind, stellt sich die Frage, ob es Gemeinsamkeiten gibt, die es erlauben, ihre Auswirkungen unter einem gemeinsamen Konzept zu fassen.

Dieser übergeordnete Aspekt ist der der Kontrolle, d. h. die Möglichkeit, auf Vorgänge in der Umgebung Einfluß zu nehmen oder sie zu steuern. Von wenigen Ausnahmen abgesehen, ist die Kontrolle über Situationen oder die Überzeugung, Einflußmöglichkeiten zu haben und sie nutzen zu können, mit größerem Wohlbefinden oder einem besseren Gesundheitszustand verbunden.

Bei Bildung und Qualifikation bedeutet Kontrolle das Vorhandensein von Kenntnissen und Fertigkeiten, die es erlauben, Situationen rational zu erfassen und zu bewältigen. Mit der beruflichen Stellung gehen unterschiedliche Grade von außen gesetzter Restriktionen einher, die langfristig Rückwirkungen auf Einschätzungen hinsichtlich individueller Eingriffsmöglichkeiten haben. Die materielle Lage eröffnet Handlungs- und Problemlösungsoptionen durch den Einsatz von Geld, und sozialer Rückhalt kann auch als Möglichkeit der Einflußnahme auf andere Personen gefaßt werden. Dies ist den betroffenen Individuen durchaus bewußt, und es gibt theoretische Konzepte, die auf dieser Basis Verbindungen zur Gesundheitsforschung herstellen. Antonovskys „Sense of Coherence" ist das prominenteste Beispiel. Antonovsky (1979) ging davon aus, daß Individuen beim Auftreten von Belastungen dann eine größere Chance haben, bei guter Gesundheit zu bleiben, wenn sie ihre Umwelt als rational verstehbar, geordnet und bewältigbar einschätzen, so daß es sich lohnt, für eine Sache Einsatz zu zeigen. In neueren Studien findet sich, daß dieses Merkmal ebenfalls einen sozialstrukturellen Bezug hat, wonach die handlungsorientierte Einstellung eher in höheren sozialen Schichten auftritt (Kaplan, 1995).

In ähnlicher Weise basiert Banduras Konzept der Selbstwirksamkeit (Bandura, 1977) darauf, daß Erfolgserfahrungen sich schrittweise verallgemeinern und zu verfestigten Überzeugungen über Fähigkeiten zur Bewältigung von Anforderungssituationen führen. Für Individuen mit hoher Selbsteinschätzung finden sich in gleicher Weise gesundheitserhaltende Effekte (Adler/Matthews, 1994).

Die Verbindung zwischen äußeren Bedingungen und Krankheit wird in der Literatur über eine Beeinträchtigung der Immunkompetenz hergestellt. Auch wenn der derzeitige Forschungsstand noch viele Fragen offenläßt, sind die vorliegenden Ergebnisse vielversprechend. So sind belastende Situationen wie Partnerverlust, Arbeitslosigkeit und zerrüttete Beziehungen mit einer Beeinträchtigung von Immunparametern (meist der natürlichen Immunität) verknüpft (Kiecolt-Glaser/Glaser, 1995).

4. Abschließende Überlegungen

Vor dem Hintergrund der vorangegangenen Überlegungen können wir nun die Eingangsfrage nach gesundheitsförderlichen bzw. gesundheitserhaltenden Lebensbedingungen nochmals aufnehmen. Es sollte auch deutlich geworden sein, daß gesundheitliche Unterschiede zwischen sozialen Gruppen ungeplante Konsequenzen darstellen, die sich aus der Setzung von Prioritäten in anderen Bereichen ergeben.

Public-Health-Interventionen zu ihrer Reduzierung können in verschiedenen Bereichen ansetzen (Benzeval et al., 1995). Auf der *individuellen Ebene* betrifft dies die Stärkung individueller Motivation und Kompetenz. Auf *lokaler oder Gemeindeebene* können Maßnahmen ergriffen werden, soziale Netzwerke zu etablieren und zu stärken, indem Einflußmöglichkeiten hinsichtlich lokaler Belange geschaffen werden. Durch Ausbildungs- und Arbeitsmöglichkeiten kann die Integration von Jugendlichen und Arbeitslosen gefördert werden. Auf der *Ebene allgemeiner Lebens- und Arbeitsbedingungen* können gesundheitliche

Risiken durch die Reduzierung von Gefährdungen und Belastungen am Arbeitsplatz minimiert und Gefährdungen durch eine funktionsfähige Infrastruktur inklusive einer medizinischen Versorgung direkt verringert werden. Auf der *politischen Ebene* begünstigen die Schaffung von Voraussetzungen strukturellen Wandels, Maßnahmen zur Armutsbekämpfung, eine aktive Arbeitsmarktpolitik und das Anstreben eines hohen allgemeinen Bildungsstands die Ausbildung gesundheitsförderlicher Lebensweisen.

Ob sich durch derartige Maßnahmen gesundheitliche Unterschiede vollständig beseitigen lassen, ist fraglich. Ihre Umsetzung wird auch dadurch begrenzt werden, daß das Streben nach einem möglichst hohen Maß bevölkerungsbezogener Gesundheit mit anderen Prioritäten in Konflikt geraten wird. Es gibt jedoch erfolgreiche Ansätze (s. Gepkens/Gunning-Schepers, 1996), die Anlaß zu Optimismus geben.

Literatur

Abel, T., Rütten, A. (1994) Struktur und Dynamik moderner Lebensstile. In: Blasius, J., Dangschat, J. (Hrsg.) Lebensstile in den Städten. Leske & Budrich, Opladen, S. 216–234

Adler, N., Matthews, K. (1994) Why do some people get sick and some stay well? In: Annual Review of Psychology 45, 229–259

Aneshensel, C. S. (1992) Social stress: Theory and research. In: Annual Review of Sociology 18: 15–38

Antonovsky, A. (1974) Conceptual and methodological problems in the study of resistance resources. In: Dohrenwend, B. S., Dohrenwend, B. P. (eds.) Stressful Life Events: Their Nature and Effects. Wiley, New York, pp. 245–258

Antonovsky, A. (1979) Health, Stress, and Coping. Jossey-Bass, San Francisco

Arnetz, B. B., Wasserman, J., Petrini, B., Brenner, S.-O., Levi, L., Eneroth, P., Salovaara, H., Hjelm, R., Salovaara, L., Theorell, T., Petterson, I. L. (1987) Immune function in unemployed women. In: Psychosomatic Medicine 49, 3–12

Bandura, A. (1977) Self-efficacy: Toward a unifying theory of behavioral change. In: Psychological Review 84, 191–215

Benzeval, M., Judge, K., Whitehead, M. (1995) Tackling Inequalities in Health. King's Fund, London

Berkman, L. F., Syme, S. L. (1979) Social networks, host resistance, and mortality: A nine-year follow-up of Alameda County residents. In: American Journal of Epidemiology 109, 186–199

Berkman, L. F., Leo-Summers, L., Horwitz, R. (1992) Emotional support and survival after myocardial infarction. A prospective, population-based study of the elderly. In: Annals of Internal Medicine 117, 1003–1009

Bucek, J. (1980) Gesundheit – ein öffentliches Gut mit kapitalistischer Nutzung. In: Fischer-Kowalski, M., Bucek, J. (Hrsg.) Lebensverhältnisse in Österreich. Campus, Frankfurt, S. 18–59

Cassel, J. (1976) The contribution of the social environment to host resistance. In: American Journal of Epidemiology 104, 107–123

Chateauneuf, Benoisten de (1830) De la durée de la vie chez le riche et chez le pauvre. Annales d'Hygiene publiques et de Médécine légale. Bd. 3. Paris

Dooley, D., Fielding, J., Levi, L. (1996) Health and unemployment. In: Annual Review of Public Health 17, 449–465

Fischer-Kowalski, M., Findl, P., Münz, R., Wagner, M. (1982) Bevölkerungsentwicklung und soziale Schichten. In: Bundesministerium für Soziale Verwaltung (Hrsg.) Soziale Struktur Österreichs – Soziale Schichten, Arbeitswelt, soziale Sicherung. Verlag für Gesellschaftskritik, Wien, S. 3–145

Gepkens, A., Gunning-Schepers, L. J. (1996) Interventions to reduce socioeconomic health differences. In: European Journal of Public Health 6, 218–226

Haller, M. (1981) Gesundheitsstörungen als persönliche und soziale Erfahrung. Eine soziologische Studie über verheiratete Frauen im Beruf. Oldenbourg, Wien

Häfeli, K., Kraft, U., Schallberger, U. (1988) Berufsausbildung und Persönlichkeitsentwicklung. Huber, Bern

Jahoda, M., Lazarsfeld, P., Zeisel, H. (1933) Die Arbeitslosen von Marienthal. Hirzel, Leipzig

Kaplan G. A. (1995) Where do shared pathways lead? Some reflections on a research agenda. In: Psychosomatic Medicine 57, 208–212

Karasek R. A., Theorell, T. (1990) Healthy Work. Basic Books, New York

Kiecolt-Glaser, J., Glaser, R. (1995) Psychoneuroimmunology and health consequences: Data and shared mechanisms. In: Psychosomatic Medicine 57, 269–274

Kohn, M. L., Schooler, C. (1983) Work and Personality. Ablex, Norwood

Leather, S. (1992) Less money, less choice: Poverty and diet in the UK today. In: National Consumer Council (eds.) Your Food: Whose Choice? HMSO, London, pp. 72–94

Lin, N., Woelfel, M., Light, S. C. (1985) The buffering effect of social support subsequent to an important life event. In: Journal of Health and Social Behavior 26, 247–263

Macintyre, S. (1997) The Black Report and beyond. What are the issues? In: Social Science and Medicine 44, 723–745

Mackenbach, J. P., Kunst, A. E., Cavelaars, E. J. M., Groenhof, F., Geurts, J. M. (1997) Socioeconomic inequalities in morbidity and mortality in Western Europe. In: The Lancet 349, 1655–1659

Marsh, A., McKay, S. (1994) Poor Smokers. Public Policies Institute, London

Martikainen, P. T., Valkonen, T. (1996) Excess mortality of unemployed men and women during a period of rapidly increasing unemployment. In: Lancet 348, 909–912

Mielck, A., Giraldes, M. (eds.) (1993) Inequalities in Health and Health Care. Waxmann, Münster

Mirowsky J., Ross C. E. (1989) Social Causes of Psychological Distress. de Gruyter, New York

Mosse, M., Tugendreich, G. (1913) Krankheit und soziale Lage. J. F. Lehmanns, München

Noack, R. H. (1997) Research for health promotion – a challenge for the 21st century. Gutachten, erstellt im Auftrag der WHO für das Advisory Committee on Health Research (ACHR) der Weltgesundheitsorganisation (WHO). Institut für Sozialmedizin, Universität Graz

Phillimore, P., Beattie, A., Townsend, P. (1994) Widening inequality of health in Northern England, 1981–91. In: British Medical Journal 308, 1125–1128

Siegrist, J. (1996) Soziale Krisen und Gesundheit. Hogrefe, Göttingen

Spenner, K. I. (1988) Social stratification, work, and personality. In: Annual Review of Sociology 14, 69–97

Townsend, P., Davidson, N., Whitehead, M. (1992) Inequalities in health: The Black Report and The Health Divide. Penguin, Harmondsworth

Turner, R. J., Marino, F. (1994) Social support and social structure. A descriptive epidemiology. In: Journal of Health and Social Behavior 35, 193–212

Wethington, E., Kessler, R. C. (1986) Perceived support, received support and adjustment to stressful life events. In: Journal of Health and Social Behavior 27, 78–89

Wilkinson, R. G. (1996) Unhealthy Societies. The Afflictions of Inequality. Routledge, London

6. Studium

Das Master-of-Public-Health-Studium

Anmerkungen zur Planung des Studiums

Wolfgang Hladik

Das vorliegende Handbuch ist auch als Vorbereitung für ein Public-Health-Studium gedacht. Die einzelnen Schritte für die Aufnahme an einer Universität sind im wesentlichen für alle Schulen gleich und sollen hier daher kurz und gesammelt angeführt werden.

Mit der Planung eines Master-Public-Health-Studium sollte möglichst früh, im Idealfall etwa ein Jahr vor Kursbeginn, begonnen werden.

Die Wahl der Schule ist naturgemäß die erste Entscheidung, die es zu treffen gilt. Dabei stellen sich folgende Fragen:

- Welche Schulen gibt es, mit welchen (MPH-)Programmen?
- Wie lange dauert das Studium, wann beginnt es?
- Wie hoch sind die Kursgebühren, die Lebenshaltungskosten?
- Wie sind die Zulassungsbedingungen definiert – z. B. die erforderlichen Fremdsprachenkenntnisse oder akademischen Voraussetzungen?
- Wie ist die Kurssprache?
- Wird Unterkunft angeboten?
- Nicht zuletzt sollte man auch der Stadt, in der man sich ein oder zwei Jahre lang aufhalten wird, Aufmerksamkeit schenken.

Die Wahl der Schule – einige Anmerkungen

Eine School of Public Health, den angloamerikanischen Gepflogenheiten entsprechend, ist mit einer Fakultät in unserem Sinne vergleichbar. Sie ist in der Regel besser ausgestattet, bietet größere Vielfalt und mehr Möglichkeiten als ein Department oder Institut (of Community Health, Public Health etc.), die beide oft in der jeweiligen medizinischen Fakultät beheimatet sind. Diese Qualitätsunterscheidung ist allerdings nicht frei von Ausnahmen. In vielen Ländern unterliegen die Schools of Public Health keinen verbindlichen Standards, während einzelne Departments/Institute mitunter eine ausgezeichnete Ausbildung anbieten können. In den USA beispielsweise werden Schulen von Dachverbänden oder anderen übergeordneten Institutionen bei Erreichen eines gewissen Qualitätsstandards akkreditiert, während Schools of Public Health in vielen anderen Staaten keinen vorgegebenen Kriterien unterliegen.

Entscheidungshilfen sind auch durch das „Alter“ und die Größe der Schule, Forschungsschwerpunkte und -aktivitäten, technische Ausstattung, Budget, Publikationen, Internationalität, vor allem aber auch durch das jeweilige Lehrangebot, den Kursaufbau und die Unterrichtsstruktur gegeben.

Das Master-of-Public-Health-Studium

Es gibt kein allgemein gültiges Kurscurriculum. Je nach Schule variiert der Kursaufbau mitunter beträchtlich.

Ein klassisches Master-Public-Health(MPH)-Programm ist eine Ausbildung zum Generalisten und bietet eine breite Themenstreuung an. Die Kursdauer liegt zwischen ein und zwei Jahren. Die Kursstruktur ist oft modular, besteht also aus in sich abgeschlossenen Kursabschnitten, und ermöglicht so eventuell auch eine berufsbegleitende MPH-Ausbildung (z. B. der von den Universitäten Bern, Basel und Zürich gemeinsam getragene Kurs) sowie eine spätere Anrechenbarkeit einzelner Fächer bei anderen Universitäten.

Das Kurscurriculum gliedert sich meist in Pflichtkurse (Core Courses) und Wahlfächer (Electives):

Die *Core Courses* behandeln die Grundpfeiler von Public Health – wie Epidemiologie, Biostatistik, Gesundheitsvorsorge, Gesundheitsökonomie u. a.

Mit den *Electives* erfolgt die thematische Schwerpunktsetzung, soweit diese nicht schon mit der Kurswahl selbst getroffen wurde. Denn einzelne Schulen (etwa London) bieten eine ganze Reihe unterschiedlicher Public-Health-Kurse an, und die Schwerpunktsetzung spiegelt sich bereits in den kurseigenen Pflichtkursen wieder.

Für den Abschluß ist meist eine mündliche oder schriftliche Prüfung obligat. In vielen Schulen ist darüber hinaus eine Thesis/Diplomarbeit oder „Dissertation“ zu einem Thema eigener Wahl vorgesehen. Bei dieser Art von Studium erfolgt der Abschluß dann in der Regel mit einem *Master of Science* (MSc) Degree, wie an den britischen Universitäten.

An US-amerikanischen Schulen dagegen ist eine „Thesis“ meist nicht vorgesehen, bei erfolgreichem Abschluß wird der *Master of Public Health* (MPH) verliehen.

Master-of-Science-Programme an US-Schools of Public Health stellen in der Regel vertiefte Ausbildungen in einem speziellen Public-Health-Gebiet, wie Epidemiologie oder Umweltmedizin, dar und schließen dann meist ebenfalls mit einer Thesis ab.

Einige wenige Schulen bieten ihr MPH-Programm auch als Fernlehrgang an, was mit einer erheblich längeren Kursdauer verbunden ist, die Kommunikation stützt sich dabei vor allem auf E-Mail und Internet.

Die Bewerbung

Die eigentlichen Schritte zur Zulassung sind schnell aufgezählt und für die meisten Schools of Public Health ähnlich. Eine möglichst frühe Bewerbung ist zu empfehlen, da auch auf „First come–first serve"-Basis entschieden wird.

- Neben dem *Antragsformular* und dem *Curriculum vitae* wird oft ein *„Career Statement"* erwartet, in dem der Quellberuf, die Motivation für den Kurs und die Berufspläne danach dargelegt werden.
- Die *Unterrichtssprache* ist nicht immer ident mit der Muttersprache des jeweiligen Kurslandes. Einige Universitäten z.B. bieten also ihre Kurse in Englisch an, wenn Sprachkenntnisse der Landessprache von den ausländischen Studenten nicht erwartet werden können (z.B. Thailand oder Finnland). Dies ist zum Erreichen einer gewissen Internationalität für manche Schulen eine Notwendigkeit, setzt allerdings ein hohes internationales Sprachniveau des Lehrkörpers voraus.

  Meist ist die Kurssprache Englisch. Bei einer anderen Muttersprache des Bewerbers wird ein Nachweis entsprechender Sprachkenntnisse gefordert. Mehrere Tests sind hierfür international anerkannt:

  Der TOEFL (Test of English as a Foreign Language) wird mehrmals jährlich in vielen Städten weltweit durchgeführt und ist der gebräuchlichste Test. Vorbereitungsunterlagen sind im Buchhandel erhältlich. Das Testergebnis besitzt eine Gültigkeit von zwei Jahren, auf eine rechtzeitige Anmeldung zu dieser Prüfung ist auch hier zu achten. Informationsbroschüren liegen z.B. in den Amerikahäusern auf.

  Der IELTS (International English Language Testing System) wird über das British Council durchgeführt.

  In den USA wird vereinzelt auch der GRE (General Record Examination) als Zulassungsbedingung genannt. Es ist dies ein umfangreicher Mathematik-, Logik- und Englischtest auf Multiple-Choice-Basis.

  Englischkurse werden von vielen Schulen auch vor Ort kursbegleitend oder vor Kursbeginn angeboten.
- Ein Großteil der Universitäten verlangt als Zulassungsvoraussetzung ein bereits abgeschlossenes Studium. Die Prüfungs-(Rigorosen-)noten sowie die Sponsions- oder Promotionsurkunde dieses vorangegangenen Grundstudiums müssen für fremdsprachige Schulen oft beglaubigt übersetzt vorgelegt werden (*Academic Transcripts*).
- *Empfehlungsschreiben:* In der Regel werden zwei bis drei *Letters of Recommendation,* u.a. vom letzten Arbeitgeber bzw. akademisch Vorgesetzten, zur Bedingung gemacht.

  Bewerber ohne Stipendienzusage müssen meist ein *Financial Letter* ihrer Hausbank vorlegen. Dies dient als Bestätigung, daß der Kurs auch mit eigenen Mitteln bestritten werden kann.
- *Stipendien:* Ein großer Teil der MPH-Absolventen mußte bisher ohne Stipendium auskommen. Die meisten Stipendiaten konnten nur einen Teil ihrer Ausgaben durch das Stipendium abdecken. Internationale Stipendien, z.B. von der WHO oder des British Councils, sind Bewerbern aus Entwicklungs-

ländern vorbehalten. EU-Bürger können um Stipendien in anderen EU-Staaten ansuchen. In Österreich ist die derzeitige Lage bezüglich Public-Health-Stipendien eher trist: Einzig die steiermärkische Landesregierung hat zur Zeit ein Förderprogramm. Für ein Studium in den USA vergibt die Fulbright Commission Stipendien, die Entscheidung wird im Rahmen eines Hearings getroffen. Mögliche weitere Finanzierungsquellen könnten Bewerbern in Österreich in Zukunft Bund (BMfWF, BMfGAS), Länder, Stiftungen und Industrie bieten.

Berufskarrieren für Master-of-Public-Health-Absolventen

Aussichten und Möglichkeiten in einem neuen Berufsfeld

Felix Küchler

Public Health – ist dieses Berufsfeld so neu? Neu entdeckt vielleicht. Wir Ärzte vergessen gerne, daß, historisch betrachtet, die bedeutendsten Morbiditäts- und Mortalitäts-Reduktionen durch Verbesserungen der Lebensumstände erreicht wurden. Die Verbesserungen der Lebensbedingungen, der Ernährung und der Hygiene hatten lange vor den ersten Impfstoffen und vor der Entwicklung der Antibiotika zum Beispiel die Infektionskrankheit Tuberkulose weit zurückgedrängt.

Renaissance der Prävention

Public Health war vor 200 Jahren nahezu die einzige wirksame Waffe. Weshalb gibt es seit 20 Jahren eine Renaissance? Die Gründe sind vielfältig:

1. Krankheiten rücken in den Vordergrund, gegen die die sonst so erfolgreiche operative oder antibiotisch kurative Medizin sehr wenig zu bieten hat und gegen die auch keine Impfstoffe in Aussicht stehen. Ich denke da nicht nur an AIDS, sondern auch an manche Karzinome, Herz-Kreislauf-Erkrankungen, Verkehrsunfälle oder Suizide.
2. Durch die Technisierung hat sich die moderne Medizin von den Benutzern entfremdet. Das Allmachtsgebaren der Doktoren steht im Gegensatz zu den nur partiellen Erfolgen (z.B. bei Allergien oder degenerativen Krankheiten des Bewegungsapparats). Auch Medikamente mit schwerwiegenden Nebenwirkungen (Zytostatika) veranlassen manche Menschen dazu, nach Alternativen Ausschau zu halten. Viele wünschen eine sanftere, menschlichere, angepaßte, ökologische, ganzheitliche Gesundheitsversorgung.
3. Die Kostenexplosion der kurativen Dienstleistungen bereitet sowohl Versicherern als auch den Versicherten Sorgen. Steigende Defizite der Krankenkassen werden nicht mehr von der Regierung übernommen, sondern über

höhere Prämien auf die Versicherten abgewälzt. Ein Ende des Kostenanstiegs ist nicht abzusehen. Trotz höherer Aufwendungen fühlt man (und frau) sich nicht unbedingt gesünder!

Was läuft mit unserem Gesundheitssystem falsch? Steht es im Begriff, zu einer Krankheitsbastion zu verkommen?

Horizonte erweitern

Um aus unseren Sackgassen herauszukommen, hilft ein Blick über die Mauern der eigenen Begrenzungen. Solche Schranken können beruflicher, nationaler, kontinentaler, sprachlicher, kultureller, alters- oder geschlechtsbezogener Art sein. So wird beispielsweise entdeckt, daß südliche Länder in manchen Beziehungen entwickelter sind als wir: Meist wird dort Krankheit nicht nur als individuelle, sondern als soziale Störung aufgefaßt und angegangen.

Internationale Vergleiche können angestellt, die Bevölkerung befragt, Analysen und Evaluationen vorgenommen werden. Gesundheitsverantwortliche suchen interdisziplinären Rat bei Sozialwissenschaftlern, Ökonomen, Edukatoren, Planern, Managern, Forschern und Politikern. Fragen der sozialen Gerechtigkeit und der Nachhaltigkeit beschäftigen uns vermehrt.

Die moderne Medizin hat mit Infektionskrankheiten weitgehend aufgeräumt. Mit den gleichen Waffen lassen sich aber die sogenannten Zivilisationskrankheiten nicht bekämpfen. Umdenken, Umorientierung ist angesagt. In diesem dynamischen Umfeld entstehen natürlicherweise neue Berufsfelder.

National und international im Norden

Es seien nur einige klassische und neuere Berufe genannt: Sozial- und Präventivmedizin, Gesundheitsförderung und -beratung, schulärztliche Dienste, Arbeitsmedizin, Beratung von Krankenkassen und politischen Instanzen; Qualitätssicherung der medizinischen Dienstleistungen (immer mehr auch im Blick auf die von den Kunden subjektiv erfahrene Qualität), angewandte Forschung, Gesundheitsökonomie und -politik; Reform (inhaltlich sowie formal) des Medizinstudiums und der Lehrgänge paramedizinischer Ausbildungen, wobei einer der wirksamsten Reformansätze die praxisnahe Gestaltung der Examina wäre.

Weitere Beispiele sind: vergleichende Gesundheitssystemforschung, „public-private mix", Sozial- versus Privatmedizin, neue Versicherungsmodelle; ein wachsendes Einsatzgebiet ist die Zusammenarbeit mit osteuropäischen Ländern, in denen es um die Reorganisation und Teilprivatisierung riesiger Gesundheitssysteme geht. Hierbei sind Motivation und Eigenverantwortlichkeit des behandelnden und pflegenden Personals besonders wichtig.

In den Entwicklungsländern

Aufgrund meiner persönlichen Erfahrung sei dieser Abschnitt etwas weiter ausgeführt. Hier gibt es zwei Hauptachsen: die Entwicklungszusammenarbeit

(EZA) einerseits und die humanitäre Hilfe (HH) andererseits. Für beide ist eine abgeschlossene Berufsausbildung unerläßlich, und zwei bis drei Jahre Berufserfahrung im Heimatland sind von großem Vorteil und sollten eigentlich Voraussetzung für die Bewerbung sein. Empfehlenswert ist es, am Ende des Studiums oder in den ersten Jahren der beruflichen Tätigkeit ein mindestens halbjähriges Praktikum in einem Entwicklungsland zu machen, um die eigene physische, psychische und kulturelle „Tropentauglichkeit“ zu testen.

Seriöse Entsendeorganisationen fordern den Besuch eines mindestens dreimonatigen Vorbereitungskurses (Tropenkurs auf Diplomstufe), der intensiv auf die Vielfalt der professionellen Anforderungen vorbereitet: Basisgesundheitsdienste, Tropenmedizin mit einfachen Mitteln, edukationelle Aufgaben, interkulturelle Kommunikation, Management, Bedürfnisabklärungen und schließlich Evaluation.

Es ist eine Frage der Vernunft, ja sogar des Anstandes, die Amtssprache des künftigen Gastlandes zu beherrschen. Die Zeiten des Medizinaltourismus sind vorbei. Manche Länder fordern zu Recht das Ablegen eines Examens (einer Nostrifikation vergleichbar), bevor die Erlaubnis zur ärztlichen Berufsausübung erteilt wird.

Bei Entwicklungszusammenarbeit (EZA) unterscheidet man multilaterale (UNICEF, WHO, Weltbank), bilaterale (von Staat zu Staat) und Nicht-Regierungs-Organisationen (NRO, engl: NGO, franz: ONG). Es kann sich um die Mitarbeit in einem Regional-, Distrikts- oder Missionsspital oder um eine Beratungsfunktion im Gesundheitsministerium auf nationaler, regionaler oder kommunaler Ebene handeln. Ein weiteres Berufsfeld sind die sogenannten vertikalen (zentral gesteuerten) Programme zur Bekämpfung von Tuberkulose, Lepra, Malaria und AIDS oder zur Mutter-Kind-Betreuung inklusive Familienplanung.

Die humanitäre Hilfe (HH) erfolgt oft bei Naturkatastrophen oder Kriegen. Sanitäre Strukturen müssen wiederaufgebaut, Seuchen bekämpft, die Wasser- und Nahrungsmittelversorgung sichergestellt oder Impfprogramme durchgeführt werden. Das IKRK (Internationales Komitee vom Roten Kreuz) setzt sich für die korrekte Behandlung von Kriegsgefangenen und der Zivilbevölkerung ein. Manche Organisationen, so z.B. die Ärzte ohne Grenzen (Médecins Sans Frontières), leisten zunächst Notfallhilfe, dann aber oft fließend übergehend Hilfe bei der eigentlichen Aufbau- und Entwicklungsarbeit.

Zurück in Europa: Gesundheit fördern!

Nach einem mehrjährigen Auslandseinsatz zurück in Europa, hat sich der Blick für die Bedürfnisse im Gesundheitswesen geschärft. Gesundheitsförderung findet dort statt, wo die drei Bereiche „Krankheiten vermeiden / Gesundheit stärken / Erziehen, Ausbilden, Beraten“ am besten ineinandergreifen.

Dieser interdisziplinäre Ansatz verlangt, daß sich Berufsleute mit verschiedenen Grundausbildungen (Medizin, Krankenpflege, Sozialarbeit, Geistes- oder Politikwissenschaften, Ökonomie, Management, Edukation etc.) in Teams zusammenfinden. Fächerübergreifende Nachdiplom-Weiterbildungen sind eine Voraussetzung für gegenseitiges Verständnis und die Basis für die Fähigkeit zur

Zusammenarbeit! Am effizientesten sind Public-Health-ExpertInnen, wenn zum breiten Horizont eine tiefe spezifische Erfahrung auf einem Spezialgebiet (Quellberuf) hinzukommt. Um die jüngere – hoffentlich wachsende – Generation von Public-Health-ExpertInnen auszubilden, werden vermehrt erfahrene Fachkräfte gefragt sein.

Der Aufbau einer starken Public-Health-Bewegung lohnt sich! Viele Verbesserungen der Gesundheitsversorgung sind möglich, Reformen können angeregt und durchgesetzt werden. Neue Zusammenhänge müssen in ihrer Komplexität und Kompliziertheit aufgezeigt und ausgeleuchtet werden. Die multiplen Möglichkeiten zur Gesundheitsförderung sind umzusetzen.

Alles in allem ein zukunftsweisendes Berufsfeld mit einem fundamentalen Ziel: die Verbesserung der Gesundheit.

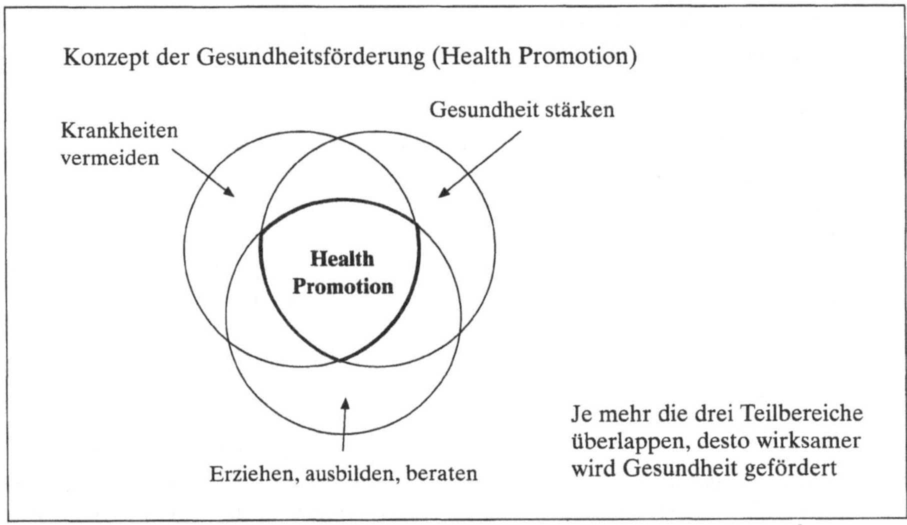

Abb. 1. Gesundheitsförderung findet dort statt, wo die drei Bereiche „Krankheiten vermeiden", „Gesundheit stärken" und „Erziehen, ausbilden, beraten" am besten ineinandergreifen.

7. Public-Health-Ausbildung im deutschsprachigen Raum

Die Gesundheitswissenschaft tritt neben die Krankheitswissenschaft

Ein eigener Weg für die konzeptionelle Umsetzung von Public Health in Deutschland?

Klaus Hurrelmann

Die biomedizinische Forschung hat seit der zweiten Hälfte des vorigen Jahrhunderts mit großem Erfolg die meisten Krankheiten analysiert, die durch belebte Agentien wie Viren, Bakterien oder Parasiten ausgelöst werden. In der ärztlichen Behandlungskunst wurden diese Erkenntnisse Schritt um Schritt in die Praxis umgesetzt. Zusammen mit den immensen Fortschritten in Hygiene und Ernährung und den Verbesserungen im Wohn-, Arbeits- und Bildungsbereich wurden Infektionen und akute Krankheiten zurückgedrängt. Die Lebenserwartung ist hierdurch immer weiter angestiegen und nähert sich heute bei Frauen dem 80., bei Männern dem 73. Lebensjahr. Erfolge über Erfolge für die „Krankheitswissenschaft".

Und doch: Medizinische Forschung und Behandlung sind mit ihrem Repertoire heute deutlich an ihre Grenzen gelangt – teilweise als Resultat ihrer Erfolge. In allen Industrieländern herrschen jetzt die hartnäckigen chronischen Krankheiten vor: Schädigung des Herz-Kreislauf-Systems, bösartige Neubildungen („Krebs"), Krankheiten der Atmungsorgane und der Haut („Allergien"), der Verdauungsorgane, des Muskel- und Skelettsystems und nicht zuletzt der Psyche. Sie entstehen durch langanhaltende Überlastungen von körperlichen, psychischen und sozialen Anpassungskapazitäten. Sie können nicht auf eine einzelne Ursache zurückgeführt werden, sondern haben ein ganzes Bündel von personalen, sozialen, ökologischen und somatischen Ausgangsbedingungen. Sie können meist nicht mehr geheilt, sondern nur noch gelindert werden, selbst bei Einsatz der aufwendigsten Verfahren von Medizintechnik und Pharmakologie.

Eine paradoxe Situation. Obwohl oder gerade weil die akuten Krankheiten zurückgedrängt wurden, ist der Gesundheitszustand der Bevölkerung heute nicht zufriedenstellend. Obwohl oder gerade weil wir ein gutes und teures medizinisches Versorgungssystem und einen hohen Lebensstandard haben, treten neuartige Gesundheitsrisiken auf, die Forschung und Praxis vor kaum bewältigbare und bezahlbare Herausforderungen stellen.

In einer von der Bundesregierung in Auftrag gegebenen medizinischen Expertise hat 1990 die „Projektgruppe Prioritäre Gesundheitsziele" lakonisch festgestellt: „Es müssen immer größere Finanzmittel aufgewendet werden, um weitere Verbesserungen der gesundheitlichen Lage der Bevölkerung oder nur die Erhaltung des Status quo zu erreichen. Überdies rücken mit der zunehmenden Bedeutung der Lebensqualität auch im Gesundheitswesen qualitative Aspekte in den Vordergrund, die einer zahlenmäßigen Bewertung von Nutzen nicht zugänglich sind. Zudem wird immer deutlicher, wie sehr das Entstehen von Krankheiten durch Lebensweise, Umwelt und Arbeitswelt bestimmt wird."

Die Grenzen der Leistungsfähigkeit konventionell organisierter Krankheitsforschung und Krankenversorgung werden immer deutlicher. Immer höhere Investitionen allein in die biologische und medizinische Krankheitsursachenforschung werden den neuartigen Gesundheitsbelastungen und Krankheitsbildern nicht gerecht. Eine „holistische" Sichtweise, die körperliche, soziale, seelische und ökologische Aspekte zugleich aufnimmt, wird für Diagnose und Behandlung notwendig. Statt nur immer dem jeweils drängendsten Krankheitsverursacher hinterher zu analysieren, wäre endlich eine genaue Bestandsaufnahme der schützenden Gesundheitspotentiale eines Menschen nötig. Statt nur in die weitere Perfektionierung der Operationstechnik zu investieren, wäre eine Verbesserung der Kooperation von Behandlung, Pflege, Rehabilitation und Gesundheitsförderung dringlich. Forschung und Praxis sind in Deutschland hierauf nicht besonders gut vorbereitet. Interdisziplinäres Arbeiten in der Universität und Kooperation multiprofessioneller Teams in der Praxis sind zu wenig verbreitet. Prävention und Pflege, Gesundheitssystemgestaltung und Management sind bisher wenig untersucht.

Mit einem Kraftakt versuchen verschiedene Universitäten im deutschen Sprachraum, sich dieser Herausforderung zu stellen. In Deutschland wurden nach internationalem Vorbild schon neun Studiengänge für „Gesundheitswissenschaften und Public Health" eingerichtet, teilweise verbunden mit Forschungsschwerpunkten in diesem Bereich, die vom Bundesforschungsministerium finanziert werden. An der Universität Bielefeld hat sich hieraus 1994 die erste deutsche „Fakultät für Gesundheitswissenschaften" entwickelt. Hier studieren und forschen Mediziner, Biologen, Psychologen, Soziologen, Pädagogen, Ökologen und Ökonomen gemeinsam. Sie kümmern sich schwerpunktmäßig um die körperlichen, seelischen, sozialen und ökologischen Bedingungen der Gesunderhaltung und der Vermeidung von Krankheit. Ihre zentralen Fragestellungen sind: Unter welchen Bedingungen bleiben Menschen gesund? Wie lassen sich Krankheiten schon im Frühstadium zurückdrängen? Wie lassen sich die Gesundheitspotentiale auch bei einem körperlich erkrankten Menschen stabilisieren? Wie läßt sich die Lebensqualität in jedem Lebensabschnitt sichern? Wie sieht eine moderne, arbeitsteilige Versorgung mit Gesundheitsdiensten aus?

Die Struktur des gesamten Gesundheitssystems wird zum Thema, inklusive der Verbesserung der Organisation, des Managements, der Finanzierung und der politischen Steuerung.

An der Bielefelder gesundheitswissenschaftlichen Fakultät kann dieses interdisziplinäre Arbeitsprogramm beispielhaft abgelesen werden: Sechs wissenschaftliche Arbeitsgruppen sind bisher aufgebaut. Sie nehmen die medizinisch-biologischen, epidemiologischen, soziologischen, verhaltens-, umwelt- und organisationsbezogenen Komponenten der „Interdisziplin" Gesundheitswissenschaften auf. In den sechs Gebieten wird Grundlagenforschung in den Bereichen Sozial- und Bevölkerungsmedizin, Gesundheitssystementwicklung, Gesundheitsberichterstattung, Prävention, Gesundheitserziehung und Gesundheitsförderung (stimuliert durch einen Sonderforschungsbereich der Deutschen Forschungsgemeinschaft), Management im Gesundheitswesen und Pflege (unterstützt durch ein neues Institut) betrieben. Um diese Grundlagenfächer herum sollen sich in den nächsten Jahren spezifische Anwendungsfelder gruppieren. In Zukunft sollen auch Rehabilitation, Gerontologie, Gemeindepsychiatrie, umweltbezogene Gesundheitsforschung und möglichst auch vergleichende Gesundheitspolitik ausgebaut werden.

An allen Universitätsstandorten, die heute den Master of Public Health anbieten, wird Wert darauf gelegt, das Fachkollegium möglichst gleichgewichtig nach naturwissenschaftlich-medizinisch und sozialwissenschaftlich-ökonomisch geschulten Wissenschaftlerinnen und Wissenschaftlern zusammenzusetzen. Die Gesundheitswissenschaften verstehen sich nicht als eine Konkurrenz zu den „Krankheitswissenschaften", sondern als deren Partner.

„Schools of Public Health" gibt es in großer Zahl nicht nur in den USA, sondern auch in Großbritannien, den Niederlanden, den skandinavischen Ländern, in Frankreich, Spanien und Italien. Die Entwicklung in Deutschland kommt historisch sehr spät. Verantwortlich hierfür sind die Verwerfungen aussichtsreicher wissenschaftlicher Entwicklungen in Deutschland durch den Nazi-Faschismus. Das Spannungsverhältnis zwischen den Gesundheitsbedürfnissen von Menschen und der gesellschaftlich organisierten Gesundheitsversorgung (die eigentlich schon immer mehr eine „Krankheitsversorgung" war) ist in der deutschen wissenschaftlichen Diskussion ein altes Thema. Bereits am Ende des vorigen Jahrhunderts haben Köpfe wie Pettenkofer, Virchow und Neumann Ansätze für ein umfassendes Gesundheitskonzept entwickelt, an das die heutigen Modelle der Gesundheitswissenschaften anknüpfen können. Schon 1925 erschien, von Gottstein, Schlossmann und Teleky herausgegeben, das „Handbuch der sozialen Hygiene und Gesundheitsfürsorge", in dem der Name „Gesundheitswissenschaft" zum ersten Mal im deutschen Sprachraum bewußt und programmatisch verwandt wurde.

Ebenfalls in den zwanziger Jahren wurden die ersten Schritte zur Einrichtung des gesundheitswissenschaftlich orientierten „Deutschen Hygiene-Museums" in Dresden unternommen. Schon vor Generationen hat es also im wissenschaftlichen Raum in Deutschland eine umfassende, uns heute modern anmutende Auseinandersetzung mit dem Thema Gesundheit gegeben, die aber erst auf dem Umweg über internationale Entwicklungen jetzt bei uns wieder aufgenommen wird.

Vielleicht liegt hierin eine Chance für eine echt interdisziplinäre Ausrichtung des neuen Gebiets. In Deutschland geht seit kurzem der einflußreiche Wissenschaftsrat auf Unterstützungskurs. Er hat in seinen Empfehlungen zur Weiterentwicklung der Umweltforschung in Deutschland ausdrücklich auf die Chance hingewiesen, an den Ausbildungs- und Forschungsstandorten von Public Health in Deutschland die Zusammenhänge von Umweltbelastungen und Gesundheitsbeeinträchtigung systematisch zu erforschen – durch die Kooperation der bisher nur nebeneinanderher arbeitenden Fachdisziplinen. Auch die Gesundheitsministerien von Bund und Ländern haben die Chance erkannt, die die neuen Zentren für Gesundheitswissenschaften und Public Health mit sich bringen.

Die intensivste Unterstützung für die Gesundheitswissenschaften kommt – und das ist überraschend – aus der Praxis: Krankenhäuser, Gesundheitsämter, Krankenkassen, Pflegekassen und die Dachorganisationen von Gesundheits- und Selbsthilfeverbänden setzen sich intensiv für den Ausbau des neuen Gebiets ein. Sie wissen: Nur im Wechselspiel zwischen Theorie und Praxis läßt sich ein qualitätsreiches und zugleich bezahlbares Gesundheitswesen gestalten.

Public Health in Deutschland

Aus-, Fort- und Weiterbildung in den Gesundheitswissenschaften

Jürgen von Troschke

Der Bereich, der in Deutschland mit Gesundheitswissenschaften/Public Health bezeichnet wird, befindet sich seit Ende der achtziger Jahre in einer außerordentlich dynamischen Entwicklung (s. Abb. 1).

Ausgehend von wissenschaftlichen Gutachten zum Forschungsbedarf (Braun, 1990, 1991; Klein-Lange, 1992) und dem Bedarf an Studiengängen (Schwartz/Badura, 1991) sowie unterstützt durch öffentliche Stellungnahmen des Wissenschaftsrates, der Arbeitsgemeinschaft Medizinisch-Wissenschaftlicher Fachgesellschaften (AWMF), der Bundesärztekammer (BÄK), der Deutschen Gesellschaft für Sozialmedizin und Prävention (DGSMP) und anderer Vereinigungen im Gesundheitswesen, entschied sich die Bundesregierung im Rahmen ihres Regierungsprogramms „Forschung und Entwicklung im Dienste der Gesundheit" (seit 1994 weitergeführt als „Gesundheitsforschung 2000") zur Förderung von Public Health (s. Tabelle 1).

Modellstudiengänge an Universitäten und Fachhochschulen (FHS) wurden mit Mitteln des Bildungsministeriums unterstützt. Das Forschungsministerium führte zusammen mit dem Gesundheitsministerium die Ausschreibung eines Forschungsschwerpunkts durch, womit die Förderung von fünf regionalen Forschungsverbünden verknüpft war.

In der Folge wurde an der Universität Bielefeld eine „Fakultät für Gesundheitswissenschaften" mit Promotions- und Habilitationsrecht gegründet. An der Technischen Universität Berlin wurde ein „Institut für Gesundheitswissenschaften" mit insgesamt vier Professorenstellen eingerichtet. Die drei Berliner Universitäten haben gemeinsam ein „Zentrum Public Health" gegründet. Ein „Deutscher Verband für Gesundheitswissenschaften (DVGE) e.V." wurde als berufsständische Interessenvertretung gegründet. Die „Deutsche Gesellschaft für Public Health" fungiert als Dachverband. Eine wissenschaftliche „Zeitschrift für Gesundheitswissenschaften" und ein Newsletter „Public Health FORUM" veröffentlichen regelmäßig wissenschaftliche Beiträge und Informationen.

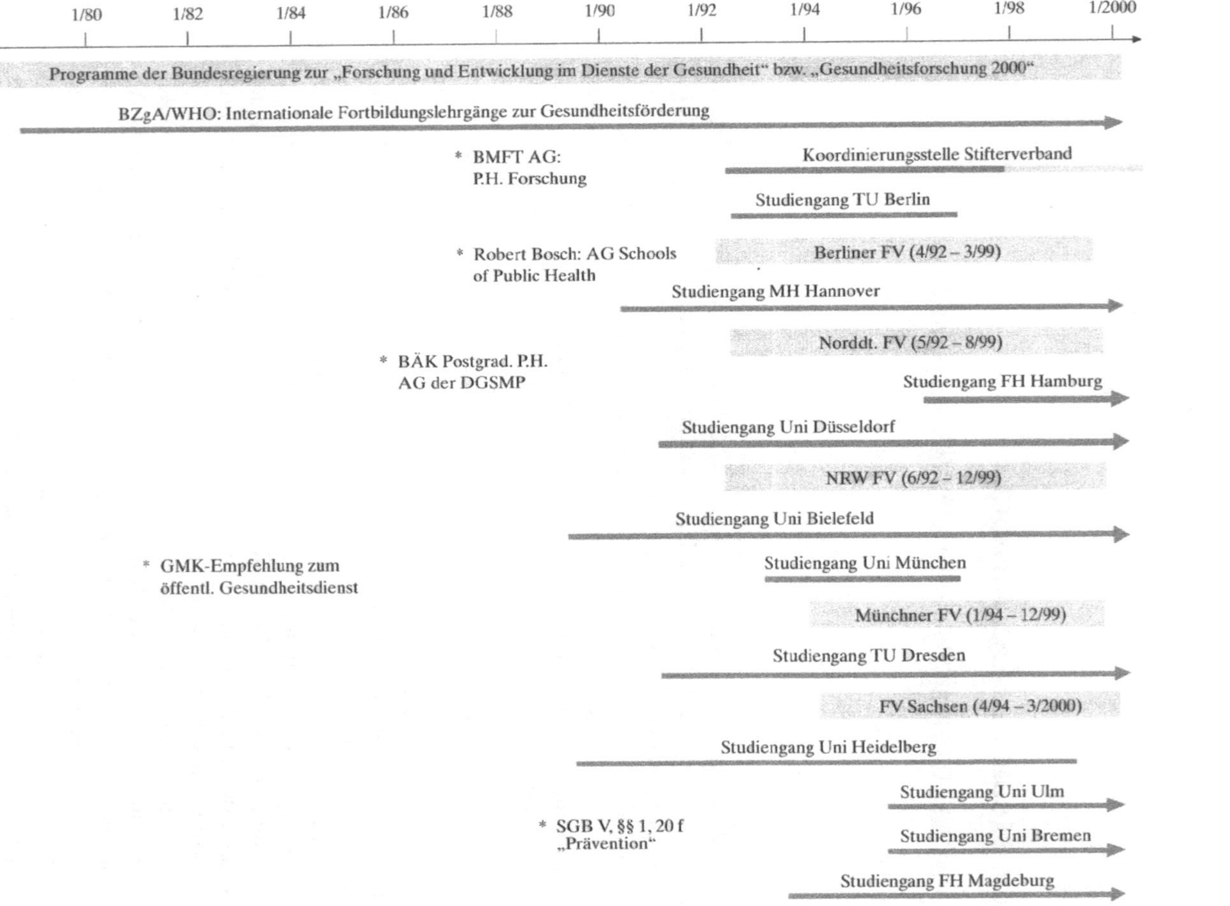

Abb. 1. „Meilensteine" der Public-Health-Entwicklung in Deutschland. Die * geben den Zeitpunkt der Veröffentlichung an. Die Abkürzungen bedeuten: *BZgA* Bundeszentrale für gesundheitliche Aufklärung; *WHO* World Health Organization; *BMFT* Bundesministerium für Forschung und Technologie (Vorgänger des Bundesministeriums für Bildung und Wissenschaft, Forschung und Technologie); *AG* Arbeitsgruppe; *PH* Public Health; *BÄK* Bundesärztekammer; *DGSMP* Deutsche Gesellschaft für Sozialmedizin und Prävention; *GMK* Ständige Konferenz der Gesundheitsminister und Senatoren der Länder; *TU* Technische Universität; *FV* Forschungsverbund; *NRW* Nordrhein-Westfalen; *FH* Fachhochschule; *SGB* Sozialgesetzbuch

Tabelle 1. Studienangebote zu Themen der Gesundheitswissenschaften

Art der Hochschule	Anzahl der Hochschulen	Davon Hochschulen mit gesundheitsbezogenen Angeboten	An diesen Hochschulen realisierte gesundheitsbezogene Angebote	An diesen Hochschulen geplante / in Erwägung gezogene Angebote	Summe der realisierten und geplanten Angebote
Universitäten*	83	62	161	17	178
Fachhochschulen*	142	80	178	36	214
Gesamthochschulen	7	6	8	4	12
Kunst- und Musikhochschulen	45	3	5	0	5
Kirchliche Hochschulen	20	1	1	3	4
Pädagogische Hochschulen	7	7	12	0	12
Berufsakademien	34	5	8	4	12
Insgesamt	**338**	**164**	**373**	**64**	**437**

* Universitäten (Stand 30. 5. 1997)
* Fachhochschulen (Stand 30. 5. 1997)
Übrige Hochschulen (Stand 30. 12. 1996)

Derzeit gibt es in Deutschland neun universitäre Postgraduierten-Studiengänge Gesundheitswissenschaften/Public Health sowie zwei grundständige Studiengänge an Fachhochschulen. Daneben bieten Universitäten und Fachhochschulen entsprechende Weiterbildungsstudiengänge an (z. B. „Angewandte Gesundheitswissenschaften“ an der FH/Universität Lüneburg und an der FH Magdeburg/Universität Bielefeld).

In einem mit Mitteln des Bundesministeriums für Bildung und Forschung (BMBF) finanzierten Forschungsvorhaben wurde von uns eine Dokumentation gesundheitsbezogener Studienangebote in Deutschland erstellt (ohne die klassischen Studienangebote in Humanmedizin, Zahnmedizin, Pharmazie und Psychologie). Die in diesem Zusammenhang erstellte Datenbank wird demnächst in Form eines Studienführers „Gesundheitswissenschaften“ veröffentlicht werden (Kälble/von Troschke, 1997).

Damit konnte in relativ kurzer Zeit an die Entwicklung der öffentlichen Volksgesundheitspflege Ende des 19. und Anfang des 20. Jahrhunderts angeknüpft werden, die durch den Nationalsozialismus radikal und nachhaltig unterbrochen wurde (Schmacke, 1995).

Die Erfolge der letzten Jahre lassen sich im wesentlichen zurückführen auf:

- einen hohen gesundheitspolitischen Konsensus über die Notwendigkeit der Entwicklung der Gesundheitswissenschaften/Public Health in Deutschland;
- die fachkundige Erarbeitung von Sachstandsanalysen über den Forschungs- und Lehrbedarf in Deutschland;
- ein Regierungsprogramm zur „Forschung und Entwicklung im Dienste der Gesundheit“, in dem Modellstudiengänge und Forschungsverbünde schwerpunktmäßig gefördert werden;
- die Fokussierung auf strukturfördernde Maßnahmen mit dem Ziel des Aufbaus selbständiger Einrichtungen an Hochschulen;
- ein breites Engagement angesehener und erfahrener Wissenschaftler für die Entwicklung der Gesundheitswissenschaften/Public Health;
- die Unterstützung der Entwicklung durch eine „Deutsche Koordinierungsstelle für Gesundheitswissenschaften/German Agency for Public Health“ (finanziert mit Mitteln des Stifterverbandes für die Deutsche Wissenschaft), der Arbeitsgemeinschaft der universitären Postgraduierten-Studiengänge und der Forschungsverbünde, einer Arbeitsgemeinschaft der DGSMP und der DGMS sowie ein internationales Gutachtergremien beim BMBF.

Trotzdem besteht noch ein grundlegender Klärungsbedarf in vielen Bereichen.

Wie soll der anglo-amerikanische Begriff „Public Health“ übersetzt werden?

In den achtziger Jahren wurden verschiedene Versuche zur Übertragung des Begriffs Public Health in die deutsche Sprache unternommen.

1987 hatte die Deutsche Gesellschaft für Sozialmedizin und Prävention die Bezeichnung „Bevölkerungsmedizin und Gesundheitspflege“ vorgeschlagen. 1989 hatte die Bundesärztekammer sich für „öffentliche Gesundheit (Public Health)“ entschlossen, jedoch ihr Ausschuß „Ärzte im öffentlichen Dienst“

bevorzugte die Bezeichnung „öffentliches Gesundheitswesen (Public Health)". Beide Begriffe konnten sich wegen der Konnotation mit dem eingeführten und definierten Versorgungsbereich des öffentlichen Gesundheitswesens, der nur einen Teil von Public Health abdecken kann, nicht durchsetzen.

Das Gutachtergremium des BMBF für den neuen Förderschwerpunkt Public Health hat sich deshalb nach intensiven Diskussionen entschlossen, als Arbeitsbegriff die Bezeichnung Gesundheitswissenschaften/Public Health zu verwenden. Dieser Begriff hat sich in der Folge allgemein durchgesetzt. Wie dieser Arbeitsbegriff endgültig verändert werden soll, ist derzeit noch unklar (s. von Troschke et al., 1996).

Welche Fachgebiete und Gegenstandsbereiche sollen subsumiert werden?

Von vornherein war man sich einig, daß „Epidemiologie und Medizinische Statistik, Gesundheitsförderung und Prävention" dazu gehören. Diskutiert wurde dagegen, ob Gesundheitssystemforschung und Gesundheitsökonomie sich nicht als eigenständige Gebiete entwickeln sollten. Inzwischen besteht Einigkeit darüber, daß diese im Rahmen der BMBF-Forschungsverbünde ebenso ihren Platz haben wie in den universitären Postgraduierten-Studiengängen.

Offen dagegen ist, ob die nunmehr auch in Deutschland entsprechenden Studienangebote in Pflegewissenschaft, Pflegepädagogik und Pflegemanagement dem Bereich der Gesundheitswissenschaften/Public Health zugeordnet werden sollten.

Einigkeit besteht darin, daß der Plural der Gesundheitswissenschaften nicht nur die Multidisziplinarität der an Forschung, Lehre und Versorgung beteiligten Wissenschaftler, Fachbereiche, Disziplinen und Berufsgruppen anspricht, sondern auch die Notwendigkeit einer gleichberechtigten, partnerschaftlichen Kooperation in der Bearbeitung der anstehenden Fragen und Probleme.

Es ist zu erwarten, daß im Prozeß der weiteren Institutionalisierung und Professionalisierung die notwendigen Klärungsprozesse stattfinden werden.

Welche Berufsbilder und Berufspositionen sollen Public Health zugeordnet werden?

Unbestritten ist, daß Ärzte eine für Public Health zentrale Berufsgruppe darstellen. Jedoch ist die ärztliche Ausbildung bisher (s. Stößel, 1995), bezogen auf die Vermittlung von Public Health-Inhalten und -Kompetenzen, defizitär. Auch die traditionelle Weiterbildung der „Ärzte im öffentlichen Dienst" ist reformbedürftig. Hierfür waren bisher sowohl die Landesärztekammern mit ihren Weiterbildungsordnungen sowie die Landessozialministerien mit ihren Vorgaben für die Amtsarztausbildung in staatlich anerkannten Akademien für öffentliches Gesundheitswesen (in Düsseldorf und München und neuerdings in Schwerin) verantwortlich (Gostomzyk, 1997).

An Fachhochschulen werden Sozialarbeiter und Sozialpädagogen ausgebildet, die zu 60 % später auf Positionen im Gesundheitswesen arbeiteten. In

Fachschulen der Krankenkassen wurden sog. SOFAs (Sozialversicherungsfachangestellte) ausgebildet. Diese müssen sich nach einem Gutachten des Bundesinstituts für Berufsbildung (BIBB) 1984, bedingt durch die Veränderungen im Selbstverständnis der Sozialversicherungsträger, einer veränderten Situation anpassen, in der ein Wandel vom „Verwaltungsdenken“ zur „Dienstleistungsorientierung“ stattgefunden hat. Insbesondere bezogen auf die Vorgaben des Sozialgesetzbuches SGBV von 1989 zur Gesundheitsförderung durch die Krankenkassen, wurden berufsbegleitende Studiengänge modellhaft entwickelt (Krankenversicherungsmanagement an der FH Braunschweig/Wolfsbüttel und Krankenversicherung an der FH Hildesheim/Holzminden).

Der historischen Entwicklung entsprechend sind die verschiedenen Gesundheitsberufe nach Ausbildungsbedingungen und -status sehr unterschiedlich. Die Haushalts- und Ernährungswissenschaften (Ökotrophologie) sind seit den siebziger Jahren ein Hochschulstudium (das ebenso an Fachhochschulen wie an Universitäten gelehrt wird), während Krankenpflege immer noch an Krankenpflegeschulen der Krankenhäuser vermittelt wird. Im dualen System der Berufsausbildung werden Arzthelferinnen, Pharmazeutisch-Kaufmännische Angestellte u. a. an Berufsfachschulen ausgebildet. Ein breiter Markt an Ausbildungseinrichtungen unterschiedlicher Träger besteht im Krankenpflegebereich sowie für Physiotherapeuten, Logopäden, Ergotherapeuten, Diätassistenten und Altenpfleger.

Die Epidemiologie dagegen hat sich in Deutschland als ein Spezialgebiet entwickelt, das bisher nur in Form von Weiterbildungs- und Fortbildungskursen (mit einer entsprechenden Zertifizierung durch die DGSMP) erworben werden kann.

Gesundheitsökonomie ist eine Spezialisierung von Volks- und neuerdings auch Betriebswirten. Psychologen und Pädagogen können sich im Bereich Gesundheitspsychologie bzw. Gesundheitspädagogik schwerpunktmäßig ausbilden lassen.

Wie soll die Aus-, Fort- und Weiterbildung curricular und organisatorisch gestaltet werden?

Das ganze System befindet sich in einem Wandlungsprozeß der Professionalisierung mit einer Höherqualifikation und Akademisierung.

Dem stehen Widerstände gegenüber von seiten der tradierten Ausbildungseinrichtungen und der Arbeitgeber, die höhere Personalkosten mit entsprechend höheren Einstiegsgehaltsgruppen befürchten.

Derzeit ist die Situation durch eine verwirrende Vielfalt von Aus-, Weiter- und Fortbildungsangeboten gekennzeichnet, die nur schwer überbrückt werden kann.

In der förderalistischen Bundesrepublik Deutschland ist Bildung ebenso wie Gesundheit Ländersache; der Bund hat nur im Rahmen der sogenannten konkurrierenden Gesetzgebung Richtlinienkompetenzen. Der Bundesminister für Gesundheit erläßt die Berufs- und Ausbildungsordnung für Gesundheitsberufe, die dann von den Ländern umgesetzt werden. Die Bund-Länder-Kommission der Kultusminister und Senatoren der Länder versucht immer wieder, die Interessenvielfalt im Bildungsangebot zu vereinheitlichen – mit geringem Erfolg.

Mit der Berufsausbildung wird die Qualifikation für einen Beruf mit entsprechenden Gehaltsstufen (Bundesangestelltentarif) vermittelt, die stattfindet:

- an Fachschulen (z.B. Dipl.-Pflegewirt/in [FH], Dipl.-Betriebswirt/in [FH], Dipl.-Sozialpädagoge/in [FH], Dipl.-Sozialarbeiter/in [FH]),
- an Fachschulen (z.B. Krankengymnast/in),
- an Fachhochschulen (z.B. Gesundheitspädagoge/in oder Gesundheitsfachwirt/in),
- an Universitäten (z.B. Dipl.-Medizinpädagoge/in, Dipl.-Pflegepädagoge/in).

In einzelnen Ausbildungsgängen wurden Spezialisierungen in Form von Ausbildungsschwerpunkten entwickelt:

- für Sozialarbeiter und Sozialpädagogen (z.B. Sozialarbeit im Gesundheitswesen),
- für Volks- und Betriebswirte in Gesundheitsökonomie,
- für Pädagogen in Gesundheitspädagogik,
- für Psychologen in Gesundheitspsychologie.

Im Kontext der beschriebenen Entwicklung der Gesundheitswissenschaften/ Public Health in Deutschland wurden seit Ende der achtziger Jahre an Hochschulen neue Studiengänge entwickelt und angeboten.

Im Rahmen des Förderprogramms der Bundesregierung stehen die universitären Postgraduierten-Studiengänge Gesundheitswissenschaften/Public Health im Zentrum, die mit den BMBF-Forschungsverbünden in Beziehung stehen und sich zu Schools of Public Health entwickeln sollen.

Dabei handelt es sich um Spezialisierungen, die nach einem vorausgegangenen grundständigen Studium und entsprechender Praxiserfahrung absolviert werden sollen. Die Charakterisierung der Studiengänge ist unterschiedlich:

- Aufbaustudiengang (in Dresden und Ulm),
- Zusatzstudiengang (in Düsseldorf und Bielefeld),
- Ergänzungsstudiengang (in Berlin und Hannover) oder
- Postgraduiertenstudiengang (in München).

Auch die in diesen Studiengängen erzielten Abschlüsse sind noch nicht einheitlich, obwohl eine Tendenz zum „Magister Public Health (M.P.H.)“ besteht (in Berlin, Dresden, Düsseldorf, Hannover). In Ulm wird der Magister Sanitates publicae bevorzugt, und in Bielefeld kann man den Abschluß eines Diplomgesundheitswissenschaftlers erwerben mit der anschließenden Möglichkeit zur Promotion und Habilitation.

Interessant ist die unterschiedliche Bezeichnung der universitären Postgraduierten-Studiengänge (s. Tabelle 2).

Die Kapazität der zur Verfügung stehenden Studienplätze streut zwischen 20 (in Hannover, Düsseldorf und Ulm), 25 (in München), 30 (in Dresden), 40 (in Berlin) bis 75 (in Bielefeld). Insgesamt stehen derzeit in Deutschland pro Jahr ca. 270 Studienplätze zur Verfügung.

Tabelle 2. Postgraduierten-Studiengänge „Public Health" an Universitäten

Studienort	Berlin	Bielefeld	Bremen	Dresden
Träger	TU Berlin	Fak. für Gesundheits-wissenschaften der Univ. Bielefeld	Univ. Bremen Fb. 11 – Human- und Gesundheits-wissenschaften	Med. Fak. der TU Dresden
	T. 030/314-23744	T. 0521/106-4255	T. 0421/218-3059 u. 0421/218-4377	T. 0351/458-4454
Studiengangs-bezeichnung	Gesundheits-wissenschaften/ Public Health	Gesundheits-wissenschaften und öffentliche Gesundheits-förderung	Öffentl. Gesund-heit/Gesundheits-wissenschaften (mit den Schwer-punkten Epidemiologie, Sozialver-sicherung)	Gesundheits-wissenschaften/ Public Health
Beginn	Oktober 1992	SS 1989	WS 1995/96	April 1991
Abschluß	M.P.H.	M.P.H.	M.S.P.	M.P.H.
Dauer	2 Jahre (4 Sem.)	4 Semester	4 Semester	4 Semester
Plätze	40 pro Sem./Jahr	ca. 70 pro Jahr	25 pro Semester	ca. 30 pro Semester
Zulassungs-voraus-setzungen	Hochschul-/Fach-hochschulabschl. u. Nachweis gesundheitswissen-schaftl. Studien-/ Berufserfahrung; bei FH-Abschluß 2 Jahre Berufser-fahrung erforderlich	Hochschulabschl. und Nachweis gesundheitswissen-schaftlicher Studien-/Berufser-fahrung (1 Jahr) oder FH-Abschluß und Nachweis gesundheitswissen-schaftl. Studien-/ Berufserfahrung (2 Jahre)	Hochschulabschl. in einem gesund-heitswiss. relevanten Studienfach	Hochschulabschl. und Nachweis gesundheitswiss. Berufserfahrung
Anmeldung	nur zum WS (Be-werbungsschluß: 30. April)	nur zum SS	nur zum WS	nur zum WS in geraden Kalenderjahren

Düsseldorf	Hannover	Heidelberg	München	Ulm
Med. Fak. d.. Univ. Düsseldorf in Koop. mit der Akademie f. öfftl. Gesundheitswesen	Medizinische Hochschule Hannover	Inst. f. Tropenhygiene u. Öfftl. Gesundheitswesen der Univ. Heidelberg	Med. Fak. d. Ludwig-Maximilians-Univ. München	Med. Fak. d. Univ. Ulm
T. 0211/81-14729	T. 0511/532-4458	T. 06221/56-4905	T. 089/7095-4492	T. 0731/502-6198
Gesundheitswissenschaften und Sozialmedizin	Bevölkerungsmedizin und Gesundheitswissenschaften (Public Health)	Community Health and Health Management in Developing Countries	Öfftl. Gesundheit und Epidemiologie	Gesundheitswissenschaften (Public Health)
April 1991	Oktober 1990	Juli 1989	Mai 1993	WS 1995/96
M. san.	M.S.P.	M.Sc.CHHM	M.P.H. postgrad.	M.S.P.
2 Jahre	1 bis 2 Jahre	1 Jahr	4 Semester bzw. 2 Jahre	4 Semester
ca. 20 pro Jahr	20 pro Jahr	max. 25 pro Jahr	25 pro Semester	20 pro Jahr
Staatsexamen in Human-, Zahn-, Vet. Medizin oder Pharmazie oder Dipl. in Biologie oder Psychologie u. Berufserfahrung	Hochschulabschl.; Aufnahmeprüfung	Hochschulabschl.; mind. 2jährige Berufserfahrung in einem Entwicklungsland; ausreichende Englischkenntnisse	Hochschulabschl.; Berufserfahrung erwünscht; Aufnahmeprüfung	Ärztl. Approbation; in Ausnahmefällen Absolventen anderer universitärer Studiengänge mit medizinnaher Berufserfahrung
nur zum SS	nur zum WS (Bewerbungsschluß: 31. Mai)	nur zum WS	nur zum SS (Bewerbungsschluß: 31. Dez.)	nur zum WS (Bewerbungsschluß: 15. Juli; in bes. Fällen: 15. Mai)

Die Ausbildung dauert einheitlich vier Semester und gliedert sich in ein allgemeines Grundstudium von zwei Semestern und ein darauf aufbauendes Schwerpunktstudium von zwei Semestern. Die Grundlagenfächer umfassen ca. 420 Stunden, die Schwerpunktfächer 210 Stunden und das Projektstudium ebenfalls 210 Stunden, so daß sich ein Gesamtstudienumfang von 840 Stunden ergibt. Eine dreimonatige Magisterarbeit und zwei mündliche Prüfungen sind vorgesehen. Die Deutschen Arbeitsgemeinschaften der universitären Postgraduierten-Studiengänge Gesundheitswissenschaften/Public Health hat sich auf der ASPHER-Jahrestagung 1993 auf diese Mindeststandards festgelegt.

Das zweijährige Curriculum umfaßt insgesamt 840 Stunden, in denen schwerpunktmäßig die Fächer Epidemiologie, Biostatistik und Methodenlehre, Management im Gesundheitswesen, Gesundheitsökonomie, Gesundheitspolitik, medizinische Grundlagen, psychosoziale Grundlagen sowie Grundlagen von Public Health gelehrt werden. Im 2. Studienjahr können sich die Studierenden im Rahmen des Schwerpunkt-/Projektstudiums (je nach Studienort unterschiedlich) spezialisieren. Es müssen mindestens zwei mündliche Prüfungen abgelegt sowie eine Magister-/Diplomarbeit angefertigt werden.

Daneben hat eine dynamische Entwicklung von Studienangeboten an Fachhochschulen eingesetzt, die insbesondere Fachbereiche für Sozialarbeit betrifft, die traditionell für Tätigkeiten im Gesundheitswesen ausbilden.

An der Fachhochschule Magdeburg wurde im Fachbereich Sozialarbeit und Gesundheitswesen ein neuer grundständiger Studiengang „Gesundheitsförderung und Gesundheitsmanagement“ eingerichtet, der vom BMBF als Modellversuch gefördert wird. Die Fachhochschule Magdeburg hat zusammen mit der Universität Bielefeld einen weiteren Modellversuch als berufsbegleitenden Fernstudiengang „Angewandte Gesundheitswissenschaften“ organisiert, der mit Mitteln der Bund-Länder-Kommission finanziell unterstützt wird.

An der Fachhochschule Hamburg wird seit Wintersemester 1995/96 ein grundständiger Studiengang zum Diplom-Gesundheitsfachwirt bzw. Diplom-Pflegewirt angeboten. An der Bildungsuniversität Flensburg kann man das Fach Gesundheitspädagogik studieren. Auch diese beiden Studiengänge gehören zu den geförderten Modellversuchen des BMBF. Daneben gibt es eine Vielzahl von Konzepten und Entwürfen für Weiter- und Fortbildungsstudiengänge an Fachhochschulen, die sich in unterschiedlichen Planungsstadien befinden (s. Kälble/von Troschke, 1997).

Entwicklungstendenzen

Seit langem ist die Aus-, Weiter- und Fortbildung auf dem Gebiet der Gesundheitsförderung und Prävention ein Markt für unterschiedliche, zumeist private Anbieter (z.B. Kneipp-Verband, Bruka-Klinik, Freiburger Initiative etc.). Etabliert ist inzwischen der seit 1979 von der BZgA zusammen mit der WHO angebotene Internationale Fortbildungskurs für Gesundheitsförderung, der derzeit vom Zentrum für Angewandte Gesundheitswissenschaften (ZAG) der Universität und Fachhochschule Lüneburg durchgeführt wird.

Tabelle 3

Postgraduierten-Studiengänge und berufsbegleitende Weiterbildungsstudiengänge	**statt**	grundständiger Ausbildungsstudiengänge
Studiengänge, die von staatlichen Trägern angeboten werden	**statt**	privater Bildungseinrichtungen
Gebührenfreiheit	**statt**	Beitragsfinanzierung der Studiengänge
Herausbildung von spezifischen Ausbildungsprofilen der verschiedenen Anbieter	**statt**	Vereinheitlichung der Studienangebote
Durchführung des Studiums an einem Ort	**statt**	Inanspruchnahme themenspezifischer Lehrmodule an verschiedenen Universitäten
Homogene Curricula	**statt**	variabel nutzbarer Lehrmodule

Der Bedarf an einer Neuorganisation der beruflichen Ausbildung und Qualifizierung ist offenkundig. Dabei sind in Deutschland charakteristische Entwicklungstendenzen festzustellen (Tabelle 3).

Die weitere Entwicklung ist noch unklar. Vieles spricht dafür, daß der Markt der Studierwilligen bzw. die Arbeitgeber, die die Studienabgänger aufnehmen, letztlich entscheidend sein werden.

Der Bedarf wurde in verschiedenen Gutachten (Rosenbrock/Noack/Moers, 1993) zu schätzen versucht. Die diesbezüglichen Berechnungen sind nur von begrenzter Aussagekraft, da sie die weitere Entwicklung im Gesundheitswesen unberücksichtigt lassen müssen und von einer Hochrechnung der derzeitigen Bedingungen ausgehen. Nimmt man zum Vergleich Länder mit einer etablierten Public-Health-Ausbildung wie die USA, dann läßt sich eindeutig feststellen, daß die bisherigen Angebote in Deutschland den Zahlen im Ausland in keiner Weise entsprechen. Sicher wird es entscheidend davon abhängen, welchen Eindruck die Studienabgänger bei ihren Arbeitgebern machen und inwieweit die erworbenen akademischen Qualifikationen sich in der Praxis bewähren gegenüber den Kollegen, die ihre Kompetenzen im „learning by doing“ erworben haben.

Grundsätzlich stellt sich die Frage, inwieweit die Harmonisierungsprozesse im Rahmen der Europäischen Union eine Vereinheitlichung auch der Berufsbilder auf dem Gebiet Public Health und der diesbezüglichen Aus-, Weiter- und Fortbildungsangebote bringen wird.

Wir können davon ausgehen, daß derzeit die Situation in Europa außerordentlich heterogen ist. Dies ergibt sich u. a. logisch aus den unterschiedlichen Gesundheitssystemen und deren historischer Entwicklung. In diesem Zusammenhang stellt sich die Frage, inwieweit internationale Harmonisierungsprozesse sinnvoll sind und inwieweit die Entwicklung nationaler Modelle gefördert werden muß, die sich an den jeweils spezifischen Bedingungen orientieren (de Leeuw, 1997).

Literatur

Braun, D. (1990) Die Einflußmöglichkeiten der Forschungsförderung auf strukturspezifische Probleme der Gesundheitsforschung in der Bundesrepublik Deutschland – Zwischenbericht. Köln

Braun, D. (1991) Die Einflußmöglichkeiten der Forschungsförderung auf Strukturprobleme der Gesundheitsforschung in der Bundesrepublik. Bremerhaven

Bundesministerium für Forschung und Technologie (Hrsg.) (1993) Gesundheitsforschung 2000. Programm der Bundesregierung. Bonn

Gostomzyk, J. (1997) Berufsfelder im öffentlichen Gesundheitswesen. In: Kälble, K., Troschke, J. v. (Hrsg.) Aus- und Weiterbildung in den Gesundheitswissenschaften/Public Health. Freiburg

Hoffmann, A. (1997) Dokumentation von Studienmöglichkeiten in den Mitgliedsländern der Europäischen Union.

Hoffmann, A., Reschauer, G., Troschke, J. v. (1996) Who is who in Public Health in Europe. Series of Coordinating Agency of Public Health, Vol. 5. Freiburg

Kälble, K. (1997) Ausbildungs- und Weiterqualifizierungsangebote an Fachhochschulen. In: Kälble, K., Troschke, J. v. (Hrsg.) Aus- und Weiterbildung in den Gesundheitswissenschaften/Public Health. Freiburg

Kälble, K., Troschke, J. v. (Hrsg.) (1997) Aus- und Weiterbildung in den Gesundheitswissenschaften/Public Health. Freiburg

Klein-Lange, M. (1992) Public-Health-Forschung in der Bundesrepublik Deutschland. GSF-Forschungsberichte 3/90. München

Labisch, A. (1991) Der Öffentliche Gesundheitsdienst (ÖGD) angesichts neuer öffentlicher Gesundheitsleistungen (New Public Health). In: Deppe, H. U., et al. (Hrsg.) Öffentliche Gesundheit – Public Health. Frankfurt, S. 60–83

de Leeuw, E. (1997) Public-Health-Training in Europe – Variation, diversity and complexity. In: Kälble, K., Troschke, J. v. (Hrsg.) Aus- und Weiterbildung in den Gesundheitswissenschaften/Public Health. Freiburg

Rosenbrock, R., Noack, H., Moers, M. (1993) Öffentliche Gesundheit und Pflege in NRW. Qualitative Abschätzung des Bedarfs an akademischen Fachkräften. Ministerium für Arbeit, Gesundheit und Soziales des Landes Nordrhein-Westfalen. Neuss

Schmacke, N. (1995) Öffentlicher Gesundheitsdienst, Sozialstaat und kommunale Selbstverwaltung. Perspektiven der Gesundheitsämter auf dem Weg ins 21. Jahrhundert. Berichte und Materialien der Akademie für öffentliches Gesundheitswesen, Bd. 11. Düsseldorf

Schwartz, F. W., Badura, B. (Hrsg.) (1991) Public Health. Ansätze zu Aufbaustudiengängen in Deutschland. Gerlingen

Schwartz, F. W., Walter, U. (1996) Public Health in Deutschland. In: Walter, U., Paris, W. (Hrsg.) Public Health. Gesundheit im Mittelpunkt. Alfred & Söhne, Meran

Stößel, U. (Hrsg.) (1995) Gesundheitsförderung und Public Health in der ärztlichen Ausbildung. Bd. 4 der Schriftenreihe der Koordinierungsstelle Gesundheitswissenschaften/Public Health an der Abteilung für Medizinische Soziologie der Universität Freiburg. Freiburg

Troschke, J. v., Hoffmann-Markwald, A., Reschauer, G., Häberlein, U. (1993) Entwicklung der Gesundheitswissenschaften/Public Health in Deutschland. Schriftenreihe der Koordinierungsstelle Gesundheitswissenschaften, Bd. 1. Freiburg

Troschke, J. v., Reschauer, G., Hoffmann-Markwald, A. (Hrsg.) (1996) Die Bedeutung der Ottawa Charta für die Entwicklung einer New Public Health in Deutschland. Bd. 6 der Schriftenreihe der Koordinierungsstelle Gesundheitswissenschaften/Public Health an der Abteilung für Medizinische Soziologie der Universität Freiburg. Freiburg

Walter, U., Paris, W. (Hrsg.) (1996) Public Health. Gesundheit im Mittelpunkt. Alfred & Söhne, Meran

Amtsarzt und Facharzt für öffentliches Gesundheitswesen in Deutschland

Norbert Schmacke

Innerhalb der föderalistischen Bundesrepublik Deutschland sind die von einem Amtsarzt geleiteten Gesundheitsämter überwiegend kommunal verankert, sie werden mit anderen Worten ganz überwiegend aus dem Steueraufkommen der Kommunen finanziert. Die flächendeckende Einrichtung von Gesundheitsämtern mit staatlich bestalltem Amtsarzt war das Ergebnis der nationalsozialistischen Gesetzgebung rund um das „Gesetz über die Vereinheitlichung des Gesundheitswesens". Dies ist ein irreführender Begriff, da weder das „hoheitliche Medizinalaufsichts- und Seuchenschutzgesetz" noch das „kommunale Gesundheitspflegegesetz", die beiden Wurzeln des öffentlichen Gesundheitsdienstes, zusammengeführt wurden. Vielmehr schufen die nationalsozialistischen Machthaber hier ein Instrument zur Durchsetzung ihrer rassenhygienischen Utopien: ein warnendes Exempel „präventiver Medizin", die nicht die Vermeidung von Krankheitsursachen, sondern die Ausschaltung vermeintlich minderwertiger Menschen aus dem Fortpflanzungsprozeß zum Ziel hatte.

In der speziellen fünfjährigen Weiterbildung für Ärzte im öffentlichen Gesundheitsdienst folgt heute nach einer soliden klinischen Phase (mindestens drei Jahre Tätigkeit in der kurativen Medizin mit Schwerpunkt Innere Medizin) einschließlich sechsmonatiger Tätigkeit in der Psychiatrie die Tätigkeit in einem Gesundheitsamt und ein sechsmonatiger Lehrgang an einer jeweils in den Landesgesetzen hierfür ermächtigten Akademie. In diesem theoretischen Amtsarztlehrgang (600 Stunden insgesamt) werden alle einschlägigen Themen von der Epidemiologie über die Umwelthygiene bis zur Sozialpädiatrie abgehandelt. Die abschließende staatsärztliche Prüfung umfaßt schließlich die Erstellung einer eigenen wissenschaftlichen Arbeit. Die Leitung eines Amtes wird von dem Erwerb dieses Physikats abhängig gemacht. Die Ärztekammern sprechen bei Vorliegen aller Voraussetzungen die Gebietsbezeichnung „Arzt für öffentliches Gesundheitswesen" aus.

Die politische und fachinterne Debatte der Zukunftsorientierung des öffentlichen Gesundheitsdienstes hat zu dem Ergebnis geführt, daß der Facharzt für öffentliches Gesundheitswesen künftig vollständig in die Weiterbildungsordnung der Landesärztekammern integriert werden soll. Der deutsche Ärztetag 1996 ist diesen Empfehlungen gefolgt und hat das Gebiet „Öffentliches Gesundheitswesen" in die Musterweiterbildungsordnung übernommen. In Abstimmung mit den Ländergesundheitsministerien (in Form der Änderung der Heilberufsgesetze) wird somit in den nächsten Jahren der schon begonnene Reformprozeß der theoretischen Teile der Ausbildung und deren Verzahnung mit der Praxis dahingehend fortgeführt werden, daß neben den klinischen Etappen der Weiterbildung auf der Basis der heutigen Amtsarztausbildung Theoriemodule entwickelt werden, die bei Bestätigung der Vergleichbarkeit durch die Landesärztekammern an verschiedenen Orten erworben werden können. Dabei wird auch festzulegen sein, in welcher Weise die Absolvierung von Public-Health-Studiengängen auf die Facharztweiterbildung anerkannt werden kann. In Düsseldorf besteht seit 1990 ein Kooperationsvertrag zwischen der Heinrich-Heine-Universität und der Akademie für öffentliches Gesundheitswesen: Wichtige Teile des Public-Health-Studiengangs und der Amtsarztausbildung finden dort gemeinsam statt, wobei für die im öffentlichen Gesundheitsdienst tätigen Ärztinnen und Ärzte weiter Angebote für ihre spezifische kommunale Tätigkeit in den Gesundheitsdiensten vorgehalten werden.

Es ist heute schon so, daß in der Ausbildung zum Arzt für öffentliches Gesundheitswesen Qualifizierungsprozesse für eine moderne Bevölkerungsmedizin auf den Weg gebracht werden, die bewährte Aufgaben (z. B. Infektionsepidemiologie, Umwelthygiene und sozialkompensatorische Gesundheitshilfen) mit neuen bzw. stärker auszubauenden Tätigkeitsfeldern zusammenführen. Diese Weiterbildung nehmen keineswegs nur künftige Leiterinnen und Leiter in Anspruch; viele Ämter verfügen über eine ganze Reihe derartig qualifizierter Ärztinnen und Ärzte. Parallel hat die Quote an Fachärztinnen und Fachärzten aus den Gebieten Pädiatrie, Innere Medizin und Psychiatrie innerhalb der Ämter gegenüber früheren Zeiten deutlich zugenommen.

Für die Bewältigung von Leitungsaufgaben (in einem Gesundheitsamt einer Stadt, in einem Landesgesundheitsamt, in der politischen Fachverwaltung) wird heute größter Wert auf die Entwicklung von Kompetenzen in der kommunalen Gesundheitsförderung und Gesundheitsberichterstattung gelegt. Das Gesundheitsamt soll mehr als heute Planungs- und Steuerungsaufgaben in der Kommune übernehmen. Die Leitung eines heutigen Gesundheitsamtes beinhaltet mit anderen Worten auch die Befähigung zur Politikberatung und Kooperation mit anderen Trägern der Gesundheitssicherung. Hier ist noch nicht ausdiskutiert, inwieweit die Amtsleiterinnen und -leiter künftig durch spezielle Management-Kurse obligatorisch weiterqualfiziert werden sollen. Andere Professionen sind parallel für den öffentlichen Gesundheitsdienst wichtiger als früher geworden (Ingenieurwissenschaften, Psychologie, Sozialpädagogik, Betriebswirtschaft – um einige der wichtigsten zu nennen). Hierdurch wird sich unweigerlich längerfristig auch das Hierarchiegefüge der Ämter ändern. Unstrittig ist jedenfalls, daß die Interdisziplinarität einen modernen öffentlichen Gesundheitsdienst auszeichnet und bevölkerungsbezogenes Arbeiten nicht allein von Ärzten geleistet werden kann.

Wünschenswert ist weiter eine Intensivierung der Zusammenarbeit zwischen universitärer Public-Health-Forschung und öffentlichem Gesundheitsdienst. Dies betrifft sowohl die Organisationsentwicklung als auch einzelne Themenschwerpunkte. So ist von äußerstem Interesse, wie die Struktur Gesundheitsamt in die allgemeine Kommunalverwaltung eingebunden ist. Und es ist bedeutsam, die Arbeit der Ämter mehr als bisher wissenschaftlich zu evaluieren. Von besonderer Bedeutung ist die Frage des künftigen Verhältnisses von gesetzlicher Krankenversicherung (GKV) und öffentlichem Gesundheitsdienst (ÖGD), und zwar vor allem in den Feldern sozialkompensatorische Betreuung in Brennpunkten und für Randgruppen sowie bei der kommunalen Gesundheitsförderung. Beispielhaft sei die Förderung von Selbsthilfeaktivitäten genannt, die sowohl der GKV wie dem ÖGD am Herzen liegen; hier gilt es, strukturierte Formen der Zusammenarbeit zu entwickeln. Die skizzierte Entwicklung findet in einer Zeit knapper öffentlicher Kassen und auseinanderdriftender Gesundheitschancen in der Bevölkerung statt. Dies sind wahrlich keine leichten Ausgangsbedingungen.

Umso notwendiger ist die Qualifizierung der Akteure und die gute Kooperation mit allen für die Gesundheitsförderung und -sicherung wichtigen Partnern in der Region.

Literatur

Beuels, F. R., Wohlfahrt, N. (1991) Gesundheit für die Region? Neue Konzepte der kommunalen und betrieblichen Gesundheitsförderung. Kleine Verlag, Bielefeld

Labisch, A., Tennstedt, F. (1985) Der Weg zum „Gesetz über die Vereinheitlichung des Gesundheitswesens". Akademie für öffentliches Gesundheitswesen in Düsseldorf. Schriftenreihe Bd. 13,1 und 13,2. Düsseldorf

Akademie für öffentliches Gesundheitswesen in Düsseldorf (Hrsg.) (1995) Memorandum Public Health an den Universitäten und öffentlicher Gesundheitsdienst. Akademie für öffentliches Gesundheitswesen. Gesundh.-Wesen 57, 497–498

Schmacke, N. (1996) Öffentlicher Gesundheitsdienst, Sozialstaat und kommunale Selbstverwaltung. Perspektiven der Gesundheitsämter auf dem Weg ins 21. Jahrhundert. Akademie für öffentliches Gesundheitswesen in Düsseldorf. Berichte & Materialien Bd. 11. (2. Aufl.). Düsseldorf

Schmacke, N. (1996) Gesetzliche Krankenversicherung und öffentlicher Gesundheitsdienst – Entwickelt sich die Kooperation durch die Modernisierung der Systeme? Die Ersatzkasse 4, 131–134

Public-Health-Weiterbildung in der Schweiz

Das Modell von modularen Studiengängen

Rolf Heusser, Felix Gutzwiller

In der Schweiz existierten vor 1990 keine Weiterbildungsprogramme im Public-Health-Bereich. Kandidatinnen und Kandidaten für ein Public-Health-Diplom mußten deshalb ihre Fachausbildung im Ausland absolvieren. Erst anfangs der neunziger Jahre ist es im Zuge von „Sondermaßnahmen des Bundes zugunsten der Weiterbildung an Hochschulen" möglich geworden, in der Schweiz Studiengänge für Fachleute im Gesundheitswesen zu entwickeln und damit diese wichtige Lücke zu schließen. Ein Überblick über die lancierten Programme findet sich in Tabelle 1.

Weiterbildungsprogramme für Fachleute des Gesundheitswesens in der Schweiz

Allen Studiengängen ist gemeinsam, daß sie im Bausteinprinzip aufgebaut sind und sich so an Leute aus verschiedenen Fachgruppen wenden, die im Berufsleben stehen und ihre Weiterbildung nur tage- oder blockweise absolvieren können. Die Weiterbildungsprogramme schließen mit einem Diplom ab, das in Hinblick auf formale und inhaltliche Kriterien internationalen Standards entspricht. Da sich die Programme in bezug auf die vermittelten Schwerpunktsthemen, das Zielpublikum und die didaktischen Methoden unterscheiden, konkurrenzieren sie sich gegenseitig nicht, sondern ergänzen einander vielmehr zu einem umfassenden Weiterbildungsangebot für Fachleute im Gesundheitswesen, das dem Angebot einer „School of Public Health" recht nahe kommt und international kompetitiv ist.

Während beispielsweise das Programm der Universität Genf sowie das „interuniversitäre Weiterbildungsprogramm Public Health" auf die Erfüllung von Aufgaben des Gesundheitsschutzes und der Gesundheitsförderung ausgerichtet sind und ein Zielpublikum mit fachspezifischen Funktionen anvisieren, konzentriert sich das „Weiterbildungsprogramm Gesundheitswesen" auf die Qualifikationen zur Erfüllung von Führungsaufgaben in höheren Kaderpositionen im

Tabelle 1. Studiengänge für Fachleute im Gesundheitswesen in der Schweiz

Weiterbildungsprogramm	Veranstalter	Inhaltlicher Schwerpunkt	Zielpublikum	Diplom	Studienumfang/ Didaktik
Diplôme de formation continue en santé publique	Universität Genf	Santé communautaire	Public-Health-Spezialisten (fachspezifische Funktionen)	Diplôme de santé publique (MPH)	1250 Std. (3-Jahres-Zyklus) in Arbeitsprozeß integriert
Weiterbildungsprogramm Gesundheitswesen – Nachdiplomstudium Management im Gesundheitswesen	Universität Bern	Gesundheitspolitik, Gesundheitsrecht, -ökonomie, -management	MitarbeiterInnen im Gesundheitswesen mit Führungsfunktionen (führungsspezifische Funktionen)	Master of Health Administration (MHA), Variante: Master of Public Health (MPH) mit Schwerpunkt in Gesundheitsökonomie und -management	960 Std. ($2^1/_4$-Jahres-Zyklus) systematische Wissensvermittlung und Übungen plus Projektstudium
Interuniversitäres Weiterbildungsprogramm Public Health	Universitäten Basel, Bern und Zürich	Epidemiologie, Statistik, Prävention, Gesundheitsförderung, Gesundheitspolitik	Public-Health-Spezialisten (fachspezifische Funktionen)	Master of Public Health (MPH)	1000 Std. (jährlich angeboten) systematische Wissensvermittlung und Übungen plus Projektstudium
Arbeit und Gesundheit	Universität Lausanne, ETH Zürich	Arbeitssicherheit, Arbeitshygiene	In Arbeitssicherheit tätige Personen	Zertifikat in Arbeit und Gesundheit	1000 Std.
Health Care and Management in Tropical Countries	Schweiz. Tropeninstitut Basel	International Health	In Entwicklungszusammenarbeit tätige Public-Health-Spezialisten	Diploma in Tropical Medicine and Public Health	450 Std.

Gesundheitswesen. Die drei in der Tabelle aufgeführten Studiengänge werden schließlich durch spezifische, ebenfalls modular aufgebaute Angebote im Bereich „Arbeit und Gesundheit“ sowie „Internationale Gesundheit/Tropenmedizin“ ergänzt.

Die modulare Struktur der Angebote eröffnet nicht nur für die Teilnehmerschaft große inhaltliche und zeitliche Flexibilitäten, sondern gibt auch den Anbietern Raum für kosten- und ressourcensparende Organisationsmodelle (gegenseitige Anerkennung von einzelnen Blockkursen, gemeinsame Entwicklung von Modulen etc.).

Die Nachfrage nach den neugeschaffenen, berufsbegleitenden Weiterbildungsangeboten im Public-Health-Bereich in der Schweiz ist außerordentlich groß, die durchgeführten Zwischenevaluationen zeigen positive Resultate. Beide Tatsachen weisen darauf hin, daß die Programme einem großen Bedürfnis entsprechen. Die längerfristige Institutionalisierung und finanzielle Absicherung der Angebote ist deshalb ein wichtiges Anliegen. Zur Zeit werden die Studiengänge durch den Bund subventioniert. Auf die Unterstützung durch die öffentliche Hand wird man auch in Zukunft angewiesen sein, zumal die Programme auch bei hohen Studiengebühren (z.T. Sfr 15.000,– bis 25.000,–) nicht vollständig selbsttragend sein können. Aufgrund der bis heute gemachten Erfahrungen kann man aber davon ausgehen, daß durch gut vernetzte, modulare Weiterbildungsangebote in der Schweiz bedeutende Kosteneinsparungen gegenüber anderen Alternativen (eigenständige School of Public Health, Ausbildung aller schweizerischen Public-Health-Spezialisten im Ausland etc.) gemacht werden können.

Das interuniversitäre Weiterbildungsprogramm Public Health – Modell einer modularen Ausbildung

Seit 1992 bieten die Institute für Sozial- und Präventivmedizin der Deutschschweizer Universitäten (Basel, Bern, Zürich) gemeinsam ein modular strukturiertes Weiterbildungsprogramm in Public Health an. Das Angebot richtet sich an ein interdisziplinäres Publikum und führt bei erfolgreichem Durchlaufen eines definierten Curriculums zu einem Diplomabschluß auf Stufe eines Master of Public Health. Die inhaltlichen und formalen Anforderungen dafür entsprechen internationalen Standards. Die Diplomvergabe setzt den Besuch von 720 Kursstunden, das Absolvieren einer 300stündigen Projektarbeit sowie das Bestehen eines mündlichen integralen Abschlußexamens voraus.

Der Studiengang richtet sich primär an Personen mit Hochschulabschluß und mindestens zweijähriger Berufserfahrung im Gesundheitswesen. In begründeten Ausnahmefällen werden auch qualifizierte Personen ohne akademischen Abschluß in das Programm aufgenommen. Um der Teilnehmerschaft eine möglichst flexible, zeitliche und inhaltliche Gestaltung ihres persönlichen Weiterbildungsprogramms zu ermöglichen, wurde das modulare Kurssystem gewählt. Die Module – zumeist Blockkurse von drei- bis fünftägiger Dauer – sind in sich abgeschlossene Elemente der Ausbildung. Sie können von interessierten Personen zu spezifischen Fortbildungszwecken besucht und dann unter Einhaltung bestimmter Bedingungen zum oben erwähnten diplomberechtigenden Gesamtprogramm zusammengesetzt werden. Alle Module werden im jährlichen resp. zweijährigen Rhythmus angeboten. Die Ausbildungsdauer bis zum Diplomabschluß beträgt im Minimum zwei Jahre, kann aber, unter Berücksichtigung der Interessen der Teilnehmenden resp. deren Arbeitsgeber auf fünf bis acht Jahre ausgedehnt werden.

Das aktuelle Programmangebot umfaßt mehr als 40 Module, zudem werden verschiedene Kurse aus anderen Public-Health-relevanten Programmangeboten der Schweiz im interuniversitären Weiterbildungsprogramm Public Health anerkannt. Eine Anerkennung von weiteren Fremdkursen aus dem In- und Ausland ist möglich, sofern gewisse Kriterien erfüllt werden.

In den Kursen werden didaktische Mischformen angewendet, systematische Wissensvermittlung kommt dabei ebenso zum Zug wie problemorientiertes Lernen und interaktive Lehrformen. Als Dozentinnen und Dozenten agieren über 250 Fachpersonen aus dem schweizerischen Gesundheitswesen. Sie werden durch die Beiziehung von ausländischen Public-Health-Expertinnen und -Experten ergänzt. Das Weiterbildungsangebot wird von einer zentralen Koordinationsstelle am Institut für Sozial- und Präventivmedizin der Universität Zürich organisiert und administrativ betreut.

Bisher zeigen die Kursauswertungen gute Ergebnisse. Die Nachfrage nach den Angeboten des interuniversitären Weiterbildungsprogramms Public Health ist groß. Mehr als 500 Personen haben bisher an einem der ausgeschriebenen Module teilgenommen. Zur Zeit beteiligen sich rund 120 Personen am Programm mit der festen Absicht, ein Diplom auf der Stufe eines Master of Public Health zu erwerben. Die ersten Diplomabschlüsse erfolgten im März 1996. Um den Bedürfnissen der Teilnehmerschaft nach zusätzlichen, praxisorientierten und kurzdauernden Kursen entgegenzukommen, wurde ab 1994 zusätzlich zum oben erwähnten Weiterbildungsprogramm und in Zusammenarbeit mit der Schweizerischen Gesellschaft für Prävention und Gesundheitswesen eine Fortbildungsreihe in Public Health geschaffen, die zur Zeit 20 Kurse von ein- bis dreitägiger Dauer umfaßt und bereits im Startjahr von mehr als 100 Personen besucht worden ist. Die Teilnahme an diesen praxisorientierten Kursen wird im interuniversitären Weiterbildungsprogramm Public Health mit Kreditpunkten honoriert.

Zusammenfassung

In der Schweiz sind seit Beginn der neunziger Jahre verschiedene Studiengänge im Public-Health-Bereich geschaffen worden. Die interuniversitäre respektive interfakultäre Struktur und das gewählte modulare System unterscheiden die schweizerischen Programme von ähnlichen Angeboten im Ausland. Beide innovativen Ansätze haben sich außerordentlich gut bewährt und können so auch Modellcharakter für Public-Health-Programme im Ausland haben.

Gesundheitswissenschaftliche Aspekte und ihre Berücksichtigung im Lehrangebot der österreichischen School of Public Health

Kurt L. Weithaler

Österreichs einzige School of Public Health (SPH) wird seit 1986 in Innsbruck betrieben. Trotz ihrer Jugend ist sie damit die älteste deutschsprachige SPH. Sie geht auf eine Förderungsinitiative des seinerzeitigen Sozialministers Alfred Dallinger zurück, die Walter Kofler – damals Sozialmedizinreferent der Tiroler Ärztekammer – angeregt hatte. In der Anfangsphase wurde diese experimentelle Unterrichtseinrichtung, die schon vom Auftrag her auf Österreich und seine speziellen Rahmenbedingungen ausgerichtet war, sowohl vom Wissenschaftsministerium las auch bis heute vom Entwicklungshilfereferat des Außenministeriums (für den Bereich Diplom Community Health) gefördert. Entscheidend war die finanzielle Unterstützung aus Mitteln der Arbeitsmarktförderung und aus den Bundesländern. Die bisher 170 Kursteilnehmer kamen aus diversen Bundesländern, aber auch aus dem Ausland. Die nicht universitär getragenen Kosten werden seit 1993 vornehmlich vom Bundesministerium für Äußeres sowie vom Land Tirol beigestellt.

Die Zielsetzungen

Ziel der School of Public Health ist es, WHO-konforme Aus- und Weiterbildungsangebote zu entwickeln, um die Defizite abzudecken, die aus dem sich permanent ändernden Anspruch an das Gesundheitswesen erwachsen. Dies betrifft in besonderem Maße die unterschiedlichsten ärztlichen Berufe, aber auch andere Gesundheits- und Sozialberufe. Im Hinblick auf den dominierenden Stellenwert, den die Tätigkeit der bestehenden Berufsgruppen im primären Versorgungsbereich für die Bevölkerung und die Neuausrichtung des Gesundheitssystems hat, legt die SPH ihr Hauptinteresse auf die *Primäre Versorgungsebene.* Aufgrund der Begrenztheit der verfügbaren Ressourcen mußte bisher die Tätigkeit auf die Entwicklung von Zusatzangeboten für das Berufsbild des basismedizinisch tätigen Arztes beschränkt werden. Von dieser Berufsgruppe ist die *höchste Steuerungswirkung* im Gesundheitssystem zu erwarten.

Die vorgegebenen, sehr restriktiven Rahmenbedingungen haben es auch nicht ermöglicht, alle anderen im Konzept vorgesehenen Maßnahmen in die Praxis umzusetzen. Die vorgesehene Diplomauffrischung nach vierjähriger Berufsausübung der Absolventen und die damit mögliche Rückkoppelung der Lehrinhalte steht noch aus. Dabei sollen die Vertreter der Absolventen (Alumnis) aus ihrer nunmehr vorliegenden Erfahrung die Praxisrelevanz des seinerzeitigen Unterrichtsangebots evaluieren, allfällige Unausgewogenheiten aufzeigen und praxisrelevante, ihnen besonders wesentlich erscheinende Aufgaben, die sie zu lösen gehabt hätten, rückmelden!

Damit soll eine permanente Ausrichtung der Ausbildungsinhalte auf den Praxisbedarf ermöglicht werden, und gleichzeitig werden Bespiele für einen problemorientierten Unterricht gesammelt. Nach Ansicht der School of Public Health ist schon bei der Planung des Curriculums das Bemühen um möglichst *effiziente Unterrichtsformen* zu berücksichtigen. Die Diplomauffrischung wäre weiters ein wesentlicher Bestandteil des vorgesehenen *„lebenslangen Lernens“*.

Verein zur Förderung WHO-konformer Schulung für Gesundheitsberufe

Fachlich ist die School of Public Health Teil des Instituts für Sozialmedizin der Medizinischen Fakultät Innsbruck. Für organisatorisch/wirtschaftliche Aspekte ist ein Trägerverein (Verein zur Förderung WHO-konformer Schulung für Gesundheitsberufe) eingerichtet. In ihm sind Schlüsseleinrichtungen vertreten, die die Leistungsnehmerinteressen einbringen sollen.

Im Vorstand des Vereins sitzen neben Politikern Vertreter aus den drei medizinischen Universitäten Österreichs, Vertreter der Ärztekammer, der Handelskammer, der Arbeiterkammer und nicht zuletzt Vertreter verschiedener Bundesländer.

In einem Beiratsystem, in dessen Zuständigkeitsbereich auch die Lehrplanerstellung fällt, sind darüber hinaus die WHO, andere Gesundheits- und Sozialberufe und Vertreter der Absolventen (Alumnis) eingebunden.

Die Unterrichtsmodule – das Wurzelmodul

Neben den schon weiter oben angesprochenen Grundsätzen der kontinuierlichen Rückkoppelung der Lehrinhalte mit Praxis und Forschung orientieren wir uns an einem psychosozial und ökologisch verstandenen Lebensraumbezug.

Alle Health Care Worker sollten über Grundkenntnisse und Fertigkeiten von New Public Health verfügen. Die Anwendung dieser Grundsätze kann berufsspezifisch unterschiedliche Ausformungen notwendig machen. Daher wird davon ausgegangen, daß inhaltlich berufsgruppenübergreifende Module ausgebildet werden können. So wurde ein *Wurzelmodul* entwickelt, in dem eine Einführung in alle Problembereiche, allerdings in entsprechend allgemeinem Niveau, bereitgestellt wird. Dieses Wurzelmodul soll für alle Gesundheits- und

Sozialberufe verwendbar sein, jedenfalls dann, wenn die Beispiele entsprechend der jeweiligen Zielgruppe ausgewählt werden. Ein zweites, ebenfalls auf allgemeinem Niveau basierendes Modul baut auf dem ersten Modul auf und ergänzt dieses im Niveau akademischer, sich am Menschen orientierender Gesundheitsberufe. Von diesen beiden Modulen werden je nach den Fragestellungen, die für die unterschiedlichen Bereiche der primären Gesundheitsversorgung notwendig sind, weitere Bausteine entwickelt, die nach Möglichkeit zur Berufsausübungsberechtigung in unterschiedlichen Berufsbildern verhelfen sollen (s. Abb. 1).

So konnte dank der Kooperationsbereitschaft der „Österreichischen Akademie für Arbeitsmedizin" in den Studienjahren 1992/93 und 1993/94 ein Teil der Betriebsarztausbildung in den Hochschullehrgang „Arbeits- und Umweltmedizin" integriert werden. Das Angebot der Ärztekammer zum Erwerb des Diploms für den Umweltarzt wurde ebenfalls eingebunden. Durch diese Maßnahmen und durch das Bausteinsystem soll eine *hohe berufliche Flexibilität* erreicht werden. Eine Flexibilität in dem Sinne, daß sowohl weitere in der Basismedizin notwendige Fertigkeiten und Einstellungen sowie weiteres Wissen erworben werden können („Diplome") oder daß eine Spezialisierung von Tätigkeiten im sekundären und tertiären Bereich möglich wird („Abschluß mit Master").

Im Modell sind auch die Ausbildungen zum *Master in Gesundheitswissenschaften* vorgesehen, die jedoch noch nicht realisiert werden konnten.

In Zusammenarbeit mit ausländischen Ausbildungseinrichtungen wird derzeit daran gearbeitet, es den Stipendiaten aus Entwicklungsländern zu ermöglichen, die in Österreich erworbene Diplomausbildung in Zusammenarbeit mit der SPH und universitären Ausbildungseinrichtungen im Heimatland auf den Erwerb eines Master-Titels auszuweiten.

Beispiel: Universität Innsbruck, Institut für Sozialmedizin – Universität Makarere, Uganda, Medizinische Fakultät.

Die Angebote der SPH in Innsbruck richten sich bewußt an Personen, die während der Ausbildung an der SPH b*erufstätig* sind. Derzeit sind dies zum

HOCHSCHULLEHRGANG
DIPLOM COMMUNITY HEALTH

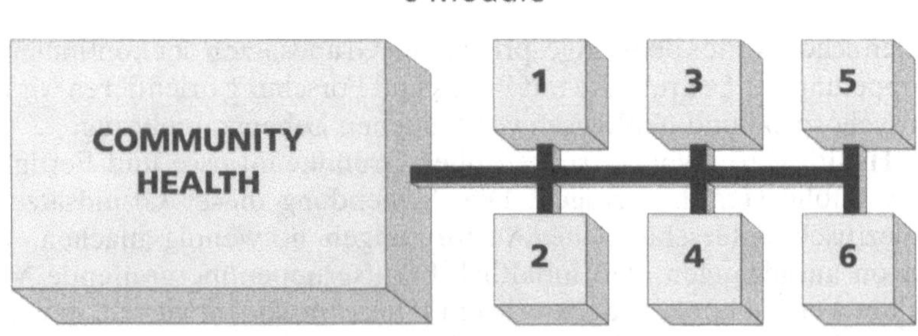

Abb. 1

überwiegenden Teil österreichische Ärztinnen und Ärzte während ihres Turnus oder Stipendiaten aus Entwicklungsländern, denen eine turnusartige Ausbildungstätigkeit ermöglicht wird.

Gesundheitswissenschaftliche Unterrichtsinhalte finden sich praktisch in allen Bausteinen. Im Wurzelmodul hat beispielsweise Epidemiologie einen Umfang von 36 Stunden. Vermittelt werden in diesem Modul aber auch Grundlagen über Organisation (der eigenen Zeit, der eigenen beruflichen Tätigkeit), systemtheoretische und andere wissenschaftstheoretische Inhalte zum besseren Verständnis von Prozessen in dynamischen Wirkgefügen, z.B. im Zusammenhang mit der Bewältigung von Umweltproblemen, von Mann/Frau-Beziehungen oder Erholungsbedürfnissen. In den weiteren fünf Modulen der Ausbildung Diplom Community Health werden folgende Themenkomplexe behandelt:

	Basis für Ganzheitliche Medizin
	Kybernetisch evolutionäre Sozialmedizin
	Bevölkerungsentwicklung und Determinanten von Gesundheit
	Gesundheitspolitik
MODUL 1	Einführung in Gesundheitssysteme
	Altersgemäße Versorgung
	Epidemiologie/Biostatistik
	PC Training
	Kommunikation
	Krankenhausmanagement und -planung
	Rahmenbedingungen für Gesundheit und med. Handeln
	Umweltprobleme
MODUL 2	Gesundheitsplanung
	Geoökologie
	Projektplanung
	Community Health
	Community Diagnosis
MODUL 3	Ethnomedizin
	Katastrophenmedizin
	Ausbildner-Ausbildung
	Kontrolle übertragbarer Krankheiten
	Parasitologie
	Parasitologische Labordiagnostik
MODUL 4	Hämatologische Labordiagnostik
	Expositionsprophylaxe
	Epidemiologie übertragbarer Krankheiten
	Basisgesundheitsversorgung (New PHC)
	Gesundheitsberatung (Health Promotion)
	Präventive Maßnahmen
MODUL 5	(Integrierte und vertikale Programme?)
	MCH Familienplanung
	EPI
	Ökologischer Landbau
	Tierhaltung und menschliche Ernährung
	Kurative Versorgung spez. in Entwicklungsländern
	Differentialdiagnostische Übungen mit Fallstudien

MODUL 6 Infektionskranheiten, insbesondere HIV
Essential Drug List (WHO)
Dermatologie in den Tropen
Ophthalmologie in den Tropen

Im Herbst 1996 hat der 11. Hochschullehrgang in Community Health begonnen. Zeitweise konnten auch Hochschullehrgänge für Arbeits- und Umweltmedizin abgewickelt werden. Der Diplom-Community-Health-Kurs erstreckt sich über 12 Monate und umfaßt ca. 500 Unterrichtseinheiten sowie individuelle Erarbeitungsphasen. Die SPH bemühte sich auch um ein analog aufgebautes Angebot für geriatrisch-gerontologische Fragen.

Da das Unterrichtsprinzip eine regelmäßige Rückkoppelung der Lehrinhalte mit Praxis und Forschung vorsieht, gilt es, eine entsprechende Struktur zu entwickeln. Es ist derzeit vorgesehen, die „Betreuung" einmal entwickelter Ausbildungsangebote zu delegieren. So hat zum Beispiel das Bundesland Vorarlberg sein Interesse bekundet, das einmal entwickelte geriatrisch-gerontologische Ausbildungsangebot im Bereich für Österreich aktuell zu halten. Ein analoges Angebot für den Umweltbereich gibt es vom Bundesland Kärnten.

Derzeit bemühen sich die drei Dekane der medizinischen Fakultäten Österreichs um eine UOG-konforme Lösung, um vom Standort Innsbruck aus eine Ausweitung der Tätigkeit der School of Public Health zumindest auf die anderen Standorte der medizinischen Fakultäten zu realisieren.

Die School of Public Health in Innsbruck ist Österreichs institutionelles Mitglied in der ASPHER (Association of Schools of Public Health in the European Region). Ihrem Lehrkörper gehören bisher 106 Lehrkräfte aus sechs Staaten an. Der Hochschullehrgang ermöglichte in den ersten fünf Jahren seines Bestehens sehr vielen, sonst arbeitslosen JungmedizinerInnen eine Ausbildung in ihrem Beruf (Turnus). Dies hatte auch positive Auswirkung auf die anderen JungmedizinerInnen, die in den Wartelisten zum Turnus gereiht waren. Vorsichtig geschätzt war die Arbeitsmarktwirksamkeit der damaligen SPH-Tätigkeit so groß, daß rund 1000 Mannjahre Arbeitslosigkeit verhindert werden konnten – ein Synergie-Effekt, an den am Anfang gar nicht gedacht worden war.

8. Zur Ausbildungssituation in Österreich

Die gesundheitswissenschaftlichen Ausbildungsmöglichkeiten in Österreich

Versuch einer Bestandsaufnahme

Peter Schulte

Bisher hat es wenige Versuche gegeben, Übersichten über gesundheitswissenschaftliche Ausbildungsmöglichkeiten in Österreich vorzulegen. Eine Arbeit bezieht sich auf den österreichischen Stand von Lehre und Forschung im Public-Health-Bereich (Noack, 1996), eine weitere auf den internationalen Vergleich der gesundheitswissenschaftlichen Ausbildung und Forschung (Noack, 1996a). In beiden Arbeiten wird der derzeitige Stand der österreichischen Public-Health-Ausbildung und -Forschung als völlig unzureichend angesehen. Es existiert zwar ein kleines Angebot von Hochschulkursen und Universitätslehrgängen, doch werden die für die Weiterentwicklung des Gesundheitssystems wichtigen Public-Health-Bereiche durch diese Angebote nicht abgedeckt. Von einem interdisziplinären und interuniversitären Aufbaustudiengang „Gesundheitswissenschaften und Public Health" ist Österreich derzeit noch weit entfernt.

In diesem Kapitel wird eine Analyse von Vorlesungsverzeichnissen österreichischer Hochschulen und Universitätsinstitute vorgestellt. Es wird der Versuch unternommen, universitäre Lehrveranstaltungen hinsichtlich ihrer Relevanz und Kompatibilität mit einer fächerübergreifenden Public-Health-Ausbildung zu analysieren und zu beschreiben. Die Analyse erhebt keinen Anspruch auf Repräsentativität und Vollständigkeit, sie ist vielmehr ein erster Versuch, das Fächerangebot im gesundheitswissenschaftlichen und Public-Health-Bereich zu ordnen und zu strukturieren. Die Analyse der Vorlesungsverzeichnisse erfolgte nach gesundheitstheoretischen Gesichtspunkten (s. Tabelle 1).

In den Vorlesungsverzeichnissen der österreichischen Universitäten finden sich unterschiedliche Lehrveranstaltungen mit gesundheitswissenschaftlichen und Public-Health-Themen. Die Vorreiterrollen nehmen die sozialmedizinischen Institute der Universitäten Graz, Wien und Innsbruck ein. Neben Ringvorlesungen zu gesundheitswissenschaftlichen und Public-Health-Themen fanden sich eine Reihe von Public-Health-Fächern wie z. B. New Public Health und Gesundheitsforschung (Sozialmedizin Graz), Epidemiologie und Gesundheits-

Tabelle 1. Public-Health-Aktivitäten im universitären Bereich in Österreich – Stand Sommersemester 1996 (in den Spalten sind die österreichischen Universitäten und in den Zeilen sind die entsprechenden Fakultäten und Institute angeführt)

	Graz	Wien	WU Wien	Linz	Salzburg	Klagenfurt	Innsbruck
Sozialmedizin	X	X					X
Medizin- und Gesundheitssoziologie		X					
Gesundheitspsychologie					X		
Soziologie	X		X	X			
Psychologie	X	X		X		X	X
Sozialpsychologie	X	X			X		
Arbeits-, Betriebs- und Organisationspsychologie					X		
Pädagogik						X	
Med. Informatik, Statistik und Dokumentation	X	X					X
Medizinische Psychologie und Psychotherapie	X	X					
Hygiene, Mikrobiologie, Präventiv- und Umweltmedizin	X	X					X
Soziale Ökologie		X					
Psychiatrie	X						X
Soziologische Frauenforschung		X					
Staats- und Politikwissenschaft		X	X				
Wissenschaftstheorie und Wissenschaftsforschung		X		X			

Tabelle 1 (Fortsetzung)

	Graz	Wien	WU Wien	Linz	Salzburg	Klagenfurt	Innsbruck
Kulturwissenschaften						X	
Rechtswissenschaften				X			
Wirtschaftswissenschaften		X	X			X	X
Ernährungswissenschaften		X					
Biomedizinische Technik		X					
Verfahrenstechnik	X						
Krankenhausökonomie		X					
Hochschulkurse und Lehrgänge	X	X	X	X	X	X	X
Institute	IFF	IFF, LBI		IPG			SPH, IFB

IFF: Institut für interdisziplinäre Forschung und Fortbildung, Abteilung Gesundheit und Organisationsentwicklung
LBI: Ludwig-Boltzmann-Institute für Krankenhausorganisation, Medizin- und Gesundheitssoziologie und Gesundheitspsychologie der Frau
IPG: Institut für Pflege- und Gesundheitssystemforschung
SPH: School of Public Health

ökonomie (Sozialmedizin Wien) sowie Epidemiologie und Community Health (Sozialmedizin Innsbruck). Zusätzlich zu den Veranstaltungen der sozialmedizinischen Institute ließen sich eine Reihe von Vorlesungen, Seminaren und Proseminaren mit gesundheitswissenschaftlichen und Public-Health-Themen an den Universitäten und Universitätsinstituten orten. Die Veranstaltungen finden an unterschiedlichen Fakultäten wie z.B. Soziologie, Psychologie, Betriebswirtschaft und Wirtschaftswissenschaft oder Instituten wie medizinische Psychologie und Psychotherapie oder Biostatistik und Dokumentation statt. Eine wichtige Rolle in der Vermittlung von Public-Health-Themen kommt dem interuniversitären Institut für interdisziplinäre Forschung und Fortbildung (IFF) der Universitäten Innsbruck, Klagenfurt, Wien und Graz zu. An der Abteilung „Gesundheits- und Organisationsentwicklung“ fanden sich Lehrveranstaltungen zu Themen wie Public Health, Public-Health-Management und Gesundheitsförderung.

Hochschullehrgänge

An der Sozialmedizin Innsbruck findet seit mehreren Jahren ein Hochschullehrgang „Community Health“ und ein Hochschullehrgang mit dem Titel „Arbeits- und Umweltmedizin“ statt. Die Universität Graz bietet einen „Hochschulkurs für Medizinische Führungskräfte“ und einen „Lehrgang für lehrendes Krankenpflegepersonal“ an. An der Wirschaftsuniversität Wien fanden sich ein „Universitätslehrgang für Wirtschafts- und Verwaltungsführung“ und ein „Universitätslehrgang für Krankenhausmanagement“. Die Universität Linz bietet einen „Universitätslehrgang für patientenorientiertes Gesundheitsmanagement“ an. Die Universität Salzburg gab in ihrem Vorlesungsverzeichnis folgende Hochschullehrgänge an: „Hochschullehrgang für leitende Führungskräfte im Gesundheitswesen“, „Universitätslehrgang für Projektentwicklung und -begleitung“ sowie den „Universitätslehrgang für ökologische Beratungsberufe“. An der Universität Klagenfurt fanden sich die folgenden Hochschullehrgänge: „Hochschullehrgang für leitende Führungskräfte im Gesundheitswesen“, „Universitätslehrgang für Projektentwicklung und -begleitung“, „Hochschulkurs für Beratung, Betreuung und Koordination in psychosozialen Organisationen“ sowie den „Universitätslehrgang für ökologische Beratungsberufe“.

Weitere Aktivitäten

Am Institut für Biostatistik an der Universität Innsbruck gibt es die Möglichkeit, Informationen und Aktivitäten im österreichischen Gesundheitswesen via Internet anzubieten als auch abzurufen. Obwohl das Gesundheitsinformationsnetz GIN eher medizinisch orientierte Themen und Leistungen anbietet, sind weitere Eintragungen und Beiträge erwünscht. Insbesondere bietet das GIN wie auch das gesamte Internet die Möglichkeit, die Bereiche Public Health und Gesundheitswissenschaften an einem öffentlichen Ort zu diskutieren.

Zusammenfassung

Die Analyse der Vorlesungsverzeichnisse österreichischer Hochschulen und Universitätsinstitute zeigt, daß die gesundheitswissenschaftlichen Ausbildungsmöglichkeiten als relativ gering zu betrachten sind. In den Vorlesungsverzeichnissen österreichischer Hochschulen und Universitätsinstitute konnte ein heterogenes Angebot von Vorlesungen, Seminaren, Proseminaren, Ringvorlesungen und Hochschullehrgängen mit gesundheitswissenschaftlichen und Public-Health-Themen geortet werden. Die Veranstaltungen finden weitgehend unabhängig voneinander statt und sind nicht aufeinander abgestimmt. Die vorhandenen Angebote können nicht als Public-Health-Ausbildung verstanden werden, sondern stellen wichtige Ressourcen im Hinblick auf einen geplanten Studiengang Gesundheitswissenschaften und Public Health in Österreich dar.

Ausblick

Eine 1996 im Auftrag des Bundesministeriums für Gesundheit und Konsumentenschutz durchgeführte Studie der Sozialmedizin Graz konnte wichtige Erkenntnisse und Daten für die zukünftige Entwicklung der gesundheitswissenschaftlichen Ausbildung in Österreich sammeln. In der Studie wurde ein breites Spektrum von Organisationen, Institutionen und Personen hinsichtlich des derzeitigen Ist-Zustands von Gesundheitswissenschaften und Public Health befragt. Insbesondere konnte festgestellt werden, daß die Begriffe Gesundheitswissenschaften und Public Health unterschiedlichen institutionellen Sichtweisen unterliegen. Diese wiesen einen starken Bezug zu medizinischen, amtsärztlichen und pflegerischen Tätigkeits- und Handlungsfeldern auf. Viele Vertreter dieser Berufsgruppen waren der Ansicht, daß ihre Ausbildung einer gesundheitswissenschaftlichen und Public-Health-Ausbildung entspricht. Die Ergebnisse lassen den Schluß zu, daß Public Health als Handlungsfeld noch nicht scharf genug definiert und noch nicht hinreichend institutionell verankert ist. Ein weiteres interessantes Ergebnis der Studie war, daß trotz eines heterogenen Public-Health-Verständnisses eine homogene Einschätzung hinsichtlich des Bedarfs an Public-Health-Experten angegeben werden konnte. Dieser wird als hoch bis sehr hoch angesehen. Eine große Nachfrage wird sich nach Ansicht der Studienteilnehmer in verschiedenen Sektoren der Kranken- und Altenversorgung, im öffentlichen Gesundheitswesen und in der Public-Health-Forschung und -Lehre entwickeln. Als wichtige Aufgaben zukünftiger Public-Health-Experten wurden genannt: Planung und Management, Organisation und Steuerung, Gesundheitsförderung und Prävention, Epidemiologie und Gesundheitsberichterstattung sowie Gesundheitsökonomie.

Was den Bedarf an Public-Health-Ausbildungsmöglichkeiten betrifft, so konnte festgestellt werden, daß verschiedene Kurse mit unterschiedlicher Nähe zu Public Health angeboten werden. Das Spektrum reicht von Angeboten über Management im Gesundheitswesen und Gesundheitsförderung bis hin zu Kursen für Kliniker und Pflegepersonal. Die meisten Angebote sind auf das Tätigkeitsprofil homogener Berufsgruppen zugeschnitten und finden weitgehend unabhängig voneinander statt, ein fächerübergreifendes Gesamtkonzept fehlt vollständig. Im Vergleich zu dem Veranstaltungs- und Fächerangebot eines Postgraduierten-Studiengangs für Gesundheitswissenschaften/Public Health erscheint das in Österreich vorhandene Angebot äußerst lückenhaft. Es fehlen sowohl Veranstaltungen in den Grundlagenfächern (z. B. Epidemiologie, Biostatistik, Gesundheitssoziologie, Gesundheitsökonomie, Gesundheitssystemanalyse) als auch in den anwendungsbezogenen Schwerpunktbereichen (z. B. Gesundheitsberichterstattung, Gesundheitsförderung, Prävention, Management im Gesundheitswesen).

Optionen für die Zukunft

Ungeachtet eines großen Bedarfs an Public-Health-Experten und -Ausbildung bleibt die Frage offen, wann und unter welchen Bedingungen Public Health institutionell verankert wird. Die derzeitige gesundheitspolitische Diskussion hält wenig Optionen für Public-Health-Interventionen bereit. Was fehlt, ist ein deutliches Signal von gesundheits- und sozialpolitischer Seite, das die Entwicklung der gesundheitswissenschaftlichen Ausbildung in Österreich vorantreiben könnte. Zugleich fehlt aber auch ein öffentliches Forum, auf dem Public Health ausgehandelt werden könnte. Dieses aufzubauen, wäre sicherlich ein Schritt in die richtige Richtung.

Literatur

Noack, R. H. (1996) Public-Health-Forschung und Lehre in Österreich. In: Public Health Forum 13, 2–3

Noack, R. H. (1996a) Old Public Health – New Public Health. In: Grossmann, R. (Hrsg.) Gesundheitsförderung und Public Health. Facultas, Wien, S. 349–359

Das österreichische Gesundheitswesen als dynamisches Wirkgefüge und seine Beeinflußbarkeit durch Public-Health-Ausbildungsangebote

Walter Kofler

Mit dem vorliegenden Buch wird ein wertvoller Beitrag zur aktuellen Diskussion geleistet, wie Public Health verstärkt in das österreichische Gesundheitswesen eingebunden werden soll. Diese Diskussion ist schon deshalb zu begrüßen, weil dabei einvernehmlich von der Notwendigkeit ausgegangen wird, das gesamte österreichische Gesundheitswesen verstärkt nicht nur auf die Bewältigung schon aufgetretener Gesundheitsprobleme, die also einer kurativen Versorgung bedürfen, auszurichten, sondern auch auf deren Entstehung und die Förderung von Gesundheit hinzuweisen. Damit käme man in der Praxis dem näher, was Österreich mit dem WHO-Konzept „Gesundheit für alle (GFA)“ offiziell schon lange beschlossen, aber bislang erst in Ansätzen realisiert hat. Natürlich betrifft eine derartige Umorientierung alle Österreicher, besonders aber die größte Berufsgruppe, nämlich alle Gesundheits- und viele Sozialberufe mit etwa 120.000 Beschäftigten. Für eine derartige „Umwälzung“ ist wahrlich ein „Neues gesundheitspolitisches Verständnis“ notwendig, wie man „New Public Health“ (NPH) übersetzen könnte.

Die New-Public-Health-Bewegung erwuchs aus den Erwartungen, die die Weltgesundheitsorganisation mit ihrer Strategie „Gesundheit für alle (GFA)“ durch die in ihr verankerten Grundsätze der primären Gesundheitsversorgung einschließlich der Gesundheitsförderung weltweit ausgelöst hat. Nun wäre zu erwarten, daß darüber diskutiert wird, was alles für diese Umorientierung zu realisieren wäre und wie man die notwendigen Einzelschritte ausrichten könnte, damit die neue Strategie möglichst wirksam und mit einem möglichst hohen Maß an Konsens zwischen allen Betroffenen umgesetzt werden kann! Tatsächlich läuft aber die Diskussion in Österreich anders. Aus der Art der dabei üblichen Argumentation könnte man den Eindruck gewinnen, für die Neuausrichtung des Gesundheitswesens Österreichs brauchte es nur zwei Maßnahmen:

- Zum einen die Implementierung einer zusätzlichen akademischen Berufsausbildung, und zwar zum Gesundheitswissenschafter (Master of Public Health).

Dazu könne man auf amerikanische Modelle zurückgreifen, wo immer schon NPH betrieben worden sei.
- Zum anderen die Bereitschaft, einige hundert derart ausgebildete Spezialisten im bestehenden Gesundheitssystem zu beschäftigen.

Alles andere wäre dann nur mehr eine Frage der Zeit, bis sich selbsttätig der angestrebte Gesundheitszustand der Österreicher einstellen würde, ohne daß sich für die übrigen Berufsgruppen etwas ändern müßte.

Derartige Hoffnungen sind leider keineswegs berechtigt. Will man das oben formulierte gesundheitspolitische Ziel erreichen – und nicht nur eine weitere Berufsgruppe zu den schon bestehenden Health Care Workers hinzufügen –, sind wesentlich weitreichendere und aufeinander abgestimmte Schritte notwendig. Diese Schritte werden alle Gesundheitsberufe in mehr oder weniger gravierender Weise und auch alle Bürger erfassen müssen! Aus- und Weiterbildungsangebote für (New) Public Health scheinen dabei unverzichtbar zu sein, weitere Fachwissenschafter wohl auch! Doch wie könnte dies am wirkungsvollsten umgesetzt werden?

Soll die Ansicht des Autors dazu dem Leser nicht nur mitgeteilt, sondern diesem die Möglichkeit einer kritischen Gewichtung geboten werden, kommt man um eine zumindest skizzenartige Darstellung der Ausgangsannahmen nicht herum, die anschlußfähig an den Erfahrungsschatz des Lesers sein müssen. Daher ist es sinnvoll, eine Analyse des österreichischen Gesundheitswesens vorzustellen und dabei die Beziehungen herauszuarbeiten, die zwischen seinen weitgehend bekannten Schlüsselgrößen bestehen. Es ist grob darzustellen, welche Aufgaben im österreichischen Gesundheitssystem wem zugeordnet sind, ob alle wesentlichen Aufgaben erfaßt sind und ob diese auch angemessen erfüllt werden. Erkannte Defizite sind daraufhin zu durchleuchten, ob sie wegen oder trotz des aktuellen gesundheitspolitischen Selbstverständnisses eingetreten sind und durch das angestrebte Ziel verhindert werden könnten. In diesen Kontext sollen die zu beurteilenden Handlungsalternativen gestellt werden.

Analyse 1: Die Grundannahme über die Art der Interaktionen im österreichischen Gesundheitswesen: ein Maschinenmodell und seine Grenzen

Das gegenwärtige Gesundheitswesen wird nachvollziehbar, wenn man – grob vereinfacht – unterstellt, daß die Gesellschaft damit erwirken will, daß jeder ihrer Bürger in angemessener Weise Zugang zu allen als wesentlich eingestuften *Leistungen* hat.

Leistung ist ein Begriff aus der Mechanik! Damit wird verdeutlicht, welcher Systembegriff als ausreichend angesehen wird, um gesundheitsrelevante Wechselwirkungen zu beschreiben: Es reicht ein Maschinenmodell!

Dieses Denken wird in New Public Health mit gutem Grund abgelehnt. Deshalb fordert man Multidisziplinarität und fächerübergreifendes Arbeiten. Diese Forderung kann aber auch nur Ausdruck dafür sein, für wie kompliziert man die Maschinerie einstuft. In Analogie dazu scheinen auch heute noch viele zu glauben, keine individuell variierbaren Einflüsse innerhalb des Gesundheitssystems berücksichtigen zu müssen, sonst wäre die beobachtbare Dominanz der Leistungsbezogenheit (z. B. bei Prognosemodellen) nicht zu erklären. Also haben nicht einmal die offensichtlich gesundheitsrelevanten Unterschiede infolge individuell unterschiedlichen Verhaltens diese Denkweise erfolgreich ad absurdum geführt!

Möglicherweise entschuldigen Erfahrungen aus der Technik das Beharren auf dem alten Ansatz. Auch ein Vergaser muß erst richtig eingestellt werden, um die volle Leistung zu erbringen, und bleibt trotzdem eine Maschine. Wer nicht will, muß das „alte Denken" nicht einmal dann aufgeben, wenn er akzeptiert, daß die Gesellschaft unbeabsichtigt am „Vergaser" herumdreht. Es ist nun einmal einfacher, keine neue Denkart zu entwickeln und statt dessen seine Handlungsempfehlungen ausschließlich auf statistische Zusammenhänge zu stützen. Im Effekt bleibt man so beim „alten Denken", entgeht aber dem Vorwurf z. B. mangelnder Interdisziplinarität. Daher eignet sich weder der Grad an Interdisziplinarität noch der für Arbeiten im Team oder der psychosoziale Bezug als Kriterium, aufgrund dessen entschieden werden kann, ob ein Gesundheitssystem Old-Public-Health-orientiert ist oder nicht. Die Zahl der eingebundenen Disziplinen ist eben nicht aussagekräftig dafür, ob die Verknüpfung von Größen, die von Disziplinen mit unterschiedlichen wissenschaftlichen Methoden zu erfassen sind, korrekt vorgenommen worden ist.

Damit sind wir bei einem – möglicherweise sogar *dem* – Schlüsselproblem für Public Health als Disziplin, die Anspruch auf korrekte wissenschaftliche Begründung ihrer Handlungsempfehlungen legt: Wie lassen sich korrekt wissenschaftliche Aussagen unterschiedlicher Disziplinen verknüpfen? Wie läßt sich dabei der Grundsatz berücksichtigen, daß alle beobachtbaren Wirkungen auf nicht beobachtbare Ursachen zurückzuführen sind?

So führte Newton vor Jahrhunderten die Gravitation ein, um erklären zu können, warum ein Apfel zu Boden fällt. Im Gesundheitswesen und für die Gesundheitswissenschaften fällt der Apfel aber noch immer, weil Äskulap ihn mit seinem Stab oft genug heruntergeschlagen hat.

Gesundheit für alle

Die Strategie „Gesundheit für alle" (GFA) ist eine politische Konzeption. Sie enthält keine wissenschaftlichen Schlüsse, sondern begründet die notwendig erscheinenden Maßnahmen mit politisch einsichtigen Argumenten. Es ist Aufgabe des Wissenschaftlers, daraus die immanenten wissenschaftlichen Grundsätze abzuleiten. De facto schlägt die WHO – nach der hier vertretenen Ansicht – eine grundsätzliche Abkehr von dem Maschinenmodell vor und legt nahe, zur Beschreibung der Vorgänge innerhalb von Gesellschaften davon auszugehen, daß es sich um Wechselwirkungen innerhalb eines in einem langdauernden Prozeß entwickelten Wirkgefüges aus selbstreferentiellen Subsystemen handelt, bei denen dynamische und individuelle Abwägungsprozesse im Spannungsfeld mit dem Bemühen um Konsens darüber entscheiden, ob ein und dieselbe Situation genauso oder doch etwas anders wie das letzte Mal beurteilt wird.

Diese Bewertungsprozesse werden – innerhalb von Grenzen, die zum Teil mit evolutionären und kybernetischen Prinzipien nachvollziehbar sind – als erforschbar eingestuft. Mit diesem grundsätzlich erweiterten Ansatz werden auch neuartige Möglichkeiten für Aussagen über Einflüsse auf Gesundheit zugänglich. So abgeleitete Möglichkeiten ersetzen nicht die bisherigen, sondern erweitern deren Einsatz oder stehen zusätzlich zur Verfügung.

Funktionalität und deren Leistungen sind ja auch im „neuen" Denkgebäude wesentlich. Daher befaßt sich die WHO in ihrem Konzept natürlich auch ausführlich mit der angemessenen Bereitstellung von Leistungen.

Somit eignet sich das jeweils dominierende Systemverständnis als Kriterium für die Zuordnung eines Gesundheitssystems zu den Begriffen „Old" oder „New" Public Health. Daher wird hier der Standpunkt vertreten, daß Österreich wie alle anderen modernen Staaten der westlichen Welt (mit Ausnahme möglicherweise von den Niederlanden) derzeit dem „Old Public Health"-Bereich zuzuordnen ist.

Daraus, daß Österreich kein Public-Health-Berufsbild hat, kann nicht abgeleitet werden, es gäbe Public Health bislang in Österreich nicht. Das Fehlen einer „Berufsbezeichnung" geht nicht auf eine grundsätzliche Sonderstellung Österreichs im Selbstverständnis über die Aufgaben des Gesundheitssystems zurück, sondern auf die unterschiedliche geschichtliche Entwicklung, denn die Mehrzahl der in Österreich vom öffentlichen Gesundheitsdienst abzudeckenden Aufgaben fällt praktisch zur Gänze in den Aufgabenbereich von Public Health.

Analyse 2: Führen Gesundheitswissenschaften und New Public Health zu einer qualitativen Erweiterung der Aufgaben des Gesundheitssystems?

Immer wieder wird das Argument vorgebracht, dank New Public Health (NPH) würde nun nicht nur kurative Tätigkeit samt ihren Hilfsdiensten, sondern endlich auch Gesundheitsförderung und Prävention, aber auch nichtmedizinorientierte nichtärztliche Fachtätigkeiten zu Aufgaben des Gesundheitswesens. NPH verdanken wir angeblich auch die Erkenntnis der Gesundheitsrelevanz „anderer" Ressorts und von psychosozialen Einflüssen auf die Gesundheit.

Tatsächlich ist es in Österreich seit über 100 Jahren bekannt, daß Gesundheit – spezifisch und unspezifisch – gesteigert werden kann. Damit wurden schon damals z.B. Urlaubsregelungen, die Abschaffung der Kinderarbeit und der Schulsport begründet.

- Kinder wurden zur Sommerfrische geschickt und Mutter-Kind-Programme implementiert.
- Auch die Verknüpfung der gesundheitlichen Situation mit der sozialen ist seit J. P. Frank an sich unbestritten. Sie war und ist die Triebkraft für die Entwicklung der Sozialversicherungsgesetzgebung in Österreich.
- Der Einsicht, daß Wohn- und Umweltbedingungen für die Gesundheit des Menschen bestimmend sind, verdanken wir z.B. den sozialen Wohnbau, für den gerade von Österreich aus weltweit wirksame Impulse ausgingen,
- ebenso gesundheitsbezogene Vorschriften im Bereich arbeitsmedizinische Betreuung und die Einrichtung einschlägiger Institute.

Derartige Beispiele lassen sich praktisch für alle Fragen, die von der aktuellen NPH-Bewegung mit Recht aktualisiert werden, anführen.

Es gibt also kaum eine Problemstellung, die wirklich neu ist. So zeigt ein Studium des alten Reichssanitätsgesetzes, daß etwa die genannten Aufgabenfelder auch eine berufliche Zuordnung haben. Das bedeutet, daß die aktuellen Zukunftschancen von MPH-Absolventen relativ gering sind, da sich für ein neues Berufsbild wenig wirklich neue Berufsfelder anbieten.

Analyse 3: Die Leistungsebenen des österreichischen Gesundheitswesens – ihre Zuordnung zu individuell und gesellschaftlich orientierten Interventionen

Die Aufgaben des Gesundheitswesens und die Zuordnung von Zuständigkeiten werden in Österreich wie in anderen Demokratien von den dazu gewählten Einrichtungen festgelegt. Sie sind daher aus den einschlägigen rechtlichen Grundlagen, zu denen auch z.B. die Ausbildungsordnungen der Berufsgruppen zählen, zu entnehmen. Die für Gesellschaften spezifische Form, ihre Ziele umzusetzen, beruht darin, entsprechende Gebote, Verbote, Normen, Gesetze u.ä. zu erlassen. Staaten können auch fiskalische Möglichkeiten nutzen oder durch andere Steuerungsgrößen, z.B. geeignete Auswahl von Indikatoren und Evaluierungsverfahren, Einfluß darauf nehmen, daß Individuen und Gruppen innerhalb der Gemeinschaft ihre Handlungen so ausrichten, daß zum einen die notwendigen Leistungen angeboten werden und zum anderen diese im angemessenen Umfang konsumiert werden.

Da wir nicht in einer idealen Welt leben, sollte man nicht erwarten, daß über gesellschaftsspezifische Instrumente allein sichergestellt werden kann, daß sich eine flächendeckende Versorgung, die alle gesellschaftlichen Gruppen ausreichend erreicht und von diesen problemorientiert genutzt wird, von selbst entwikkelt. Versorgungslücken sind daher zu erwarten. Es erweist sich also als notwendig, daß die Gesellschaft auch als direkter Leistungsanbieter auftritt: z.B. für kurative, aber auch präventive und gesundheitsfördernde Leistungen für ganz bestimmte Personengruppen, die sonst (erfahrungsgemäß) das Gesundheitssystem nicht angemessen in Anspruch nehmen könnten. Dies gilt z.B. für Behinderte, Obdachlose und andere sozial Benachteiligte, aber auch für Drogensüchtige oder AIDS-Patienten. Darüber hinaus übernimmt die Gesellschaft für besonders wichtige Aufgaben sozusagen die „Ausfallshaftung", daß unabhängig vom „freien Markt" eine Mindestversorgung gesichert ist. Dies gilt für Mutter-Kind-Programme genauso wie für Sicherung der kurativen Grundversorgung durch Gemeindeärzte.

Ideologie in Politik und Wissenschaft – „neutralisiert" durch Problemorientiertheit

Welcher Stellenwert in einer Gesellschaft dem Staat oder anderen gesellschaftlichen Strukturen wie Gemeinden, Betrieben, Vereinen usw. oder den individuell orientierten Bereichen beim Erbringen konkreter Dienstleistungen zuerkannt wird, hängt auch vom jeweiligen ideologischen Weltbild ab. Einseitige Ausrichtungen können aber auch Ausfluß eines monokausalen Wissenschaftsverständnisses sein: So kann man in der Prävention einander zeitlich ablösende Phasen danach beschreiben, welcher Zugang gerade als der einzig wahre galt. In der Praxis erweist sich jedoch Methodenvielfalt als die beste Antwort. Die WHO schlägt nun vor, daß unabhängig vom jeweiligen politischen und wissenschaftlichen Verständnis diejenigen Zugänge angeboten werden sollen, die für das jeweilige Problem die größten Erfolge erwarten lassen. Gleichzeitig verweist sie darauf, daß sich für viele Problemlösungen Zugänge bewährt haben, bei denen die Möglichkeiten des jeweiligen engeren sozialen und ökologischen Lebensraums und seine Wechselwirkungen gezielt eingebunden worden sind (community oriented). Derartige Überlegungen führen zu einem solidaritätsorientierten Subsidiaritätsprinzip. Ihm entspricht eine *Leistungspyramide,* die in Österreich vom Prinzip her außer Diskussion steht (s. Abb. 1).

Probleme, die nicht selbst oder durch Laienhilfe angemessen gelöst werden können, sollen zum weitaus überwiegenden Teil durch Fachkräfte gelöst werden, die der Leistungsnehmer unmittelbar in Anspruch nehmen kann. Dies gilt nicht nur für kurative Leistungen, sondern auch für alle anderen. New Public Health

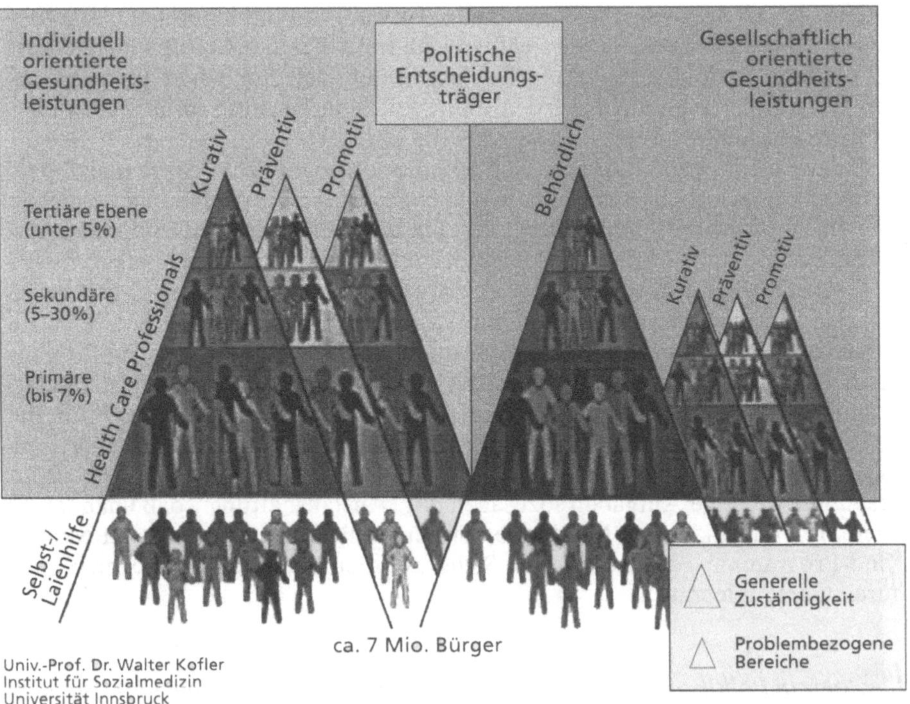

Abb. 1. Wer soll auf welcher Ebene Leistungen im österreichischen Gesundheitswesen erbringen? Dem individuell orientierten Zugang kann man etwa 90.000 Beschäftigte aus Gesundheitsberufen und – im Lichte des erweiterten Gesundheitsverständnisses – etwa weitere rund 30.000 im Sozialbereich, in der Gesundheitserziehung usw. Tätige zuordnen. Ihnen stehen etwa 2000 Fachkräfte im gesellschaftlich orientierten Bereich gegenüber, davon etwa 270 Amtsärzte und etwa 1300 Sprengel- bzw. Gemeindeärzte.

spielt sich somit in der Praxis in aller erster Linie bei den Betroffenen selbst und den primär ansprechbaren Health Care Workers (primäre Gesundheitsversorgung) ab. Unter diesen kommt den basismedizinisch tätigen Ärzten eine wichtige Rolle zu, und zwar auch deshalb, weil sie „den Schlüssel zu den Kassen der Sozialversicherung" in ihren Händen halten. Was liegt also bei einer an der Implementierung von GFA-orientierten Strategien ferner, als nicht bemüht zu sein, diese Ebene in die New Public-Health-Bewegung zu integrieren. Daher setzt hier der Aus- und Weiterbildungsschwerpunkt der School of Public Health (SPH) Österreichs an.

Die primäre Gesundheitsversorgung soll durch ein Überweisungssystem unterstützt werden. Die auf primärer Ebene nicht angemessen beantwortbaren Fragestellungen sollen nach Zuweisung auf der sekundären Ebene, also durch Spezialisten, gelöst werden. Nur einzelne Prozente sollten von diesen an hochspezialisierten „tertiären" Einrichtungen, in denen Wissenschafter eine besondere Rolle spielen, weiter geleitet werden. Dieser Pyramidenaufbau gilt für den individuell orientierten wie dem gesellschaftlich orientierten Bereich.

Neben Leistungen, die der Bürger braucht, damit er seine Gesundheit steigern kann, seine Krankheit frühzeitig erkannt und angemessen behandelt wird, setzt ein moderner Staat auch voraus, daß die gesundheitsbezogenen Rechtsgrundlagen vollzogen werden, der Vollzug überwacht wird und die dabei gemachten Erfahrungen entsprechend aufbereitet, ausgewertet und den politisch Verantwortlichen rückgemeldet werden. Darüber hinaus müssen neue Gesetze vorbereitet und dafür entsprechende Begründungen erarbeitet werden. Diese Aufgaben sind vom „behördlichen" Leistungsbereich des Gesundheitswesens mit seinen diversen Substrukturen und Hilfseinrichtungen abzudecken.

Die Voraussetzungen und Rahmenbedingungen

Die dargestellten Angebotspyramiden sind allerdings nur die Spitzen eines von der Öffentlichkeit weitgehend unbemerkten „Eisberges", der erst diese Leistungen ermöglicht. Auch diese Voraussetzungen werden im gesellschaftlichen Kontext geschaffen. So gilt es, die Finanzierbarkeit gesundheitsbezogener Leistungen in Solidarität und Eigenverantwortung sicherzustellen. In Österreich wird dies vornehmlich über die Gesetzgebung der Sozialversicherung geregelt. Eine moderne gesundheitliche Versorgung ist ohne moderne Geräte, Krankenhäuser u.ä. nicht vorstellbar. Zur Erbringung dieser Leistungen sind die verantwortlichen Träger wie Gemeinden, Länder oder Bund bemüht. Auch die Art, wie diese Leistungen erbracht werden und welche Finanzierung bereitgestellt wird, nimmt Einfluß auf Gesundheits- und Krankheitsprozesse.

Defizite

Vergleicht man das reale Angebot mit dem wünschenswerten, ergeben sich Defizite. Die daraus resultierenden Anforderungen betreffen alle Anbieterbereiche. Prävention und Promotion sind unterproportional gewichtet, in der kurativen (aber auch promotiven und präventiven) Medizin erscheint eine Verstärkung des „ganzheitlichen“ Medizinverständnisses schon deshalb wünschenswert, um der zunehmenden Bedeutung von psychosozialen Einflüssen für Krankheit und Gesundheit besser Rechnung tragen zu können. Umweltaspekte finden ebenfalls erst in Ansätzen in der primären Gesundheitsversorgung Berücksichtigung. Der Ergänzungsbedarf sollte auch im Lichte der Möglichkeiten gesehen werden, dem Leben nicht nur mehr Jahre, sondern den Jahren auch mehr Leben hinzufügen zu können. Schon deshalb sollen die Möglichkeiten zu einer verstärkten und frühzeitigen Einflußnahme auf die Entwicklung von Gesundheit Gegenstand jeder gesundheitsbezogenen Leistung sein. Dies gilt natürlich auch für die kurative Tätigkeit, und zwar nicht nur beim chronisch Kranken!

Auf spezielle Defizite im gesellschaftlich orientierten Bereich wird an anderen Stellen dieses Buches ausreichend hingewiesen.

Schlußfolgerungen

Nehmen wir an, es gelänge, etwa 270 Gesundheitswissenschaftler (MPH nach US-Vorbild), also etwa so viele wie Amtsärzte, mittelfristig unterzubringen. Dies wäre erfreulich, erscheint aber im Licht der derzeitigen Gegebenheiten nicht sehr wahrscheinlich. Damit hätte sich zwar nicht die Zahl der Health Care Workers, aber ihre Zusammensetzung relevant geändert.

Nach den Erfahrungen, die bisher in Deutschland gemacht wurden, werden die neuen Public-Health-Professionals vornehmlich „nicht mit personenbezogenen Dienstleistungen befaßt sein, also keine oder bestenfalls indirekt Arbeit am Menschen verrichten“ (Schaeffer, 1994). Dies überrascht nicht. Gesundheitswissenschaftler sind Spezialisten. Schon daraus ergibt sich ihr bevorzugter Einsatz auf der sekundären und tertiären Ebene. Gesundheitswissenschaftliche Tätigkeit steht sogar in einem grundsätzlichen Dilemma mit einem Primärversorgungsauftrag. Jeder Wissenschaftler muß sich in eine „Beobachterposition“ versetzen. Für ihn stellt es ein methodisches Problem dar, daß er bei seinen Tätigkeiten Einfluß auf das Verhalten der Forschungsobjekte nehmen könnte. Dadurch würde die Verallgemeinerbarkeit der Aussage in Frage gestellt. Auch der Epidemiologe beeinflußt nicht den Gesundheitszustand, genausowenig wie der, der eine Gesundheitsberichterstattung erstellt. Beide sind darauf angewiesen, daß dank ihrer Unterlagen Entscheidungen nunmehr im Sinne eines geänderten Verständnisses getroffen werden. Doch darf das Vorliegen derartiger Entscheidungshilfen gleichgesetzt werden mit ihrer angemessenen Berücksichtigung? Oder war das eigentlich Limitierende nicht das Fehlen von Gesundheitsberichterstattungen, epidemiologischer Studien usw., sondern der Umstand, daß ihr Fehlen von den Verantwortlichen nicht als Mangel empfunden wurde?

Als Hemmschuh für einen „Marsch durch die Instanzen“ kann sich erweisen, daß in Österreich die Master-Ausbildung keinerlei Rechtsfolgen für die Berufsausübung hat. In einem Land, in dem praktisch jede Berufstätigkeit, vom Installateur bis zum Totengräber, nur demjenigen offen steht, der eine entsprechende formale Qualifikation nachweisen kann, ist dies ein beachtlicher Nachteil!

Einfluß auf die Primärversorgung und die Realisierbarkeit von „Gesundheit für alle"

Es ist eine Ungleichverteilung der Gesundheitswissenschaftler auf die Versorgungsebenen zu erwarten. Nur relativ wenige werden im Primärversorgungsbereich tätig sein. Selbst bei günstigster Einbindung wird die Tätigkeit der bisherigen Berufsgruppen – und damit deren Selbstverständnis – die Primärversorgung dominieren. Es gibt leider wenig Hoffnung, daß sich dies mit der Zeit relevant verbessern würde.

Was wäre der Grund für den nötigen eigendynamischen Prozeß, wodurch Tätigkeit auf sekundärer und tertiärer Ebene zum angemessenen Ausbau der primären Ebene eines Gesamtsystems führt? Alle bisherigen Erfahrungen lassen eher das Gegenteil erwarten: eine positive Rückkoppelung in Richtung Höherspezialisierung, selbst wenn dies gegen das erklärte gesellschaftliche Ziel verstößt. Auch die eingetretenen Verschiebungen z.B. in der Medizin zu immer größerer Spezialisierung traten trotz Bemühungen um eine Aufwertung der Allgemeinmedizin ein. Die real eingetretenen Veränderungen sind meines Erachtens systemimmanent zu erklären. Die eingesetzte Methode bestimmt, was ausgesagt werden kann und was sie sonst bewirkt. Dies gilt nicht nur für berufsbezogene Techniken, sondern auch für das (unbewußt) verwendete Denkmodell. Wer alte Methoden einsetzt, um neue Ziele zu erreichen, muß damit rechnen, analoge „alte" Zustände zu erzeugen. Die Entwicklung in den „führenden" PH-Ländern scheint die Allgemeingültigkeit dieser Aussage zu belegen (z.B. USA). Nur mit der breiten praktischen Anwendung der neuen Denkweise ist eine Trendumkehr wohl nicht zu erwarten. Dafür sprechen die Erfahrungen in Holland, z.B. in der Art der Arzttätigkeit. 1992 war jeder vierte holländische Arzt ausschließlich nichtkurativ tätig. Nur mehr 63 % der Ärzte verstanden ihre Tätigkeit ausschließlich kurativ. Die School of Public Health in den Niederlanden wurde allerdings erst 1992 gegründet, um den Bedarf an Spezialisten besser abdecken zu können. Doch schon lange Zeit vorher gehörten PH-Inhalte als selbstverständlicher Lehrstoff zur Ausbildung in allen Gesundheitsberufen.

Strategische Folgerungen für Aus- und Weiterbildungsangebote zur flächendeckenden Umsetzung von „Gesundheit für alle"

Als essentiell für das WHO-Konzept wird nicht angesehen, Defizite in Art und Umfang des Leistungsangebots aufzuzeigen, sondern die Dringlichkeit einer neuen Denkweise. Es bewährt sich, das Gesundheitswesen als evolutionär entstandenes dynamisches Wirkgefüge zu verstehen. Dabei wird jeder Bürger nicht mehr quasi maschinengleich als ein Funktionsträger oder als Leistungsnehmer verstanden, sondern als selbstbezügliches Wesen, das neben den gesundheitsbezogenen Prioritäten viele andere Wünsche, Erwartungen und Verpflichtungen hat. Das, was für jeden einzelnen zutrifft, gilt natürlich auch für die Vernetzung des Gesundheitswesens mit allen anderen öffentlichen Aufgaben. Diese Sicht trägt nur dem Rechnung, was man im Alltag erlebt: Es gibt eben kein Segment der Politik, das kein kritisches Gesundheitselement enthält, und jeder Konsument und Leistungsnehmer im Gesundheitssystem versteht sich zuerst einmal als Individuum, Familienvater etc. und erst dann als Mitglied eines Gesundheitssystems. Das neue Selbstverständnis versucht somit nur das besser nachvollziehbar zu machen, was de facto abläuft. Daher müssen wir damit rechnen, daß derartige Denkweisen wirksam sind, ob wir sie nun einplanen oder ob wir glauben, sie nicht beachten zu müssen.

Die neue gesundheitspolitische Sichtweise eröffnet eine Vielzahl von neuartigen Fragestellungen und Möglichkeiten. Darauf kann hier nur beispielhaft und auf Aus- und Weiterbildungsfragen bezogen eingegangen werden.

- Wertmuster unterliegen einem ständigen Wandel.
- Schon daher müssen die Berufsbilder flexibel bleiben, was die Aus- und Weiterbildungsangebote in Hinkunft mehr berücksichtigen müssen.
- Der Übergang vom – meist unbewußt – praktizierten Denkmodell zu einem geänderten erfolgt in Schritten (siehe das untenstehende Zitat von Konrad Lorenz). Konzepte sollten darauf abgestimmt und entsprechend langfristig und dynamisch angelegt sein.
- Es sollte damit gerechnet werden, daß die Relevanz von unbeachteten Denkmustern eigendynamische Folgen hat: Der Einsatz von z.B. Ausbildungsmodellen, die sich in Old Public Health bewährt haben, verdienen vor ihrem Einsatz für New Public Health eine kritische Analyse, um zu befürchtende Steuerungseffekte in Richtung Old Public Health zu minimieren.
- Ist die Gesundheit für alle das Ziel, wird es zur Aufgabe der Gesellschaft, positives Feedback aus der Tendenz der Subsysteme zu ihrer Höherspezialisierung und zur Ab- und Ausgrenzung von Berufsgruppen, insbesondere der primären Versorgungsebenen, nicht zu stärken.
- Schools of Public Health sollten ihre Ausrichtung nicht auf die Ausbildung von „Masters“ beschränken, sondern sich im Sinne der WHO-Empfehlungen auch der großen Bedeutung stellen, die dem Prozeß einer kontinuierlichen Adaptierung bestehender Berufsbilder für die notwendige Umstellung auf das neue gesundheitspolitische Verständnis zukommt.

Welchen Berufsgruppen in welchem Stadium der Umorientierung des gesundheitspolitischen Verständnisses PH-Inhalte angeboten werden und welches Spezialisierungsniveau dabei angestrebt wird, kann weitreichende Folgen für die Erreichbarkeit des gesundheitspolitischen Hauptziels haben. Eine (ausschließliche) Ausrichtung auf MPH-Spezialisten stellt dabei eine durchaus unausgewogene Vorgangsweise dar. Die Frage, wie angemessen vorzugehen ist, wird derzeit innerhalb der Schools of Public Health nicht intensiv behandelt. Es fällt dagegen auf, daß es zwischen den Schools of Public Health weltweit einen Konsens gibt, daß man für Master-Ausbildungen zuständig ist, aber nur wenig Bereitschaft besteht, sich für Angebote für Health Care Workers, die ihre angestammte Tätigkeit nicht aufgeben wollen, stark zu machen. So ist nicht auszuschließen, daß sich im Bereich von Public Health das wiederholt, was in der kurativen Medizin eingetreten ist: ein überproportionaler eigendynamischer Ausbau tertiärer und sekundärer Strukturen.

Der im Aus- und Weiterbildungsbereich zu setzende Akzent setzt voraus, daß die von ihm mittel- und unmittelbar Betroffenen von allem Anfang an eingebunden sind. Dabei geht es auch darum, beispielhaft zu erwartende Folgen der neuen Denkweise zu transportieren. So wären weitreichende Konsequenzen im Alltagserleben, aber auch im Finanzbereich zu erwarten, wenn der einzelne sich von seiner Konsumentenrolle lösen und selbst aktiv in den (Meinungsbildungs-)Prozeß integrieren würde. Schon die Einsicht, daß z.B. die Leistung einer Versicherung nicht im Bezahlen, sondern im Tragen des Risikos beruht, hätte möglicherweise größere Einsparungswirkungen als die nächste Rezeptgebührenerhöhung. Die Gesellschaft bzw. ihre Repräsentanten stehen aber ebenfalls vor der Notwendigkeit einer Neudefinition ihrer eigenen Position. Dabei könnte die Prozeßhaftigkeit von Werten auch über das, was Gesellschaft zu leisten habe, als Chance genutzt werden. Die Auseinandersetzung mit Informationen, ihrer gezwungenermaßen individuellen Bewertung im Spannungsfeld mit dem „verallgemeinernden Anderen", auf dessen Wertbild jeder durch sein Tun und Nichttun rückwirkt, und die geradezu „naturgesetzmäßige" Zeitverzögerung vom Wollen zum Handeln würden auch verdienen, reflektiert zu werden. Wie weise hat Konrad Lorenz, der letzte österreichische Nobelpreisträger für Medizin, dies ausgedrückt:

Gesprochenes ist noch nicht gehört
Gehörtes ist noch nicht verstanden
Verstanden ist noch nicht einverstanden
Einverstanden ist noch nicht bereit zum Handeln
Gehandelt ist nicht auf immer gesichert.

Worin besteht der Ausbildungsbedarf im Bereich Public Health?

Erfahrungen aus dem Internationalen Training für Gesundheitsförderung und Projektarbeit

Ralph Grossmann, Katharina Heimerl

Die Abteilung Gesundheit und Organisationsentwicklung des Instituts für interdisziplinäre Forschung (IFF) ist seit zehn Jahren im Bereich Prävention und Gesundheitsförderung sowie im Bereich organisationsbezogene Qualifikationen tätig. Die Erfahrungen der Abteilung in den beiden Bereichen beziehen sich auf die Durchführungen von Projekten zu Arbeitsbelastung und Gesundheitsschutz im Betrieb, zu Gesundheitsbildung auf regionaler Ebene und zur Organisationsentwicklung im Krankenversorgungssektor sowie auf die Durchführung des Hochschullehrgangs „Gesundheitsförderung – Internationales Training für Projektentwicklung" (Grossmann, 1985 und 1996).

Die Zusammensetzung der Teilnehmer an diesem Lehrgang gibt Auskunft darüber, in welchen Institutionen und Funktionen in Österreich ein spezieller Qualifizierungsbedarf besteht. Es sind dies Vertreter der Kranken- und Unfallversicherung, Fachkräfte für Gesundheitsförderung und Gesundheitserziehung in Landes- oder kommunaler Verwaltung, Leiter größerer Organisationseinheiten der Krankenversorgung und Leiter von Gesundheitsförderungsprogrammen in unterschiedlichen Institutionen. Das Interesse von Vertretern unterschiedlichster Institutionen an diesem Lehrgang bildet den Bedarf an speziellen Rollen für neue gesundheitsbezogene Aufgabenstellungen ab. Diesem Bedarf werden die etablierten Gesundheitsdienste nicht gerecht.

Die Ausbildungskarriere der teilnehmenden Fachkräfte beruhte überwiegend auf einer akademischen Grundausbildung aus einem breiten Spektrum von Quellenstudien wie Medizin, Betriebswirtschaft, Psychologie, Pädagogik oder Sportwissenschaften. Diese Personen erfüllen ihre Aufgaben derzeit ohne weitere Ausbildung, jedoch wird großer Bedarf nach einer berufsbezogenen Qualifikation formuliert (Grossmann/Untermarzoner, 1996).

Vor dem Hintergrund der Projekt- und Lehrerfahrungen der Abteilung läßt sich im speziellen ein Ausbildungsbedarf ausmachen, der allen Tätigkeitsfeldern im Gesundheitssystem gemeinsam ist: Gesundheitsfachkräfte benötigen – und das wird weitgehend unterschätzt – soziale Kompetenzen. Das Führen von Gesprächen und Interviews sowie das Beobachten, Steuern und Leiten von Teams, Gruppen und Projekten, das Präsentieren und Moderieren prägt wesentlich den beruflichen Alltag aller Public-Health-Experten. Sie müssen mit unterschiedlichen Einrichtungen und Berufsgruppen kooperieren und das Kriterium „Gesundheit" in Arbeitsprogramme und Entscheidungen von Organisationen und Gemeinden einführen. Dies erfordert eine spezielle Ausbildung.

Der weitere Ausbildungsbedarf von Gesundheitsfachkräften in Österreich läßt sich in fünf Felder zusammenfassen:

1. Prävention (am Beispiel Arbeitsmedizin)

Österreich steht in der Arbeitsmedizin – einem wesentlichen Bereich der Prävention – vor einer deutlichen Ausweitung des Tätigkeitsfeldes, entsprechend den Standards der Europäischen Union. Derzeit gibt es jedoch noch ganze politische Bezirke, die keine arbeitsmedizinische Versorgung haben. Schätzungen des Boltzmann-Instituts für Medizin- und Gesundheitssoziologie zufolge könnte die Realisierung der arbeitsmedizinischen Versorgung aller österreichischen Arbeitnehmer 400 bis 500 Vollzeitstellen für Betriebsärzte eröffnen (Krajic, 1993). Neben arbeitsmedizinischen Qualifikationen benötigt ein Betriebsarzt Wissen aus den Bereichen soziale Epidemiologie und Arbeitsepidemiologie, Konzepte von Prävention und Gesundheitsförderung, Organisationsentwicklung sowie Management im Aufbau und der Steuerung von arbeitsmedizinischen Zentren. Weitere Kompetenzen, die von präventiv tätigen Experten benötigt werden, umfassen Projektmanagement, Kosten/Nutzen-Analyse von Vorsorgemaßnahmen und Öffentlichkeitsarbeit.

2. Gesundheitsförderung

Hier geht es um den Aufbau organisationsbezogener Gesundheitsförderungsprogramme in Betrieben, Schulen und Krankenhäusern sowie um Programme im kommunalen Kontext (Lobnig/Pelikan, 1996; Grossmann, 1996).

Veränderungen des Krankheitspanoramas hin zu chronisch degenerativen Krankheiten lassen einen wachsenden Bedarf an Lebensstil- und settingsbezogener Arbeit entstehen.

Eine große Zahl an Professionellen in Österreich widmet sich bereits dieser Aufgabe, unter anderem in Krankenkassen, Gesundheitsschutzinitiativen, Erwachsenenbildungsbereich und in Selbsthilfegruppen. Dennoch ist die bestehende Infrastruktur gering ausgebaut, wenn man bedenkt, daß die dort Tätigen anspruchsvolle Aufgaben zu erfüllen haben. Sie müssen bedarfsgerechte Programme entwickeln und durchführen, sie in ihren Organisationen vertreten und in Entscheidungen und Planungen der Organisation einbringen. Dazu benötigen sie zusätzlich zu den beschriebenen sozialen Kompetenzen Qualifikationen im Projektmanagement, im Einrichten von Qualifizierungsangeboten sowie in Evaluation und Dokumentation (Grossmann/Scala, 1994).

3. Politikberatung und Gesundheitsplanung

Das Ziel einer umfassenden Gesundheitspolitik ist es, sich nicht ausschließlich mit der Finanzierung und Steuerung des Krankenversorgungssektors zu beschäftigen, sondern Gesundheit und Krankheit in der Region oder Stadt in den Blick zu nehmen. In erster Linie baut eine solche Politik auf der Gesundheitsberichterstattung auf.

In Österreich ist die Erfassung und Auswertung von epidemiologischen Daten als Grundlage für politische Entscheidungen und Ressourcenallokation derzeit ungenügend bzw. werden vorhandene Daten nicht systematisch ausgewertet (Meggeneder, 1996). Kompetenzen werden hier vor allem im Bereich Epidemiologie und Biostatistik benötigt sowie in der Analyse von Gesundheitssystemen und in der Kenntnis des österreichischen Systems und seiner institutionellen und rechtlichen Rahmenbedingungen. Auch hier, wie in allen anderen Tätigkeitsbereichen, spielen soziale Qualifikationen eine große Rolle.

4. Steuerung der Krankenversorgung

Zu erwartende und bereits begonnene radikale Veränderungen im Krankenversorgungssektor machen einen enormen Bedarf an Public-Health-Expertise sichtbar. Als Stichworte seien die Dezentralisierung von medizinischen und pflegerischen Einrichtungen genannt, die den Anbietern von Krankenversorgung die längst notwendige Rolle als eigenverantwortliche Organisationen zuschreibt, sowie die Umstellung des Finanzierungssystems und die Einführung von Organisations- und Personalentwicklung im stationären Sektor.

Herausforderungen stellen hier insbesondere der Aufbau von neuen Strukturen im Bereich der ambulanten und semistationären Versorgung sowie die Zusammenarbeit zwischen den Versorgungsbereichen und zwischen professionellem und Laiensystem dar. Modelle wie die Medizinische Hauskrankenpflege zeigen, daß diese Aufgabe fachlich und organisatorisch hohe Ansprüche stellt.

Eigentümer und Träger von Institutionen der Krankenversorgung benötigen Fachkräfte, die neue Versorgungsstrukturen und Arbeitsteilungen konzipieren. Weiters müssen Stabsstellen für Organisations- und Personalentwicklung eingerichtet werden, die auch das Budget- und Personalcontrolling übernehmen. Deren Aufgabe ist es, die dezentralen Krankenhäuser im Entwickeln von Prozessen und in der Betriebsführung zu unterstützen.

Auf der betrieblichen Ebene ist die Qualifizierung von Leitungskräften notwendig sowie die Beratung des Managements durch Stabsstellen für Organisations- und Personalentwicklung.

5. Gesundheitswissenschaftliche Forschung

Qualitätsvolle Public-Health-Ausbildung und gesundheitswissenschaftliche Forschung bedingen einander gegenseitig. Jedoch gibt es zur Zeit in Österreich keine systematische gesundheitswissenschaftliche Forschung, in dem Sinn wie sie z. B. in Deutschland im Bereich der Forschungsverbünde Public Health des

Bundesministeriums für Bildung, Wissenschaft, Forschung und Technologie durchgeführt wird.

Forschungsschwerpunkte bestehen im Bereich aller vier oben angesprochenen Tätigkeitsfelder (Noack, 1996). Gesundheitswissenschaftler benötigen Kompetenzen im Bereich Epidemiologie und Biostatistik sowie in sozialen Forschungsmethoden wie Erstellung von Instrumenten für Interviews und Befragungen und im Bereich Evaluation. Das Erheben der Daten erfordert auch hier die Fähigkeit, in soziale Systeme zu intervenieren. Die Experten brauchen weiters die Fähigkeit, die Ergebnisse an andere Systeme zu kommunizieren.

Zusammenfassend machen unsere Erfahrungen aus der Lehre und Organisationsberatung im Bereich Gesundheitsförderung und Public Health in Österreich klar, daß ein bereichsübergreifendes, auf die Entwicklungsperspektive des gesamten Gesundheitssystems gerichtetes Ausbildungsangebot in Österreich geschaffen werden muß.

Einschneidende Veränderungen im Gesundheitsbereich, wie der Wandel des Krankheitspanoramas und wachsende Finanzierungsengpässe im Krankenversorgungssektor stellen eine Triebfeder für Veränderungen im Gesundheitssystem dar. International ist jedoch zu beobachten, daß – neben diesen Faktoren – das Interesse der im Gesundheitsbereich tätigen Fachkräfte an Verbesserungen der Rahmenbedingungen ihrer beruflichen Realität ein starker Motor für den notwendigen Wandel darstellt. Eine gemeinsame berufliche Identität ist eine Voraussetzung dafür, dieses Interesse von Gesundheitsexperten konstruktiv zu nutzen. Eine entsprechende berufsübergreifende Ausbildung, die derzeit noch ausständig ist, könnte einen wesentlichen Beitrag zur Etablierung der beruflichen Identität von Gesundheitsfachkräften in Österreich liefern.

Literatur

Grossmann, R. (1985) Gesundheitsschutz im Betrieb. Wissenschaftswerkstatt ’84. Arbeitnehmerschutz und Präventive Gesundheitspolitik. VWGÖ, Wien

Grossmann, R. (Hrsg.) (1996) Gesundheitsförderung und Public Health. Öffentliche Gesundheit durch Organisation entwickeln. Facultas, Wien

Grossmann, R., Scala, K. (1994) Gesundheit durch Projekte fördern. Ein Konzept zur Gesundheitsentwicklung durch Organisationsentwicklung und Projektmanagement. Juventa, Weinheim München

Grossmann, R., Untermarzoner, D. (1996) Professionalisierung von Gesundheitsförderung. In: Grossmann, R. (Hrsg.) Gesundheitsförderung und Public Health. Öffentliche Gesundheit durch Organisation entwickeln. Facultas, Wien, S. 360–376

Krajic, K., Ehs, G., Pelikan, J. (1993) Gesundheitsberufe 4. Entwicklungsperspektiven von Berufsfeldern für MedizinabsolventInnen außerhalb des zentralen ärztlich-kurativen Bereichs. Ludwig Boltzmann-Institut für Medizin- und Gesundheitssoziologie, Wien

Lobnig, H., Pelikan, J. (Hrsg.) (1996) Gesundheitsförderung in Settings: Gemeinde, Schule und Krankenhaus. Eine österreichische Forschungsbilanz. Facultas, Wien

Meggeneder, O. (1996) Gesundheitsförderung im Betrieb durch Krankenkassen. In: Grossmann, R. (Hrsg.) Gesundheitsförderung und Public Health. Öffentliche Gesundheit durch Organisation entwickeln. Facultas, Wien

Noack, H. R. (1996) Public-Health-Forschung und Lehre in Österreich. In: Public Health Forum 13

Für eine umfassende Public-Health-Ausbildung in Österreich

Katharina Heimerl, Harald Payer, Ralph Grossmann

Wie in den meisten Ländern Europas steht auch das österreichische Gesundheitswesen vor einschneidenden strukturellen Veränderungen. Die Krankenhäuser werden stärker dezentralisiert und sind gefordert, neue Leitungsstrukturen aufzubauen. Veränderungen des Krankheitspanoramas, des Lebensalters und der Haushaltsgröße machen neue Einrichtungen der medizinischen und pflegerischen Versorgung zur Betreuung von chronisch kranken und pflegebedürftigen Menschen notwendig. Parallel dazu gilt es, die Bereiche der Prävention und Gesundheitsförderung auszubauen, wobei in den letzten Jahren bereits eine Reihe von innovativen Projekten in Gemeinden, Schulen, Betrieben und den Krankenhäusern selbst realisiert werden konnte, die auch international beispielgebend sind (Forster, 1989; Pelikan, 1993; Grossmann, 1996a). In deutlichem Gegensatz zur Vielfalt und Professionalität dieser Einzelaktivitäten steht jedoch der geringe Institutionalisierungsgrad der Gesundheitsförderung und der Gesundheitssystemsteuerung in unserem Land. In der Zweiten Republik konnte das österreichische Gesundheitswesen nicht mehr an seine starke Public-Health-Tradition zu Beginn des Jahrhunderts anschließen. Statt dessen wurde ein individuenzentriertes, auf Transferzahlungen ausgerichtetes System der sozialen Sicherung im Krankheitsfall etabliert – ein System, das Kosten und Verantwortung für Gesundheit von der gefährdenden physischen und sozialen Umwelt im wesentlichen auf die Sozialversicherungen und damit letztlich auf die Steuerzahler abwälzt (Grossmann, 1996a). Insbesondere die mangelnde wissenschaftliche Verankerung und Professionalisierung von Public Health wird angesichts der neuen Herausforderungen des Gesundheitssystems deutlich sichtbar. Es fehlt eine kompakte, gesundheitswissenschaftlich fundierte und praxisbezogene Ausbildung für jene Fachkräfte, die mit der Entwicklung des Krankenversorgungssystems, mit Prävention, Gesundheitsförderung und Gesundheitsplanung befaßt sind.

„Public Health is the science and art of preventing disease, prolonging life and promoting health through organized community efforts“, lautet eine auf C. E. A. Winslow zurückgehende Definition von Public Health (Ellencweig, 1984). Um diesem umfassenden Tätigkeitsfeld zu entsprechen, muß die Ausbildung im Bereich Public Health ein breites Spektrum abdecken. Ein Public-Health-Experte im Sinne dieser Definition stellt einen Generalisten im Gesundheitsbereich dar (de Leeuw, 1992). Er benötigt sowohl analytische Kompetenzen aus den Bereichen Epidemiologie und Gesundheitssystemforschung als auch Kompetenzen auf den Gebieten Gesundheitsförderung, der primären Krankheitsprävention sowie Planung und Management von Gesundheitssystemen (Busse, 1996). Sowohl Forscher als auch Praktiker in Public Health stehen regelmäßig vor der Aufgabe, in soziale Systeme zu intervenieren (Grossmann, 1996b; Noack, 1996b). Soziale Kompetenzen sowie theoretische Kenntnisse betreffend die Intervention in soziale Systeme und die Entwicklung von Organisationen sind daher Voraussetzung für diese Tätigkeiten (Grossmann, 1993; Pelikan, 1993). Public-Health-Experten werden tätig auf den Ebenen Bund, Land, auf kommunaler Ebene sowie in basisnahen Projekten auf der „Community"-Ebene. Eine umfassende Ausbildung zum Master of Public Health muß ein breites Lehrangebot enthalten, das den Experten befähigt, als ein Generalist tätig zu werden. Gleichzeitig soll diese Ausbildung aber auch ermöglichen, daß der zukünftige Master of Public Health eine Spezialisierung und vertiefte Ausbildung in jenen Qualifikationen erfährt, die für das jeweilige Handlungsfeld relevant sind.

Im internationalen Maßstab sind Public-Health-Curricula zu einem elementaren Bestandteil im Gesundheitswesen vieler Länder geworden. Die angelsächsischen und skandinavischen Länder können hier auf eine (unterschiedlich) lange Tradition zurückgreifen, aber auch in den mittel- und südeuropäischen Ländern bilden Schools of Public Health wichtige Plattformen der Steuerung der nationalen Gesundheitssysteme, der gesundheitswissenschaftlichen Forschung sowie der internationalen Zusammenarbeit in diesen Feldern. Eine Analyse des aktuellen internationalen Ausbildungsangebots zeigt, daß die Programmschwerpunkte an den meisten ausländischen Schools of Public Health in den Bereichen Epidemiologie und Biostatistik, sozialwissenschaftliche Methoden, Gesundheitsförderung und -erziehung sowie Management im Gesundheitswesen und Gesundheitsökonomie bzw. -politik liegen (Normand, 1995).

In Österreich ist eine vergleichbare umfassende, in sich geschlossene Public-Health-Ausbildung für alle relevanten Berufsgruppen des Gesundheitssystems noch nicht vorhanden. Es wird zwar in verschiedenen Ausbildungsprogrammen eine beachtliche Vielfalt an bestimmten Teilqualifikationen aus Public Health angeboten, die sich aber nicht aufeinander beziehen und auch nicht zu einer eigenständigen Public-Health-Ausbildung integrierbar sind (Noack, 1996a). Ohne Anspruch auf Vollständigkeit sollen hier einige der wichtigsten kurz genannt werden:

Bereits Mitte der achtziger Jahre wurde an der Universität Innsbruck ein Community-Health-Kurs gegründet, der sich insbesondere an Ärzte im Turnus, die an einer Public Health-Tätigkeit in Entwicklungsländern interessiert sind, sowie an Ärzte aus diesen Ländern richtet. Der Kurs vermittelt Basiswissen und -fähigkeiten für Tätigkeiten im Bereich der Gesundheitsversorgung auf Gemeindeebene. Im präventiven Bereich – öffentlicher Gesundheitsdienst und Arbeitsmedizin – sind zu nennen: einerseits die Ausbildung zum Amtsarzt (Physikatskurs), der für Ärzte, die im öffentlichen Gesundheitsdienst tätig sind, verpflichtend ist. Andererseits bieten die Linzer Akademie für Arbeitsmedizin und die Akademie für Arbeitsmedizin in Klosterneuburg Ausbildungen zum Betriebsarzt an. Im Bereich Management werden mehrere Lehrgänge für Krankenhausmanagement angeboten mit jeweils unterschiedlichen Zulassungskriterien und Adressaten (unter anderen Wirtschaftswissenschaftler, Mediziner und Pflegepersonen in unterschiedlichen Positionen). Gemeinsam ist diesen Kursen, daß sie auf leitende Positionen im Krankenhaus vorbereiten. Auch die beiden Lehrgänge für Gesundheitsmanagement an der Niederösterreichischen Landesakademie bereiten auf leitende Positionen im Krankenhaus vor und bieten zusätzlich auch eine kurze Einführung in Public Health an. Gemeinsam mit der Österreichischen Vereinigung für Qualitätssicherung bildet der Wiener Krankenanstaltenverbund seit 1995 Qualitätsmanager aus. Der Lehrgang für Sozialwirtschaft, Management und Organisation sozialer Dienste an der Niederösterreichischen Landesakademie wendet sich unter anderem auch an Führungskräfte im Gesundheitswesen. Das Institut für Interdisziplinäre Forschung und Fortbildung – Abteilung Gesundheit und Organisationsentwicklung (IFF) – hat im Bereich Gesundheitsförderung bereits zum dritten Mal den Lehrgang „Gesundheitsförderung – Internationales Training für die Projektarbeit" angeboten. Dieser Lehrgang setzt sich zum Ziel, die Teilnehmer in Projektmanagement auszubilden. Das Curriculum zur klinischen und Gesundheitspsychologie an der Universität Wien in Kooperation mit der „Gesellschaft der kritischen Psychologen" und dem „Berufsverband der österreichischen Psychologen" richtet sich an Psychologen in der Gesundheitsförderung. Die Ausbildung zum Facharzt für Sozialmedizin deckt wesentliche Bereiche in Public Health ab. Darüber hinaus bieten alle größeren Institutionen des Gesundheitssystems innerbetriebliche Aus- und Fortbildungen für ihre Mitarbeiter an. Diese Kurse sind fachspezifische und arbeitsplatzbezogene Aus- und Weiterbildungsseminare, ferner werden Kurse zu Themen wie Führung und Organisation angeboten. Diesbezüglich sind als Beispiele das Aus- und Weiterbildungsprogramm des Hauptverbandes für Sozialversicherungsträger und des Wiener Krankenanstaltenverbundes zu nennen.

Aufbau einer österreichischen School of Public Health

Angesichts des wachsenden Bedarfs an Forschung, Lehre und Anwendung von Public Health in Österreich wurde daher die Österreichische Gesellschaft für Gesundheitswissenschaften und Public Health gegründet, die es sich zu einem ihrer Ziele gesetzt hat, über die Grenzen der einzelnen Fachdisziplinen hinaus die Errichtung einer österreichischen School of Public Health nach den internationalen Standards zu fördern (Noack, 1996a). Die Entwicklung des Curriculums orientiert sich an einer derzeit durchgeführten Erhebung zum Stand der gegenwärtigen gesundheitswissenschaftlichen Ausbildung und zum Qualifikationsbedarf im Bereich Public Health in Österreich (Institut für Sozialmedizin, Graz 1996). Zur Planung, Durchführung und Evaluation der School of Public Health wird die Errichtung einer interuniversitären Trägerschaft angestrebt, ein Projektvorschlag dafür wurde an die zuständigen Ministerien für Wisssenschaft und für

Gesundheit übergeben (ÖGGW+PH 1997). Geplant ist die Einrichtung folgender vier Fachbereiche an der School of Public Health:

- Epidemiologie von Krankheit und Gesundheit,
- Gesundheitsförderung und Prävention,
- Public-Health-Management und -Organisationsentwicklung,
- Gesundheitsökonomie und Gesundheitssystemsteuerung.

Die *Grundausbildung*, die alle Teilnehmer gemeinsam absolvieren, soll Kenntnisse und Fähigkeiten vermitteln, die der „Breite" der Ausbildung dienen. In der daran anschließenden Schwerpunktausbildung können sich die Teilnehmer in einem der vier Schwerpunkte vertiefte Kenntnisse aneignen. Da darüber hinaus ein breites Fortbildungsinteresse der bereits im Gesundheitssystem tätigen Personen besteht, wird ein Modulsystem angestrebt, das einzelne Module auch als themenspezifische Weiterbildungsveranstaltungen öffnet (s. Tabelle 1).

Gesundheit und Public Health können nicht einem bestimmten gesellschaftlichen Subsystem allein zugeschrieben werden. Wir sehen den Public-Health-Experten daher in unterschiedlichen Institutionen und Rollen verankert: in der Sozialversicherung, im Krankenversorgungssystem, in Betrieben oder im schulischen Bereich, um nur einige zu nennen. Dementsprechend richtet sich die School of Public Health an Teilnehmer mit sehr unterschiedlichen Quellenstudien (Medizin, Pädagogik, Psychologie, Soziologie, Wirtschaftswissenschaften) und sehr unterschiedlichen beruflichen Vorerfahrungen. Ziel einer Master-Public-Health-Ausbildung soll es daher sein, ein offenes Verhältnis der Berufsgruppen zueinander zu gewährleisten. Das Zusammenarbeiten von Personen mit

Tabelle 1. Curriculum Gesundheitswissenschaften/Public Health

Grundausbildung „Core"			
Historischer, philosophischer und psychosozialer Zugang zu Public Health			
Wissenschaftliche Grundlagen von Public Health			
Einführung in Epidemiologie			
Einführung in Gesundheitsförderung			
Einführung in Management und Organisationsentwicklung			
Einführung in Gesundheitssystemanalyse			
Wahlmodule			
Schwerpunktausbildungen			
Epidemiologie von Krankheit und Gesundheit	Gesundheitsförderung und Prävention	Public Health Management und Organisationsentwicklung	Gesundheitsökonomie und Gesundheitssystemsteuerung
Wahlmodule			
Projektarbeit und wissenschaftliche Abschlußarbeit			

unterschiedlichen Zugängen und Vorerfahrungen sowohl von seiten der Studenten, als auch der Dozenten ermöglicht das Entwickeln einer integrierten Sichtweise als Basis für den erforderlichen Paradigmenwechsel, in dessen Zentrum eine bevölkerungsbezogene und systemische Gesamtsicht von Gesundheit steht.

Literatur

Bury, J. A., Svensson, P.-G. (1994) Training and Research in Public Health. Policy Perspectives for a „New Public Health". WHO/EURO and Centre for Public Health Research, Karlstadt, Sweden

Busse, R. (1996) Public Health-Forschung, Dr. med. Mabuse 101, 26–31

de Leeuw, E. (1992) Module on Competencies Required in Public Health Training in a EURO HFA Perspective. A Framework. Draft II. Maastricht

Ellencweig, A. Y. (1984) Definition of public health. In: Public Health Review 12, 65–78

Forster, R., Froschauer, U., Pelikan, J. M. (Hrsg.) (1989) Gesunde Projekte. Initiativen und Modelle im österreichischen System der Gesundheitssicherung und Krankheitsbewältigung. Jugend und Volk, Wien

Grossmann, R. (1993) Gesundheitsförderung durch Organisationsentwicklung – Organisationsentwicklung durch Projektmanagement. In: Pelikan, J. M., et al.: Gesundheitsförderung durch Organisationsentwicklung. Juventa, Weinheim München, S. 34–43

Grossmann, R. (1996a) Gesundheitsförderung und Public Health: Öffentliche Gesundheit durch Organisationen entwickeln. Einleitung. Facultas, Wien

Grossmann, R. (1996b) Gesundheitsförderung durch Organisationsentwicklung. In: Prävention 2, 46–48

Grossmann, R., Untermarzoner, D. (1996) Professionalisierung von Gesundheitsförderung. In: Grossmann, R. (Hrsg.) Gesundheitsförderung und Public Health. Öffentliche Gesundheit durch Organisation entwickeln. Facultas, Wien, S. 360–376

Grossmann, R., Scala, K. (1994) Gesundheit durch Projekte fördern. Ein Konzept zur Gesundheitsentwicklung durch Organisationsentwicklung und Projektmanagement. Juventa, Weinheim München

Institut für Sozialmedizin, Karl-Franzens-Universität Graz (1996) Projekt: Entwicklung der gesundheitswissenschaftlichen Ausbildung, Forschung und Qualifikationsbedarf im Public-Health-Bereich in Österreich (Ist-Analyse von Public Health in Österreich) im Auftrag des Bundesministeriums für Gesundheit und Konsumentenschutz

Noack, R. H. (1996a) Public Health Forschung und Lehre in Österreich. In: Public Health Forum 13, 2–3

Noack, R. H. (1996b) Salutogenese und Systemintervention als Schlüsselkonzepte von Gesundheitsförderung und Public Health. In: Prävention 2, 37–39

Normand, C. (1995) Structures and Organizations of Masters in Public Health Programmes in Europe. In: Report on the First Workshop of the WHO Network of MPH Programmmes in Europe. Training and Research in Public Health Dialogue Series no. 3. WHO, Copenhagen

ÖGGW+PH (1997) Österreichische Gesellschaft für Gesundheitswissenschaften und Public Health: Projektvorschlag Österreichische School of Public Health

Pelikan, J. M., Demmer, H., Hurrelmann, K. (1993) Gesundheitsförderung durch Organisationsentwicklung – Einführung in die Thematik. In: Pelikan, J. M., et al.: Gesundheitsförderung durch Organisationsentwicklung. Juventa, Weinheim München, S. 13–20

Public-Health-Ausbildung für das 21. Jahrhundert: Ziele, Inhalte, Lernorganisation und Trägerschaft

R. Horst Noack

1. Einleitung

Was muß ein frisch gebackener Master of Public Health, der sich im Jahr 2010 um die Stelle eines wissenschaftlichen Referenten im Gesundheitsministerium bewirbt, wissen und können? In welchen gesundheitswissenschaftlichen und in welchen organisationswissenschaftlichen Zusammenhängen sollten die Studierenden eines postgradualen Studiengangs Öffentliche Gesundheit/Public Health denken lernen, unabhängig davon, ob sie einen Abschluß auf dem Gebiet Finanzierung und Systemsteuerung, Management von Gesundheitsorganisationen oder Gesundheitsförderung und Prävention anstreben? Welche Grundkenntnisse und methodischen Fähigkeiten sollten auf dem „klassischen" Gebiet der Biostatistik und Epidemiologie in einem postgradualen Public-Health-Studiengang unbedingt vermittelt werden, welche können einem Fachstudium der Epidemiologie vorbehalten bleiben? Inwieweit sollten Epidemiologie und Gesundheitsökonomie systematisch unterrichtet werden, inwieweit sind fallbezogene, problembasierte Unterrichtsformen günstiger?

Diese Fragen sind keineswegs nur akademischer Natur. Sie stellen sich dort, wo ein neuer postgradualer Studiengang Öffentliche Gesundheit geplant und aufgebaut wird. Sie stellen sich aber ebenso in den etablierten Schools of Public Health, die – häufig unter schwierigen budgetären Bedingungen – ihre Ausbildung den Erfordernissen künftiger Jahrzehnte anpassen müssen.

Um schlüssige und überzeugende Antworten auf die Frage nach den Inhalten, der Strukturierung und der Lernorganisation einer modernen Public-Health-Ausbildung zu entwickeln, bedarf es verschiedener Vorgaben und einer Reihe von Vorklärungen. Wichtig sind:

- ein Leitbild für ein künftiges System öffentlicher Gesundheit und die damit verbundenen Ziele einer postgradualen Public-Health-Ausbildung;
- ein möglichst schlüssiges Konzept der Kernfunktionen von Public Health und eine möglichst differenzierte Beschreibung professioneller Aufgaben in den verschiedenen Sektoren öffentlicher Gesundheit;

- wissensbasierte Vorstellungen darüber, in welchen Lernumwelten und anhand welcher Lerninhalte und Probleme die angestrebten Qualifikationen erworben bzw. vermittelt werden können;
- Klärung der Prinzipien einer adressatengerechten und effizienten Struktur und Lernorganisation und Wahl der Organisationen, die in eine solche Ausbildung eingebunden werden sollen.

2. Leitbild und Ziele

Ein zukunftsweisendes Leitbild für öffentliche Gesundheit muß von einem neuen, integrierten Verständnis von Public Health ausgehen. Public Health bezeichnet heute sowohl ein multidisziplinäres und professionelles System organisierten Wissens als auch ein intersektorales Netzwerk organisierter wissenschaftlicher und steuernder Anstrengungen, die auf die Verbesserung der Gesundheit und die Verminderung der Krankheitslast der Bevölkerung oder großer Bevölkerungsteile gerichtet sind.

Public Health verbindet bevölkerungs- und systembezogene gesundheitswissenschaftliche Forschung, Wissensmanagement und Wissenstransfer (*Wissensarbeit*) mit Planung und Management (*Steuerung*). Ein großer Bedarf an Wissensarbeit und Steuerung besteht vor allem im traditionellen Kernbereich der Krankenversorgung und Pflege und zunehmend auch auf dem neuen Aufgabengebiet, der Gesundheitsförderung und des Gesundheitsschutzes. Darüber hinaus erfordert ein neuer integrierter Ansatz von öffentlicher Gesundheit die wissenschaftliche Analyse der Kontextbedingungen und der Gesundheitspolitik und eine intersektorale Steuerung des Gesamtsystems durch die Schaffung entsprechender politischer, rechtlicher, finanzieller und wissenschaftlicher Rahmenbedingungen (siehe in diesem Buch Noack, 1998: Kapitel „Public Health an der Schwelle zum 21. Jahrhundert").

Ausgehend von diesem Leitbild können die Ziele eines zukunftsorientierten postgradualen Public-Health-Studiengangs formuliert werden. Ein solcher Studiengang sollte die folgenden allgemeinen Fähigkeiten und Fertigkeiten (Schlüsselqualifikationen) vermitteln:

I. allgemeine wissenschaftliche Qualifikationen;
II. Planungs- und Managementqualifikationen;
III. fachspezifische Qualifikationen in den epidemiologischen und sozialwissenschaftlichen Gesundheitswissenschaften;
IV. bereichsspezifische Qualifikationen auf den Gebieten Gesundheitspolitik und Kontextgestaltung, Krankenversorgung und Pflege sowie Gesundheitsförderung und Gesundheitsschutz;
V. kommunikative und informationstechnologische Qualifikationen.

3. Kernfunktionen und Aufgaben von Public Health

Das Leitbild öffentlicher Gesundheit gibt zwei Kernfunktionen vor: Wissensarbeit und Steuerung (Übersicht 1).

Übersicht 1: Matrix ausgewählter Public-Health-Aufgaben

Funktionsbereich	Wissensarbeit (Forschung, Wissensmanagement, Wissenstransfer)	Steuerung (Planung, Entwicklung, Systemmanagement)
Politik und Kontextgestaltung	vergleichende Analyse gesundheitspolitischer Strategien Evaluation gesundheitswissenschaftlicher Förderprogramme Erforschung der Determinanten von Gesundheit/Krankheit	Formulierung und Vereinbarung bedarfsorientierter Gesundheitsziele Schaffung der gesetzlichen Grundlagen für eine bedarfs- und ergebnisorientierte Steuerung Budgetierung der Gesundheitsausgaben, Entwicklung von Anreizsystemen
Krankenversorgung und Pflege	Beschreibung der Gesundheitspotentiale und -risiken in der Bevölkerung Beschreibung und Analyse des Bedarfs Evaluierung der Wirksamkeit und Wirtschaftlichkeit Entwicklung und Evaluation von Kooperationsmodellen, z. B. für die ambulante und stationäre Versorgung Entwicklung und Erprobung von Qualitätsstandards	Planung und Gestaltung der Aus- und Fortbildung Planung und Management koordinierter und ergebnisorientierter medizinischer Versorgung und Pflege Anwendung von Ansätzen des Health Technology Assessment (einschließlich Evidence-based Medicine) in der medizinischen Versorgung Einführung neuer Pflegekonzepte und einer entsprechenden Pflegeorganisation Entwicklung und Evaluation von Qualitätsmanagement
Gesundheitsförderung und Gesundheitsschutz	Strukturierung und Integration der Wissensgrundlagen Beschreibung und Analyse des Bedarfs Evaluation der Wirksamkeit und Wirtschaftlichkeit Erforschung und Entwicklung von Qualitätsstandards	Planung und Verankerung von Gesundheitsförderung und Gesundheitsschutz in allen relevanten Lebens- und Arbeitsbereichen Integration von Gesundheitsförderung und Gesundheitsschutz im öffentlichen Gesundheitssektor Entwicklung und Evaluation von Qualitätsmanagement

- Wie an anderer Stelle dargelegt, umfaßt *Wissensarbeit* einerseits die Generierung neuen Wissens durch empirische Forschung und wissenschaftliche Analyse und andererseits die Auswahl, Aufbereitung, Bewertung und Synthese von dokumentiertem wissenschaftlichen Wissen und von reflektiertem Erfahrungswissen, d.h. Wissensmanagement (Willke, 1997). Außerdem schließt diese Kernfunktion den Wissenstransfer in die Politik und in die Praxis ein. Eine Grundvoraussetzung für die Wissensarbeit sind die dafür erforderlichen Infrastrukturen.
- *Steuerung* beinhaltet planende, entwickelnde, umsetzende sowie gestaltende Aktivitäten (Systemmanagement) in den verschiedenen Funktionsbereichen oder Teilsystemen des Gesundheitssektors. Zu diesen Aktivitäten gehören die Gesetzgebung, die Allokation von Geld und anderen Ressourcen, die Schaffung von finanziellen und sozialen Anreizsystemen, die wissenschaftliche und praxisbezogene Aus- und Fortbildung von ExpertInnen und Fachpersonen.

Die Kernfunktionen Wissensarbeit und Steuerung beziehen sich auf drei Funktionsbereiche bzw. Teilsysteme des Gesundheitswesens: Politik und Kontextgestaltung, Krankenversorgung und Pflege, Gesundheitsförderung und Gesundheitsschutz. Um die Inhalte der Public-Health-Ausbildung zu bestimmen und zu strukturieren und um die Lernorganisation zu planen und zu gestalten, ist es sinnvoll, ein möglichst konkretes Bild der Berufsaufgaben im künftigen Public-Health-System zu entwerfen. Dies kann z.B. mit den Mitteln der Szenarientechnik oder auf systematischem Weg geschehen. Durch Kreuztabellierung der Kernfunktionen und der Funktionsbereiche ergibt sich eine Matrix exemplarischer Public-Health-Aufgaben (Übersicht 1).

Wie aus der Übersicht 1 hervorgeht, umfassen die im künftigen Public-Health-System zu erwartenden Tätigkeiten sowohl etablierte als auch neue Aufgaben. In Anbetracht der rasch wachsenden Möglichkeiten der Medizin und der Gesundheitsförderung und der Verknappung der Ressourcen werden verschiedene neue Aufgaben deutlich an Bedeutung gewinnen. Dazu gehören die Bedarfsanalyse und die Prozeß- und Ergebnisevaluation sowohl der Krankenversorgung und Pflege als auch der Gesundheitsförderung und des Gesundheitsschutzes. Dazu gehören auch die informations- und wissensbasierte Steuerung dieser Bereiche, das Qualitätsmanagement und die Qualitätssicherung.

4. Lerninhalte und Lernumwelten

Im traditionellen Public-Health-Curriculum (*old public health*), das noch wesentlich durch die Ära der übertragbaren Krankheiten und der Risikofaktoren- und Verhaltensmedizin geprägt wurde, waren die Biostatistik und die klinische Epidemiologie, die Sozialmedizin und die Hygiene, die Präventivmedizin und die Gesundheitserziehung die inhaltlichen Schwerpunkte der postgradualen Ausbildung. In den letzten Jahrzehnten haben die sozialwissenschaftlichen, ökonomischen, organisationswissenschaftlichen und umweltwissenschaftlichen Fächer wesentlich zum wissenschaftlichen Fortschritt von Public Health beigetragen.

Die moderne Public-Health-Ausbildung (*new public health*) schließt eine Reihe neuer gesundheitswissenschaftlicher Fächer ein: Epidemiologie von Gesundheit/Krankheit oder Sozialepidemiologie; Gesundheitspsychologie und -soziologie; Ökonomie, Politikwissenschaft und Gesundheitsrecht; Gesundheitssystemforschung und Managementwissenschaften (Übersicht 2) (Schwartz/Walter, 1998; Dierks, 1998; Kälble/von Troschke, 1998).

Fertigkeiten zur Bearbeitung bzw. Lösung von Public-Health-Aufgaben werden nicht nur durch den Erwerb fachlichen Wissens und fachspezifischer Methoden erlernt. Einen wesentlichen Beitrag zum Erlernen sowohl von allgemeinen Schlüsselqualifikationen als auch von fachspezifischen Qualifikationen leisten Forschungs- und Projektarbeit in der Krankenversorgung und Pflege, in der Gesundheitsförderung und Prävention und in der Politik und Kontextgestaltung (Übersicht 1).

5. Ausbildungsstruktur, Lernorganisation und Trägerorganisationen

Die postgraduale Public-Health-Ausbildung orientiert sich heute außer an den antizipierten Public-Health-Aufgaben und Ausbildungszielen auch an den Möglichkeiten und Bedürfnissen der Zielgruppen. Erfahrungsgemäß bestehen die Zielgruppen zum großen Teil aus motivierten und lernerfahrenen Personen. Sie sind häufig mit wissenschaftlichen Einrichtungen und mit Gesundheitsorganisationen vertraut und haben relativ klare Berufsziele. Viele von ihnen bevorzugen eine berufsbegleitende Ausbildung.

Übersicht 2: Die Entwicklung von Public Health in den letzten Jahrzehnten

„Old Public Health“	„New Public Health“
Fächer: Einführung Theoretische Medizin und Klinisch-praktische Medizin	Fächer: Einführung Theoretische Medizin und Klinisch-praktische Medizin
Biostatistik Klinische Epidemiologie Sozialmedizin (historisch: Sozialhygiene) Hygiene Präventivmedizin Gesundheitserziehung	Epidemiologie von Krankheit und Gesundheit Biostatistische Methoden Gesundheitssystemforschung Organisationsforschung Umwelthygiene Soziologie/Psychologie Ökonomie Politikwissenschaft Rechtswissenschaft Managementwissenschaft
Interventionsbereiche: Versorgung von Problemgruppen und Präventivmedizin	Interventionsbereiche: Intersektorale Gesundheitspolitik, Gesundheitsförderung

Gerade in Mitteleuropa, wo es eine große und steigende Nachfrage nach postgradualen Ausbildungsangeboten gibt, sind die Bewerbergruppen in bezug auf Vorbildung, Berufserfahrung, Alter und Geschlecht sowie Studienziele relativ heterogen. Deshalb bieten modular aufgebaute Curricula gegenüber Semester- oder Jahresprogrammen beträchtliche Vorteile. Ein Nachteil mag sein, daß sie einen höheren administrativen Aufwand und mehr Beratung für die Studierenden erfordern. Dieser Mehraufwand kann durch ein professionelles Betreuer- oder Tutorensystem, das der individuellen Studienbegleitung und -beratung dient, möglicherweise begrenzt und teilweise vielleicht sogar kompensiert werden. Angesichts der weitgehenden Individualisierung der Studienverläufe und der Lernorganisation bietet ein Tutorensystem darüber hinaus weitere Vorteile, etwa durch eine optimale Anpassung der Unterrichtsangebote an die Voraussetzungen und Interessen der Studierenden.

Grundsätzlich wird es in einem modular gegliederten Ausbildungsprogramm zumindest für einen Teil der Lehr- und Lerneinheiten (z.B. Pflichtkurse) eine empfohlene oder sogar eine bindende Sequenz verschiedener Lehr-/Lerneinheiten geben müssen. Zu Beginn des Studienprogramms und danach in bestimmten Zeitintervallen sollten zusätzlich multi- oder transdisziplinäre Module angeboten werden, die wichtige Fragestellungen oder Probleme aus der Sichtweite verschiedener Disziplinen beleuchten und – soweit möglich – auch mit Hilfe integrierender Ansätze, d.h. ganzheitlich bearbeiten. Dies empfiehlt sich vor allem für die Auseinandersetzung mit komplexen Public-Health-Problemen, wie z.B. dem Verhältnis von Arbeit bzw. Arbeitslosigkeit, sozialer Sicherung und Gesundheit.

Eine weitere herausfordernde Aufgabe ist es zu prüfen, inwieweit problemorientierte, integrierte Module gegenüber fachspezifischen Modulen Vorteile bieten. Problemorientiertes Lernen verbindet den Erwerb fachspezifischer Fähigkeiten und Fertigkeiten (z.B. epidemiologischer, soziologischer, historischer und politikwissenschaftlicher Kenntnisse) mit der systematischen Bearbeitung („Lösung") vorgegebener wissenschaftlicher und praktischer Probleme in kleinen Teams. Problemorientiertes Lernen unterstützt darüber hinaus den Erwerb überfachlicher Schlüsselqualifikationen (z.B. Wissensmanagement, Gesundheitsberichterstattung, Politikanalyse und Kommunikationsfähigkeit).

Da in einem modular gegliederten, multidisziplinären und multiprofessionellen Lehr-Lern-System der Studienverlauf und das Lernen hochgradig individualisiert sind, sollten die Informationsvermittlung und der Wissenserwerb weitgehend über Printmedien und elektronische Medien und zunehmend durch Internet-Applikationen erfolgen. Diese werden jedoch interaktive Lernformen nur in begrenztem Umfang ersetzen können. Gruppenarbeit, Projektstudium, Übungen, Seminare und auch einzelne Vortragsveranstaltungen werden in einer zukünftigen Public-Health-Ausbildung weiterhin einen hohen, vielleicht sogar einen sehr hohen Stellenwert haben.

Bleibt die Frage, welche wissenschaftlichen Institutionen und welche Gesundheitsorganisationen in die Public-Health-Ausbildung eingebunden werden sollten. Vielerorts scheinen sich Netzwerke akademischer Public-Health-Einrichtungen und verschiedener Organisationen des öffentlichen Gesundheitssektors bewährt zu haben. Die Vision einer *Europäischen School of Public Health ohne Mauern*, in die verschiedene universitäre Lehr- und Forschungseinrichtungen und ebenso einzelne nationale Gesundheitsinstitute, innovative staatliche und kommunale Gesundheitsbehörden und die WHO eingebunden wären, ist mehr als eine vage Utopie.

Die Österreichische Gesellschaft für Gesundheitswissenschaften und Public Health (ÖGGW & PH) hat einen Projektvorschlag für eine Österreichische School of Public Health vorgelegt (Arbeitsgruppe School of Public Health 1997), der sich an den hier skizzierten Prinzipien einer Public-Health-Ausbildung für das 21. Jahrhundert orientiert.

Literatur

Arbeitsgruppe School of Public Health (verantwortlich: R. H. Noack) (1997) Projektvorschlag Österreichische School of Public Health. Österreichische Gesellschaft für Gesundheitswissenschaften und Public Health (ÖGGW&PH), Graz

Dierks, M.-L. (1998) Postgraduierte Public-Health-Ausbildung und Berufsfelder im Bereich von Public Health. In: Schwartz, F. W., Badura, B., Leidl, R., Raspe, H., Siegrist, J. (Hrsg.) Das Public Health Buch. Urban & Schwarzenberg, München, S. 609–616

Kälble, K., v. Troschke, J. (1998) Studienführer Gesundheitswissenschaften. Schriftenreihe der „Deutschen Koordinierungsstelle für Gesundheitswissenschaften" an der Abteilung für Medizinische Soziologie der Universität Freiburg

Noack, R. H. (1998) Public Health in Österreich und der Schweiz. In: Schwartz, F. W., Badura, B., Leidl, R., Raspe, H., Siegrist, J. (Hrsg.) Das Public Health Buch. Urban & Schwarzenberg, München, S. 600–608

Schwartz, F. W., Walter, U. (1998) Altsein - Kranksein? In: Schwartz, F. W., Badura, B., Leidl, R., Raspe, H., Siegrist, J. (Hrsg.) Das Public Health Buch. Urban & Schwarzenberg, München, S. 124–140

Willke, H. (1997) Wissensarbeit. In: Organisationsentwicklung 3, 4–18

9. Das Gesundheitswesen und der öffentliche Gesundheitsdienst in Österreich

Der öffentliche Gesundheitsdienst in Österreich

Ulf Postuvanschitz

In Österreich werden 9% des Bruttoinlandsprodukts für die Gesundheit aufgewendet. Dies ist zwar bedeutend weniger als in medizinisch hochentwickelten Staaten wie den USA, wo nach einem OECD-Vergleich 13% in das Gesundheitswesen fließen, in absoluten Zahlen aber immerhin ca. 250 Mrd. Schilling im Jahr.

Trotzdem wurde das Bundesministerium für Gesundheit und Konsumentenschutz in den österreichischen Medien – weitgehend unwidersprochen – als überflüssig und unnütz bezeichnet. Sehr wesentlich hängt diese Fehleinschätzung damit zusammen, daß die gesundheitliche Versorgung der Bevölkerung traditionell als Teilfunktion des staatlichen Sozialsystems gesehen wird. Aufgrund der Allmacht der Sozialversicherungen (eines Staates im Staat) müssen die Bewegungsmöglichkeiten des Gesundheitsministers und der für das Gesundheitswesen verantwortlichen Fachleute gering bleiben. Dieser Zustand wird perseveriert, solange es nicht gelingt, über neue Gesundheitsstrukturgesetze sowie Gesetze über die Gesundheitsversorgung und Gesundheitsplanung einen weitgehend unabhängigen Geschäfts- und Finanzierungsbereich zu schaffen. Dies wäre auch der Anlaß, den im westeuropäischen Vergleich stark ausgeprägten Bürokratismus der Sozialversicherungen abzubauen und damit finanzielle Mittel für die tatsächliche Versorgung der Bevölkerung freizumachen. Derzeit deutet allerdings nichts darauf hin, daß das Gesundheitsministerium, dem auch weiterhin aufgrund des Reichssanitätsgesetzes 1870 die Oberaufsicht über das gesamte Sanitätswesen und die oberste Leitung der Medizinalangelegenheiten zusteht, eine wesentliche Aufwertung erfahren könnte. Die lang gehegte Befürchtung, das Gesundheitsministerium würde wieder zum Anhängsel des Sozialministeriums werden, bestätigte sich mit der Regierungsbildung 1997. Mit der Trennung des Gesundheitsressorts vom Konsumentenschutz mußte eine irrationale fachliche Zersplitterung zusätzlich in Kauf genommen werden. Das Gesundheitsministerium teilt damit das Schicksal jener unterbewerteten Funktionseinheiten der Staatsverwaltung, die aus bewußtem politischem Kalkül stets kleingehalten wurden und nunmehr in besonderer Weise von Spar- und Strukturmaßnahmen betroffen sind.

Geschichte und Entwicklung

Die Entwicklung eines modernen, nicht allein den traditionellen Aufgaben entsprechenden öffentlichen Gesundheitswesens wird zweifellos durch das, den aktuellen Entwicklungen in keiner Weise entsprechende Reichssanitätsgesetz 1870 gehemmt. Innerhalb der Europäischen Union steht Österreich eine denkwürdige Diskussion bevor, weil für die Sanitätsverwaltung relevante neue Gesetze fehlen oder auf längst novellierungsbedürftige Gesetze aufbauen. Im Gegensatz zu allen benachbarten mitteleuropäischen Staaten brachte es die österreichische Gesundheitspolitik 125 Jahre nicht zuwege, neue Gesetze zu schaffen, obwohl das Gesundheitswesen zu den entwicklungs- und veränderungsstärksten Materien der modernen Gesellschaft gehört. Der juristische Interpretationsspielraum hat aus dem Reichssanitätsgesetz einen Exerzierplatz dafür werden lassen, wie trotz allumfassender Kompetenz ein ebenso weitreichendes Vollzugsdefizit entstehen kann. Zudem entwickeln sich neue gesundheitspolitische und gesundheitsorganisatorische Einheiten in und außerhalb der Gesundheitsverwaltung, wie Vereine, Gesundheitsinitiativen u.ä., die in ihrer Qualifikation den fachlichen Kriterien der obersten Beratungsgremien in Sanitätsangelegenheiten auf Landesebene, nämlich dem Landessanitätsrat, und auf Bundesebene, nämlich dem Obersten Sanitätsrat, nicht entsprechen. So entsteht die merkwürdige Situation, daß bei einer drohenden Nichtbewältigung der zentralen Aufgaben des Gesundheitswesens auch die verbleibenden geringen Ressourcen für Randbereiche weiter aufgespaltet werden und nicht wirksam eingesetzt werden können.

Als besonders nachteilig erweist sich das Fehlen eines planerischen Elements im Reichssanitätsgesetz, wenn man von den „Anträgen auf Verbesserung sanitärer Verhältnisse" (§§ 10 und 16 des Reichssanitätsgesetzes) absieht. Dementsprechend fanden sich auch keine zentralen planerischen Ansätze in den drei Sektionen des Bundesministeriums für Gesundheit und Konsumentenschutz, also in der Zentralsektion, in der Sektion Gesundheitswesen und in der Sektion Lebensmittelangelegenheiten, Veterinärverwaltung und Strahlenschutz.

Ähnlich verhielt es sich bis vor wenigen Jahren mit den Zielsetzungen des öffentlichen Gesundheitsdienstes der Länder. Erst seit ca. fünf bis acht Jahren wurden eigene Organisationseinheiten für die Gesundheitsplanung geschaffen. Auf Bezirks- und Gemeindeebene bleibt das Feld der Gesundheitsplanung vorläufig noch initiativen Persönlichkeiten überlassen. Diese in Österreich sehr verzögerte Entwicklung erklärt sich zu einem erheblichen Teil aus dem Selbstverständnis der Verwaltung, unter dem massiven Druck der Politik zu rationalisieren und einzusparen, sich auf die Pflichtaufgaben zu beschränken und Neuaufgaben so spät wie möglich zu akquirieren. Ohne Vorgabe eines Gesetzes oder eines eindeutigen politischen Willens ist daher das innovative Potential der Verwaltung äußerst beschränkt.

Damit stellt sich die Frage, wie weit das öffentliche Gesundheitswesen ohne wesentliche Systemänderung bei weiterer Erfüllung der meisten angestammten Pflichtaufgaben an neue Funktionen und Aufgaben herangeführt werden kann.

Organisation, Funktionen und Aufgaben

Organisation, Funktionen und Aufgaben des öffentlichen Sanitätsdienstes werden durch das Reichssanitätsgesetz und die Landessanitätsgesetze (einschließlich der Gemeindesanitätsgesetze) bestimmt.

Organisation

Entsprechend der Konzeption des Reichssanitätsgesetzes müssen durch die Sanitätsverwaltung alle jene Geschäfte besorgt werden, die ihr vermöge besonderer Wichtigkeit für den allgemeinen Gesundheitszustand zur Besorgung ausdrücklich vorbehalten werden. Adäquate Organisationseinheiten müssen daher von der öffentlichen Hand bereitgestellt werden (Abb. 1).

Funktionen

Die bedeutendste Funktion der Gesundheitsverwaltung war nach dem Reichssanitätsgesetz eine umfassende medizinisch fachliche Überwachung und Kontrolle des Gesundheitswesens. Ähnlich große Bedeutung hatte die Funktion des

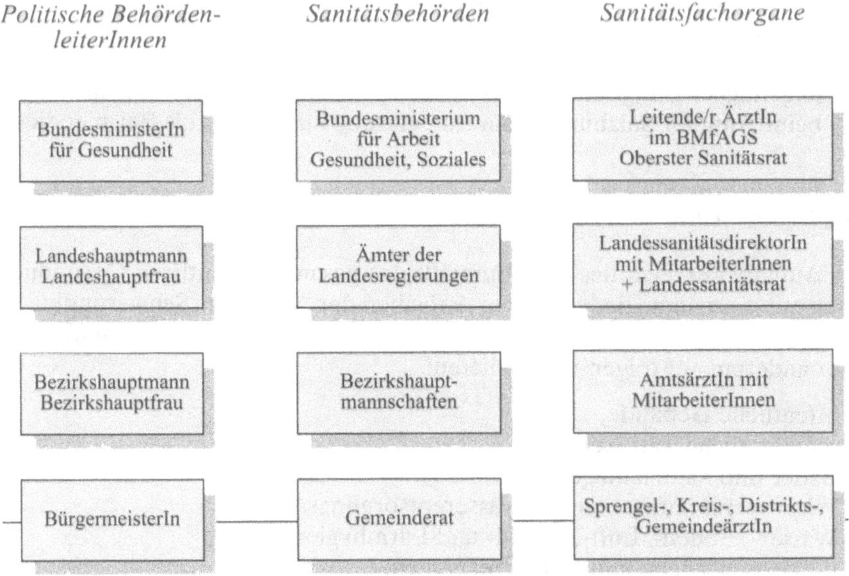

Abb. 1

Seuchenmanagements, und zwar sowohl im Hinblick auf die Prophylaxe (Impfwesen) als auch beim Auftreten von Epidemien. Vergleichbare Bedeutung auf Gemeindeebene hatten die Fürsorge und Versorgungsfunktion sozialer (großer) Randgruppen und die Sachverständigentätigkeit in hygienischen und umwelthygienischen Belangen.

Obgleich sich diese Hauptfunktionen auch noch in den Tätigkeitsbereichen der Amtsärzte in den neunziger Jahren dieses Jahrhunderts finden (siehe dazu „Amtsarzt. Tätigkeitsbereich und Ausbildung" des Österreichischen Bundesinstituts für Gesundheitswesen Wien 1991), ist doch eine deutliche Verschiebung weg von der Kontrolle hin zur Sachverständigentätigkeit erkennbar. Als zusätzliche Funktion hat sich die im Auftrag verschiedener auch nicht sanitätsnaher Behörden sehr häufig durchgeführte amts- und vertrauensärztliche Untersuchung etabliert.

Hauptfunktionen der zentralen Verwaltung (Bund, Länder, Bezirke):

- Überwachung des gesamten Sanitätspersonals der Kranken- und Sozialanstalten,
- Beachtung der Sanitätsgesetze,
- epidemiologische Überwachung und Berichterstattung,
- Verkehr von Arzneimitteln,
- Gesundheitsstatistik,
- forensische gutachterliche Tätigkeit.

Hauptfunktionen der Gesundheitsverwaltung in den Gemeinden:

- medizinische und soziale Versorgung
- umfassender hygienischer und umwelthygienischer Vollzug sanitätspolizeilicher Vorschriften im gesamten Wirkungskreis der Gemeinde
- forensische gutachterliche Tätigkeit

Das folgende Organigramm (Abb. 2) „Organisationsstruktur Gesundheitswesen" beim Amt der Salzburger Landesregierung kann dafür als Beispiel dienen.

Aufgabenbereiche

Der Aufgabenbereich des ÖGD umfaßt das gesamte öffentliche Gesundheitswesen mit Ausnahme der kurativen Aufgaben der Anstalten. Schwerpunkte sind Kontrolle, Begutachtung, Sanierungsvorschläge und Präventionsmaßnahmen unter anderem auf folgenden Gebieten:

- öffentliche Gebäude,
- schulärztliche Tätigkeiten,
- Bäder und Saunaanlagen,
- Wasserversorgungs- und Abwasserentsorgungsanlagen,
- Wasser-, Boden-, Luft-, Abfall- und Lärmhygiene,
- Gewerbebetriebe und Industrieanlagen,
- Wohn- und Siedlungshygiene,
- Ratten und Schädlinge,

Organisationsstruktur Gesundheitswesen am Beispiel des Landes Salzburg

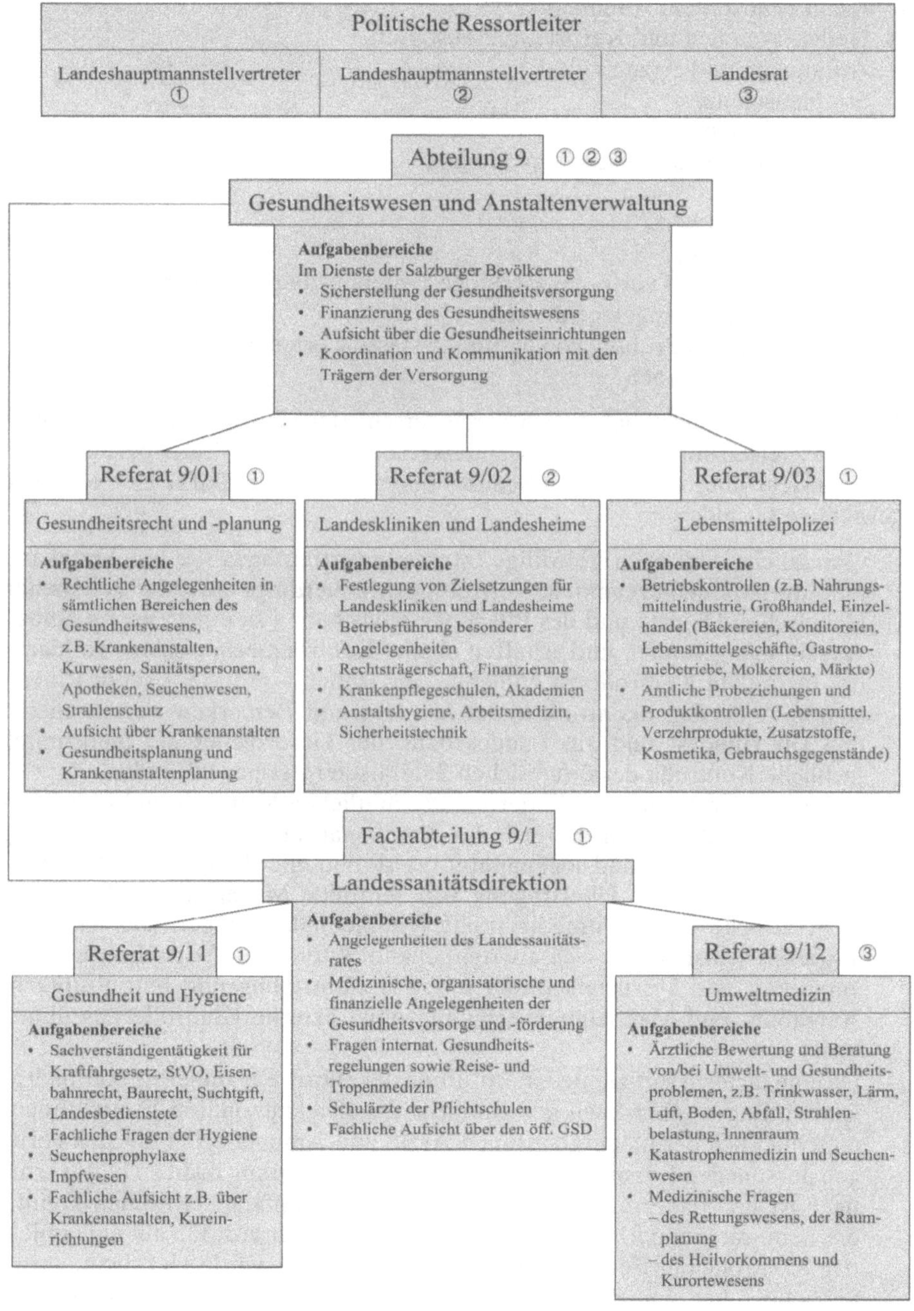

Abb. 2

- sonstige Umwelteinflüsse,
- Katastrophenmedizin,
- gefährliche Stoffe und Suchtgifte,
- Krankenanstalten, Altenheime,
- Heilvorkommen und Kurorte, Kuranstalten,
- Apotheken und Arzneimittel,
- Strahlenschutz,
- Sanitätspersonen,
- übertragbare Krankheiten, Epidemien,
- Impfwesen,
- Verkehrssicherheit,
- soziale Fürsorge,
- amtsärztliche und vertrauensärztliche Untersuchungen in Personal-, Sozial- und Gesundheitsangelegenheiten,
- Ausbildung und Prüfung von gesundheitsassoziierten Personen und Berufen,
- allgemeine Aufgaben.

Die Aufgabenbereiche haben sich durch verschiedene Entwicklungen erheblich von den Zielsetzungen des Reichssanitätsgesetzes – nämlich einer permanenten Oberaufsicht über das gesamte Sanitätswesen – entfernt. Dafür gibt es einige gewichtige Gründe:

- Gesetzliche oder auch freiwillige Interessenvertretungen wie die Ärztekammer, die Apothekerkammer, Vertretungen neuerdings auch der gehobenen technischen Dienste und des Pflegepersonals haben zu einem neuen Selbstverständnis gefunden und schaffen eigene Kontrollmechanismen, um damit der offiziellen Kontrolle zu entgehen. Sie stellen – mit politischem Einverständnis – die Eigenkontrolle in den Vordergrund. Bemerkenswert erscheint, daß auf Bundes- und auf Landesebene der Gesetzgeber die medizinisch fachliche Kontrolle des öffentlichen Sanitätsdienstes bewußt reduziert.
- Ein ähnlicher Trend zur Minderung der ärztlichen Kontroll- und Führungsaufgaben ergibt sich im Bereich der Krankenanstalten durch Vergrößerung der Führungsebene und sogenannter multi- und interdisziplinären Entscheidungsgremien sowie Übertragung von zentralen Managementaufgaben an nichtärztliche und nichtmedizinische Krankenhausmanager. Die Krankenanstalten selbst haben sich zu weitgehend autonomen Wirtschaftskörpern entwickelt und versuchen durch internes Controlling und betriebsinterne Aufgaben- und Maßnahmenverteilung ohne externe Kontrolle auszukommen.
- Da eine fachlich suffiziente Überprüfung der enorm expandierten stationären Einrichtungen, aber auch des Bereichs der nichtstationären Einrichtungen einschließlich der niedergelassenen Ärzte und Ambulatorien mit den geringen personellen Ressourcen der Gesundheitsverwaltung nicht zu bewerkstelligen ist und daher auch nur in beschränktem Umfang stattfinden konnte, erscheint dies immerhin als ein möglicher Lösungsansatz. Ob auf eine objektive Kontrolle der Behörde verzichtet werden kann, wird sich zeigen.
- Schließlich hat eine Fülle von vertraglichen, bescheidmäßigen und laut Geschäftseinteilung vorgegebenen neuen Aufgaben durch Bund, Länder und

Gemeinden zu einer wesentlichen Verschiebung des Aufgabenspektrums gegenüber den Bestimmungen des Reichssanitätsgesetzes geführt. Die Überfrachtung des ÖGD mit wenig effizienten Routinepflichtaufgaben macht die Konzentration auf wesentliche Aufgaben, wie Qualitätskontrolle und Gesundheitsmanagement, unmöglich.

Es steht außer Zweifel, daß ein öffentliches Sanitätswesen, das genötigt ist, sich an gesetzlichen Bestimmungen des Jahres 1870 zu orientieren, aktuellen Anforderungen nur zum Teil gerecht werden kann. Da sehr viele Aufgaben aus dem bestehenden öffentlichen Gesundheitswesen, wenig schmeichelhaft als „Old Public Health“ bezeichnet, in Erfüllung gesetzlicher und fachlicher Aufträge erledigt werden, ist eine ersatzlose Abschaffung ohne erhebliche Nachteile für ein im Sinne des Bürgers funktionierendes Verwaltungssystem nicht möglich. Eine Entfrachtung und Bereinigung erscheint aber ebenso geboten wie die Vorgabe und Akzeptanz neuer Ziele, wie sie für ein „New-Public-Health“-System in hoch entwickelten Staaten seit einem guten Jahrzehnt gefordert und realisiert werden. Ein gesundheitswirksames qualitativ vergleichbares demotropes komplementäres System zur individuellen kurativen Medizin besteht in Österreich derzeit nicht einmal in Ansätzen. Die notwendigen Veränderungen und tiefgreifenden Strukturmaßnahmen in Zusammenarbeit mit Vertretern von Old und New Public Health in die Wege zu leiten, sollte eine lohnende und staatstragende Aufgabe sein.

Public Health aus der Sicht der Sozialversicherung

Gesundheitsvorsorge versus Krankenbehandlung?

Walter Geppert

Wie die Erfahrung lehrt, kann nur ein öffentlich-rechtlich strukturiertes System den erforderlichen angemessenen Schutz und soziale Sicherheit bieten bzw. die neuen Herausforderungen, die sich aufgrund der Änderungen der sozioökonomischen Rahmenbedingungen ergeben, bewältigen helfen. Der dafür bestimmende Grundsatz lautet: Soziale Gerechtigkeit ist nur auf solidarischer Basis möglich.

Die „Public-Health-Bewegung“ ist historisch im Zuge der Industrialisierung entstanden. Ihr ging es in der zweiten Hälfte des 19. Jahrhunderts insbesondere um die Verbesserung der extrem schlechten gesundheitlichen Versorgung der Industriearbeiter und ihrer Familien. In Mitteleuropa wurde zu diesem Zweck vor mehr als 100 Jahren die Sozialversicherung als Pflichtversicherung der Erwerbstätigen geschaffen. 1989 feierte sie in Österreich ihren hundertjährigen Geburtstag. Gegenwärtig sind in unserem Land rund 99% der Bevölkerung krankenversichert. Vor mehr als 40 Jahren, im Staatsvertragsjahr 1955, beschloß der Nationalrat das Allgemeine Sozialversicherungsgesetz (ASVG), das „Herzstück“ des österreichischen Sozialstaates. Im Leitbild der österreichischen Sozialversicherung aus dem Jahr 1995 wird sie daher mit Recht auch als „Garant für die soziale Sicherheit in Österreich“ bezeichnet.

Die Public-Health-Konzeption erlangt immer mehr an Bedeutung, auch in Österreich und innerhalb der Sozialversicherung. Mit ein Grund dafür ist das WHO-Gesundheitsförderungskonzept, insbesondere die Ottawa-Charta 1986. Die WHO definiert: „Gesundheit ist nicht nur die Abwesenheit von Krankheit und Behinderung, sondern vollständiges körperliches, geistiges, seelisches und soziales Wohlbefinden.“ Das ist keine Definition im streng juristischen Sinn, sondern eher ein politisches Programm, das die WHO-Mitgliedstaaten, vorrangig deren Regierungen einschließlich aller in einem Land tätigen Gesundheitsträger, zum Adressaten hat.

Innerhalb Europas hat die WHO mit ihrer Strategie „Gesundheit für alle bis zum Jahr 2000“ einen neuen Handlungsspielraum gesetzt. Im Vordergrund stehen Maßnahmen der Gesundheitsförderung und zur Vorbeugung gegen Krankheiten. Als typische Interventionsfelder präventiver Gesundheitspolitik werden der Arbeitsplatz, die allgemeine Umwelt, der Lebensstil bzw. das Freizeitverhalten genannt. Ins Zentrum der Betrachtung rücken damit die alltäglichen Lebensbedingungen. Es geht um die sozialen Rahmenbedingungen, die ein gesundheitsförderndes Verhalten ermöglichen oder gar behindern. Das macht besonders deutlich, daß die Gesundheit nicht nur eine medizinische Komponente hat. Die WHO versteht daher die Gesundheitsförderung richtigerweise auch als ein gesellschaftliches Reformkonzept.

Mit der 50. ASVG-Novelle wurde das Aufgabengebiet der sozialen Krankenversicherung dem „Zeitgeist" entsprechend neu umschrieben. Seitdem gehört auch die Gesundheitsförderung zu den Pflichtaufgaben der Krankenkassen. Wenig bekannt ist, daß diese jährlich zwischen 4,5 bis 6,5 Mrd. Schilling für die Prävention und Gesundheitsförderung ausgeben; für österreichische Verhältnisse ein beträchtlicher Betrag. Von den Maßnahmen, die damit finanziert werden, weiß man allerdings wenig. Das liegt auch daran, daß sich viele Präventivmaßnahmen hinter Leistungspositionen in den Honorarkatalogen der Kurativmedizin verbergen, die von den Kassen nicht gesondert ausgewiesen werden, ein Versäumnis, das sie sicher nachholen werden.

Aufgabenbedingt kümmert sich die Krankenkasse mehr um den medizinorientierten Bereich. Nur ein Beispiel: 1974 wurde nach erfolgreichen Pilot-Versuchen der Steiermärkischen Gebietskrankenkasse in ganz Österreich die Gesundenuntersuchung für Erwachsene als Pflichtleistung eingeführt. Seitdem gibt es die Gesundenuntersuchung auch auf Krankenschein. Hiermit hat die Krankenversicherung die ihr historisch zugedacht gewesene „Feuerwehrrolle" erstmals verlassen. Die Krankenkassen verstehen sich daher auch als eine Einrichtung, die für ihre Versicherten nicht nur im Krankheitsfall da ist. Sie wollen in Zukunft auch „Gesundheitskassen" sein. Das bekräftigt das „Sozialversicherungs-Leitbild": Danach wird großer Wert auf die Gesundheitsvorsorge und das Verständnis der Sozialversicherten „für eine gesunde Lebensweise" gelegt. Ziel ist es, „einen gesundheitsbewußten Umgang" der Sozialversicherten „mit dem eigenen Körper in Arbeit und Freizeit zu fördern".

Die Vorsorge (Prävention) ist eine Gemeinschaftsaufgabe. Der Erfolg der Gesundheitsförderung ist daher auch mit davon abhängig, inwieweit es gelingt, andere, die mitmachen sollen (müssen), so zu motivieren, daß sie das Thema „Gesundheit" im Rahmen ihrer eigenen Politik richtig plazieren.

Wird, was richtig ist, unter Gesundheitsförderung all das verstanden, was die sozialen Rahmenbedingungen der Gesundheit ausmacht, so ist klar, daß hiefür in Österreich auch andere Rechtsträger als die Krankenkassen mit zuständig sind. Niemand darf sich ausschließen oder eine Art Warteposition einnehmen.

Die soziale Krankenversicherung hat dem im eigenen Bereich bereits mehrfach Rechnung getragen. 1993 wurde auf Hauptverbandsebene zur Beratung der Entscheidungsgremien ein Präventionsbeirat mit namhaften Experten, auch von außerhalb der Sozialversicherung, geschaffen. Mitglieder dieses Beirates, der aus elf Personen besteht, sind z. B. Universitätsprofessoren, ein ärztlicher Leiter einer Krankenanstalt, ein Betriebsarzt, Proponenten der Gesundheitsförderung aus Bundesländern sowie dem Thema verbundene Medienmitarbeiter.

Gleichzeitig ist die vom Hauptverband herausgegebene Fachzeitschrift „Soziale Sicherheit“ um eine Beilage mit dem Titel „Forum Prävention“ erweitert worden, die inzwischen zu einem der wichtigsten Publikationsorgane im Bereich der Prävention und Gesundheitsförderung geworden ist. Dem Public-Health-Anspruch auf Intervention durch Erziehung und Änderung des Lebensstils wurde durch Herausgabe diverser Broschüren Rechnung getragen. Nachem z. B. die gesundheitlichen Störungen im Bewegungs- und Stützapparat laufend zunehmen, wurde im Kampf gegen die Bewegungsarmut eine Broschüre mit dem Titel „Rücken ohne Tücken“ herausgegeben. Vor kurzem startete der Hauptverband gemeinsam mit dem Institut „Sicher Leben“ das Projekt „Sicherheit im Seniorenhaushalt“. Unmittelbarer Anlaß dafür war die Zunahme von Freizeitunfällen, insbesondere bei älteren Menschen, mit oft schweren Verletzungen, wodurch deren Lebensqualität erheblich beeinträchtigt werden kann.

Ab den siebziger Jahren hat sich die Public-Health-Bewegung in den USA angesichts der weltweit höchsten Gesundheitsausgaben mit zweistelligen Steigerungsraten pro Jahr auf die Erstellung von Gesundheitsförderungsprogrammen zur Bekämpfung der subjektiven Risikofaktoren konzentriert. Es ging schwerpunktmäßig z. B. um das Rauchen, die Ernährung, die mangelnde Bewegung, den Lebensstil sowie die Gefahren am Arbeitsplatz als mögliche Ursachen für verschiedene Krankheiten: Gesichtspunkte, die auch in Österreich unter Einschluß der sozialen Krankenversicherung immer mehr Bedeutung erlangen.

Der enorme Anstieg der Kosten im Gesundheitswesen ist ein Trend, der in allen reichen Industrieländern zu beobachten ist. Unabhängig davon, wie die Gesundheitsversorgungssysteme der „entwickelten Staaten“ aufgebaut und strukturiert sind, der Ausgabenanstieg ist kein „systembedingter“. Hauptgrund dafür sollen nach jüngsten Recherchen amerikanischer Gesundheitsökonomen[1] die ständig zunehmende Anzahl der Behandlungs- und Diagnosemöglichkeiten sein; für die erkrankten Menschen (möglicherweise) ein Segen. Was letztendlich im Einzelfall zur Anwendung gelangt, sollte im Gespräch mit dem Patienten festgelegt werden. Jedenfalls will die Sozialversicherung ihren Versicherten den medizinischen Fortschritt sicherstellen.

Gesundheitsförderung darf jedoch nicht einfach mit gesundheitlicher Aufklärung gleichgesetzt werden. Im Grunde geht es um mehr, nämlich um die Hilfe zur Selbsthilfe. „Gesundheit ist nicht alles, aber alles ist nichts ohne Gesundheit“, sagte einmal Schopenhauer. Kosten-Nutzen-Überlegungen, so wichtig sie auch sind, müssen wohl gegenüber humanitären Überlegungen zurücktreten. In diesem Spannungsfeld sind daher Eigenverantwortung und externe Faktoren, die der einzelne oft nur geringfügig beeinflussen kann, streng auseinanderzuhalten. Je größer des Engagement im Gesundheitsförderungsbereich ist, desto weniger muß man – später – für die Behandlung und Versorgung von erkrankten Menschen ausgeben.

Gesundheitsvorsorge und kurative Medizin sind zwei sich ergänzende Möglichkeiten: Beide reduzieren menschliches Leid, beide steigern die Lebensqualität. Die soziale Krankenversicherung hilft dabei im Rahmen ihrer Möglichkeiten.

---

[1] Vgl. Newhouse, J. P. (1993) Free for All? Lessons from the Rand Health Insurance Experiment. Harvard University Press, Cambridge.

Die Kostenexplosion im österreichischen Gesundheitssystem – eine Herausforderung für Public Health?

Christian M. Köck

I. Die Krise des Gesundheitswesens als Chance für das System und die Organisationen

Einleitung

Ein funktionierendes Gesundheitssystem ist integrierter Bestandteil des Sozialsystems der entwickelten Industriegesellschaften. Seit einigen Jahren befinden sich dieses System und seine Institutionen jedoch im Mittelpunkt intensiver Diskussionen und in einem Prozeß dynamischer Veränderung. Fast hat es den Anschein, als wären wohlerprobte Einrichtungen, von deren Funktionieren die Industrienationen ausgehen, in einer schweren Krise. Leistungsorientierte Finanzierung, Pflegesatzverordnung, die Einhebung eines Selbstbehalts für Besuche beim niedergelassenen Arzt und die Einführung einer Wertschöpfungsabgabe zur Abdeckung des Defizits der Krankenkassen sind einige Stichworte aus der laufenden Diskussion. Das Bild eines reformbedürftigen Systems wird durch verschiedene Symptome auf der Ebene der einzelnen Organisation ergänzt: eine hohe Zahl von Krankenstandstagen unter Pflegepersonen, eine relativ kurze Verweildauer im aktiven Berufsleben, zehn und mehr Nachtdienste pro Monat und zum Teil weit über die Regelarbeitszeit hinausreichende Dienstzeiten für Ärzte sind Beispiele dafür.

Die meisten entwickelten Industrieländer beantworten die anstehenden Fragen mit der Planung und zum Teil auch Umsetzung großer Reformprojekte. Das Gesundheitsstrukturgesetz in der Bundesrepublik Deutschland, der Bundeskrankenanstaltenplan und die Einführung der leistungsorientierten Finanzierung in Österreich, das „White Paper" und die damit verbundene grundlegende Reform des National Health Service in Großbritannien, der bisher gescheiterte Versuch in den USA, die Probleme des teuersten Gesundheitssystems der Welt durch den „Health Care Reform Act" in den Griff zu bekommen, und schließlich die Einführung sogenannter Planmärkte in den skandinavischen Ländern sind Beispiele dieser Entwicklung. Meistens stand bei diesen Reformvorhaben die besorgniserregende Kostenentwicklung im Zentrum der Diskussion.

Ein Blick auf die Statistik der OECD zeigt, daß die Steigerungen tatsächlich Grund zur Sorge geben. So nahmen zum Beispiel die Ausgaben pro Kopf der Bevölkerung für Gesundheitsleistungen in den Jahren zwischen 1980 und 1996 im OECD-Durchschnitt von US$ 577,– auf US$ 1774,– zu, was einer jährlichen Steigerung um 7,5 % entspricht. In der Bundesrepublik Deutschland nahmen die Ausgaben in diesem Zeitraum von US$ 811,– auf US$ 2222,–, in Österreich von US$ 683,– auf US$ 1681,– und in den USA von US$ 1068,– auf US$ 3708,– pro Kopf zu (Schieber et al., 1994; Anderson, 1997).

Diese Verdoppelung bis Verdreifachung der Pro-Kopf-Ausgabe in nur 12 Jahren ist nicht der einzige beunruhigende Befund. Wesentlich gravierender ist, daß in diesem Zeitraum die Zuwächse jeweils über den Zuwächsen des Bruttoinlandsprodukts der jeweiligen Länder lagen. Ein Vergleich der Ausgaben für Gesundheitsleistungen als prozentueller Anteil am Bruttoinlandsprodukt in den Jahren 1980 und 1992 zeigt, daß es nicht nur zu einer absoluten Erhöhung, sondern auch zu einer relativen Vermehrung des Ressourceneinsatzes gekommen ist. Während die Bundesrepublik Deutschland 1960 4,9 % des Bruttoinlandsprodukts (BIP) für Gesundheitsleistungen ausgab, lag dieser Wert 1996 bei 10,5 %. Für Österreich war eine Zunahme von 4,4 % auf 7,9 %, für die USA von 5,3 % auf 14,2 %, im Durchschnitt aller OECD-Länder von 3,9 % auf 8,0 % zu verzeichnen (Schieber et al., 1994; Anderson, 1997).

Ausgehend von diesem Szenario, versucht dieser Aufsatz zweierlei: Einerseits sollen die Ursachen und Hintergründe der Kostenexplosion im Gesundheitssystem identifiziert und Ansätze für eine Veränderung der Systemarchitektur und der Anreize aufgezeigt werden, um Perspektiven einer Reform zu verdeutlichen. Andererseits geht es aber auch darum, eines der wesentlichsten und für die gesundheitspolitische Diskussion immer unverzichtbareren Gebiete von Forschung und Analyse im Public-Health-Bereich zu skizzieren.

Das Gesundheitswesen in der Krise: Ursachen, Entwicklungstrends und Herausforderungen

Funktionalität oder Dysfunktionalität des Gesundheitssystems der entwickelten Länder sind nicht auf Handlungen oder das Fehlverhalten einiger weniger Akteure zurückzuführen, sondern das Ergebnis des Zusammenspiels komplexer Kräfte, Strukturen und ökonomischer Anreize bzw. das Produkt langfristiger Entwicklungstrends. Die demographische und epidemiologische Entwicklung, die therapeutischen und diagnostischen Möglichkeiten moderner Medizin, die Verfügbarkeit moderner Informationstechnologie und das Verhältnis zwischen Gesundheitsorganisationen und ihren Kunden sind dabei wesentlich für das Verständnis der Entwicklungen (Köck, 1996).

1. Die Bevölkerung altert: die demographischen Veränderungen

Das 20. Jahrhundert hat eine dramatische Veränderung der Demographie der entwickelten Industrieländer mit sich gebracht. Diese ist vor allem durch eine beispiellose Zunahme der Lebenserwartung geprägt. So stieg in Österreich zwischen 1902 und 1994 die Lebenserwartung eines neugeborenen Mädchens von 40,6 Jahren auf 73,3 Jahre, was einer Erhöhung um rund 85 % entspricht. Dies bedeutet, daß es in den letzten Jahrzehnten pro Dekade zu einer Zunahme der Lebenserwartung um rund drei Jahre gekommen ist. Diese Entwicklung war bis in die jüngere Vergangenheit vor allem auf eine Abnahme der Sterblichkeit der Säuglinge im ersten Lebensjahr bzw. der Kinder bis fünf Jahre zurückzuführen, während in den letzten beiden Jahrzehnten auch die sogenannte fernere Lebenserwartung älterer Menschen deutlich zunimmt (Österreichisches Statistisches Zentralamt, 1995).

Die Entwicklung der Lebenserwartung hat bedeutende Auswirkungen auf den Ressourcenverbrauch im Gesundheitsbereich. Empirische Erhebungen bestätigen dabei die naheliegende Vermutung, daß es mit steigendem Alter zu einer signifikanten Erhöhung der Nachfrage nach ambulanten und stationären Gesundheitsleistungen kommt. So beträgt etwa die Anzahl der Krankenhaustage oder der Arztbesuche pro Person und Jahr bei Personen älter als 70 Jahre rund das Dreifache im Vergleich mit den Zwanzigjährigen.

Geht man nun davon aus, daß es in den nächsten Jahren zu einer weiteren Verlängerung der Lebensspanne kommen wird, so stellt sich für das Gesundheitssystem und die Gesundheitsökonomie die entscheidende Frage, welche Veränderungen die Morbidität der Bevölkerung und damit die Nachfrage nach Gesundheitsleistungen erfahren wird. Sollte sich der oben beschriebene Trend im gleichen Ausmaß wie bisher fortsetzen, so ist mit einem wesentlichen Mehrbedarf an Ressourcen für das Gesundheitswesen zu rechnen.

1.1 Die epidemiologischen Veränderungen

Das 20. Jahrhundert war nicht nur von einer dramatischen Veränderung der Mortalität und Lebenserwartung, sondern auch von einer Veränderung des epidemiologischen Spektrums geprägt. Zu Anfang des Jahrhunderts ähnelte das Krankheitsspektrum in den Industrieländern – mit der wichtigen Ausnahme von AIDS – dem der heutigen Länder der Dritten Welt. Die Infektionskrankheiten Scharlach, Masern, Tuberkulose, Pocken, Typhus, Diphtherie, Polio und Cholera waren die wesentlichen Krankheits- und Todesursachen. Im Laufe der ersten Jahrzehnte dieses Jahrhunderts kam es, im wesentlichen verursacht durch die Verbesserung der hygienischen, sozialen und ökonomischen Bedingungen und später auch durch die Entwicklung und Verbreitung von Antibiotika und Schutzimpfungen, zur Abnahme der Häufigkeit der Infektionskrankheiten und zur Zunahme der sogenannten chronisch-degenerativen Erkrankungen. Chronische Erkrankungen des Herz-Kreislauf-Systems und bösartige Neubildungen stehen an der Spitze der Morbiditäts- und Mortalitätsstatistiken und machen bereits 75 % aller Sterbefälle aus. Die Infektionskrankheiten spielen heute daher eine völlig untergeordnete Rolle (Köck/Kytir, 1994).

Diese Veränderung des epidemiologischen Spektrums führt dazu, daß nicht nur immer mehr Menschen ein immer höheres Lebensalter erreichen, sondern daß sie dabei mit einer chronisch-degenerativen Erkrankung belastet sind. Die Gesellschaft und das Medizinsystem scheinen unter einem Phänomen zu leiden, das der amerikanische Medizinsoziologe Gruenberg „The failure of success" genannt hat: Bessere Lebensbedingungen und eine bessere medizinische Versorgung führen dazu, daß immer mehr Menschen eine Erkrankungsepisode chronisch-degenerativ erkrankt überleben und nicht wie früher unmittelbar an einer Infektionskrankheit sterben. Daher muß man davon ausgehen, daß, wenn es nicht zu einer wesentlichen Änderung gesundheitspolitischer Prioritäten mit einem Schwergewicht auf Primärprävention, also die Verhütung von Erkrankungen, kommt, der Anteil chronisch-degenerativ erkrankter Menschen weiter zunehmen wird. Damit muß es tendenziell zu einer Erhöhung des Nachfragepotentials kommen.

2. *Die informationstechnologische Revolution*

Wie in allen Bereichen der Gesellschaft wächst auch im Gesundheitssystem die Bedeutung moderner Informationstechnologie. Sie ermöglicht auch der Medizin den Online-Austausch von großen Datenmengen, das Abfragen komplexer Informationen von Datenbanken, den Zugang zu neuesten wissenschaftlichen Erkenntnissen schon am Tage der Publikation und die Zusammenarbeit von Ärzten in der Behandlung von Patienten über Kontinente und viele Zeitzonen hinweg. Gemeinsame Visiten in besonders anspruchsvollen klinischen Fällen und die Mitwirkung von Spezialisten in der Behandlung von Patienten z.B. im Rahmen von Operationen mittels Videokonferenz sind alltägliche Vorgänge geworden.

All diese Verfahren erleichtern die Suche nach neuester Information, machen Kooperation und Kommunikation und damit die Erbringung medizinischer Spitzenleistungen einfacher. Prinzipiell könnte es dadurch, in dem Maß, in dem die Kosten der Informationsbeschaffung geringer werden und teure bzw. hochspezialisierte Expertise räumlich konzentriert werden kann und trotzdem auch anderen Nachfragern zur Verfügung steht, zu einer beträchtlichen Steigerung der Effizienz der Leistungserbringung kommen. Die Entwicklung kann jedoch auch einen durchaus kostentreibenden Effekt haben. Da sich neueste hochspezialisierte und in den meisten Fällen teure medizinische Verfahren durch bessere Kommunikation mit viel größerer Geschwindigkeit in der medizinischen Praxis verbreiten und zum Einsatz in der Behandlung von Patienten eingesetzt werden, kommt es zu einer Ausweitung des Einsatzes und damit zu einer Erhöhung des Ressourcenbedarfs.

Aber nicht nur in der medizinischen Praxis und im Alltag von Ärzten und Gesundheitsorganisationen hat moderne Informationstechnologie zu einer dramatischen Veränderung geführt. Auch für Patienten sind die Kosten der Informationsbeschaffung durch Internet, Datenbanken und Faxtechnologie deutlich gesunken. Dabei ist die Verbreitung und Nutzung dieser Technologien durch Konsumenten in der Tat beeindruckend. Eine Umfrage des größten amerikanischen Online-Netzwerkbetreibers „America Online" (AOL) unter seinen Abonnenten belegt, daß ein beträchtlicher Prozentsatz die Informationsdienste, die von verschiedenen Institutionen für Patienten zur Verfügung gestellt werden, intensiv nutzt. So hat zum Beispiel zwischen März 1995 und März 1996 die Anzahl der Kontakte mit dem Patienteninformationsdienst des National Cancer Institute in den USA von 20.000/Monat auf 200.000 zugenommen. Weiters gaben die Abonnenten von AOL an, daß sich ihr Nachfrageverhalten bzw. ihre Kommunikation mit Ärzten bzw. Gesundheitsorganisationen durch die Verfügbarkeit der Informationsdienste wesentlich verändert hat. 12% der Befragten waren überzeugt, daß sie durch ihr neuerworbenes Wissen einen Krankenhausaufenthalt bzw. den Besuch in einer Notfallsambulanz in den letzten Monaten vermeiden konnten. 32% waren davon überzeugt, daß sie auf eine Konsultation ihres Arztes wegen einer einfachen medizinischen Frage verzichten konnten, und mehr als 50% machten die Erfahrung, daß sie, durch die Informationsangebote besser orientiert, im Gespräch mit Ärzten wesentlich besser in der Lage waren, ihre eigenen Bedürfnisse zu formulieren und gemeinsam mit dem Arzt eine Therapie auszuwählen, die ihren Bedürfnissen entsprach (Köck, 1996). Für die Frage der Kosten im Gesundheitsbereich haben diese Ergebnisse große Bedeutung. Eine große Zahl gesundheitsökonomischer Studien konnte bisher belegen, daß besser informierte Patienten nicht nur in der Lage sind, die aus ihrer Sicht geeignetere Therapie auszuwählen, sondern daß sie auch, alles andere konstant gehalten, bessere Heilungschancen haben als weniger gut informierte Individuen und ihre Behandlung im allgemeinen weniger Ressourcen verbraucht.

Verbesserte Information für Patienten hat aber nicht nur Auswirkungen auf Heilungschancen und Ressourcenverbrauch. Darüber hinaus verändert sie auch das Verhältnis zwischen Ärzten und Patienten, weil es einen Beitrag zur Verminderung des Informationsungleichgewichts zwischen Anbieter und Konsument leistet. Die Doppelrolle des Arztes als Anbieter von Leistungen und Anwalt bzw. Berater des Patienten, ist eine der wesentlichsten Probleme für die Effizienz des Ressourceneinsatzes. Jeder Beitrag zur Veränderung dieses Ungleichgewichts ist damit auch ein Schritt zur Verbesserung der Effizienz des gesamten Systems.

3. Aus Patienten werden Kunden

Seit den sechziger bzw. siebziger Jahren ist es in den Industrieländern zu einer deutlichen Verbesserung des Wohlstands breiter Schichten der Bevölkerung gekommen. Im Zuge dieser Entwicklung ist zu beobachten, daß diese kaufkräftiger und selbstbewußter gewordenen Bevölkerungskreise immer weniger bereit sind, Angebote zu akzeptieren, die primär auf die Bedürfnisse der Anbieter und nicht auf die der Konsumenten abgestimmt sind. Dies ist für die Industrie genauso wie für den Dienstleistungsbereich der Fall. In den letzten Jahren hat dieser Trend auch auf den Gesundheitsbereich übergegriffen.

Konnten Gesundheitsorganisationen früher davon ausgehen, daß sie es, der etymologischen Wurzel des Wortes *Patient* entsprechend, mit passiv leidenden Individuen zu tun hätten, so haben die oben zitierten Veränderungen einen grundsätzlichen Wandel bewirkt. Besser informierte, den Leistungen der Schulmedizin zunehmend kritisch gegenüberstehende und selbstbewußte Konsumenten fordern, als Kunden ernst genommen zu werden. Diese Entwicklung führt einerseits zur wachsenden Bedeutung des Themas „Qualität" im Management von Gesundheitsorganisationen und Gesundheitssystemen und andererseits zu einer inhaltlichen Veränderung des Qualitätsbegriffes. Wurde noch vor wenigen Jahren unter der Qualität medizinischer Leistungen vor allem die technische Qualität verstanden, so hat aufgrund der oben beschriebenen Veränderungen der Prozeß der Leistungserbringung und die Orientierung von Leistungen an den Bedürfnissen von Patienten und Angehörigen wesentlich größere Bedeutung gewonnen.

4. Die biotechnische Revolution

Die dramatischsten Veränderungen haben sich in den letzten Jahren bei den im Bereich der Medizin zur Verfügung stehenden Verfahren und Technologien ergeben. Die Entwicklung von Gentechnologie, Genmanipulation, Ersatzteilchirurgie, Mikrochirurgie, minimalinvasiver Chirurgie, Antibiotika- und Chemotherapie hat Neuerungen hervorgebracht, die noch vor wenigen Jahren unvorstellbar gewesen wären.

Diese bemerkenswerten Ergebnisse medizinischer Forschung entstehen aus der Arbeit biomedizinischer Forschungszentren auf der ganzen Welt. Ihre ökonomische Basis bilden die öffentlichen Forschungshaushalte und die Budgets für Forschung und Entwicklung der pharmazeutischen Konzerne und der Medizintechnikindustrie. Viele der in diesem Prozeß entwickelten Methoden führen nicht nur zu anderen und zum Teil auch besseren Möglichkeiten der Behandlung von Krankheiten, sondern in den allermeisten Fällen auch zu einer massiven Erhöhung des Ressourcenverbrauchs.

Dabei ist es grundsätzlich nicht so, daß technologische Neuerungen automatisch höhere Kosten verursachen müssen. Die Entwicklung von Schutzimpfungen für die großen Infektionskrankheiten sind Beispiele für technologische Neuerungen, die zumindest kurzfristig in der Lage waren, den Ressourcenverbrauch im Gesundheitssystem zu reduzieren. Neue Methoden der minimalinvasiven Chirurgie können, zumindest wenn man die Kosten pro behandelten Patienten betrachtet, ebenfalls zu einer Minderung des Ressourcenbedarfes führen. Trotzdem entsteht aber durch die meisten biotechnischen Innovationen größerer Kostendruck auf das Gesundheitssystem.

Gesundheitsökonomen unterscheiden im allgemeinen zwischen zwei Formen medizinischer Innovation. Einerseits lassen sich sogenannte Produktinnovationen beschreiben. Dies sind Entwicklungen neuer Technologien, die zwar zusätzlichen Nutzen erzielen, aber auch zu einer Erhöhung des Ressourcenbedarfs führen. Andererseits kennen wir Prozeßinnovationen, die den Prozeß der Produktion verbessern bzw. zu einer Verminderung des Ressourcenbedarfes und damit insgesamt zu einer Erhöhung der Effizienz führen. Im Augenblick bietet das Gesundheitssystem ungleich mehr Anreize für Produkt-, denn für Prozeßinnovationen. Die Entwicklung einer neuen Technologie die, wenn auch zu enormen Kosten, die Rettung von zuvor nicht rettbaren Leben ermöglicht, bietet für den Erfinder wesentlich größeren Nutzen als die Entwicklung von Ansätzen zur Verbilligung der Produktion schon zuvor erzielbarer Ergebnisse. Dies gilt sowohl für die Pharma- und Medizintechnikindustrie als auch für Wissenschaftler an medizinischen und biotechnischen Forschungseinrichtungen und Universitäten (Roberts, 1993).

Die Größe des Nachfragepotentials für medizinische Leistungen ist nicht nur von der demographischen und der epidemiologischen Entwicklung abhängig. Ein weiterer wichtiger Faktor sind die Möglichkeiten der medizinischen Diagnostik, Individuen als krank zu identifizieren. In diesem Zusammenhang muß man sich der Tatsache bewußt sein, daß die Frage, welche Zustände gesellschaftlich als Krankheit akzeptiert sind, nicht nur vom subjektiven Empfinden des Patienten, sondern unter anderem auch ganz wesentlich von der professionellen Einschätzung durch das Medizinsystem abhängt. Dieses Phänomen kann in zweierlei Richtungen wirksam werden. Einerseits können Befindlichkeiten eines Patienten, die von diesem als Erkrankung erlebt werden, gesellschaftlich nicht als solche akzeptiert sein. Dies trifft für z. B. für viele psychosomatische oder psychische Erkrankungen zu. Andererseits kann durch die Erhebung von pathologischen Befunden im Rahmen einer Routineuntersuchung aus einem subjektiv gesunden Individuum aus der Sicht des Gesundheitssystems plötzlich ein Patient werden.

Für unsere Diskussion ist vor allem das zweite Phänomen interessant. Mit zunehmender Verfeinerung medizinischer Technologie und mit der Verbreitung sensibler diagnostischer Testverfahren können immer mehr pathologische Befunde erhoben werden, die mit den alten Verfahren unentdeckt geblieben wären und nicht zur Feststellung einer Krankheit geführt hätten. Man kann davon ausgehen, daß es auch unter dem Einfluß dieser Entwicklung eher zur Erhöhung des Nachfragepotentials kommen wird.

5. Die Folgen: Gesundheitssystem und Organisationen unter Druck

Die oben beschriebenen Veränderungen, der Wandel im komplexen Zusammenspiel von Kräften bewirkten in den letzten Jahren eine wesentliche Erhöhung des Kostendrucks im Gesundheitssystem und lassen den Ruf nach einer grundlegenden Reform laut werden. So entsteht ein zunehmender Zwang für Gesundheitsorganisationen, sich mit den Veränderungen der Rahmenbedingungen auseinanderzusetzen, ein Trend, der sich in den nächsten Jahren noch verstärken wird: Das steigende Nachfragepotential muß zwangsläufig zu einem höheren Ressourcenbedarf im Gesundheitswesen führen. Die Situation der öffentlichen Haushalte, die zunehmende Bedeutung anderer gesellschaftlicher Prioritäten (industrielle Umstrukturierung, Umweltschutz, Altersvorsorge etc.) machen es unwahrscheinlich, daß es in den nächsten Jahren zu einer relativen Vermehrung der Ressourcen für das Gesundheitssystem kommen kann. Daher stellt sich für das System die Frage, wie der zusätzliche Ressourcenbedarf gedeckt werden soll.

Diese Veränderungen im Gesundheitssystem geschehen in einem gesamtwirtschaftlichen Umfeld, das schon seit Jahren von dynamischer Veränderung und höherem Konkurrenzdruck geprägt ist. Gesundheitsorganisationen sehen sich heute mit Entwicklungen konfrontiert, die in der Industrie und in anderen Bereichen der Wirtschaft schon seit mehreren Jahren zu beobachten sind. Die veränderten technologischen Bedingungen, besonders im Bereich der Informationsverarbeitung, mit sinkenden Kosten für Informationsbeschaffung, Steuerung und Koordination haben dort verschiedene Reengineeringprozesse mit dem Ziel in Gang gesetzt, Organisationen in effektivere und effizientere Einheiten umzuwandeln, Hierarchien zu verflachen sowie Entscheidungszyklen und -prozesse zu verkürzen. Diese Entwicklungen machen vor dem Gesundheitssystem nicht halt. Die wichtigsten Diskussionsthemen der Gesundheitssystemreform und die Zielrichtung der Organisationsentwicklung in Versorgungseinrichtungen entsprechen zu einem guten Teil denen der Industrie: Kostenreduktion, Effizienz- und Effektivitätssteigerung, Kundenorientierung und Prozeßsteuerung sind einige Stichworte dazu.

II. Wege aus der Krise: Ansätze zur Reform des Gesundheitssystems

Einleitung

Ziel jeder Wirtschaft, des wirtschaftlichen Handelns, ist die möglichst effiziente Organisation des Verteilungsprozesses knapper Ressourcen. Auch für den Gesundheitsbereich gilt: Wären wir nicht mit dem Phänomen der Knappheit konfrontiert, wäre uns nicht die Wahl zwischen verschiedenen Handlungsoptionen auferlegt, so wären wir auch nicht gezwungen, Prioritäten zu setzen! Gesundheitspolitik, die immer zu einem Teil auch Wirtschaftspolitik ist, hat sich in ihrem Kern mit der Verteilung knapper Ressourcen auseinanderzusetzen. Damit stellen sich für das Gesundheitssystem genauso wie für alle anderen Wirtschaftsbereiche zwei Fragen: Erstens geht es um Rationalisierung, also die möglichst effiziente Gestaltung der Produktionsbedingungen, und zweitens um Rationierung, also die Verteilung der knappen Ressourcen auf Basis bestimmter Kriterien auf Individuen oder Leistungen.

Vielen mutet der Terminus Rationierung im Zusammenhang mit dem Gesundheitssystem fremd und unpassend an. Und doch muß man erkennen, daß unsere Gesellschaft nicht bereit ist, alle Bedürfnisse im Zusammenhang mit Gesundheit und Krankheit oder der Verhütung vorzeitigen Todes zu befriedigen. Jedes Gesundheitssystem rationiert, in jedem Gesundheitssystem bleiben Wünsche nach Menge und Qualität medizinischer Leistungen unerfüllt. Keinem Gesundheitssystem ist die Rettung eines Menschenlebens wirklich jeden Preis wert. Die entscheidende Frage ist lediglich, nach welchem Modell die Verteilung der knappen Ressourcen erfolgt, auf welchen Kriterien die Rationierung beruht und welche Instrumente ein Gesundheitssystem einsetzt, um zu gewährleisten, daß aus dem Einsatz knapper Ressourcen maximaler Nutzen gezogen wird. Die Diskussion über die Implikationen und die Gestaltung der Rationierung im Gesundheitsbereich würden den Rahmen dieses Aufsatzes bei weitem sprengen. Sie ist aber eine der wichtigsten Herausforderungen, denen sich die entwickelten Industrieländer in naher Zukunft zu stellen haben. Dieser Beitrag versucht daher, Ansätze zur Gestaltung des Gesundheitssystems zu beschreiben, die dazu beitragen können, die zweite der beiden großen Herausforderungen, die Notwendigkeit, die Produktionsabläufe zu rationalisieren, zu bewältigen.

Typologien von Gesundheitssystemen

Auch wenn kein Gesundheitssystem dem Zwang zur Rationierung letztendlich entkommen kann, steht trotzdem fest, daß es beträchtliche Potentiale zur Effizienzsteigerung und zur besseren Nutzung der vorhandenen Ressourcen gibt. Und gerade weil im Kontext des Sozialkontrakts der meisten entwickelten Industrieländer Rationierung als letzter Ausweg angesehen wird, scheint die Nutzung dieser Potentiale besonders bedeutsam. Die Gesundheitssystemforschung ist in der Lage, eine Vielzahl von Belegen dafür zu liefern, daß die knappen Ressourcen zu einem beträchtlichen Teil für unangemessene Leistungen oder für Leistungen, die vom Patienten nicht geschätzt werden, aufgewendet werden (siehe z.B. Winickoff et al., 1991; Klar et al., 1992; Halpin et al., 1991; Hasley et al., 1994).

Neben der Frage der Angemessenheit medizinischer Leistungen haben auch Fragen des Managements und des Personaleinsatzes von Gesundheitseinrichtungen wesentliche Auswirkungen auf die Effizienz der Leistungserbringung. Die Ergebnisse einschlägiger Studien geben brisante Hinweise auf die Bedeutung der Fragen der Teamarbeit, der Organisationsstrukturen, des Personalmanagement und der Organisationsentwicklung im Gesundheitsbereich für die Effizienz und die Qualität der Leistungen (Shortell et al., 1992; Knaus et al., 1986).

Ökonomische Theorie geht im allgemeinen davon aus, daß individuelle Anreize das Verhalten wesentlich bestimmen. Daher stellt sich im Zusammenhang mit der Diskussion über die Rahmenbedingungen für Gesundheitsorganisationen die Frage, welche Anreize geschaffen werden müssen, um Organisationen und die dort Tätigen zu effizienterem Ressourceneinsatz zu veranlassen. Diese Überlegung geht von der Hypothese aus, daß eine Veränderung der Organisationsstrukturen und des Managementverhaltens in Gesundheitsorganisationen allein aufgrund des guten Willens der Beteiligten nicht ausreichen kann, die Effizienzprobleme zu lösen. Vielmehr, so kann man argumentieren, ist es Aufgabe der Gesundheitspolitik, Anreize zu schaffen, die effizientes Verhalten im Sinne des Gesamtsystems induzieren.

Für das Gesundheitssystem stehen drei generische Modelle oder Prinzipien zur Verfügung, um das Problem der Verteilung knapper Ressourcen zu lösen: Das Marktmodell, basierend auf der Interaktion zwischen Käufer und Verkäufer, ihrem Ziel der Befriedigung individuellen Nutzens, das Planungsmodell, dem hierarchische Planungs- und Kommandostrukturen zugrunde liegen, und das Solidaritätsmodell, das auf freiwilliger Unterstützung und karitativen Leistungen beruht.

Das Markt- und das Planungsmodell lassen sich entlang einem Kontinuum in Hinblick auf den Grad der Zentralisierung bzw. Dezentralisierung der Entscheidungen über die Ressourcenverteilung im System einordnen, dessen Eckpunkte sie bilden. Dezentrale Entscheidungen werden im Sinne dieses Modells auf der Ebene der einzelnen Leistungserbringer und Konsumenten, also in Märkten gefällt, während zentrale Entscheidungsfindungen auf der Ebene einer zentralen staatlichen Bürokratie, also im Sinne der planwirtschaftlichen Steuerung erfolgt. Dazwischen liegen Mischformen, wie z.B. regulierte Märkte oder Planmärkte, die sich im Sinne des Modells durch das Ausmaß zentraler Steuerung und

Regulierung unterscheiden lassen. Für alle Modelle gibt es Beispiele in Form verschiedener real existierender Gesundheitssysteme.

Das dritte genannte Modell, das Solidaritätsmodell, stellt die Wurzel und den Ausgangspunkt der Entwicklung der Gesundheitssysteme der Industrieländer dar. Klöster, Kirchen und private Stiftungen trugen über Jahrhunderte den wesentlichsten Teil der Versorgung der Bevölkerung und bilden zum Teil noch immer das Gerüst der bestehenden Systeme. Viele der heute bestehenden Institutionen sind der Tradition karitativer Organisationen und wohltätiger Einrichtungen verpflichtet. Trotz dieser Bedeutung für die Gesundheitsversorgung ist das Solidaritätsmodell als Organisationsprinzip für ein gesamtes System nicht geeignet. Die enge Verknüpfung des Gesundheitsbereichs mit anderen gesellschaftlichen Subsystemen, die nach Marktprinzipien organisiert sind, die Komplexität der Entscheidungs- und Verteilungsprozesse, die enorme Menge an Ressourcen, die verteilt werden muß, und die Verwirklichung des gesundheitspolitischen Zieles eines garantierten Zugangs zu medizinischer Versorgung machen eine Systemkonzeption, bei der die Finanzierung der Leistungen nur auf freiwilligen, karitativen Leistungen basiert, unmöglich. Trotzdem sind Organisationen, die auf diesem Prinzip beruhen, wichtige Teile markt- oder planwirtschaftlich organisierter Gesundheitssysteme.

1. Der Markt als Organisationsprinzip im Gesundheitssystem: Wohin lenkt die „unsichtbare Hand"?

Die Wirtschaftswissenschaften gehen im allgemeinen davon aus, daß unter gewissen Voraussetzungen Märkte, die nach den Prinzipien des vollständigen Wettbewerbs organisiert sind, die effizienteste Verteilung knapper Güter garantieren. Daher ist es naheliegend, daß in den letzten Jahren immer wieder in der Diskussion der Gesundheitsreform die Forderung nach einer Liberalisierung des Marktes und nach vollständigem Wettbewerb erhoben wird. Dies ist eher dort der Fall, wo die bestehenden Systeme auf dem Planungsmodell beruhen. Mikroökonomische Theorie und die Analyse der Zusammenhänge in realen Märkten lehren jedoch, daß Märkte nur dann optimale Möglichkeiten zur Verteilung knapper Ressourcen bieten, wenn eine Reihe von Rahmenbedingungen für den vollständigen Wettbewerb erfüllt sind. Daher hängt die Frage, welche Strukturen am geeignetsten sind, Effizienz zu gewährleisten, wesentlich davon ab, unter welcher Rahmenbedingung die Ressourcenverteilung erfolgt. Anders formuliert, kann die Frage, wieviel „Markt" und Wettbewerb im Gesundheitsbereich wünschenswert sind, nur unter der Berücksichtigung der Rahmenbedingungen und im Hinblick auf den Grad der Erfüllung der Bedingungen für den vollständigen Wettbewerb geklärt werden. Eine Analyse der Situation des Marktes für Gesundheitsleistungen und Krankenbetreuung zeigt, daß keine der wesentlichen Bedingungen erfüllt ist. Dies bedeutet, daß es bei liberalisiertem Wettbewerb, ohne ordnungspolitische Eingriffe und ohne Einschränkungen des Angebots, zur Ausweitung der Leistungsmengen, Verschlechterung der Effizienz, weiterer Kostensteigerung und möglicherweise auch zu einer Verschlechterung des Versorgungsangebotes kommen würde (Köck, 1995).

2. *Planungsmodelle und hierarchische Kommandostrukturen*

Am anderen Ende des Zentralisierungskontinuums finden sich verschiedene Formen des Planungsmodells. Das Grundprinzip dabei ist, daß die Gesamtverantwortung für die Gesundheitsversorgung bei einer zentralen Instanz liegt. Dies betrifft die Planung des Angebots, die Errichtung von Versorgungsorganisationen, die Niederlassung von Ärzten der Primärversorgung und auch die Steuerung und Koordination der Zusammenarbeit der verschiedenen Einrichtungen. Instrumente dafür sind die zentrale Vorgabe von Budgets und die Aufteilung des Budgets in Budgetkategorien, die Auswahl und Einstellung von Personal, die Vorgabe von Leistungsmengen usw. Die Entscheidungsbefugnisse und -kompetenzen der operativen Einheiten basieren auf der Delegation durch die zentrale Instanz.

Das Planungsmodell als Gestaltungsprinzip für das Gesundheitswesen findet sich vor allem in jenen Ländern, in denen die Gesundheitsversorgung in der Verantwortung zentraler oder regionaler Regierungen liegt. Die Organisationsstrukturen der Gesundheitssysteme einiger österreichischer Bundesländer, allen voran der Stadt Wien, entsprechen oder entsprachen bis in die jüngste Vergangenheit in den wichtigsten Punkten diesem Modell. International waren bis vor wenigen Jahren das britische National Health Service (NHS) und die Systeme einzelner skandinavischen Länder nach diesem Modell gestaltet.

Die Probleme, die das Planungsmodell für die Steuerung und die Effizienz des Gesundheitssystems mit sich bringt, sind naheliegend. Je komplexer die Zusammenhänge und je dynamischer die Entwicklung des Umfeldes und der von den Versorgungseinrichtungen verwendeten Technologie, umso schwieriger wird es für eine zentrale Instanz, das Zusammenwirken aller Subsysteme und die Implikationen ihrer eigenen Entscheidungen zu überblicken. Damit werden zentrale Kommandohierarchien zunehmend Opfer des Phänomens der begrenzten Rationalität (Simon, 1981). Die Krise der Gesundheitssysteme in Mitteleuropa, Skandinavien und Großbritannien ist zu einem guten Teil auf die zunehmende Dysfunktionalität des Planungsmodells zurückzuführen. In diesem Sinn gilt für das System genauso wie für die einzelne Gesundheitsorganisation: Das Modell der Maschienenbürokratie ist für die Lösung der Aufgaben, die sich jetzt im Gesundheitssystem stellen, wenig geeignet.

3. *Der Trend zur Mitte: Planmärkte und regulierte Märkte*

Die offensichtlichen Probleme der Markt- und Planungsmodelle haben in den letzten Jahren zur Ausbildung von Planmärkten geführt. Planmärkte weisen Elemente des Markt- und des Planmodells auf. Die verschiedenen real existierenden Modelle unterscheiden sich durch eine Vielzahl spezifischer Ausprägungen und Details. Im allgemeinen charakterisieren die folgenden drei Prinzipien Planmärkte im Gesundheitsbereich:

1. Ein Repräsentant der öffentlichen Interessen ist verantwortlich für die generellen Zielsetzungen, Prioritäten und die grobe Systemstruktur.

2. Die Anbieter im Markt verfügen über operative Autonomie, so daß sie sich als selbständige Akteure innerhalb der Rahmenbedingungen verhalten.
3. Angebot und Nachfrage werden durch ökonomische Anreize beeinflußt.

Für Planmärkte gilt, genauso wie für alle anderen Systeme, daß die Frage der Steuerung der Ressourcenflüsse das zentrale Problem darstellt. Während sich Planungsmodelle auf die internen Kommandostrukturen verlassen können, sind Systeme mit zunehmendem Dezentralisierungsgrad auf verschiedene Formen von meist ökonomischen Anreizen angewiesen (Saltman/von Otter, 1995)

Instrumente der Steuerung:
Angebots- und nachfrageseitige Anreize zur Effizienzsteigerung

Während in Märkten die Tauschprozesse im allgemeinen zwei Partner, den Käufer und den Verkäufer, betreffen, ist diese Struktur im Gesundheitswesen durch die Bezahlung der meisten Leistungen über Versicherungen oder durch die öffentliche Hand zu einer Dreiecksbeziehung zwischen Konsumenten (Patienten), Käufern (Versicherungen und die öffentliche Hand) und Anbietern (Gesundheitseinrichtungen) erweitert. Dadurch entstehen sogenannte externe Effekte, die wesentliche Ursachen der Effizienzprobleme darstellen. Für die Gesundheitspolitik ist es daher eine wesentliche Aufgabe, durch Strukturierung des Systems und der ökonomischen Anreize die durch diese externen Effekte entstehenden Effizienzprobleme zu mildern. Dafür bieten sich nachfrageseitig vor allem Kostenbeteiligungen für Patienten und angebotsseitig Betreuungspauschalen für niedergelassene Ärzte (Capitation Payments) und Fallpauschalen für stationäre Einrichtungen an.

1. Honorierung der Anbieter durch Betreuungspauschalen:
Capitation Payments zur Umkehrung der Anreize

Die meisten Gesundheitsökonomen sind davon überzeugt, daß der Schlüssel zur Reduktion der Kosten und zur Steigerung der Effizienz im Gesundheitsbereich die sorgfältige Gestaltung der ökonomischen Anreize für die Anbieter ist (Saltman/von Otter, 1995). Dies bezieht sich besonders auf die niedergelassenen Ärzte in der Primärversorgung. Da 70 bis 80 % der gesamten Kosten im Gesundheitssystem direkt oder indirekt durch die Entscheidungen niedergelassener Ärzte in der Primärversorgung beeinflußt werden, obwohl sie nur 20 % der Ressourcen für sich beanspruchen, sind sie für die Reduktion der Kosten im gesamten System von entscheidender Bedeutung (Kane, 1995). In diesem Zusammenhang haben verschiedene Gesundheitssysteme unterschiedliche Anreizsysteme geschaffen. Der interessanteste Ansatz sind Betreuungspauschalen oder in der angelsächsischen Terminologie Capitation Payments, wie sie z.B. von amerikanischen HMOs verwendet werden. Unter diesem System erhält ein niedergelassener Arzt für die Übernahme einer Betreuungsgarantie für einen Patienten einen festgesetzten Betrag pro Zeiteinheit, unabhängig davon, ob der

Patient Leistungen in Anspruch nimmt oder nicht. Im Falle der Erkrankung des Patienten hat der Arzt ein bestimmtes Leistungsspektrum, finanziert durch die vorher überwiesenen Pauschalen, abzudecken. Bei der Überweisung eines Patienten zu einem Spezialisten oder ins Krankenhaus hat er oft auch einen Teil der dadurch entstehenden Kosten zu tragen. Dadurch trägt er nicht nur das ökonomische Risiko für seine eigenen medizinischen Entscheidungen, sondern auch für die Folgekosten.

Durch dieses System kommt es zur erwünschten Umkehr der Anreize. Ärzte haben unter Capitation kein ökonomisches Interesse, daß Patienten überflüssige Leistungen in Anspruch nehmen. Suchen Patienten den Arzt auf, so ist dieser motiviert, die Behandlung mit möglichst geringem Aufwand durchzuführen, Erkrankungen so früh wie möglich zu erkennen bzw. durch gesundheitsfördernde Maßnahmen zu verhüten.

Eine Vielzahl von Studien belegt, daß durch die Umkehrung der Anreize die gewünschten ökonomischen Effekte erzielt werden. In diesem Zusammenhang ist es aber auch wichtig festzustellen, daß bei einer solchen Art der Finanzierung die Fragen der Qualitätskontrolle und Qualitätsverbesserung eine besondere Bedeutung erlangen. Durch die relativ stark wirksamen ökonomischen Anreize könnte es natürlich auch zu einer Reduktion von Leistungen unter das medizinisch optimale Niveau und dadurch zu einer unmittelbaren Gefährdung des Patienten kommen. Viele amerikanische Health Maintainance Organizations (HMOs), die Betreuungspauschalen mit Erfolg einsetzen, verfügen daher über sehr aufwendige Programme zur Messung der Ergebnis- und Prozeßqualität und über Behandlungsstandards für die wichtigsten und häufigsten Diagnosen.

2. Die Einschränkung des ungesteuerten Zugangs zu Leistungen: Gatekeeping

Angebotsseitige Maßnahmen sind kaum wirksam, wenn nicht nachfrageseitig ein Versuch unternommen wird, die Patientenströme zu steuern. Das britische National Health Service kennt in diesem Zusammenhang seit vielen Jahren die Einrichtung eines Gatekeepers, gewissermaßen eines Türwächters, der den Zugang von Patienten zu den verschiedenen Stufen der Versorgung steuert. Die theoretische Begründung des Modells liegt in der Überlegung, daß es relativ einfach ist, die Inanspruchnahme von Leistungen zu steuern, solange Patienten noch nicht in die Versorgungskette eingetreten sind.

Unter diesem Modell haben Patienten keine Möglichkeit – außer in Notfällen –, direkt eine Krankenhausambulanz oder einen Spezialisten aufzusuchen. Sie sind vielmehr gezwungen, den sie behandelnden niedergelassenen Arzt zu besuchen und mit ihm gemeinsam die Diagnose- und Behandlungsschritte zu planen. Der Arzt übernimmt für jeden einzelnen Fall eine Steuerungs- und Managementrolle, die er dazu benutzt, die effizienteste und effektivste Behandlungsstrategie zu finden und umzusetzen. Die vorhandenen Studien geben Grund zur Annahme, daß Gatekeeping auch ohne ökonomische Anreize in der Lage ist, unangemessene Leistungsinanspruchnahme zu vermindern. Eine Kombination mit Anreizen für Anbieter und Konsumenten steigert diesen Effekt (Kane, 1995).

3. Kostenbeteiligung für Patienten: Welchen Effekt hat ein Selbstbehalt?

In der gesundheitspolitischen Diskussion der letzten Jahre hat in vielen Fällen die Frage des Selbstbehalts für Patienten einen wichtigen Stellenwert eingenommen. In der Diskussion taucht in diesem Zusammenhang häufig das Argument auf, Selbstbehalte im Gesundheitssystem wären wirkungslos. Um dieser Frage nachzugehen, muß man grundsätzlich zwei Effekte unterscheiden. Der erste, und dieser ist in Hinblick auf die Effizienz weniger relevant, ist die Übertragung eines Teils der Zahlungslast vom Versicherer auf den Konsumenten. Dieser Effekt führt lediglich zu einer Entlastung der Budgets der Versicherer oder der öffentlichen Haushalte und zu einer höheren direkten Belastung der Patienten.

Der zweite und wesentlichere Effekt ist die Anhebung der Grenzkosten der Behandlung für den Patienten und, damit verbunden, eine Verminderung der konsumierten Leistungsmenge und eine Kostenreduktion. Die Frage, ob eine Kostenbeteiligung diesen Effekt haben kann, war für die Gesundheitsökonomie über lange Jahrzehnte aus methodischen Gründen schwer zu belegen.

In den frühen siebziger Jahren gelang es einer Gruppe von Forschern, der RAND-Foundation in den USA, die wahrscheinlich größte und aufwendigste sozialwissenschaftliche Studie zu konzipieren, die jemals durchgeführt wurde, um diese offene Frage zu klären. Das sogenannte „RAND Health Insurance Experiment“ war in der Lage, die offenen Fragen im Rahmen einer randomisierten Vergleichsstudie endgültig zu klären (Newhouse, 1993). Für dieses Projekt wurde eine repräsentative Stichprobe von 6000 Patienten im Alter zwischen 14 bis 65 Jahren in verschiedenen Regionen der USA verschiedenen Versicherungsschemata durch Losentscheid zugeordnet. Diese unterschieden sich alle nur durch die Höhe der Kostenbeteiligung für den Patienten. Die Höhe der Selbstbeteiligung variierte von 0% bis 95% für die ersten 1000 Dollar pro Jahr.

Die Randomisierung gewährleistete, daß sich die Populationen der einzelnen Versicherungsschemata nicht voneinander unterschieden. Der einzige Unterschied war die Höhe des Selbstbehalts. Damit konnte davon ausgegangen werden, daß es möglich sein würde, den isolierten Effekt der Kostenbeteiligung auf die Nachfrage methodisch korrekt zu erheben.

Die Ergebnisse der „RAND-Study“ sind schnell zusammengefaßt. Die grundsätzliche Frage, ob die Nachfrage nach Leistungen des Gesundheitswesens elastisch ist oder nicht, konnte eindeutig mit *Ja* beantwortet werden. Mit zunehmender Höhe der Kostenbeteiligung ließ sich eine abnehmende Häufigkeit von Kontakten mit Ärzten und Spitalsambulanzen und eine Verminderung der Aufnahmen in Krankenhäuser beobachten. Die Kostenbeteiligung senkt aber nicht nur die Wahrscheinlichkeit, daß es zu einem Kontakt mit einer Versorgungseinrichtung kommt, sondern führt darüber hinaus auch dazu, daß weniger Leistungen bei jedem Kontakt in Anspruch genommen werden. Die Ergebnisse zeigen, daß – alles andere konstant gehalten – mit steigender Höhe des Selbstbehalts die Kosten der Behandlung pro Kontakt mit dem Gesundheitssystem ebenfalls geringer werden.

Die Evaluierung des Gesundheitszustands ergab, daß kein wesentlicher Einfluß der Kostenbeteiligung nachweisbar ist. Abgesehen von den einkommensschwächsten Gruppen, konnte keine signifikante Veränderung des Gesundheitszustandes im Verlauf der Studie nachgewiesen werden. Bei diesen bezogen sich die erhobenen Befunde auf eine geringfügige Verschlechterung der Einstellung des Blutdrucks und der Korrektur der Sehschärfe. Die Ergebnisse der RAND-Study bedeuten, daß die Frage der Wirksamkeit des Selbstbehalts eindeutig geklärt ist. Im Bereich der Gesundheitssystemforschung gibt es keine entscheidende Frage, die mit ähnlicher Sicherheit als beantwortet bezeichnet werden kann. Kostenbeteiligung führt zu einer Verminderung des Aufwandes für die Gesundheitsversorgung ohne gleichzeitig, zumindest bei Betrachtung eines Zeitraumes von sieben Jahren, eine bedeutende Verschlechterung des Gesundheitszustandes zu bewirken.

Die effizienzsteigernden Effekte eines Selbstbehalts kommen auf dreierlei Weise zustande. Erstens stellt die Kostenbeteiligung einen klaren ökonomischen Anreiz für Patienten dar, die Häufigkeit ihrer Kontakte mit dem Gesundheitssystem zu reduzieren. Zweites führt sie aber auch dazu, daß Leistungen, die von Versorgungseinrichtungen angeboten werden, von den Patienten hinterfragt und reduziert werden. Drittens kann man davon ausgehen, daß mittelfristig die höhere Kostensensibilität der Konsumenten dazu führt, daß Anbieter von Leistungen, die effiziente Produktionsabläufe entwickeln und daher kostengünstiger sind, auch größere Marktchancen haben.

Damit stellt sich die Frage, warum angesichts dieser Ergebnisse immer wieder an der Wirksamkeit eines Selbstbehalts gezweifelt wird. Teilweise ist dies auf eine Vermengung von zwei grundsätzlich unterschiedlichen Fragen zurückzuführen. Die erste Frage, ob ein Selbstbehalt einen effizienzsteigernden Steuerungseffekt hat, kann eindeutig beantwortet werden. Die zweite Frage, welche Implikationen eine Kostenbeteiligung der Patienten für die sozialpolitischen Prämissen des Gesundheitssystems hat, muß sehr differenziert diskutiert werden.

In vielen mitteleuropäischen Ländern ist die Finanzierung der Leistungen des Gesundheitssystems nicht vom konkreten Bedarf, also einer konkreten Inanspruchnahme, abhängig, sondern im Sinne des Solidarvertrages, meist durch einkommensabhängige Beiträge zur Krankenversicherung bzw. durch Steuern gesichert. Diese Festlegung ist ein wichtiger Bestandteil des Sozialkontrakts. Die Einführung einer Kostenbeteiligung durchbricht dieses Prinzip und macht die Finanzierung des Systems bzw. der Versorgung eines Individuums von individuellen ökonomischen Leistungen, vermittelt über die individuelle Nachfrage, abhängig. Ob dies wünschenswert oder gerechtfertigt ist, ist keine gesundheitsökonomische oder gesundheitspolitische Frage, sondern muß einerseits im Rahmen einer moralphilosophischen Diskussion über die Grundprinzipien des Sozialsystems und andererseits im Rahmen einer sozialpolitischen Diskussion über den Ressourcentransfer zwischen Einkommensgruppen geklärt werden. Auch dafür kann die RAND-Study wichtiges empirisches Material liefern. Selbst wenn man an der überproportionalen Kostenbeteiligung einkommensstarker Gruppen im Rahmen der Gesundheitsversorgung festhält, kann ein Selbstbehalt so gestaltet werden, daß effizienzsteigernde Effekte zum Tragen kommen. Es ist vorstellbar, von allen Patienten einen Selbstbehalt unabhängig vom Einkommen einzuheben und Mitgliedern einkommensschwacher Gruppen die Auslagen am Ende des Jahres, ähnlich wie dies im Rahmen der Studie erfolgte, wieder zu refundieren. Die Ergebnisse der Studie zeigen, daß dies am gewünschten Steuerungseffekt nichts ändert.

4. Fallpauschalen als Finanzierungsinstrument für Krankenhäuser

Ein wesentliches Thema bei den Reformbemühungen entwickelter Gesundheitssysteme ist die Reform der Finanzierung der Krankenhäuser. Traditionell wurden diese auf Basis der Kosten (Cost Based Reimbursement) oder im Sinne einer Defizitabdeckung für ihre Leistungen bezahlt. Dieses System bietet kaum ökonomische Anreize, mit den eingesetzten Mitteln sparsam umzugehen, und so konnten eine Reihe von Studien zeigen, daß damit auch höhere Kosten verbunden sind. In den achtziger Jahren entstanden daher in den USA Bestrebungen, die Finanzierung von Krankenhäusern auf sogenannte prospektive Systeme umzustellen. Dies bedeutet, daß der Zahler einen zuvor festgesetzten Preis für die Behandlung eines Patienten mit einer bestimmten Diagnose zu entrichten hat. Das erste dieser Modelle war das in den frühen achtziger Jahren zuerst im amerikanischen Bundesstaat New Jersey und später umfassend eingesetzte System der sogenannten Diagnostic Related Groupings (DRG). Ähnlich den USA unternahmen auch viele andere Staaten zu einem ähnlichen Zeitpunkt den Versuch, Fallkostenpauschalen zu kalkulieren und mit ihrer Einführung zu beginnen.

Die Einführung von Fallpauschalen bedeutet eine Verschiebung des Anreizes für die Organisation. War vorher die Produktion möglichst vieler Belags- oder Pflegetage ökonomisch sinnvoll, so lohnt es nun, eine große Zahl von Aufnahmen zu erzielen.

Analysen des amerikanischen DRG-Systems zeigen, daß die Kosten der Behandlung pro Patient tatsächlich abnehmen. So sank nach Einführung des Systems in New Jersey die jährliche Kostensteigerung von 3 bis 4 % auf 0,5 % (Hsiao, 1987). Dies ist zum Teil auf eine deutliche Verkürzung der Aufenthaltsdauer zurückzuführen. Gleichzeitig kam es jedoch, wie erwartet, zu einer deutlichen Zunahme der Anzahl der Aufnahmen pro Kopf der Bevölkerung. Die damit verbundenen zusätzlichen Kosten kompensierten die Kostenreduktionen durch die Verkürzung der Aufenthaltsdauer und den sparsameren Einsatz von Ressourcen für die Behandlung des einzelnen Patienten. Insgesamt konnte, so die amerikanischen Erfahrungen, durch das DRG-System keine Kostenreduktion erreicht werden. Eine Steigerung der betriebswirtschaftlichen Effizienz, also der Verbesserung der Nutzung von teuren Kapitalinvestitionen im Krankenhaus, eines der wesentlichen Argumente für Fallpauschalen, steht einer Vermehrung der Aufnahmen gegenüber.

Dies bedeutet, daß es ohne zusätzliche Maßnahmen, wie die Limitierung des Angebots oder einen Kostendeckel, zu keiner Kostenstabilisierung kommen kann. Durch das neue System kommt es zu einer Verschiebung des Effizienzproblems von der betriebswirtschaftlichen auf die volkswirtschaftliche Ebene. Bessere Effizienz im Betrieb des Krankenhauses und damit eine Kostensenkungen pro Fall werden durch vermehrte Aufnahmen und die Ausweitung der Leistungen kompensiert.

Schlußbemerkungen

Die vorhergehende Diskussion gibt lediglich einen kleinen, beispielhaften Überblick der möglichen Ansätze zur Reform und Umgestaltung des Gesundheitssystems. Gemeinsam ist den beschriebenen Maßnahmen das Ziel, die Effizienz der Verwendung der eingesetzten Mittel zu erhöhen. In einer Welt begrenzter Ressourcen ist Rationalisierung und Optimierung der Leistungserbringung ein wesentliches Ziel. Dies gilt um so mehr für das Gesundheitssystem, das aufgrund der technologischen Entwicklung und der ständigen Ausweitung der Nachfrage mit kontinuierlich steigendem Ressourcenbedarf konfrontiert ist.

Klar ist jedoch, daß selbst bei optimaler Verwendung der Ressourcen die Möglichkeiten der Medizin, Behandlungen anzubieten, den Rahmen des gesellschaftlich Finanzierbaren immer übersteigen wird. Schon jetzt kommt kein Gesundheitssystem ohne Rationierung von Leistungen aus, auch wenn diese oft sehr verdeckt und unbemerkt vor sich geht. Dies trifft besonders für die Situation in Österreich und Deutschland zu, wo eine offene Diskussion über dieses Thema, ganz im Gegensatz zu den angelsächsischen Ländern, nahezu unmöglich ist. Trotzdem oder gerade deshalb sind diese Fragen auch bei uns von großer Bedeutung. Nur eine breite und offene Diskussion kann zu einem tragbaren und breiten Konsens über die Kriterien und Methoden der Rationierung führen. Diese Diskussion zu fördern, sie methodisch zu unterstützen und wissenschaftlich abzusichern, ist eine der Kernaufgaben der Public-Health-Wissenschaften. Ohne Public Health wird die Gesundheitspolitik in Österreich ohne die notwendigen wissenschaftlichen Voraussetzungen und ohne gesellschaftliche Absicherung der Grundentscheidungen bleiben und daher notwendigerweise vor allem von Standes- und Lobbyinteressen geprägt sein.

Literatur

Anderson, G. F. (1997) In search of value: An international comparison of cost, access and outcomes. In: Health Affairs 16/6, 163–171

Gruenberg, E. M. (1977) The failure of success. In: Milbank Memorial Fund Quarterly/ Health and Society 1, 3–24

Halpin, S. F. S., et al. (1991) Radiographic examination of the lumbar spine in a community hospital: An audit of current practice. In: Brit. Med. J. 303, 813–815

Hasley, P. B., Lave, J. R., Kapoor, W. N. (1994) The necessary and the unnecessary transfusion: A critical review of reported appropriateness rates and criteria for red cell transfusions. In: Transfusion 34, 110–115

Hsiao, W. C., Dunn, D. L. (1987) The impact of DRG payment on New Jersey hospitals. In: Inquiry 24, 212–220

Kane, N. (1995) Costs, productivity and financial outcomes of managed care. In: Saltman, R., von Otter, C. (eds.) Implementing Planned Markets in Health Care. Open University Press, Buckingham

Klar, R., Zaiß, A. (1992) Die Fehlbelegungsproblematik in der Orthopädie. In: Z. Orthop. 130, 360–363

Köck, C. M., Kytir, J. (1994) Gesund und krank in Salzburg: Gesundheitsvorsorge, Morbidität, Mortalität und die Inanspruchnahme von Gesundheitseinrichtungen heute und Szenarien für die Zukunft. Amt der Salzburger Landesregierung, Salzburg

Köck, C. M. (1996) Das Gesundheitssystem in der Krise: Herausforderung zum Wandel für System und Organisation. In: Heimerl-Wagner, P., Köck, C. M. (Hrsg.) Management in Gesundheitsorganisationen. Wirtschaftsverlag, Wien, S. 17–71

Köck, C. M. (1995) Wunsch und Wirklichkeit: Über die Liberalisierung des Marktes im Gesundheitsbereich. In: Arnold, M., Paffrath, J. (Hrsg.) Krankenhausreport 1995. Fischer, Bonn

Knaus, W. A., et al. (1986) An evaluation of outcome from intensive care in major medical centers. In: Ann. Int. Med. 104, 410–418

Newhouse, J. P. (1993) Free for All? Lessons from the Rand Health Insurance Experiment. Harvard University Press, Cambridge

Österreichisches Zentralamt (1995) Statistisches Jahrbuch für die Republik Österreich. Eigenverlag, Wien

Roberts, M. J. (1993) Your Money or Your Life: The Health Care Crisis Explained. Doubleday, New York

Saltman, R., von Otter, C. (1995) Implementing Planned Markets in Health Care. Open University Press, Buckingham

Schieber, G. J., Poullier, J. P., Greenwald, L. M. (1994) Health system performance in OECD countries 1980–1992. In: Health Affairs 13/4, 100–112

Shortell, S. M., et al. (1992) Continuously improving patient care: Practical lessons and an assessment tool from the National ICU Study. In: QRB (May) 150–155

Simon, H. A. (1981) Administrative Behavior. Free Press, New York

Winickoff, R. N., Fischer, M. A., August, B. J. (1991) Appropriateness of short-stay admissions for procedures in six veterans affairs hospitals. In: QRB (December) 386–391

Das öffentliche Gesundheitswesen aus der Sicht des Österreichischen Bundesinstituts für Gesundheitswesen

Michaela Moritz

Das Österreichische Bundesinstitut für Gesundheitswesen (ÖBIG) wurde 1973 mit Bundesgesetz als Fonds mit eigener Rechtspersönlichkeit gegründet. Es ist gemäß seinem gesetzlichen Auftrag eine unabhängige zentrale Forschungs-, Planungs- und Ausbildungseinrichtung zur Förderung des Gesundheitswesens in Österreich.

Einem fächerübergreifenden und umfassenden Arbeitsansatz folgend, erstreckt sich die Tätigkeit des Instituts sowohl auf das unmittelbare Gebiet der Gesundheitssicherung als auch – im Sinne der Gesundheitsvorsorge – auf Grenzbereiche zum Umweltschutz.

Als wissenschaftlicher Dienstleistungsbetrieb steht das ÖBIG grundsätzlich jedem Auftraggeber zur Verfügung. Es führt Aufträge für Bund, Länder und Gemeinden, aber auch für andere Interessenten durch.

Im Laufe des nunmehr 24jährigen Bestehens des Instituts haben sich Arbeitsschwerpunkte herausgebildet. Hier ist die Gesundheitsplanung zu nennen, vor allem die Planung des Krankenanstaltenbereichs, der ärztlichen Versorgung, der sozialen und pflegerischen ambulanten Dienste und nicht zuletzt der Alten- und Langzeitversorgung. Die Gesundheitsberichterstattung und epidemiologische Studien gehören ebenso zu den Hauptarbeitsgebieten wie die Entwicklung von Curricula für Gesundheitsberufe. Als Beispiele zu nennen sind hier die Curricula für die Allgemeine, die Kinderkranken- und Säuglingspflege und die psychiatrische Krankenpflege, die im gesamten deutschen Sprachraum verwendet werden. Das Berufsbild und das Curriculum des Pflegehelfers wurden ebenfalls vom ÖBIG entwickelt.

Der Bereich der Arbeitsmedizin und der Arbeitsbedingungen am jeweiligen Arbeitsplatz gewinnen zunehmend an Bedeutung für das ÖBIG.

Dienstleistungen wie die Vergiftungsinformationszentrale (VIZ), die rund um die Uhr mit Ärzten besetzt ist und für telefonische Anfragen von Ärzten und Laien zu Vergiftungsfällen zur Verfügung steht, der Literaturdienst Medizin (LID) mit

Anschluß zum DIMDI-Datennetz und das Widerspruchsregister gegen Organentnahmen sind im Laufe der Zeit als zusätzliche Aufgaben hinzugekommen.

Im Rahmen der EU-Kooperation wurde das ÖBIG im Jahr 1995 auch zum österreichischen REITOX-Focal Point. Das Europäische Informationsnetz zu Drogen und Drogensucht der Europäischen Beobachtungsstelle für Drogen und Drogensucht besteht aus Fachzentren in allen EU-Mitgliedsstaaten mit der Aufgabe, zentral Daten und Informationen zum Drogenbereich im jeweiligen Land zu sammeln, aufzubereiten und für nationale und europäische Partner zugänglich zu machen. Ziel ist dabei, einen Überblick über die Drogensituation in Europa und ihre Entwicklung zu gewährleisten und damit auch Grundlagen für politische Entscheidungen und ihre Überprüfung zu bieten.

Es zeigt sich, daß das ÖBIG eine Reihe von Fragestellungen bearbeitet, die unter den Begriff „Public Health" subsumiert werden können bzw. Grundlagen für den Public-Health-Ansatz liefern (s. Abb. 1).

Ein wichtiges Ziel: Die Weiterentwicklung des öffentlichen Gesundheitsdienstes (ÖGD)

Als ganz konkretes gesundheitspolitisches Anliegen betrachten wir die Weiterentwicklung des öffentlichen Gesundheitsdienstes (ÖGD) – neben intra- und extramuralem Bereich die „dritte Säule des Gesundheitswesens" – in Österreich. Sowohl die Analyse der amtsärztlichen Tätigkeitsfelder und der Ausbildung (Physikatskurs) der Amtsärztinnen und Amtsärzte (den zentralen Vertretern des ÖGD) als auch die genaue Untersuchung einer Landessanitätsabteilung lieferten die Basis für dieses Vorhaben.

Die rechtlichen Grundlagen für den derzeitigen öffentlichen Gesundheitsdienst basieren zu einem großen Teil auf dem Reichssanitätsgesetz aus 1870. Materiell umfaßt der amtsärztliche Aufgabenbereich alle Maßnahmen, die der Gesundheit der gesamten Bevölkerung oder spezieller Bevölkerungsgruppen dienen. Dabei grenzt sich diese Tätigkeit vom individualmedizinischen, kurativen Bereich klar ab. Im besonderen obliegt den Amtsärzten noch die Aufsicht über die Einrichtungen und das Personal des Gesundheitswesens. Im Rahmen der Amtshilfe werden sie auch von anderen Behörden – über ihren eigentlichen Wirkungsbereich hinaus – als medizinische Sachverständige eingesetzt. Es kann den Amtsärztinnen und Amtsärzten somit eine „Allzuständigkeit" in allen Verwaltungsbereichen attestiert werden, die nur irgendwie Gesundheitsbezug aufweisen.

Zunehmend geraten sie aber in ein Spannungsfeld zwischen traditionellen und neuen Aufgaben. Einerseits haben traditionelle seuchenhygienische Aufgaben noch immer Bedeutung oder gewinnen diese neu, wenn man z. B. die Bekämpfung wiedergekehrter Infektionskrankheiten bedenkt. Andererseits gibt es eine Reihe von neuen Aufgaben, die sinnvollerweise vom öffentlichen Gesundheitsdienst zu erfüllen oder zumindest zu initiieren und zu koordinieren sind, z. B.:

- umweltbezogener Gesundheitsschutz,
- Gesundheitsförderung oder
- Gesundheitsberichterstattung.

ÖBIG

Österreichisches Bundesinstitut für Gesundheitswesen

Gesetzliche Grundlage

Gesetz über die Errichtung eines Fonds „Österreichisches Bundesinstitut für Gesundheitswesen", BGBl. Nr. 23/1973 in der Fassung BGBl. Nr. 315/1987 und BGBl. Nr. 256/1993

Organe des Fonds

Kuratorium	Geschäftsführung	Fachbeirat
13 Mitglieder		21 Personen

Tätigkeitsbereiche

- Gesundheitsplanung
- Krankenanstaltenplanung
- Beratung
- Personalbedarf im Gesundheitswesen
- Epidemiologische Studien
- Untersuchung von Umwelteinflüssen auf die Gesundheit
- Entwicklung von Curricula
- Ausbildungsveranstaltungen, Kurse, Seminare
- Gutachten, Stellungnahmen
- Veranstaltungen, Tagungen, Symposien

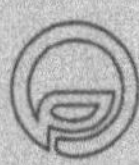

FÜR GESUNDHEIT UND UMWELT

FORSCHEN PLANEN INFORMIEREN

Dienstleistungen

Literatur- und Infomationsdienst LID Informationsvermittlungsstelle Medizin und Gesundheitswesen
Tel. (0222) 515 61-54 DW

Informationsverbund Krankenhaus- und Gesundheitswesen HECLINET
Tel. (0222) 515 61-57 DW

Vergiftungsinformationszentrale ÖBIG-VIZ
Tel. (0222) 40400-2222 DW
Notruf Tel. (0222) 406 43 43

ÖBIG-Transplant
Tel. (0222) 515 61-70 DW

Widerspruchregister gegen Organentnahmen c/o ÖBIG-Transplant
Tel. (0222) 515 61-0 DW

REITOX-Focal-Point Österreich der Europäischen Beobachtungsstelle für Drogen und Drogensucht (EBDD)
Tel. (0222) 515 61-60 DW

Abb. 1

Vor allem aufgrund knapper Ressourcen, sowohl in personeller als auch in apparativer Hinsicht, gibt es aber große Probleme bei der Erfüllung aller Aufgaben, die an den ÖGD herangetragen werden. Entsprechend schwierig ist daher auch eine Integration der neuen Anforderungen in die Tätigkeit der Amtsärztinnnen und Amtsärzte. Diese ist aber unbedingt anzustreben, da eine Trennung in Amtsärztinnnen und Amtsärzte, die nur sanitätspolizeiliche und kontrollärztliche Aufgaben zu erfüllen haben, und in Public-Health-Ärzte, die epidemiologisch, präventiv, planerisch und beratend tätig sind, kein anstrebenswertes Szenario darstellt.

Ansatzpunkte für Reformen

So wie auch der kurative Sektor des Gesundheitswesens eine ständige Modernisierung in seinen Möglichkeiten erfährt und eine strukturelle Anpassung erfordert, benötigt auch der ÖGD eine inhaltliche und strukturelle Neuorientierung. Eine Reform sollte dabei folgende Punkte berücksichtigen:

- Neuorientierung und Neuorganisation der amtsärztlichen Dienste: Die dezentralen Bezirksgesundheitsämter sollen bürgernah und serviceorientiert agieren, indem sie z.B. die Einwohner ihres Bezirks in medizinischen und umwelthygienischen Angelegenheiten beraten und informieren oder Impfaktionen initiieren. Die Landessanitätsdirektionen sollen zu multiprofessionellen, interdisziplinären Fachabteilungen mit fachlich spezialisierten Mitarbeiterinnen und Mitarbeitern werden, die umfangreiche und schwierige Gutachten (z.B. im Rahmen von Umweltverträglichkeitsprüfungen) übernehmen. Sie sollen den Amtsärztinnen und Amtsärzten in den Bezirken als kompetente Ansprechpartner zur Verfügung stehen, bei Problemen im Bezirk mit fachlichen Informationen aushelfen oder Hilfestellung bei der Durchführung schwieriger Angelegenheiten bieten. Sie sollen aber auch Projekte in ihrem Fachbereich (z.B. Gesundheitsförderung, epidemiologische Studien etc.) initiieren und durchführen.
- Ausweitung der Ausbildung und Einführung des Facharztes für öffentliches Gesundheitswesen.
- Schaffung einer Fort- und Weiterbildungsakademie für alle in diesem Bereich tätigen Berufsgruppen.
- Gezielter Abbau von Akzeptanz- und Imageproblemen innerhalb der Bevölkerung, der Beamtenschaft, aber auch innerhalb des ärztlichen Berufsstandes.

Leitbild für Reformen müßte der Konsens sein, daß der öffentliche Gesundheitsdienst unersetzbare Funktionen als „medizinischer Anwalt und Sachwalter der Bevölkerung" und als unabhängiger Gutachter für den Staat und die Gesellschaft hat, daß eine Polarisierung zwischen Public Health und öffentlichem Gesundheitswesen unerwünscht ist und daß die Entwicklung des öffentlichen Gesundheitsdienstes nicht hinter der Entwicklung des restlichen Gesundheitswesens zurückbleiben darf.

Die bundesstaatliche bakteriologisch-serologische Untersuchungsanstalt in Innsbruck

Infektionsepidemiologie

Franz Allerberger

Zum Zeitpunkt der Gründung der Bakteriologisch-diagnostischen Untersuchungsstelle für die Länder Tirol und Vorarlberg war das Verständnis über die Rolle mikrobiologischer Labordiagnostik im öffentlichen Gesundheitswesen noch stark von den Vorstellungen Rudolf Virchows geprägt. Die Hauptaufgabe der Anstalt, die im Jahr 1913 nach einem Erlaß des k.u.k. Innenministeriums am Institut für Hygiene der Universität Innsbruck gegründet worden war, bestand demnach in der Durchführung von Laboruntersuchungen, welche im Rahmen von „sanitätspolizeilichen Maßnahmen" anfielen oder aufgrund sanitätsgesetzlicher Vorschriften für den Probanden kostenlos zu sein hatten. Nachdem seit dem Jahr 1928 unverändert der Name *Bakteriologisch-serologische Untersuchungsanstalt in Innsbruck* verwendet wird, ist nun eine Umbenennung der Anstalt und der Schwesterninstitute in Salzburg, Linz, Klagenfurt, Graz und Wien in *Bundesinstitute für Infektionsepidemiologie* beabsichtigt. Vergleichbare Einrichtungen werden in Deutschland als *Medizinaluntersuchungsämter*, *Landesgesundheitsämter* und *Landeshygieneinstitute* geführt. Diese Namensänderung spiegelt das veränderte Verständnis über die Rolle wider, die den mikrobiologischen Untersuchungsanstalten im öffentlichen Gesundheitswesen zukommt.

Herrschte unter Virchow noch die Vorstellung, daß man mittels detaillierter Sanitätsgesetze und deren sanitätspolizeilicher Überwachung die Gesundheit sichern kann, so akzepiert man heute, daß der stetige sozioökonomische Wandel laufend neue mikrobiologische Risiken hervorbringt und somit eine stetige epidemiologische Aufarbeitung von unerwarteten Fallhäufungen erforderlich ist.

Während so heute die amtliche Fleischbeschau auf Trichinella spiralis nur mehr als „Pflichtübung" durchgeführt wird (aufgrund der geänderten Art der Schweinemästung ist heute der Infektionskreislauf dieser Zoonose unterbrochen; in den letzten 50 Jahren wurde am Schlachthof der Stadt Innsbruck bei Hausschweinen kein einziger Fall von Trichinellose mehr registriert), brachten die geänderten Produktionsmethoden und Gesellschaftsstrukturen auch neue

Probleme mit sich, auf welche die öffentliche Gesundheitsverwaltung oft nicht vorbereitet ist.

Ein Beispiel für diesen unaufhaltsamen Wandel stellt die Salmonellenproblematik dar: Die derzeit noch gesetzlich geforderte jährliche Stuhluntersuchung von Personal lebensmittelverarbeitender Betriebe war nicht in der Lage, die Verzehnfachung der Enteritis-Salmonellosen (bedingt durch das neue Problem der latenten Salmonellenkontamination bei agrarindustriell produzierten Legehühnern) zu Beginn der neunziger Jahre zu verhindern.

Im Gegenteil, vom Problem der „unweigerlichen Kontamination" industriell hergestellter Lebensmittel wurde durch diese amtliche Maßnahme (jährliche Stuhluntersuchungen für Personal lebensmittelverarbeitender Betriebe), die zur Zeit von Typhus und Paratyphus sicherlich ihre Berechtigung hatte, abgelenkt.

Ausbrüche mit Listeria monocytogenes, enterohämorrhagischen Escherichia coli oder Legionella pneumophila lassen sich direkt auf den Einsatz neuer Techniken zurückführen. Die Bundesstaatliche bakteriologisch-serologische Untersuchungsanstalt in Innsbruck wurde 1997 als nationales Referenzlabor für Listeria monocytogenes und für Escherichia coli benannt. Auch virale Infektionen wie HIV oder Hepatitis B bedürfen epidemiologischer Überwachung, um neues Risikoverhalten rechtzeitig erkennen und darauf präventiv eingehen zu können.

Angesichts der unverzichtbaren Verantwortung für Gesundheitsschutz, Gesundheitsförderung und Gesundheitsvorsorge für die Bevölkerung obliegt es dem Bundesministerium für Arbeit, Gesundheit und Soziales, für die Bevölkerung Werkzeuge für diese kontinuierliche hygienische Überwachung und Kriseninterventions bereitzuhalten. Diese Bereitstellung einer ausreichend wirksamen Interventions- und Beratungskapazität für die Landesregierungen und die Partner des öffentlichen Gesundheitsdienstes setzt voraus, daß die Bedingungen einer Mindestgröße in personeller, apparativer, räumlicher und haushaltsmäßiger Hinsicht erfüllt werden. Die fachliche Entwicklung von Hygiene, Mikrobiologie und Epidemiologie sowie die derzeitige Lage der öffentlichen Haushalte erfordern heute die Setzung neuer Schwerpunkte und Hinterfragung der Sinnhaftigkeit scheinbar „altbewährter" Routinetätigkeiten.

Die Untersuchungsanstalten sind heute die wissenschaftlich-analytischen Institute des öffentlichen Gesundheitsdienstes und stehen damit als unabhängige Institute – weder von merkantilen noch von sonstigen sachfremden Interessen geleitet – nicht in Konkurrenz mit niedergelassenen Laborärzten oder mit den Hygieneinstituten der Universitäten.

Zusätzlich zu den Routineaufgaben der Durchführung mikrobiologischer Untersuchungen, der Führung von Meldesystemen, der Führung von nationalen Referenzlabors für sozioökonomisch relevante Krankheitserreger, dem Aufzeigen und Erkennen von Antibiotikaresistenzen und der Überwachung der Immunitätslage der österreichischen Bevölkerung in bezug auf Infektionskrankheiten stellen auch die Qualitätssicherung in medizinisch-mikrobiologischen Laboratorien, die Ausbildungstätigkeit sowie die Beratung und Sachverständigentätigkeit für das Bundesministerium für Arbeit, Gesundheit und Soziales weitere wichtige Aufgabenbereiche der Untersuchungsanstalten dar.

Seit über 80 Jahren erfüllen die Bundesstaatlichen bakteriologisch-serologischen Untersuchungsanstalten neben den Gesundheitsämtern und anderen Gesundheitsbehörden Aufgaben im Rahmen des Gesundheitsschutzes und der Prävention. Dies erforderte stets die Vorhaltung einer ausreichenden Interventionskapazität auf dem Stand des medizinischen Wissens. Diese Aufgabenbewältigung setzt ein differenziertes Fachwissen voraus, wie es nur in Einrichtungen ausreichender Größe und mit entsprechenden Labors versehen erarbeitet und aufrechterhalten werden kann. Die nicht zuletzt durch Sparzwänge der öffentlichen Haushalte erforderte Besinnung auf die Kernaufgaben der Bundesanstalten und die beabsichtigte Umbenennung in *Bundesinstitute für Infektionsepidemiologie* sollte als eine Chance für eine zukunftsträchtige Neugestaltung der Tätigkeit dieser *Public Health Laboratories* angesehen werden.

Literatur

Bandlow, G., et al. (1995) Fulda-Resolution - Zur künftigen Entwicklung der Untersuchungslaboratorien und -ämter des öffentlichen Gesundheitsdienstes. In: Bundesgesundhbl. 12/95, 486–490

Das Tätigkeitsfeld des Amtsarztes

Eine nicht unkritische Reflexion des Ist-Zustandes und Vorschläge zur Optimierung

Elmar Bechter

Der Aktionsbereich des Amtsarztes

In den nachfolgenden Überlegungen wird zunächst ein analytischer Blick auf die derzeitige Situation im amtsärztlichen Dienst vorgenommen, im weiteren wird versucht, mögliche Zielsetzungen zu konkretisieren und die hiezu nötigen Maßnahmen zu formulieren.

Das berufliche Wirken der Amtsärzte in Österreich läßt sich zwar mit einer exemplarischen Aufzählung ihrer verschiedensten Tätigkeiten umreißen, zu einer Befunderhebung und Situationsbeschreibung allerdings wird man wesentlich weiter ausholen und aufmerksam die Rahmenbedingungen und Gegebenheiten beachten müssen.

Die amtsärztliche Tätigkeit ist determiniert durch eine außerordentliche Breite des medizinischen Spektrums, innerhalb dessen der Amtsarzt als Sachverständiger wirkt. Die Tätigkeit ist je nach Behörde, in deren Diensten er steht, ganz unterschiedlich. Sie erfordert entweder einen breiten Überblick des medizinischen Wissensstandes im Dienst einer Bezirksverwaltungsbehörde (Bezirkshauptmannschaft) oder eine vertiefte Wissensaneignung in speziellen Fachgebieten bei Tätigkeiten in höher instanzlichen Funktionen wie beispielsweise in der Sanitätsabteilung einer Landesregierung.

Die Tätigkeiten der Amtsärzte in Österreich unterscheiden sich nicht nur durch die Aufgabengebiete in den verschiedenen Verwaltungsebenen bzw. Verwaltungskörpern. Die ganz unterschiedlichen, teils historisch gewachsenen Gegebenheiten im amtsärztlichen Dienst, beispielsweise in den einzelnen Bundesländern – und in deren öffentlichem Gesundheitswesen überhaupt –, fügt einen weiteren Grad an Vielfalt und Unterschiedlichkeiten hinzu. So ist im Westen Österreichs, z.B. in Vorarlberg, auch unter dem Gesichtspunkt bewußt schlank gehaltener Verwaltungsstrukturen der Berufsalltag des Amtsarztes von einer durch die verschiedensten Abteilungen einer Bezirksverwaltungsbehörde stark in Anspruch genommenen Sachverständigentätigkeit geprägt, während in Gesundheitsämtern und Bezirkshauptmannschaften anderer Bundesländer Amtsärzten auch fürsorgeärztliche, vorsorgemedizinische und schulmedizinische Aufgaben übertragen sind.

Dem Stufenbau in der Verwaltung folgend, stellt die erste Instanz die Bezirksverwaltungsbehörde dar (Bezirkshauptmannschaft bzw. Magistrate von Statutar-Städten). Die zweite Instanz ist repräsentiert durch das Amt der Landesregierung, als dritte und oberste Instanz folgt in dieser Pyramide schließlich das Bundesministerium für Arbeit, Gesundheit und Soziales. In diesen aufgezeigten unterschiedlichen Verwaltungsinstanzen findet sich – wie schon erwähnt – in der ersten Ebene eine beachtliche medizinische Spektralbreite, innerhalb welcher der Amtsarzt als medizinischer Amtssachverständiger tätig wird.

Naturgemäß kann und soll dieses Spektrum nicht jene Tiefe aufweisen, wie sie in höheren Verwaltungsinstanzen von den spezialisierten ärztlichen Sachverständigen zunehmend gefordert wird.

Der amtsärztliche Aktionsbereich ist stark geprägt durch die noch immer anschwellenden und sich mehrenden Rechtsvorschriften, Normen und neuerdings auch EU-Richtlinien, die letzten Endes von der Gesellschaft über ihre Volksvertreter gefordert und geschaffen werden und immer dann Anlaß zu Verwaltungskritik geben, wenn der einzelne von deren Vollzug betroffen ist. Rechtsfreundlich vertretene Parteien in diversen Verwaltungsstrafverfahren, aber auch bei allen umweltmedizinisch relevanten Verwaltungsverfahren wachen zunehmend mit Argusaugen – auf den möglichst großen eigenen Vorteil bedacht – über jeden Satz des Sachverständigen in Verhandlung, Begutachtung oder z. B. Informationsveranstaltungen.

Eine umwelt-sensibilisierte, manchmal auch -allergisierte Gesellschaft und bisweilen militant auftretende Anrainer und Beschwerdeführer lassen oft jede Sachlichkeit außer acht.

Der Amtsarzt ist schließlich auch konfrontiert mit einem in unserem Versorgungsstaat manchmal fast unvermeidlich generierten Begehrlichkeitsverhalten, wenn es um sozialmedizinische Benefizien und Ansprüche geht, sei es ein Gehbehindertenausweis, eine KFZ-Steuerbefreiung, eine MdE(Minderung der Erwerbsfähigkeit)-Einschätzung für das Finanzamt, erhöhte Kinderbeihilfe, Hilflosenzuschuß, Pflegegeld, Gebührenbefreiung und vieles andere mehr.

Es soll hier nur auf einige Kernbereiche des konkreten amtsärztlichen Wirkens am Beispiel einer Bezirkshauptmannschaft eingegangen werden:

- Ohne Zweifel ist die *umweltmedizinische Begutachtung* ein Bereich mit steigender Anforderung an die Sachverständigen. Zunehmend wird bei vielen gewerblichen Betriebsanlagenverfahren eine medizinische Sachverständigenäußerung gefordert. Seien dies Beschwerden betreffend Lärm, Luftschadstoffe, Gerüche, Staub, Erschütterungen etc., die bei Anrainern nachhaltig geltend gemacht werden, sei es vorbeugend im Bewilligungsverfahren für alle Zu-, Neu- und Umbauten in Industrie, Gewerbe und Wirtschaft.
- Der Amtsarzt ist im weiteren gefordert beim Trinkwasserschutz, als Organ der Lebensmittelkontrolle, beim abfallwirtschaftlichen Bereich, bei der Alt-

lastenproblematik, bei Bodenschutz, Luftreinhaltung, Strahlenschutz und anderem mehr. Er ist im weitesten Sinn der Präventivmediziner Nummer eins.

- Er ist auch begutachtend in wichtigen Bereichen der *Verkehrsmedizin* tätig, wobei nicht nur die routinemäßigen Führerschein-Untersuchungen gemeint sind, sondern Beurteilungen der Lenkereignung in schwierig gelagerten Fällen (z.B. ein verkehrsrelevantes Leiden bei hoher Lenkerverantwortung) oder bei Fragen der Atem/Blutalkoholbeurteilung.
- In der *sozialmedizinischen Begutachtung* ist der Amtsarzt unersetzlicher Sachverwalter darüber, daß die Mittel unseres Sozial- und Gesundheitswesens in die Hände derer gelangen, die ihrer wirklich bedürfen, seien dies Pflegegelder, Hilflosenzuschüsse, Arbeitsunfähigkeitsfragen in der Sozialhilfe, Fragen der Dienstfähigkeit und der vorzeitigen Ruhestandsversetzungen bei öffentlich Bediensteten, Untersuchungen im Interesse der Partei, der Tuberkulosefürsorge u.v.m.
- Im Bereich der *Infektions- und Seuchenbekämpfung* sowie dem *Impfwesen* ist der Amtsarzt Anlaufstelle für Auskunft und Beratung verschiedenster Gesundheitsberufe, insbesondere für die Kollegenschaft in Städten und Gemeinden. Er wird als Problemlöser in Anspruch genommen und übernimmt in größeren Anlaßfällen das sanitäre Krisenmanagement.
- Er ist in einer großen Zahl von Verfahren und Sachgebieten betraut mit Fragen der *Hygiene, des vorbeugenden Gesundheitsschutzes,* der sanitären Aufsicht, der *Aufsicht über Tätigkeiten, die den Gesundheitsberufen vorbehalten sind,* etc.
- Er ist befaßt mit verschiedenen Aspekten aus dem *Drogen- und Suchtgiftbereich*, ist eingeschaltet bei der Untersuchung der amtlich angezeigten Drogen-Mißbrauchenden (und das sind nicht wenige) wegen weiterer ärztlicher oder psychosozialer Maßnahmen.
- Im Arzneimittelwesen und in Apothekenfragen steht er in den Diensten des Verbraucher- und Gesundheitsschutzes.
- Der große Bereich der Unterbringung Geisteskranker mit allen in der Akutsituation oft schwierigen Entscheidungen ergänzt diese Darstellung und gibt auch Einblick in die oft schwierige Gemengelage des Einsatzes in der ersten Instanz, wo sofort Entscheidungen und die richtigen Maßnahmen (meist unter Zeitdruck) gefordert werden.
- Als *vertrauensärztlich tätiger Sachverständiger* in den Diensten anderer Einrichtungen und Institutionen erbringt der Amtsarzt oft wertvolle Begutachtungsleistungen, die mangels ansehnlicher Gebühren von kurativ Tätigen oft gar nicht erbracht werden oder die objektive Sorgfaltspflicht eines Unabhängigen erfordern und somit letztlich dem Gesundheitswesen oder der Rechtspflege zugute kommen.
- Schließlich ist er als *Leiter* einer *Abteilung* in einer *Bezirksverwaltungsbehörde* auch für das Wohl und Wehe seiner Mitarbeiter zuständig, hat organisatorische Funktionen und tritt auch bisweilen eigenständig (im Gegensatz zu anderen Abteilungsleitern einer solchen Behörde etwa) nach außen hin in Erscheinung, z. B. in den Medien.

Was könnte reorganisiert bzw. optimiert werden?

Wir werden die Frage zu stellen haben, ob alles, was im amtsärztlichen Dienst gefordert wird, sinnvoll, notwendig und zweckmäßig ist, ob Aufwand und Nutzen in einem vertretbaren Verhältnis stehen, ob nicht andere Organisationsformen und Lösungen notwendig werden oder ob nicht grundsätzlich neue Vorstellungen von Risikobewertung, Effizienz und Effektivität kritiklos fortgeschriebene Traditionen da und dort in Frage stellen sollten.

So wie sich seit Erlassung des Reichssanitätsgesetzes im Jahr 1870 das Gesundheitswesen atemberaubend entwickelt und entfaltet hat, ist es geboten, auch die Funktion der in diesem Gesetz noch festgeschriebenen Organe des Sanitätswesens da und dort neu zu überdenken.

Wir sollten uns die Frage stellen, ob Gesetze, Verordnungen und Erlässe, die zum Zeitpunkt der Rechtswerdung ihren Sinn gehabt haben mögen und auch dem damaligen Wissensstand entsprungen sind, angesichts unseres heutigen Kenntnisstandes noch Geltung haben müssen.

Hier gibt es bereits Ansätze in die richtige Richtung. Es darf die aus heutigem Wissensstand nicht mehr generell notwendige BCG-Impfung erwähnt werden und als noch viel treffenderes Beispiel die zu Beginn der achtziger Jahre aufgehobene Pockenschutzimpfung. Es sind auch die Überlegungen zum Bazillenausscheidergesetz begrüßenswert, die dem Umstand Rechnung tragen, daß heute nicht mehr der Mensch, sondern das Lebensmittel der Vektor Nummer eins für die Erreger der bakteriellen Lebensmittelvergiftung darstellt.

Hingegen wissen wir aber heute aus langjährigen Erfahrungen in der Vorsorgemedizin, daß beispielsweise nicht das Massenscreening quer durch Gesellschaft, Berufsgruppen und ungezielte Kollektive ein Mehr an Gesundheit bringen, sondern die gezielte Erfassung von Risikogruppen, die aktive, an den Ressourcen orientierte Gesundheitsförderung und die Beeinflussung des gesundheitsschädlichen Lebensstils ungleich mehr Sinn macht.

Warum wird nicht evaluiert, was ein übermäßig engmaschiges Untersuchungsgeflecht bei strahlenexponierten Personen in Österreich in den letzten 20 Jahren an pathologischen Befunden und an verhinderbaren Schäden gebracht hat, was die so vom Zufall abhängigen derzeit noch erforderlichen Stuhluntersuchungen beim Bazillenausscheidergesetz an der veritablen Salmonellenepidemie der letzten zwei Jahre ändern konnte, was repetitive Untersuchungen für Vertragsbedienstete im öffentlichen Dienst erbringen sollen? Warum müssen gerade im öffentlichen Dienst beispielsweise Personen mit körperlichen Gebrechen etwa an gefährlichen Arbeitsmaschinen, auf Gerüsten oder im Verkehr beschäftigt werden?

Es ist zu fragen, welche Trefferquote überhaupt Routine-Massenuntersuchungen haben können, die mangels angemessener Vergütung oder zeitlich starker Inanspruchnahme der damit befaßten Amts- oder Vertrauensärzte verständlicherweise nicht sehr hoch sein kann und auch von Untersuchern (übrigens auch von den Untersuchten selbst) als teilweise wenig effektvoll erlebt werden.

Wir müssen dies alles auch vor dem Hintergrund des Faktums sehen, daß heute der Heranwachsende vom Mutterleib an über die Säuglings- und Kleinkinderperiode (Mutter-Kind-Paß) später über die Kindergarten- und Schuluntersuchungen lückenlos erfaßt ist, daß die männliche Bevölkerung durch die Stellungsuntersuchung noch einmal ins medizinische Visier genommen wird, daß Vorsorgeuntersuchungen durch die Sozialversicherungsträger bezahlt werden und im übrigen auch die ärztliche Versorgung – zumindest länder- und regionenweise – derart ausgeprägt ist, daß die medizinische Erfassung der Bevölkerung schon ein erhebliches Maß angenommen hat.

Es wird also Zeit, auch im öffentlichen Gesundheitsdienst nachzudenken, wo Ballast an der richtigen Stelle abgeworfen werden kann. Es wird eine Weiterentwicklung auch im amtsärztlichen Dienst notwendig werden, in der die Ziele positiv zu formulieren sind und die es ermöglicht, das *Humankapital Amtsarzt* für sinnvolle und notwendige Tätigkeiten zu konzentrieren und sein Wirken auf die Prioritäten unserer Zeit zu fokussieren.

Die positive Zielformulierung heißt, daß wir Tätigkeitsbereiche formulieren, in denen der Amtsarzt unersetzlich ist. Das sind jene Bereiche, die weder auslagerbar noch delegierbar sind, die einen unabhängigen Fachmann fordern, der frei von wirtschaftlichen und Gruppeninteressen auftritt und als kompetenter Sachverständiger anerkannt wird, der nicht umfangen ist von der Sorge um den Krankenschein und die Patientenzahl und dessen Gesichtsfeld als sachverständiger Gutachter nicht durch eine dogmatisch-kritiklose Pro-patiente-Haltung getrübt ist!

Wo verschlanken, wo stärker werden?

Wenn es uns gelingt, Kernbereiche wie umweltmedizinische Begutachtung, Trinkwasserschutz/Lebensmittelkontrolle, sozialmedizinische Begutachtung, Arzneimittel- und Gesundheitsschutz, Infektions- und Seuchenbekämpfung, reisemedizinische Beratung/ Prävention etc. als wichtige Position des amtsärztlichen Dienstes den Dienstgebern begreiflich zu machen, und wir uns auf jene Bereiche besinnen, die vom öffentlichen Gesundheitsdienst einfach besser betreut und wahrgenommen werden können, wenn wir nicht in einem ängstlich-besitzstandswahrenden Konservatismus an Überholtem kritiklos festhalten, sondern auch bereit sind, dort auszugliedern, zu delegieren und schließlich dadurch auch personell zu verschlanken, wo Tätigkeiten nicht zwingend von Amtsärzten wahrgenommen werden müssen (sei es aus Gründen der Objektivität, Unabhängigkeit, Erfahrung, Sachkunde), dann werden wir letztlich dem Amtsärztestand einen guten Dienst erweisen.

Warum soll es nicht möglich sein, daß wir die öffentlichen Dienstgeber überzeugen können, durch eine solche Neugestaltung infolge verbessertem und rationellerem Personaleinsatz Kosten einzusparen, durch welche die adäquate Bezahlung qualifizierter Amtsärzte finanzierbar werden würde? Wenn wir den Amtsarzt durch Konzentrieren auf Kernbereiche entlasten, werden wir keinen wirklichen Verlust an Gesundheitsschutz oder Rechtssicherheit erwarten müssen. Wir würden damit erreichen, daß sich der Amtsarzt für die wichtigen Dinge mehr Zeit nehmen kann, daß er qualifizierter Gutachten erstellen kann, daß er sich hierin – je nach seiner persönlichen Neigung und Begabung – zu einem wirklich anerkannten Kenner umschriebener Fachgebiete entwickeln kann und daß sich nicht nur seine Berufszufriedenheit bessert, sondern auch sein Ansehen mehrt und letzten Endes auch der Nachwuchs in diesem Beruf belebt wird.

Zum Thema Reorganisation gehört neben dem Problembereich *Einstellungsuntersuchungen im öffentlichen Dienst:*

- die Weiterleitung der Routine-Führerschein-Untersuchungen, das sind alle nichtpathologischen Fälle (auch eine Brille gilt schon als Nicht-Normbefund), an ermächtigte (z.B. Gemeinde-/Stadt-) Ärzte und Belassung aller qualifizierten Eignungsuntersuchungen (wenn nicht Normbefunde vorliegen), aller bedingten, beschränkten und befristeten Lenkereignungen, somit also der verkehrsmedizinisch relevanten Begutachtungsfälle beim Amtsarzt.
- Bei einer großen Anzahl von Reihenuntersuchungen wäre nicht zu denken an ein gänzliches Aussetzen, sondern an eine Konzentration auf Wesentliches. Beispielsweise sind Pragmatisierungen, Dienstunfähigkeiten, Frühpensionierungen etc. für Bundes- und Landesangestellte als amtsärztliche Untersuchung sinnvoll. Warum muß aber z.B. jede(r) nur ein paar Monate im Landesdienst tätige Schulabgänger/in einstellungs- und womöglich enduntersucht werden?
- Welchen Sinn haben Aufnahmeuntersuchungen bei den Pädagogischen Akademien, Untersuchungen von Apothekern, Bildvorführern, Forstschülern, niedergelassenen Hebammen, Gemeindeärzten, Primarärzten, Skilehrern (mit den Mitteln des Amtsarztes und nicht etwa mit ergometrischen oder sonstigen Funktionsuntersuchungsmöglichkeiten), Vertragslehrern, Richteramtsanwärter etc. Wurde hier jemals jemand begründet abgelehnt? Wenn ja, wieviele Tausende mußten untersucht werden, um einen Fall „an Land zu ziehen"?
- Man wird sich fragen müssen, ob nicht z.B. bei sanitär-hygienischen Inspektionsaufgaben wie in der Bäderhygiene ein neu zu schaffendes Berufsbild im Sinne eines Gesundheitsaufsehers den Amtsarzt nicht wesentlich entlasten könnte? Welchen Sinn macht es denn, daß ein langjährig ausgebildeter Akademiker wie der Amtsarzt seine Zeit dafür verwendet, einfache Inspektionstätigkeiten vorzunehmen, wie etwa das Vorschreiben von diversen Auflagen für Toiletten und Waschräumen oder bei eisenbahnrechtlichen Verhandlungen, wenn dies auch ein erfahrenes Aufsichtsorgan durchführen könnte?
- Auch im Hinblick auf die aktuelle Drogenproblematik muß man den Sinn der Untersuchungen nach § 9 Suchtgiftgesetz hinterfragen.
- Es ist nicht einzusehen, weshalb Städte und Gemeinden z.B. bei umweltmedizinischen Fragestellungen in Bauverfahren Amtsärzte heranziehen statt ihre dazu bestellten Gemeinde- oder Sprengelärzte.
- Es wird auch notwendig sein, daß wir den Amtsarzt als qualifizierten Sachverständigen entsprechend aus-, fort- und weiterbilden. Wertschätzung und Ansehen wachsen bekanntlich mit Kompetenz. Auch ist dafür zu sorgen, daß der Amtsarzt zeitgemäße Büro- und Kommunikationstechnik zur Verfügung gestellt bekommt.
- Ebenso wird notwendig sein, daß der Amtsarzt von sich aus bereit ist, durch eine geschickte Organisation zeit- und personalsparend vorzugehen und Außendienste, Verhandlungen etc. so zu planen, daß er mit einem vertretbaren Maß an Zeit zurechtkommt.

- Wir werden – wie konkret vorstehend dargelegt – dafür sorgen müssen, daß durch Abwerfen von Ballast allenfalls damit verbundene Einbußen an vertrauensärztlichen Zusatzeinkommen durch eine entsprechende Bezahlung kompensiert werden.

Kurzer Ausblick

Letzten Endes wird die Konzentration auf das Wesentliche den Amtsarzt in seiner Tätigkeit qualifizieren, seine Reputation festigen und seine Berufszufriedenheit mehren. Der öffentliche Gesundheitsdienst sollte zudem Vorschläge zur Konzentration/Reorganisation und zur Beschränkung auf Kern-Kompetenzen von sich aus formulieren, bevor dies andere, z. B. Ökonomen oder „feine" Beratungsbüros, den Zuständigen empfehlen und die politischen Sparstrategen es dem öffentlichen Gesundheitsdienst – beliebig über einen Kamm geschoren – verordnen.

Der öffentliche Gesundheitsdienst ist aufgerufen, nicht als Blockadeelite in Schönheit zu sterben, sondern selbst das Heft in die Hand zu nehmen und ohne Tabus seine Arbeit zu optimieren.

Arbeitsmedizin – Diskussion und Perspektiven

Egmont Baumgartner

In Zeiten wie diesen wird es sicher eine Menge Leute geben, die sich fragen: Arbeitsmedizin – wozu brauchen wir das? Der schlechteste Arbeitsplatz, das sagen auch die Gewerkschafter, ist immer noch keiner!

Der Mensch verbringt 70 % seines Lebens am Arbeitsplatz. Daher ist es keine Frage, daß Arbeit unser Leben, unsere Gesundheit und somit auch unsere Lebensqualität massiv beeinflußt.

Ich behaupte daher: Gerade in Zeiten wie diesen brauchen wir die Arbeitsmedizin mehr denn je! Denn es darf nicht sein, daß aufgrund wirtschaftlicher Aspekte die Gesundheit und die Lebenserwartung der Menschen zu Markte getragen wird.

Ich bin jedoch der Meinung, daß das Konzept einer „Arbeitsmedizin 2000“ überdacht gehört. Die Entwicklung der Arbeitsmedizin begann mit der Unfallverhütung und ging bis hin zur Berufskrankheitenerkennung, -bekämpfung und -verhütung. Dabei ging es vor allem um Probleme der produktiven Zweige unserer Wirtschaft. Für die nächsten Jahrzehnte (und auch schon für die Jahrtausendwende) sagen aber Prognosen voraus, daß die produktionsorientierten Tätigkeiten noch weiter sinken werden und der Dienstleistungssektor rapide im Ansteigen begriffen ist (s. Abb. 1).

Ein weiteres Merkmal ist die starke Zunahme von höherqualifizierten Tätigkeiten (z. B. Beratung, Lehre, Forschung, Organisation, Management) im Vergleich zu mittelqualifizierten (Fachtätigkeiten in der Produktion, Maschinenwartung, Sachbearbeiter) und einfachen Tätigkeiten (Reinigung, Bewirtung, Transport).

Dies stellt die Arbeitsmedizin, aber auch die Sicherheitstechnik vor neue Probleme: Es ist nicht mehr die Schwer- und Schwerstarbeit mit ihrer körperlichen Belastung, die im Mittelpunkt der arbeitsmedizinischen Betrachtungen steht. Die traditionellen Berufskrankheiten und deren Prävention sind bekannt und daher rückläufig. Vielmehr tritt eine andere Kategorie von berufsbedingten Erkrankungen aufgrund der Häufigkeit ihres Auftretens in den Vordergrund: Zu den Berufskrankheiten zählen heute etwa die Schäden an Stütz- und Bewegungsapparat. Es sind aber vor allem auch die psychischen Belastungen durch Arbeits-

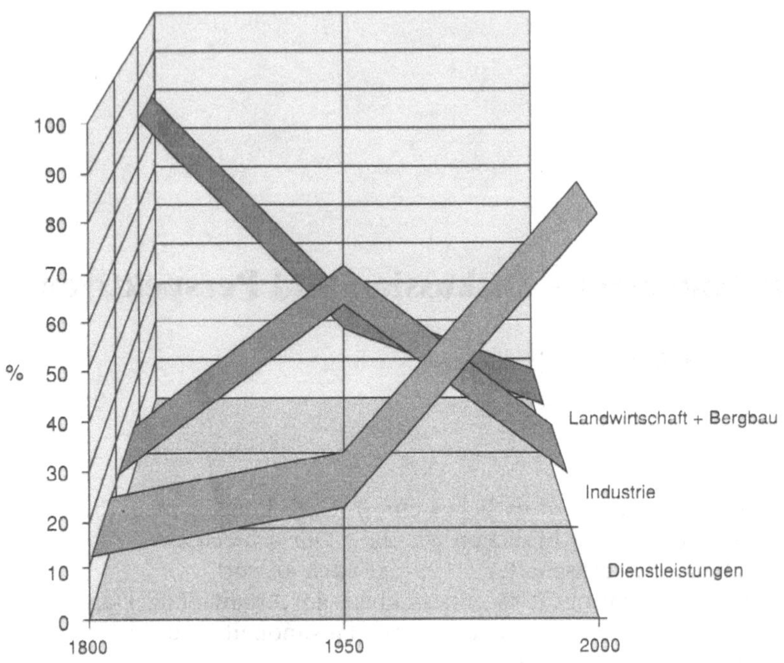

Abb. 1. Entwicklung des Dienstleistungsbereichs im Vergleich mit Landwirtschaft/Bergbau und Industrie

organisation, Leistungsdruck und moderne Technologien, die ein Problem für die Arbeitsmedizin darstellen werden. Dies ist ein Aspekt, den wir im Rahmen der Arbeitsmedizin berücksichtigen müssen. Daraus ergibt sich eine veränderte Aufgabenstellung sowie die Notwendigkeit, neue Forschungsgebiete zu erschließen, die sich mit der Erfassung und Bewertung von psychischen Belastungen auseinandersetzen.

Derzeit gilt das Kausalitätsprinzip im Anerkennungsverfahren von Berufskrankheiten noch als oberstes Prinzip. Bei den nun gehäuft auftretenden psychosomatisch berufsbedingten Erkrankungen ist die Kausalität jedoch selten eindeutig nachweisbar. Daher werden Grundsätze des Sozialversicherungsrechts überdacht werden müssen.

Die Wirtschaftslage beeinflußt selbstverständlich die Arbeitsmedizin nicht nur direkt, sondern auch indirekt. Sanierungsmaßnahmen werden immer teurer. Das Pensionsalter wird angehoben werden, und damit steigen auch die Anforderungen an die älteren Arbeitnehmer. Es stellt sich auch die Frage, wie weit wir uns in Zukunft die für die kurative Medizin anfallenden Kosten überhaupt noch leisten werden können. Das heißt, die Präventivmedizin wird nicht nur aus sozialen, sondern auch aus ökonomischen Gründen im Vordergrund stehen.

Zu verhindern, daß Menschen krank werden, wird sich als notwendig erweisen, und dies nicht nur aus gesellschaftspolitischen Überlegungen, sondern auch, weil einfach nicht genug Geld da ist, um die Behandlung zu finanzieren.

Mit welchen Maßnahmen muß sich die Arbeitsmedizin nun auf dieses neue Erscheinungsbild einstellen?

Zu den wesentlichsten Punkten gehört es, die Akzeptanz und die Einsicht in die Notwendigkeit einer arbeitsmedizinischen Versorgung der österreichischen Bevölkerung zu erhöhen. Die folgende Tabelle zeigt den Stufenplan nach dem Arbeitnehmerschutzgesetz (ASchG, BGBl. 234/1983), der zeigt, ab welchem Zeitpunkt Betriebe mit wie vielen Arbeitnehmern betriebsärztlich betreut werden müssen:

Zeitpunkt	Betriebe mit mehr als
bis 31. 12. 1995	250 Arbeitnehmern
ab 1. 1. 1996	150 Arbeitnehmern
ab 1. 1. 1997	100 Arbeitnehmern
ab 1. 1. 1998	50 Arbeitnehmern
ab 1. 1. 1999	10 Arbeitnehmern
ab 1. 1. 2000	0 Arbeitnehmern

Die Abb. 2 und 3 vermitteln einen Eindruck, wie sich in Österreich die Betriebsgrößen und die Arbeitnehmer verteilen.

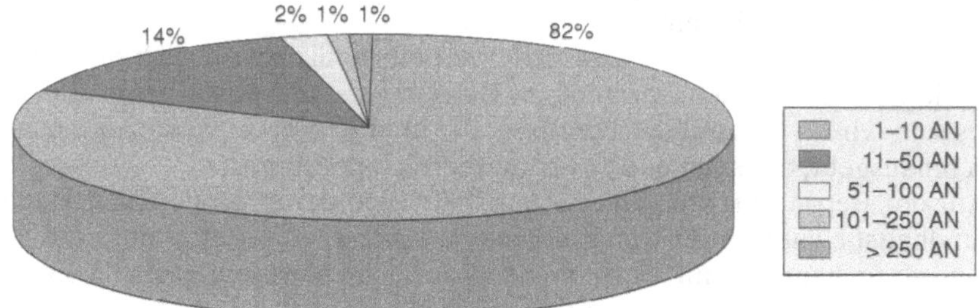

Abb. 2. Verteilung der Betriebe nach Anzahl der Arbeitnehmer

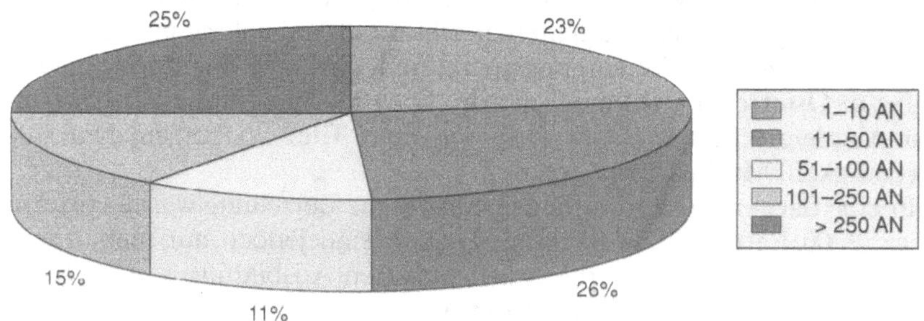

Abb. 3. Verteilung der Arbeitnehmer nach Betriebsgrößen

Es wird daher nicht ausreichen, Gesetze zu entwickeln, die niemand befolgt, weil sie vielleicht nicht einsichtig, manchmal sogar unlogisch sind, sondern es wird notwendig sein, daß alle, die Interesse an der Gesundheit und dem Wohlergehen der österreichischen Arbeitnehmer haben, Aufklärung über die Ziele der Arbeitsmedizin betreiben. Darüber hinaus muß alles Mögliche getan werden, daß die bereits vorhandene Akzeptanz der Arbeitsmedizin, vor allem auch bei jenen, die sie derzeit bezahlen sollen, nämlich den Arbeitgebern, noch erhöht wird.

Es wird aber auch notwendig sein, diese Ziele und Aufgaben der Arbeitsmedizin neu zu definieren: Arbeitsmedizin wird nicht nur dazu da sein, um zu verhindern, daß die Menschen krank werden, sie stellt auch, richtig angewandt, einen produktiven Faktor im Betrieb dar. Immer mehr wird in den Vordergrund rücken, daß sie nicht nur gesunderhaltend, sondern vor allem auch leistungserhaltend und leistungssteigernd wirken kann.

Da wir bereits erwähnt haben, daß die psychischen Belastungen und Beanspruchungen immer mehr anwachsen, wird es notwendig sein, dafür Erfassungs- und Bewertungsmethoden zu entwickeln.

Aufgrund der zu erwartenden Anhebung des Pensionsalters für Arbeitnehmer müssen Organisationssysteme überlegt werden, die es auch älteren Menschen ermöglichen, erfolgreich und effizient zur Zufriedenheit aller Beteiligten im betrieblichen Geschehen integriert zu bleiben! Die Arbeitsmedizin wird dazu durch genaue Belastungs-Beanspruchungs-Analysen einen wesentlichen Beitrag leisten, damit es zu keiner unnotwendigen Überforderung der älteren Arbeitnehmer in Betrieben kommt.

Bei einer modifizierten Definition der Arbeitsmedizin wird auch zu überlegen sein, wie weit Gesundheitsberatung im Betrieb verstärkt Aufgabe des Betriebsarztes sein wird – Gesundheitsberatung, die über den arbeitsmedizinischen Bereich hinausgeht, die auch in den Freizeitbereich übergreift.

Nur der Betriebsarzt hat einen Zugriff auf eine derart große Klientel, deren Gesundheitsbewußtsein er durch konstante Aufklärung, Betreuung und Beratung fördern kann. Somit ist er in der Lage, einen wesentlichen Beitrag zur Gesunderhaltung des einzelnen zu leisten.

Um all diesen Ideen zum Durchbruch zu verhelfen, ist die flächendeckende Versorgung der österreichischen Arbeitnehmer durch Betriebsärzte eine unabdingbare Voraussetzung. Die EG-Richtlinien sehen eine flächendeckende Versorgung vor. Doch vor allem die Notwendigkeit, die Produktivität der österreichischen Bevölkerung zu erhalten, macht diese Maßnahme notwendig.

Mit den derzeitigen Versorgungsstrukturen wird eine flächendeckende Versorgung in Österreich nicht möglich sein. Dies hat eine Studie der Österreichischen Akademie für Arbeitsmedizin mit dem Titel „Arbeitsmedizin 2000 – Notwendigkeit, Machbarkeit“ ergeben.

Für eine flächendeckende arbeitsmedizinische Betreuung werden österreichweit ca. 3300 Betriebsärzte benötigt. Derzeit sind jedoch nur mehr rund 850 Ärzte zur Absolvierung der arbeitsmedizinischen Ausbildung bereit. Der erforderliche Bedarf an Betriebsärzten ist in Abb. 4 dargestellt.

Zu Beginn des Jahres 1997 gab es in Österreich rund 1400 ausgebildete Arbeitsmediziner. Davon sind ca. 800 tatsächlich als Betriebsarzt tätig. 85 % der

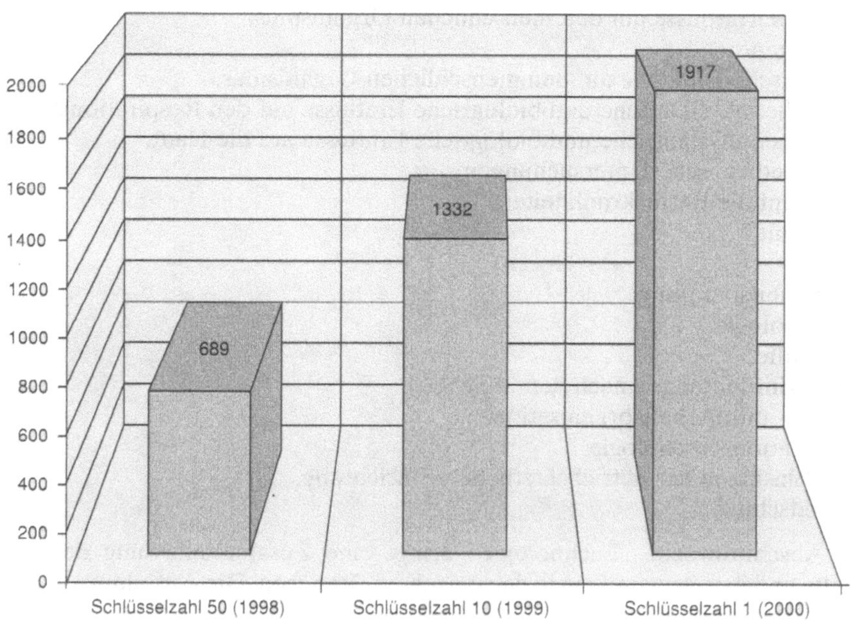

Abb. 4. Zusätzlich benötigte Betriebsärzte, bedingt durch Stufenplan

Arbeitsmediziner sind praktische Ärzte, 15 % sind Fachärzte folgender Richtungen: 30 % Fachärzte für Arbeitsmedizin, fast 9 % Internisten, 1 % Chirurgen, der Rest liegt nicht über der 1%-Marke.

Voraussetzung für die Aufnahme einer betriebsärztlichen Tätigkeit ist einerseits die abgeschlossene Turnus- bzw. Fachausbildung (Ius practicandi), andererseits die Absolvierung der gesetzlich vorgeschriebenen arbeitsmedizinischen Ausbildung. Eine zweite Möglichkeit ist die Fachausbildung zum Facharzt für Arbeitsmedizin. Diese besteht aus drei Jahren klinischer Ausbildung, drei Jahren Tätigkeit an zur Ausbildung ermächtigten Arbeitsmedizinischen Zentren, wobei Betriebe aus verschiedenen Branchen betreut werden müssen, sowie der Absolvierung des 12wöchigen Lehrganges wie unten beschrieben.

Der Lehrgang aus Arbeitsmedizin

Dieser Lehrgang umfaßt 12 Wochen und beginnt mit einer Praktikumswoche, in der die Kursteilnehmer mehrere Betriebe kennenlernen, um einen Einblick in die verschiedenen Branchen bzw. Arbeitsplätze und somit in die Aufgaben und Ziele der Arbeitsmedizin zu gewinnen.

Am Anfang der theoretischen Ausbildung stehen die Rechtsgrundlagen der Arbeitsmedizin. In weiteren Kurswochen werden folgende Inhalte vermittelt:

Arbeitsphysiologie,
Gesundheitsgefährdung durch Umgebungseinflüsse,

chemische Einflüsse auf den menschlichen Organismus,
Karzinogene,
physikalische Einflüsse auf den menschlichen Organismus,
chemische, physikalische und biologische Einflüsse auf den Respirationstrakt,
chemische, physikalische und biologische Einflüsse auf die Haut,
arbeitsmedizinische Untersuchungen,
Arbeitsunfälle/Berufskrankheiten,
Ergonomie,
Büro,
Gesundheitsberatung,
Epidemiologie,
Erste Hilfe,
soziale Einrichtungen nach dem ASchG,
Betriebs- und Arbeitsorganisation,
Organisationspsychologie,
EDV-Einsatz in der betriebsärztlichen Einrichtung,
Umweltschutz.

Die Abschlußwoche „Technologie“ bringt eine Zusammenfassung der Lehrinhalte und ihre Anwendung in den einzelnen Branchen. Die Ausbildung schließt mit einem Kolloquium ab.

Es wird dringend notwendig, neue Versorgungsstrukturen im Gesundheitssystem zu diskutieren, vorzubereiten und zu organisieren. Ein wesentlicher Punkt in diesen Strukturen werden auch in Zukunft vermehrt zu schaffende arbeitsmedizinische Zentren sein.

Die Jahrtausendwende bringt somit auch für die Arbeitsmedizin Neuerungen: neue Anforderungen, neue Aufgaben und neue Denkstrukturen. Dies bedeutet freilich, daß alle, die im Arbeitnehmerschutz tätig sind, nicht nur über die nötigen Fachkenntnisse verfügen müssen, sondern vor allem auch über persönlichen Einsatz und sozialökonomisches Denken. Denn sonst wird der Ausspruch „Der schlechteste Arbeitsplatz ist kein Arbeitsplatz“ in den Vordergrund rücken, und die Gesundheit des Arbeitnehmers wird kaum mehr von Bedeutung sein.

Public Health und Unfallverhütung

Kurt Martin Leodolter

Unfälle sind weltweit eine Hauptursache von Mortalität und Morbidität

Unfälle zählen zu den vorrangigen Public-Health-Themen mit wichtigen individuellen, gesellschaftlichen und ökonomischen Konsequenzen. Das gilt nicht nur für die sich entwickelnden, sondern auch für die entwickelten Länder. In den USA werden ca. 30% aller produktiven Lebensjahre (20–65) durch Unfälle verloren [1]. Die Zahl der durch Unfälle verlorenen potentiellen Lebensjahre ist größer als die von Herz-Kreislauf-Erkrankungen und Krebs zusammen. (Verlorene potentielle Lebensjahre ist ein Konzept zur Darstellung der ökonomischen Bedeutung von vorzeitigem Tod.) Für Österreich gilt ähnliches, wenn die Zahlen für die Steiermark (Gesundheitsbericht Steiermark 1995) hochgerechnet werden [2]. Bei den Krankenstandstagen gingen 1994 österreichweit 22% auf das Konto von Unfällen.

Gesundheitsförderliche Gesamtpolitik – „Healthy Public Policy“

Die Unfallverhütung verdient einen hohen Stellenwert in der Gesundheitspolitik eines Gemeinwesens. Dabei läßt sich zeigen, wie wichtig ein gesamtpolitischer Ansatz ist, der sämtliche relevanten Politikbereiche durchdringt. Straßenverkehrsordnung, Arbeitsschutzvorschriften, Produkthaftungsgesetze, Mehrwertsteuersätze u.a.m., aber auch eine Änderung der persönlichen Risikobereitschaft wirken auf die Gesundheit und erhöhen oder vermindern mittelbar Kosten der Krankenversorgung und Leid von Menschen.

In den USA ist die Unfallverhütung mit eigenen Master of Public Health-Programmen universitär verankert. Besonders hervorzuheben ist dabei die Johns Hopkins University, aber auch Harvard, Illinois, Michigan, Minnesota, North Carolina, UCLA und Washington bieten Programme an. In Europa ist die Unfallverhütung nicht universitär verankert. In der gerade stattfindenden Curriculum-Diskussion für Public Health in Österreich wäre eine Einbindung dieses Themas wünschenswert.

Europa setzt Standards

EU-weit kommt es zu einer Vereinheitlichung nationaler Regeln und Standards von Unfallverhütung [3]. Dies gilt sowohl für Präventionsprogramme, für Sicherheitsrichtlinien als auch für die einheitliche Datensammlung. Die höchste Priorität bei den Maßnahmen, die die Europäische Union im Bereich Unfallverhütung trifft, gilt dem Schutz der Arbeitnehmer. Dieses Ziel ist nicht unvereinbar mit der Notwendigkeit zur Förderung der Wettbewerbsfähigkeit von Unternehmen. Maßnahmen zur Senkung der Kosten, die (Arbeitgebern, Arbeitnehmern, den Mitgliedsstaaten) durch Unfälle entstehen, spielen bei der Entwicklung einer wettbewerbsfähigen und qualitätsorientierten Wirtschaft eine große Rolle. Stehzeiten, Arbeitsausfälle und Pönalezahlungen können für einen Betrieb ruinös sein. In Österreich summieren sich die Unfallfolgekosten in den Bereichen Arbeit, Verkehr und Freizeit zu einem „Belastungspaket“ von 122 Mrd. Schilling jährlich [4].

Konzepte in der Unfallverhütung

Schon 1788 forderte Johann Peter Frank, daß Unfallverhütung Teil eines umfassenden Public-Health-Programms sein sollte, wobei er an Erziehungsprogramme für sicheres Verhalten dachte [5]. Die individuelle Verantwortlichkeit für einen Unfall, die Suche nach dem „Schuldigen“, hat über Jahrzehnte den Blick auf umfassendere Konzepte verstellt. In den frühen sechziger Jahren wurde von William Haddon ein solches präsentiert [6]:

1. Alle Unfälle sind auf nur fünf Kräfte zurückzuführen – kinetische, chemische, thermische, elektrische und ionisierende Energie.
2. Das Ereignis Unfall kann in drei Phasen unterteilt werden: eine Vorunfallphase, in der die Kontrolle über die Energiequelle verloren wird; eine sehr kurze Unfallphase, in der die Energie auf den Menschen übertragen wird und Schaden anrichtet, und eine Nachunfallphase, während der man versucht, das physiologische Gleichgewicht wiederzugewinnen und den Schaden zu reparieren.

Der Mensch, die Form der Energie und viele Umgebungsfaktoren sind beteiligt beim Verlust der Kontrolle, am Ausmaß des Unfalls und der Wiederherstellung der körperlichen Integrität. In Zeiten von Airbag, Sicherheitsgurt und Seitenaufprallschutz ist kaum mehr vorstellbar, daß sich Automobilhersteller durch so ein Konzept einmal bedroht fühlten!

Unfallverhütung kann aber nicht nur in mechanistischen Modellen verharren. Ein umfassendes Konzept muß auch soziopolitische Faktoren berücksichtigen, die Sicherheitsbemühungen entweder unterstützen oder behindern. Sicherheitsvorkehrungen, die nicht benützt werden, sind wirkungslos. Eine Eigenverantwortlichkeit ist unvermeidlich. Die Zauberformel liegt in einem integrativen und „ganzheitlichem“ Interventionsmodell [5].

WHO-Indikatoren „Gesundheit für alle bis zum Jahr 2000“

Gemessen an den WHO-Indikatoren für tödliche und nicht tödliche Unfälle [7] schreibt die Unfallverhütung in Österreich eine Erfolgsgeschichte. 1980 wurde das Ziel formuliert, daß bis zum Jahr 2000 die Zahl der Todesfälle infolge von Unfällen in Europa durch verstärkte Bemühungen zur Verringerung der Unfallhäufigkeit im Straßenverkehr, zu Hause und am Arbeitsplatz um mindestens 25 % vermindert werden sollte. Die absolute Häufigkeit tödlicher Unfälle ging in den Jahren 1981 bis 1994 um ca. 30 % zurück [8]. Dieser Rückgang wurde von einer Abnahme der relativen Unfallmortalität (Anteil der Unfalltoten an den gesamten Sterbefällen) um 20 % und von einer Abnahme der Unfallsterbeziffer (Unfalltote je 100.000 Einwohner) um 35 % begleitet. Für nichttödliche Unfälle wurde als Indikator eine Reduktion des Anteils stationärer, unfallbedingter Spitalsfälle gewählt. Für den Unfallbereich insgesamt wurde die ursprüngliche, auf der Basis des Jahres 1980 berechnete Abnahme von 10 % bereits 1992 erreicht, vor allem durch einen Rückgang der Verkehrs- und Arbeitsunfälle.

Wo liegen die Schwerpunkte des Unfallgeschehens?

Welcher Indikator gewählt wird, beeinflußt stark die Einschätzung der relativen Wichtigkeit von Unfällen, bezogen auf die verschiedenen Lebensbereiche. So passieren geschätzte 72 % aller Unfälle im Heim-, Freizeit- und Sportbereich und nur 21 % in der Arbeit und in der Schule (ohne Schulsport), gefolgt von 7 % im Verkehr und auf dem Weg zur Arbeit und zur Schule [8]. Nimmt man als Grad für die Schwere der Unfälle die Krankenstandsfolge, liegen Arbeit (46 %) und Heim-, Freizeit- und Sportunfälle (45 %) etwa gleichauf, gefolgt vom Verkehr mit 9 %. Bei den Krankenstandstagen übernehmen die Heim-, Freizeit- und Sportunfälle mit 48 % die Führung vor den Arbeitsunfällen mit 44 %. Ganz anders sieht es aus, wenn tödliche Unfälle betrachtet werden. 50 % der tödlichen Unfälle passieren zu Hause, in der Freizeit und beim Sport, 41 % im Verkehr und 9 % bei der Arbeit.

Im Sinne eines ganzheitlichen Konzepts findet in Österreich eine Zusammenarbeit der im Feld der Unfallverhütung tätigen Organisationen statt [9]. Die zunehmende Vernetzung wird in Zukunft noch zu einer Intensivierung der Zusammenarbeit führen. Gewisse Aktionen und Forschungsprojekte werden international durchgeführt. Es existiert ein umfangreiches Know-how in der Unfallverhütung in Österreich, das getrennt nach Lebensbereichen österreichspezifisch vorgestellt wird.

Unfallverhütung bei der Arbeit

Neben den vielfältigen gesetzlichen (ArbeitnehmerInnenschutzgesetz, Arbeitsinspektionsgesetz, diverse Verordnungen zum Arbeitnehmerschutz etc.) und freiwillig betrieblichen Initiativen (Einführung von Sicherheitszirkeln, Übernahme von Programmen externer Sicherheitskonsulenten) zur Unfallverhütung im Sinne einer gesundheitsförderlichen Gesamtpolitik schreibt der Gesetzgeber im Allgemeinen Sozialversicherungsgesetz (ASVG) den sozialen Unfallversicherungen vor, *Unfallverhütungsdienste* einzurichten. Die Mittel der Unfallverhütung sind gesetzlich geregelt, wobei als eine österreichische Besonderheit der Gesetzgeber unter Unfallverhütung sowohl die Verhütung von Arbeitsunfällen als auch die Verhütung von Berufskrankheiten versteht. Diese Mittel umfassen neben anderen die Werbung für den Gedanken der Unfallverhütung, die Beratung und die Schulung von Dienstgebern und Dienstnehmern, die Zusammenarbeit mit den Betrieben und die Forschung über die Ursachen von Arbeitsunfällen.

Die Allgemeine Unfallversicherungsanstalt (AUVA) als der größte Träger der sozialen Unfallversicherung Österreichs wendete im Jahr 1995 dafür 356 Mio. Schilling auf, ungefähr 4 % ihres Gesamtbudgets. Neben den Arbeitern sind nach den Sozialversicherungsgesetzen sowohl Angestellte, Schüler und Studenten als auch selbständig Erwerbstätige der gewerblichen Wirtschaft und andere Selbständige bei der AUVA sozial unfallversichert (mehr als 4 Millionen Versicherte). Die Landesstellen des Unfallverhütungsdienstes der AUVA haben ihren Schwerpunkt in der Beratung und Schulung der Arbeitgeber und Arbeitnehmer, die Hauptstelle ist für bundesweite Koordination und Angelegenheiten zuständig, wie z.B. Werbung für Sicherheit, Schulung von Sicherheitsfachkräften, Forschung nach den Ursachen von Arbeitsunfällen sowie die Mitarbeit am Vorschriftenwesen [10].

Andere soziale Unfallversicherungsträger sind die Sozialversicherungsanstalt der Bauern, die Versicherungsanstalt der österreichischen Eisenbahnen und die Versicherungsanstalt öffentlich Bediensteter, die den Rest der österreichischen Beschäftigten versorgen.

Bei den rund 246.000 Unfällen im Jahr 1995 waren die häufigsten objektiven Unfallursachen Sturz und Fall von Personen, maschinelle Betriebseinrichtungen sowie scharfe und spitze Gegenstände. Im Bauwesen (13 Arbeitsunfälle auf 100 Versicherte) und in der Metallindustrie (10 Arbeitsunfälle auf 100 Versicherte) verunfallten die Arbeitnehmer am häufigsten.

Die Hierarchie der Unfallverhütungsmaßnahmen geht von den technischen über die organisatorischen zu den persönlichen Maßnahmen (TOP-Ansatz). Wo immer es möglich ist, eine Gefahrenquelle durch technische oder organisatorische Maßnahmen auszuschalten, ist das zu fordern. Der Arbeitgeber erhielt mit dem ArbeitnehmerInnenschutzgesetz vom 1. 1. 1995 die Verpflichtung zur ständigen Gefahrenevaluierung und Gefahrenbeseitigung. Damit ist der Arbeitgeber selbst angehalten, innerbetriebliche Prozesse für die Arbeitssicherheit in Gang zu bringen und zu überwachen [11]. Daran arbeiten in den Firmen die Präventivfachkräfte (Arbeitsmediziner und Sicherheitsfachkräfte) und Sicherheitsvertrauenspersonen mit. Das Prinzip lautet: Fast jeder Unfall ist vermeidbar – vorausgesetzt, das komplexe System aus schadenverhütenden Maßnahmen, Gefahrenermittlung, Sicherheitsbewußtsein und tatsächlichem Sicherheitsverhalten stimmt.

Unfallverhütung im Verkehr

Auf dem Gebiet der Verkehrssicherheit ist das *Kuratorium für Verkehrssicherheit* (KfV) die treibende Kraft der Unfallverhütung. Mitglieder des Kuratoriums sind Mitgliedsunternehmen des Verbandes der Versicherungsunternehmen Österreichs, die AUVA, der ÖAMTC und der ARBÖ. Maßnahmen zur Erhöhung der Verkehrssicherheit lassen sich in drei Bereiche gliedern [12]:

- ***Humanbereich:*** Hier geht es vor allem um die Erziehung, die Fort-, Aus- und Weiterbildung in allen Altersstufen, die Bewußtseinsänderung der Menschen in Richtung sicheres Verhalten und um Möglichkeiten der sozialen Kontrolle.
- ***Technischer Bereich:*** Technologien, die den Menschen im komplexen System Mensch-Straße-Fahrzeug unterstützen bzw. verkehrstechnische Maßnahmen, die helfen, Risikosituationen zu minimieren, tragen wesentlich zur Erhöhung der Verkehrssicherheit bei.
- ***Legistischer Bereich:*** Ein gewisser Kontrollmechanismus ist Bestandteil jedes sozialen Systems. Im System des Straßenverkehrs geht es einerseits um die Einführung zweckmäßiger legistischer Maßnahmen, andererseits aber auch um die wirkungsvolle Umsetzung und Kontrolle bestehender gesetzlicher und verwaltungsmäßiger Vorschriften.

Unfallverhütung für den Heim- und Freizeitbereich sowie im Sport

1987 wurde das Institut „Sicher Leben" des Kuratoriums für Verkehrssicherheit (KfV) gegründet. Seine Aufgabe ist es, das Unfallrisiko im Haushalt, beim Sport und bei sonstigen Freizeittätigkeiten zu vermindern. Statistische Informationen über Heim-, Freizeit- und Sportunfälle werden bereitgestellt. Neben diesen Berichten wird durch das Institut seit 1996 im Auftrag des Bundesministeriums für Gesundheit und Konsumentenschutz unter dem Titel *European Home and Leisure Accident Surveillance System EHLASS* eine statistische Erhebung an vier österreichischen Spitälern durchgeführt. Dadurch sollen Wissenslücken in bezug auf die Unfallverhütung geschlossen werden. Derzeit liegt der Schwerpunkt von Unfallverhütungsprogrammen bei der Reduktion von Seniorenunfällen (auf Wien beschränkt).

Das Österreichische Komitee für Unfallverhütung im Kindesalter hat sich den Schwerpunkt „Kinderunfallverhütung" gewählt und setzt ebenfalls auf umfassende Programme, die sowohl im legistischen als auch im technischen und im Verhaltensbereich ansetzen.

Ein Ausblick – Möglichkeiten für Master of Public Health

Wie diverse Indikatoren zeigen, geht der Trend in Richtung einer „sichereren" Gesellschaft. Es muß weiter daran gearbeitet werden, die objektive Sicherheit durch Gesetze sowie durch die Verbesserung von technischen Einrichtungen zu erhöhen. Sicherheit beginnt aber „im Kopf". Eine nicht wahrgenommene, objektiv vorhandene Sicherheit bildet zwar eine Sicherheitsreserve, aber wenn der

Sicherheit individuell kein Wert zugeschrieben wird, ist diese Reserve schnell aufgebraucht. Hier liegen interessante Forschungsfragen. Ein weiterer Schwerpunkt sollte die Evaluation von Unfallverhütungsmaßnahmen sein. Welche Programme wirken im spezifischen österreichischen Kontext und welche nicht?

In Österreich wird auf dem Sektor Unfallverhütung zielgerichtete Arbeit geleistet. Angesichts der Kosten-Nutzen- und Sparargumente wird noch viel zu wenig in diesen Bereich investiert.

Literatur

1. CDC, Atlanta (ed.) (1991) Update: Years of potential life lost before age 65 – United States, 1988 and 1989. MMWR 40, 60–62
2. Leodolter, K. M., Noack, R. H. (1995) Gesundheitsbericht Steiermark. Graz, S. 21–23
3. Mitteilung der Kommission über ein Gemeinschaftsprogramm für Sicherheit, Arbeitshygiene und Gesundheitsschutz am Arbeitsplatz (1996–2000) (KOM [95] 282 endg.)
4. AUVA InfoService. Der Standard, 30. 9. 1996
5. Waller, J. A. (1994) Reflections on a half century of injury control. Am. J. Public Health 84, 664–670
6. Haddon, Jr., W., Suchman, E. A., Klein, D. (1964) Accident Research: Methods and Approaches. Harper and Row, New York
7. WHO (1985) Einzelziele für „Gesundheit 2000“. Die Gesundheitspolitik für Europa. Regionalbüro für Europa, Kopenhagen
8. Bauer, R. (1996) Unfallstatistik 1995. Verletzte nach Heim-, Freizeit- und Sportunfällen. Institut Sicher Leben, Wien
9. Großkopf, A.: Bundesweiter Bericht über den österreichischen Präventionsbericht. Vortrag am Kongreß „Gemeinsam Sicher“. Salzburg, 24. 10. 1996
10. Friedl, W. (1995) Die Geschichte der Prävention in Österreich. In: Winker, N., Hinger, H. (Hrsg.) Ausbildung zur Sicherheitsfachkraft, Band 1. Wien, S. 71–78
11. Winker, N.: Die Arbeitsplatzevaluierung – ein Quantensprung in der Arbeitssicherheit. Vortrag am Kongreß „Gemeinsam Sicher“. Salzburg, 24. 10. 1996
12. Kuratorium für Verkehrssicherheit (1966) Programm 2002. Wien

Glossar

Healthy Public Policy: Gesundheitsförderliche Gesamtpolitik.

Das Kriterium Gesundheit wird in die unterschiedlichen Politikbereiche eingeführt. Im Englischen ist die Entwicklung sprachlich sehr anschaulich: From Public Health Policy to Healthy Public Policy! (Von der öffentlichen Gesundheitspolitik zur gesundheitsförderlichen Gesamtpolitik!)

Infektionsepidemiologie in Österreich und in der Europäischen Union

Jean Paul Klein

Der Ausbruch der Ebola-Virus-Epidemie in Zaire 1995 sowie die Lungenpest-Epidemie in Indien 1994 haben die Aufmerksamkeit wieder auf die Notwendigkeit gelenkt, Maßnahmen zur Bekämpfung von Infektionskrankheiten zu treffen. Es ist schon lange bekannt, daß sich verschiedene ansteckende Krankheiten infolge der Mobilität von Personen und im geringeren Ausmaß durch den Warenkreislauf sowie den Verbrauch von Wasser und den Konsum von Nahrungsmitteln in Abhängigkeit verschiedenster Faktoren ausbreiten. Je mehr Personen sich in immer größere Entfernungen bewegen, desto größer wird die Gefahr der Verbreitung derartiger Krankheiten in Form von Epidemien in einer nicht geschützten Bevölkerung, und desto größer werden damit auch die Risiken einer Schädigung der Volksgesundheit. Dieses Phänomen wird durch zahlreiche geschichtliche Ereignisse, angefangen von der Asiatischen Grippe oder der Cholera bis hin zur jüngsten HIV-Epidemie bestätigt.

Das Risiko einer Ansteckung mit Erregern von neuen oder neu auftretenden Infektionskrankheiten nimmt trotz erheblicher Fortschritte des öffentlichen Gesundheitsschutzes unaufhörlich zu.

Die für öffentliche Gesundheit zuständigen Behörden sind daher in verstärktem Ausmaß dazu aufgerufen, das Auftreten solcher Krankheiten zu verhindern oder aber ihr Fortschreiten einzudämmen. Dies ist jedoch nur möglich, wenn die Behörde im Besitz exakter Daten über die epidemiologische Situation ist. Voraussetzung für eine Kenntnis der epidemiologischen Situation ist die vorangegangene systematische Erhebung entsprechender Daten und deren Analyse, Auswertung und anschließende Bearbeitung. Die Gesamtheit dieser Analysen macht im wesentlichen die epidemiologische Überwachung von Infektionskrankheiten aus. Praktisches Ziel ist es, Informationen zu erzeugen, die der Behörde als Grundlage für gesundheitspolitische Maßnahmen dienen.

Alle Fachleute sind sich heute darin einig, daß das Ziel der Überwachung von Infektionskrankheiten die Bereitstellung der Ergebnisse dieser Überwachung ist. Nur so kann die Kontrolle und Prävention dieser Krankheiten gewährleistet werden. Die epidemiologische Überwachung ist die unentbehrliche Grundlage für diese Maßnahmen. Die Geschichte hat gezeigt, daß die für die Durchführung der Epidemiologie aufgewendeten Mittel bei weitem durch jene Einsparungen kompensiert werden, die dadurch möglich sind, daß Infektionskrankheiten erst gar nicht zum Ausbruch kommen oder sich nicht ausbreiten. Im Zuge der zunehmenden Mobilität der europäischen Bevölkerung ist neben den getroffenen einzelstaatlichen Maßnahmen auch eine gesamteuropäische Koordination der Maßnahmen zur Überwachung übertragbarer Krankheiten erforderlich geworden.

Mit dem Maastricht-Vertrag wurde der Europäischen Gemeinschaft erstmals ein Mandat zur Wahrung des Gesundheitszustandes des europäischen Bürgers erteilt. Aufgrund dieses Mandats wurden im Hinblick auf die zunehmende Mobilität innerhalb eines Europas ohne Grenzen sowie im Hinblick auf den dramatischen Anstieg von Infektionskrankheiten mit weitreichender sozioökonomischer Bedeutung zahlreiche Aktivitäten ins Leben gerufen.

Erwähnenswert sind Aktivitäten wie die Europäische Charta über Infektionskrankheiten oder das Aktionsprogramm „Europa gegen AIDS und andere Infektionskrankheiten“. Als Höhepunkt dieser Aktivitäten wurde, beginnend ab dem Jahr 1996, eine europaweite Überwachung von Infektionskrankheiten eingeführt. Diese Überwachung geht vorerst von einigen etablierten Überwachungssystemen aus. Zu nennen wären hier die gesamteuropäische Salmonella-Überwachung (SALM-NET), die Legionellen-Überwachung (EWGLI) und die AIDS-Überwachung (ENAADS) sowie in weiterer Folge eine Überwachung von Grippe, Meningokokken und Tuberkulose. In einer späteren Folge ist geplant, diese Überwachung nicht zuletzt unter Berücksichtigung der Sicherheit von Blut und Plasmaderivaten auf andere Infektionen von gesamteuropäischer Bedeutung wie etwa Hepatitiden auszudehnen.

Die Überwachung übertragbarer Krankheiten in der Europäischen Gemeinschaft

Zur Erreichung der oben genannten Ziele wurde mittlerweile von der Kommission der Entwurf eines Vorschlags über die Errichtung von Netzwerken zur EU-weiten Überwachung von übertragbaren Krankheiten realisiert. Überwachung ist in diesem Zusammenhang als Erhebung bzw. Meldung sowie Analyse und Interpretation von infektionsspezifischen Daten insbesondere zur Häufung, Prophylaxe und Therapie von Infektionskrankheiten zu definieren. Die hieraus gewonnenen Erkenntnisse dienen der Planung und Implementierung gesundheitspolitischer Maßnahmen sowohl in den Mitgliedsstaaten als auch auf gesamteuropäischer Ebene. Nur so wird es möglich sein, alle Ausbrüche und grenzüberschreitenden Epidemien zu erfassen. Auch die Aufklärung von Infektionsquellen (insbesondere bei bestimmten durch Nahrungsmittel übertragbaren Erkrankungen) wird durch solche internationale Netzwerke möglich sein.

Die meisten Staaten der EU verfügen über eigene Institutionen, die sich ausschließlich mit der Epidemiologie von Infektionskrankheiten beschäftigen (z.B. Istituto Superiore di Sanitá in Rom, PHLS-CDSC in Colindale, Robert-

Koch-Institut in Berlin, RIVM Bilthoven etc.). Viele dieser Institute sind mit 100 bis 200 Bediensteten ausgestattet.

Österreich hat keine Tradition in der Überwachung von Infektionskrankheiten, und dementsprechend existieren in Österreich keine vergleichbaren Institutionen. In Abwesenheit von einschlägigen Institutionen fällt die Aufgabe der Implementierung einer Infektionskrankheitenüberwachung ausschließlich der entsprechenden Fachabteilung des Bundesministeriums für Arbeit, Gesundheit und Soziales zu.

Die Bewältigung dieser Aufgabe wird in enger Zusammenarbeit mit den Bundesstaatlichen bakteriologisch-serologischen Untersuchungsanstalten (die BBSUAs sind nachgeordnete, im mikrobiologischen Laborbereich tätige Dienststellen) sowie den Hygiene- und Virologischen Instituten der österreichischen Universitäten erfolgen müssen. Es sei in diesem Zusammenhang nochmals auf bereits existierende europäische Netzwerke mit österreichischer Beteiligung hingewiesen:

SALM-NET (Salmonellen-Infektionen), Koordination BBSUA Graz,
ENAADS (AIDS), Koordination BMAGS, Abt. VIII/D/2,
EWGLI (Legionellen-Infektionen), Koordination BBSUA Wien,
EMGM (Meningokokken-Infektionen), Koordination BBSUA Graz,
EHEC (Entero hämorrhagische E. coli), Koordination BBSUA Innsbruck ,
Tuberkulose, Koordination BMAGS, Abt. VIII/D/2.

Zur Erinnerung seien noch die derzeit in der Infektionskrankheitenüberwachung gängigsten Werkzeuge angeführt:

1. Die Meldepflicht für Krankheiten

Hier sind niedergelassene Ärzte angehalten, bei Diagnose bestimmter Infektionskrankheiten unter Angabe krankheitsspezifischer Daten eine Meldung bei der Gesundheitsbehörde zu erstatten. Die Qualität dieses Meldesystems ist von Land zu Land und von Krankheit zu Krankheit unterschiedlich. In Österreich werden mit dieser Methode qualitativ hochwertige Daten, insbesondere zur Salmonella- sowie zur AIDS- und zur Tuberkulosesituation, gewonnen.

2. Das Sentinellasystem (Beobachtungspraxensystem)

Dieses System wird meistens ergänzend zu Punkt eins eingesetzt, wobei in der Regel einige niedergelassene Ärzte auf freiwilliger Basis die Frequenz bestimmter Infektionskrankheiten an eine Zentrale weitermelden. Anhand dieser Daten kann hochgerechnet bzw. ein Trend abgeschätzt werden. Dieses System wird in Österreich vor allem für die Grippeüberwachung (Überwachung von Patienten mit grippeähnlicher Symptomatik) in Privatordinationen verwendet.

3. Das Labormeldesystem

Ein vom vorgenannten abweichendes Sentinellasystem ist die labormäßige Überwachung von Infektionskrankheiten. Anhand der Frequenzen der in einem bestimmten Zeitraum in mikrobiologischen Labors gezüchteten Erreger kann eine

Trendanalyse bei gewissen Infektionskrankheiten durchgeführt werden. Dieses System zeigt gewisse Stärken zum Aufdecken von sogenannten *local outbreaks* und ist auch ein vielversprechendes Überwachungssystem zur Aufdeckung von Infektionen mit nosokomialen Keimen im Spitalsbereich.

4. Epidemiologische Referenzzentren

Diese Referenzzentren ergänzen die oben genannten Systeme, wobei unterschiedliche Referenztätigkeiten möglich sind. Einerseits sind solche Labors in der Lage, Stämme fein zu differenzieren, so daß bestimmte Ausbrüche verfolgt werden können (z. B. lebensmittelbedingte Salmonellenausbrüche), andererseits dienen diese Referenzzentren dazu, exakte biochemische Diagnosen bei selten vorkommenden Erkrankungen zu stellen.

5. Punktuelle Prävalenzstudien

Ergänzend zu den permanenten Überwachungssystemen für bestimmte Krankheiten können in bestimmten Regionen oder Populationen punktuelle epidemiologische Erhebungen getätigt werden. Diese Methode bietet sich zusätzlich zur Überwachung von Infektionskrankheiten auch zur Überwachung von Durchimpfungsquoten in bestimmten Regionen an.

Alle oben genannten Systeme bedürfen einer ausgiebigen und regelmäßigen Qualitätskontrolle!

Zur Frage, welche Infektionskrankheiten zu überwachen sind, sei abschließend folgende als Hinweis dienende Liste aus dem Kommissionsvorschlag über die Schaffung eines Netzes für die epidemiologische Überwachung und die Kontrolle übertragbarer Krankheiten in der Europäischen Gemeinschaft zitiert.

Kategorien übertragbarer Krankheiten:

- durch Impfung verhütbare Krankheiten,
- sexuell übertragbare Krankheiten, Hepatitis B, AIDS/HIV,
- Virushepatitis,
- durch Nahrungsmittel übertragbare Krankheiten,
- wasser- und umweltbedingte Krankheiten,
- nosokomiale Infektionen,
- sonstige durch unkonventionelle Erreger übertragbare Krankheiten (darunter die Creutzfeld-Jacob-Krankheit),
- in den internationalen Gesundheitsvorschriften genannte Krankheiten (Gelbfieber, Cholera, Rattenpest),
- andere Krankheiten (Tollwut, Fleckfieber, virale hämorrhagische Fieber, Malaria und alle anderen schweren epidemischen Erkrankungen, die noch nicht klassifiziert sind etc.).

Zur Realisierung der oben formulierten Ziele einer epidemiologischen Überwachung von Infektionskrankheiten bedarf es daher in Österreich in Hinkunft einer verstärkten Tätigkeit. Alle einschlägigen Institutionen sind zu entsprechender Mitarbeit aufgerufen, und eine Einbindung bestehender Institutionen in europäische Netzwerke ist sukzessive geplant.

Ungeachtet dessen wird auch der Gesetzgeber angehalten sein, spezifische Gesetze für Infektionskrankheiten modernen Gegebenheiten anzupassen. Die Meldemodalitäten sind dahingehend zu verbessern, daß epidemiologische Daten in Zusammenarbeit mit niedergelassenen Ärzten, Spitälern und Labors schnell und zuverlässig sowohl auf regionaler als auch auf nationaler Ebene zusammengeführt werden und nicht zuletzt die Ergebnisse dieser Erhebung allen Beteiligten zeitgerecht und entsprechend aufbereitet zur Verfügung gestellt werden.

Gesundheitsvorsorge in der Schule: Zielsetzungen und Arbeitsprofil der Schulärztinnen und -ärzte

Andrea Kubec

Seit der Zeit Maria Theresias arbeiten Schulärzte in Österreichs Schulen. Und damals wie heute ist es ihre Aufgabe, auf die Gesundheit der Schulkinder zu achten und Einfluß zu nehmen. Der Schularzt ist also ein Betriebsarzt für die SchülerInnen im Betrieb Schule und Vorsorgemediziner während der gesamten Schulzeit.

SchulärztInnen sind eine Gruppe besonderer PräventivmedizinerInnen mit speziellen Ausbildungsschwerpunkten, z.B. Körperhaltung und Bewegungsapparat, Ernährung, AIDS, Sucht-Problematik u.v.a. Ihre Tätigkeit erfordert nicht nur medizinisches Wissen, sondern auch Verständnis und Zuwendung zur heranwachsenden Jugend.

Ziel der heutigen schulärztlichen Versorgung ist es, die nahtlose Betreuung vom prä- und postnatalen Zeitraum (Mutter-Kind-Paß) bis hin zu den Vorsorgeprogrammen der Sozialversicherungsträger sicherzustellen. Nach der Pflichtschulzeit wird eine Vorsorgeuntersuchung für Lehrlinge und die „Gesundenuntersuchung", die ab dem 18. Lebensjahr möglich ist, angeboten. Insgesamt erfolgt für die männliche Jugend die letzte lückenlose Erfassung des Gesundheitsstatus durch die Stellungsuntersuchung beim Militär, für die weibliche Jugend kommt dann wieder im Rahmen einer eventuellen Schwangerschaft eine Erhebung des Gesundheitsstatus im Rahmen der Mutter-Kind-Paß-Untersuchungen zum Tragen.

Bereits vor dem Schuleintritt erfolgt die erste schulärztliche Untersuchung, bei der auch die erste Kontaktnahme zwischen den Eltern und ihrem künftigen Schularzt oder der -ärztin stattfindet. Von da ab erfolgen regelmäßig Untersuchungen beim Schularzt; darüber hinaus werden die SchülerInnen vor speziellen Ereignissen wie Sportwochen, Schikursen usw. noch zusätzlich begutachtet. Die schulärztlichen Untersuchungsergebnisse wurden früher dokumentiert und vom Österreichischen Statistischen Zentralamt jährlich ausgewertet (ÖSTAT). 1996/97 wurden keine Auswertungen durchgeführt. Ein neuer Fragebogen ist in Bearbeitung.

Die regelmäßige schulärztliche Untersuchung hat aber auch noch einen kommunikativen Aspekt. Während des Ablaufs einer Untersuchung haben die SchulärztInnen die Möglichkeit, die Ganzheit des Schülers – bei der Einstellungsuntersuchung auch die der Eltern – zu spüren und darauf einzugehen, sich also ein Bild zu machen. Regelmäßige Untersuchungen bieten die Chance auf Vertrauensbildung, guten Kontakt und damit auch Möglichkeiten zur Intervention im Ernstfall.

Den Schulärzten ist es ein großes Anliegen, daß Schüler die Erfahrung machen, sich jederzeit sowohl mit physischen und psychischen Problemen als auch mit anderen Fragen, die sie beschäftigen, vertrauensvoll an sie wenden zu können. Selbstverständlich gilt auch bei den jungen Patienten die ärztliche Schweigepflicht!

Durch kompetente und liebevolle SchulärztInnen kann die Einstellung der gesamten Bevölkerung zu ihrer Gesundheit und zu ihren ÄrztInnen entscheidend und dauerhaft geprägt werden!

In vielen Schulen, vor allem im Raum Wien, werden von den SchulärztInnen außer den Untersuchungen noch Impfungen durchgeführt:

- Polio oral (1. Schulstufe),
- Diphterie-Tetanus (Injektionen, 2. Schulstufe),
- Masern-Mumps-Röteln (Injektionen, Ende 1. und 7. Schulstufe)
- sowie auf Initiative der einzelnen Elternvereine auch FSME-Impfungen.

Diese Impfungen sind keine Selbstverständlichkeit, sondern eine Serviceleistung der ÄrztInnen. Vor allem in Ballungsräumen wie Wien, wo der Anteil an nichtösterreichischen Schulkindern besonders hoch ist, hat diese Maßnahme eine enorme Bedeutung zur Infektionsprävention.

SchulärztInnen überprüfen laufend den hygienischen Zustand ihrer Schule, der Toiletten, der Küchen, und sie beraten auch die Lehrer, falls es an der jeweiligen Schule zum Auftreten von Infektionskrankheiten oder auch nur zum Auftreten von Kopfläusen bei einigen SchülerInnen kommt. Außerdem können sie SchülerInnen von Unterrichtsgegenständen freistellen, wenn gesundheitliche Probleme dies erforderlich machen.

Auf Unverständnis stößt manchmal, daß die SchulärztInnen keinesfalls zur Behandlung von Gesundheitsstörungen berechtigt sind, wohl aber für die Zuweisung an die niedergelassene Ärzteschaft. Selbstverständlich stehen SchulärztInnen für Notfälle, die sich während ihrer Dienstzeiten ereignen, und für Erste Hilfe zur Verfügung, sie behandeln akute Verletzungen, Übelkeiten, Kopfschmerzen und Kollapszustände, müssen aber zur weiteren Veranlassung an Rettung, HausärztInnen oder FachärztInnen überweisen. Auch die Behandlung von Lehrern während der Dienstzeit ist nicht vorgesehen.

Außer den rein medizinischen Aufgaben decken die SchulärztInnen aber auch ein weites Spektrum an anderen bedeutenden Interventionsnotwendigkeiten ab. In zunehmendem Maße bemühen sie sich um psychosomatisch erkrankte SchülerInnen, solche mit auffälligen Verhaltensmustern, Kinder, die mißhandelt und sexuell mißbraucht werden bzw. Auffälligkeiten durch soziale Vernachlässigung, Alkohol oder Drogenprobleme zeigen. Oft kann durch die fachkundige Aufmerksamkeit von SchulärztInnen eine sozial, physisch und psychisch kritische Situation für Kinder rechtzeitig erkannt und verbessert werden. Häufig sind es gerade die SchulärztInnen, die Kinder aus prekären Familienverbänden in eine bessere soziale Obhut bringen können.

Die meisten SchulärztInnen sind auch mit den LeibeserzieherInnen ihrer Schule in gutem Kontakt und beteiligen sich an der Entwicklung von Übungen, die der späteren Vermeidung von Erkrankungen des Stütz- und Bewegungsapparates dienen sollen. Ein besonderes Anliegen der SchulärztInnen ist es, die LeibeserzieherInnen darin zu bestärken, daß die Kinder in der Schule mehr in Richtung der Gesunderhaltung des Körpers und der Ausübung von Sportarten, welche die Beherrschung des Körpers stärken, angeleitet werden. Damit könnte auch die Motivation der Schüler zur aktiven Teilnahme am Unterricht besser werden. Ebenso kann eine Beratung der PädagogInnen zur Auswahl von ergonomisch gebauten Tischen und Stühlen wesentlich zum Wohlbefinden und Gesundhalten der Schüler beitragen.

Auch auf dem Gebiet der Ernährungsberatung ist ein positiver Trend schon gut erkennbar. Aus dem letzten Ernährungsbericht geht hervor, daß SchülerInnen ein gutes Ernährungsverständnis haben und daß dieses laufend noch besser wird.

SchulärztInnen achten im Rahmen ihrer Möglichkeiten auf das Sortiment von Schulbüffets und auf die Qualität des Schulessens. Langfristiges Ziel wäre es, das Eßverhalten der gesamten Familie über die SchülerInnen positiv zu beeinflussen.

Weiters versuchen die SchulärztInnen, möglichst viel zur Prävention der HIV-Infektion beizutragen. Gleichzeitig soll auf andere gesundheitliche und sozialpolitische Themen im Zusammenhang mit Sexualität hingewiesen sowie über Familienplanung, Vermeidung von Geschlechtskrankheiten, Gewalt und sexuellen Mißbrauch diskutiert werden. Auch wenn es um die Entwicklung von Partnerschaften oder das richtige Verhalten in Lebenskrisen geht, werden SchulärztInnen gerne von LehrerInnen als Ratgeber beigezogen.

Die Zeit, die den SchulärztInnen Verfügung steht, reicht für das alles gerade sehr knapp aus und bietet nur dann genug Raum für alle Aktivitäten, wenn konzentriert und rationell gearbeitet wird. Über die Effizienz der Beratung entscheidet aber nicht allein die *Zeit,* die zur Verfügung steht, sondern letztendlich die *Qualität!* Natürlich wäre es sinnvoll, wenn noch mehr als bisher auf dem Gebiet der Gesundheitserziehung getan werden könnte. Wenn also mehr Zeit zur Verfügung stünde, z.B. für Vorträge und Projekte, die sich mit all den lebenswichtigen Themen befassen, dann könnten Schulärztin und -arzt als kompetente Fachleute sachlich informieren und dem Lehrkörper noch viel weitgehender beratend zur Seite stehen.

Laufend muß aber auch an der Qualität des Bildungsstandards der SchulärztInnen gearbeitet werden. Daher wird durch Standesvertretung und Dienstgeber die Fortbildung für SchulärztInnen den aktuellen Erfordernissen angepaßt. Ein dreisemestriges Ausbildungscurriculum für österreichische SchulärztInnen wird 1996 nun schon zum zweitenmal angeboten und erfreut sich trotz des großen Zeitaufwands großer Beliebtheit. Die Ausbildung dauert laut Schulärztereferat der Ärztekammer für Wien drei Semester (120 Stunden).

Für die beiden in Österreich existierenden Schulsysteme – Pflichtschulen (Volksschulen, Hauptschulen und Berufsschulen) sowie die weiterführenden

Schulen (die Allgemeinbildenden Höheren Schulen, die Berufsbildenden Mittleren und Höheren Schulen) – gibt es unterschiedliche schulärztliche Betreuungsformen.

Der Pflichtschulbereich ist Sache der jeweiligen Gemeinden. In den Bundesländern werden die Schulen vielfach durch die Gemeinde- und SprengelärztInnen betreut, manche Gemeinden, vor allem Wien, haben dazu spezielle schulärztliche Dienste eingerichtet. Der schulärztliche Dienst des Bundes ist einheitlich österreichweit gesetzlich geregelt. Jede Schulärztin bzw. jeder Schularzt ist für eine bestimmte Schule verantwortlich und steht dort je nach Schülerzahl und je nach Art der Schule für eine bestimmte Stundenanzahl pro Woche zur Verfügung. SchulärztInnen erhalten eigene Dienstverträge und sind Vertragsbedienstete nach dem ASVG, somit sind sie sozialversichert und pensionsberechtigt. Insgesamt handelt es sich um ein Betreuungssystem, das vor allem deshalb sehr gut funktioniert, weil die Ärztinnen und Ärzte sehr ambitioniert an ihre Aufgabe – die Arbeit mit Kindern und Jugendlichen – herangehen.

Umweltmedizin

Ein Diplomfortbildungskurs der Österreichischen Ärztekammer

Gerd Oberfeld

Historische Entwicklung

„In den im Reichsrathe vertretenen Königreichen und Ländern werden zum Zwecke der Vertretung des ärztlichen Standes ‚Ärztekammern' eingerichtet". Dieser § 1 des Gesetzes vom 22. Dezember 1891 ist der Grundstein der Österreichischen Ärztekammer und seiner neun Länderkammern. Fast 90 Jahre später wurde durch Beschluß des 61. Österreichischen Ärztekammertages im Jahr 1980 bei der Österreichischen Ärztekammer ein eigenes Referat für Umweltschutz eingerichtet. Im Herbst 1987 wurde das Umweltschutzreferat vom 76. Österreichischen Ärztekammertag mit der Ausarbeitung von Ausbildungsrichtlinien für einen Umweltschutzkurs für Ärzte beauftragt. In Zusammenarbeit mit den Hygieneinstituten der medizinischen Fakultäten Wien, Graz und Innsbruck wurde ein erstes Curriculum für die Ausbildung zum „Umweltschutzarzt" erstellt. Dieses Curriculum wird anhand der laufenden Erfahrungen ständig in Details an die aktuellen Bedürfnisse angepaßt. Im Rahmen der Umweltreferentensitzung der Österreichischen Ärztekammer wurde im Juni 1996 der einstimmige Beschluß gefaßt, den Begriff „Umweltschutzarzt" durch den zeitgemäßeren Begriff „Umweltmedizin" zu ersetzen.

Kursdauer und Absolventen

Der erste Kurs wurde in Wien im November 1988 begonnen. Die ersten Umweltschutzärzte erhielten nach eineinhalb Jahren, am 19. Mai 1990, das Diplom verliehen. Die Kursdauer umfaßt 120 Unterrichtseinheiten, verteilt über sechs Wochenenden (Samstag/Sonntag). Von diesen sechs Wochenenden werden zwei in Wien sowie je eines in Innsbruck, Graz, Linz und Salzburg abgehalten. Bis jetzt haben diesen Kurs etwa 750 Ärztinnen und Ärzte absolviert.

Basierend auf einer Umfrage der Europäischen Ärztevereinigung, dem sogenannten Standing *Commitee of Doctors of the European Community – Comité*

Permanent (CP), aus dem Jahr 1994 läßt sich ableiten, daß Österreich das erste Land Europas war, das einen Postgraduate-Kurs in Umweltmedizin anbot. In Deutschland wurde im Herbst 1994 das Kursbuch „Umweltmedizin“ der Bundesärztekammer vorgestellt.

In der Schweiz startete auf Initiative des Instituts für Umweltmedizin am 8. September 1995 im Kloster Engelberg bei Luzern der erste „Nachdiplomkurs Umweltmedizin“. Dieser Kurs wird zum Public-Health-Curriculum der Schweiz angerechnet.

Kursziel und Kursinhalte

Ziel des Kurses ist die Vermittlung von Basiswissen im Bereich der Umweltmedizin. Der Kurs richtet sich an alle an diesem Thema interessierten Ärztinnen und Ärzte.

Im speziellen wurde er jedoch für Sprengelärzte (diese entsprechen Gemeinde-, Distrikts-, Kreisärzten) sowie als Auffrischung für Amtsärzte der Gesundheitsämter und Landessanitätsdirektionen ins Leben gerufen. Sprengelärzte sind niedergelassene Ärzte, die z.B. im Bundesland Salzburg neben einem Bereitschaftsdienst auch die hygienische Aufsicht bei öffentlichen Gebäuden, die Totenbeschau und umweltmedizinische Aufgaben auf Gemeindeebene wahrnehmen. Das sind zum Beispiel Fragen der Trinkwasser-, der Bau- und Abfallhygiene.

Auftraggeber für eine entsprechende umweltmedizinische Stellungnahme an den Sprengelarzt ist in der Regel der Bürgermeister. Sprengelärzte bilden die Basis der umweltmedizinischen Versorgung einer Gemeinde. Von der Gesundheitsbehörde des Landes Salzburg wird daher die Absolvierung des Diplomfortbildungskurses „Umweltmedizin“ als Teil der Zulassungsprüfung zum Sprengelarzt anerkannt. Ärzte der Gesundheitsämter und der Landessanitätsdirektionen beurteilen in verschiedenen Verwaltungsverfahren auch umweltmedizinische Belange. So ist etwa bei Betriebsanlagengenehmigungen (z.B. von Industrie- und Gewerbebetrieben), aufbauend auf den technischen Gutachten, unter anderem vom Arzt nach dem Stand der medizinischen Wissenschaften zu beurteilen, ob von einer Betriebsanlage eine Gesundheitsgefährdung für Anrainer ausgeht, und ist weiters der Grad einer allfälligen Belästigung auf den normalempfindenden Erwachsenen und das normalempfindende Kind zu beurteilen. Für die letztgenannten Beurteilungen stellt der Umweltmedizinkurs eine Ausgangsbasis dar.

Insgesamt machten die Inhalte des Kurses in der nunmehr fast zehnjährigen Geschichte einen deutlichen Wandel durch. So war der Beginn geprägt von Themen des klassischen und technischen Umweltschutzes und der Ökologie. Im Laufe der Zeit verstärkte sich dann das Gewicht der Umwelthygiene und der Bevölkerungsmedizin – die weitere Entwicklung brachte nun zunehmend auch Elemente der Individualmedizin z.B. im Bereich des Innenraums und gewinnt damit auch für den individualmedizinisch tätigen Arzt an Interesse. Aufbauend auf dem Basiswissen des Kurses, das bewußt breit gewählt ist, muß sich der tätige Umweltmediziner durch entsprechendes Literaturstudium, Kongreßbesuche,

Fortbildungstage etc. das nötige Rüstzeug für die praktische Anwendung wie in allen anderen Fächern der Medizin erarbeiten und laufend verbessern.

Nachfolgend ein Überblick über ausgewählte Themen des Diplomfortbildungskurses „Umweltmedizin" 1996/97 der ÖÄK:

- Umweltrecht, Umweltepidemiologie, Umwelttoxikologie, Umweltmeteorologie;
- Bäderhygiene, Trinkwasserhygiene, Umwelt und Allergien, Lebensmittel und Schadstoffe;
- elektromagnetische Felder, Abwasser und Klärschlamm, neurologische Aspekte der Umweltmedizin, thermische Abfallbehandlung und Altlasten;
- Luftschadstoffquellen, Wirkungen auf den Menschen, Ozon, Indoorpollution, Bauökologie;
- Abfallrecht, Abfalltechnik, Abfall aus dem medizinischen Bereich, Eigenkompostierung, umweltmedizinische Informationsquellen, energiesparender Wohnbau;
- Radioaktivität, Lärmhygiene, Multiple Chemical Sensitivity – Chronic Fatigue Syndrom.

Am Beispiel der Trinkwasserhygiene läßt sich erkennen, daß die Umweltmedizin ein Fach mit tiefen und alten Wurzeln und eine der tragenden Säulen des öffentlichen Gesundheitswesens ist. Die Erkenntnisse der letzten Jahrzehnte, insbesondere im Bereich der Umweltepidemiologie, unterstreichen die steigende Bedeutung, die dem Fachbereich der Umweltmedizin und damit auch der Ausbildung zukommt.

Teil II

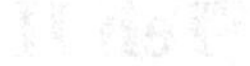

Die wichtigsten internationalen Ausbildungsstätten zum Master of Public Health

Wolfgang Hladik

Dieser Abschnitt gibt eine umfassende Information über die international wichtigsten und renommiertesten Public-Health-Ausbildungsstätten. Es wurden weltweit jene Universitätsinstitute aufgenommen, die eine Ausbildung mit Abschlußdiplom zum Master of Public Health anbieten. Alle aufgelisteten Universitäten und Institute sind von den jeweiligen Fachgesellschaften wie zum Beispiel ASPH oder ASPHER anerkannt und als akademische Ausbildungsstätten empfohlen.

Um dem Leser einen möglichst klaren Überblick über die zur Verfügung stehenden Kurscurricula und Schwerpunktausbildungen zu geben, wurden ausschließlich jene Universitäten und Institute berücksichtigt, die zum Zeitpunkt der Recherche eine definierte postgraduale Public-Health-Ausbildung anbieten und ausdrücklich mit dem akademischen Diplom eines *Master of Public Health* abschließen.

Ein weiteres Kriterium zur Aufnahme in diesen Katalog der Master of Public Health-Ausbildungsstätten war die Internationalität der Schule. Sämtliche der hier angeführten MPH-Lehrgänge in den verschiedenen Regionen der Welt zeichnen sich dadurch aus, daß sie ausdrücklich für internationale Bewerber offen sind, wenn diese den Zulassungskriterien entsprechen.

Die Reihung erfolgte nach Regionen der Welt, wobei die Universitätsstädte jeweils alphabetisch geordnet sind.

USA

Albany, New York

University at Albany
State University of New York
School of Public Health

Studienprogramme und Dauer

Folgende Kurse werden angeboten: M.P.H. (1–2 Jahre), M.Sc. (2 Jahre), Ph.D. (mehrjährig). Ein Programm für die Erlangung des Dr.P.H. ist in Vorbereitung.

Kosten

Die Kursgebühren belaufen sich zur Zeit auf ca. US $ 8.500,– für 1 Jahr.

Termine und Anmeldefristen

Die Bewerbungen für die angebotenen Programme müssen bis 30. Juni eingelangt sein, Kursbeginn ist im Herbst.

Anmerkungen

1990 wurde erstmals ein eigenes M.P.H.-Programm erstellt. Mediziner können den M.P.H. in einem Jahr absolvieren, für Nichtmediziner dauert das Programm 2 Jahre. Vor Kursbeginn muß man sich für eines von 5 bestehenden Departments entscheiden.
Zur Auswahl stehen:

- Biomedical Sciences
- Environmental Health and Toxicology
- Epidemiology
- Biometrics and Statistics
- Health Policy and Management

Das Studium ist gegliedert in Core Courses (30–36 Credits), Electives, Internships (6–12 Credits) und Colloquias. Insgesamt müssen 45–51 Credithours absolviert werden.
Zusätzlich sei erwähnt, daß jedes der fünf Departments ein eigenes M.S.-Programm anbietet.
Die Schule hat einen Lehrkörper von 200 DozentInnen. Sie unterhält enge Verbindungen zu den New Yorker Gesundheitsbehörden und nimmt darüber hinaus an nationalen Gesundheitsprogrammen teil.
Daraus ergibt sich für die Kursteilnehmer eine große Anzahl an Internship-Möglichkeiten (6 Wochen bis 3 Monate), vor allem fokussiert auf den Bereich des New Yorker Gesundheitssystems.
Als Beispiel für die Forschungsaktivitäten der School of Public Health seien die HIV Study Unit, das Center for Minority Health Research oder Lead Poisoning and Infant Development erwähnt.
Jedes Jahr werden ca. 200 Studenten für die einzelnen Kursprogramme zugelassen.

Adresse

Executive Park South
NY 12203-3727 Albany, USA
Tel. 001/518-485 5500
Fax 001/518-485 5565

Amherst, Massachusetts

University of Massachusetts at Amherst
School of Public Health and Health Sciences

Studienprogramme und Dauer

Angeboten werden: M.P.H. (1 Jahr), M.Sc., Ph.D. mit einer Studiendauer von jeweils 2 bis 3 Jahren.

Kosten

Die Tuition Fees schwanken je nach Auswahl der Credits zwischen US $ 17.500,– und US $ 23.300,– für das gesamte M.P.H.-Programm.

Termine und Anmeldefristen

Die Anmeldefrist für das Herbstsemester ist der 1. März, für den Kursbeginn im Frühjahr endet die Anmeldefrist mit 1. Oktober des Vorjahres. Kursbeginn ist im September.

Anmerkungen

Ein erfolgreiches M.P.H.-Programm umfaßt 36–42 Credithours und kann sowohl „full-" als auch „part-time" durchgeführt werden. Das Curriculum setzt sich aus Core Courses, Electives und M.P.H. Project zusammen, daneben ist zusätzlich ein 10wöchiges Field Training bei mangelnder praktischer Arbeitserfahrung zu absolvieren.
Core Requirements:

- Introductory Biostatistics
- Principles of Epidemiology
- Principles of Public Health Practice
- Principles of Environmental Health
- Principles of Community Health Education
- M.P.H. Project

Folgende Schwerpunkte (Program Areas) werden angeboten:
Biostatistics, Epidemiology, Community Health Education, Health Policy and Management, Community Health Program Management, Environmental Health Sciences und Nutrition.
Ein Ph.D. kann in Epidemiologie oder Biostatistik erreicht werden.
Die Massachusetts School of Public Health besteht bereits seit 1948, sie ist die einzige staatliche School of Public Health in New England. Studenten aus dem internationalen Raum sind willkommen, allerdings stehen nur begrenzte finanzielle Unterstützungs- und Unterkunftsmöglichkeiten zur Verfügung.

Adresse

108 Arnold House
MA-01003-0037 Amherst, USA
Tel. 001/413/545 13 03
Fax 001/413/545 12 64

Ann Arbor, Michigan

University of Michigan
School of Public Health

Studienprogramme und Dauer

Angeboten werden: M.P.H. (1–1 1/2 Jahre), M.H.S.A. (2 Jahre), M.S. (2 Jahre), Dr.P.H. (mehrjährig), Ph.D. (mehrjährig).

Kosten

Die Kosten betragen ca. US $ 27.000,– pro Jahr, dazu ca. US $ 10.000,– für Lebenshaltung.

Termine und Anmeldefristen

Ende der Anmeldefrist ist der 1. März.

Anmerkungen

Das M.P.H.-Programm umfaßt als Minimum 36 Credithours. Dieser Kursumfang bezieht sich auf Kandidaten mit relevanter Arbeitserfahrung im Gesundheitsbereich, ansonsten wird als Minimum ein Kursumfang von 60 Credithours vorgeschrieben (2–2 1/2 Jahre). Die Grundkurse werden in den folgenden Gebieten angeboten („General Requirements in Public Health"):

- Biostatistics
- Epidemiology
- Health Administration, Planning and Policy Analysis
- Physical, Chemical and Biological Aspects of Health
- Social and Behavioral Sciences in Public Health

Sowohl bei den Grundkursen als auch bei den Aufbaukursen genießen die Studenten jedoch große Freiheiten, um den einzelnen Interessensgebieten so weit wie möglich entgegen zu kommen. Bei der Schwerpunktsetzung steht eine Reihe von Themen zur Auswahl.
Die Aufbaukurse bieten folgende Schwerpunktsetzung:

- Biostatistics (D)
- Dental Public Health (D)
- Human Nutrition
- Occupational Health
- Environmental Health (D)
- Epidemiology (D)
- Health Behavior and Health Education (D)
- Public Health Policy and Administration (D)
- Health Services Management and Policy (D)
- Health Services Organization and Policy (D)
- Population Planning and International Health (D)
- Toxicology

Bei manchen Schwerpunkten ist eine Thesis als Abschlußarbeit vorgesehen. Die Departments der School sind in der oben angeführten Liste mit (D) markiert. Diese bieten auch oft ein eigenes M.S.-Programm an. Der Master of Health Services Administration (M.H.S.A.) umfaßt 60 Credithours. Allein 30 Credithours werden für Core Courses beansprucht, weitere 30 sind für Electives mit spezifischem Focus auf das US-Gesundheitssystem vorgesehen.
Für das Dr.P.H.-Programm ist ein M.P.H. Voraussetzung und eine mindestens 2jährige Studiendauer vorgesehen. Ein Ph.D. kann nur in Epidemiologie erworben werden. Voraussetzung ist ein M.P.H. in Epidemiology oder ein M.S. in Epidemiology.

Adresse

109 South Observatory Street
MI 48109-2029 Ann Arbor, USA
Tel. 001/313/764 54 25
Fax 001/313/763 54 55

Atlanta, Georgia

Emory University
The Rollins School of Public Health

Studienprogramme und Dauer

Angeboten werden: M.P.H. (Dauer: 1–1 1/2 Jahre), Ph.D. und sogenannte „Dual Degree Programs" mit jeweils mehrjähriger Studiendauer, wie z. B. M.B.A./M.P.H. oder der J.D./M.P.H.

Kosten

Die gesamten Kurskosten betragen einschließlich Lebenshaltungskosten für 1 Jahr ca. US $ 32.000,–.

Termine und Anmeldefristen

Die Bewerbungsfrist für das Herbstsemester endet am 15. März. Kursbeginn ist Ende August.

Anmerkungen

Das M.P.H.-Programm umfaßt zusammen mit den Core Courses und den Elective Courses 42 Credithours. Zusätzlich zu den wissenschaftlichen Lehrveranstaltungen wird ein „Supervised Field Training" absolviert.
Für das M.P.H. stehen 6 akademische Departments zur Auswahl:

- Behavioral Sciences and Health Education
- Biostatistics
- Environmental and Occupational Health
- Epidemiology
- Health Policy and Management
- International Health

Bereits bei der Bewerbung um einen Studienplatz muß man sich für eines der 6 akademischen Departments entscheiden.
Die Forschungsaktivitäten der Rollins School of Public Health, Emory University, liegen auf den Gebieten Ernährungswissenschaften, chronische Erkrankungen, AIDS, Krebs und Reproduktionsmedizin. Mit dem C.D.C., dem US Center for Disease Control – ebenfalls in Atlanta beheimatet –, besteht eine enge Kooperation. Ca. 400 Studenten inskribieren jährlich, etwa 13 % der Studenten kommen aus dem Ausland nach Atlanta.

Adresse

1518 Clifton Rd., N.E.
GA 30322 Atlanta, USA
Tel. 001/404/727 7703
Fax 001/404/727 9853

Baltimore, Maryland

The Johns Hopkins University
School of Hygiene and Public Health

Studienprogramme und Dauer

Folgende Kurse werden angeboten: M.P.H. (1 Jahr), M.Sc. (Minimum 1 Jahr), M.H.S. Research Degrees: Dr.P.H., Dr.Sc., Ph.D. (alle 3–4 Jahre)
Die Dauer für den M.P.H. beträgt 1 Jahr, für die M.Sc.-Kurse ca.2 Jahre. Die Doktoratsstudien (Research Degrees: Dr.P.H., Dr.Sc., Ph.D.) können 3 bis 4 Jahre dauern.

Kosten

Die Studiengebühr für das einjährige M.P.H.-Programm beträgt ca. US $ 24.000,–; zusätzlich muß man mit US $ 17.000,– für Lebenshaltungskosten rechnen.

Termine und Anmeldefristen

Die Anmeldefrist läuft von 1. Oktober bis 1. Februar. Die M.P.H.-Kurse beginnen im Juli und enden im Mai oder Juni des folgenden Jahres.

Anmerkungen

Das Ausbildungsprogramm ist interdisziplinär und untersteht keinem einzelnen Department.

Das M.P.H.-Programm umfaßt 80 Credits und ist in 5 Bimester (à 2 Monate) zu je ca. 16 Credits gegliedert. Die 80 Credits setzen sich aus den „Core Requirements" (38–48 Credits) und aus den sogenannten „Electives" zusammen.

Core Requirements (1998/99)

- Introduction to Biostatistics (5 Credit Units)
- Introduction to Computing (3)
- Health Information Systems (3)
- Principles of Epidemiology (5)
- Problem Solving in Public Health (4)
- M.P.H. Educational & Professional Goals Analysis (1)
- Special Topics: M.P.H. Integrating Executive (2)
- Historical Perspectives (2–4)
  Option 1: History of Public Health (2)
  Option 2: Historical Issue in Health Care (4)
- Biological Sciences (2–4)
  Option 1: Biological Basis of Public Health (4)
  Option 2: Molecular Aspects of Public Health (3)
  Option 3: Principles of Human Nutrition (4)
  Option 4: Biological Basis of Vaccine Development (3)
  Option 5: Sexually Transmitted Diseases (4)
  Option 6: Principles of Public Health Ecology (3)
  Option 7: Epidemiologic Basis of Tuberculosis Control (2)
- Environmental Health Sciences (5–8):
  Option 1: Environmental Health (5)
  Option 2: Principles of Toxicology (4), dazu einer der folgenden Kurse: Principles of Industrial Hygiene (4), Fundamentals of Occupational Health (3)
- Management Sciences (3–5)
  Option 1: Public Health Practice (4)
  Option 2: Management of Health Services Organizations (4)
  Option 3: Management of Health Systems in Developing Countries (4)
  Option 4: Analytical Techniques for Improving Management Decisions (5)
  Option 5: Introduction to Health Policy and Management (4)
  Option 6: Occupational Safety and Health Management (3)
- Social & Behavioral Sciences (3–7)
  Option 1: Social and Behavioral Aspects of Public Health (4)
  Option 2: Social and Behavioral Foundations of Primary Health Care (3)
  Option 3: Psychosocial Factors in Health and Illness (4)
  Option 4: Sociological Perspectives on Health (3)
  Option 5: Principles of Health Behavior Change (4)
  Option 6: Introduction to Persuasive Communication (3)
  Option 7: Fundamentals of Health Education and Health Promotion (3)
  Option 8: Communication Strategies for Health Education/Promotion (3)

Electives (1998/99)

Biochemistry, Biostatistics, Environmental Health Sciences, Epidemiology, Health Policy and Management, Immunology and Infectious Diseases, International Health, Maternal and Child Health, Mental Hygiene, Population Dynamics. Aus diesen Themenbereichen können Electives gewählt werden. So hat z. B. das Schwerpunktthema Environmental Health 60 (!) Electives zur Auswahl.

Die Johns Hopkins University gehört zu den führenden und ältesten Schools of Public Health in den USA. Jährlich inskribieren 1.400 Studenten aus 79 Ländern. Die Schule kann auf einen Lehrkörper von ca. 700 (!) Dozenten zurückgreifen.

Adresse

615 N. Wolfe Street, Room 5521
MD-21205 Baltimore, USA
Tel. 001/410/955 35 43
Fax 001/410/955 04 64

Berkeley, Kalifornien

University of California – Berkeley
Graduate School of Public Health

Studienprogramme und Dauer

Angeboten werden: M.P.H. (1–2 Jahre), M.A., M.S. (beide 2 Jahre), Ph.D. und Dr.P.H. (beide 3–5 Jahre).

Kosten

Die Kursgebühren betragen ca. US $ 6.200,– pro Semester.

Termine und Anmeldefristen

Ende der Anmeldefrist für das Herbstsemester ist Anfang Februar. Kursbeginn ist im August.

Anmerkungen

Als Minimum für den M.P.H. werden 24 Credit Units angegeben. Auch hier erfolgt wieder eine Unterteilung in Core und Elective Courses. Das M.P.H.-Ausbildungsprogramm stellt hohe Anforderungen sowohl in quantitativer wie qualitativer Sicht. Mediziner können die M.P.H.-Ausbildung innerhalb eines Jahres absolvieren.

Der Kursaufbau folgt dabei einer sogenannten „Matrix Organisation“, um sowohl die nötige Tiefe als auch Breite der Ausbildung zu gewährleisten. Durch diese Ausbildungsordnung soll ein möglichst interdisziplinärer Zugang zu Problemen, die für Public Health relevant sind, ermöglicht werden.

Alle Kerngebiete von Public Health werden dabei durch die 6 Divisions berücksichtigt:

- Biostatistics and Information Sciences
- Community Health Sciences
- Environmental Health Sciences
- Health Policy and Administration
- Public Health Biology and Epidemiology
- Health and Medical Sciences

Um ein allgemeines Public-Health-Basiswissen zu gewährleisten, müssen alle Teilnehmer die folgenden Core Courses belegen:

- Public Health Statistics
- Epidemiology
- Environmental Health
- Administration Sciences
- Sociobehavioral Sciences

Das M.P.H.-Programm wird mit folgenden Schwerpunkten angeboten: Biostatistics and Information Sciences, Behavioral Sciences, Community Health Education, Environmental Health Sciences, Health Policy and Administration, Epidemiology, Epidemiology/ Biostatistics, Forensic Science, Infectious Diseases, Maternal and Child Health, Public Health Nutrition, Interdisciplinary M.P.H.
Andere akademische Grade wie der Dr.P.H., M.A., M.S., Ph.D. werden ebenfalls in einigen Gebieten offeriert. Jährlich werden etwa 200 Kandidaten an der School of Public Health aufgenommen. Der Campus selbst wurde 1873 gegründet und zählt mit seinen über 30.000 Studenten zu den größten Universitäten des Landes.

Adresse

19 Earl Warren Hall
CA 94720-7360 Berkeley, USA
Tel. 001/510/642 6531
Fax 001/510/643 5676

Birmingham, Alabama

University of Alabama at Birmingham
School of Public Health

Studienprogramme und Dauer

Angeboten werden: M.P.H., M.Sc.P.H., M.Sc., Dr.P.H., Ph.D. sowie diverse Doppelstudien. Die Kursdauer für die Erlangung des M.P.H. beträgt für Mediziner 1 Jahr.

Kosten

Die Kurskosten belaufen sich auf bis zu US $ 16.000,– pro Jahr.

Termine und Anmeldefristen

Anmeldeschluß ist der 1. April. Beginn ist im Herbstsemester.

Anmerkungen

Das M.P.H.-Programm gliedert sich in Core Courses und Electives. Das Core-Curriculum umfaßt ca. 18–21 Credithours und setzt sich wie folgt zusammen:

- Introduction to Epidemiology – 3 Credithours
- Introduction to Public Health Programs and Policies – 3 Credithours
- Fundamental Environmental Health – 3 Credithours
- Biostatistics – 1–3 Credithours
- Biostatistics – 2–3 Credithours
- Behavioral Science and Health: An Overview – 3 Credithours oder
- Economics – 3 Credithours oder
- Sociocultural Aspects of Health and Illness in Developing Countries – 3 Credithours

- Für Kandidaten aus dem nichtklinischen Bereich: Overview of Medicine for Students of Public Health – 3 Credithours

Die *Electives* können in folgenden Departments absolviert werden:

- Biostatistics
- Environmental Health Sciences
- Epidemiology
- Health Behavior
- Health Care Organization and Policy
- International Health
- Maternal and Child Health

M.P.H.-Programme stehen sowohl Medizinern als auch Nichtmedizinern offen. Kandidaten ohne vorangegangenes Doktoratsstudium müssen mit 60–75 Credithours (mindestens 1 1/2 Jahre) als Arbeitsumfang rechnen, während das Curriculum für Mediziner meist 42–45 Credithours vorsieht. In den meisten Departments werden auch M.Sc. oder Ph.D. Degrees angeboten.
Zugelassen werden jedes Jahr ca. 300 Studenten, davon rekrutieren sich ungefähr 10% aus Übersee. Begrenzte Unterkunftsmöglichkeiten im Universitätsbereich sind vorhanden. Die University of Alabama ist Heimat für 13 verschiedene Schools und ist eine von drei Universitäten, die im *University of Alabama-System* zusammengefaßt sind. Die School of Public Health wurde 1977 als 20. School of Public Health akkreditiert.

Adresse

720 South 20th Street
312 Tidwell Hall
AL-35294-0008 Birmingham, USA
Tel. 001/205/934 4993
Fax 001/205/975 5484

Boston, Massachusetts

Boston University
School of Public Health

Studienprogramme und Dauer

Es werden angeboten: M.P.H. (Dauer: 1–1 1/2 Jahre), weiters S.D. (mehrjährig) in den Disziplinen Epidemiology und Environmental Health sowie M.A. (1 Jahr) und Ph.D. (mehrjährig) in Biostatistics.

Kosten

Für 1 Jahr beträgt die Studiengebühr ca. US $ 19.000,–.

Termine und Anmeldefristen

Wie auch bei einigen anderen US-Universitäten kann man den Kurs sowohl im Herbst als auch im Frühjahr beginnen. Für den Kursbeginn im September endet die Bewerbungsfrist am 1. März. Für den Kursbeginn im Jänner ist der 25. Oktober der letzte Einreichtermin.

Anmerkungen

Das M.P.H.-Curriculum der Boston University umfaßt 48 Credits.
Das M.P.H.-Programm kann „full time“ oder, wenn berufsbegleitend, auch „part time“ absolviert werden. Viele Kurse werden nachmittags und abends angeboten.

- Für die *Core Courses* sind 16 Credits vorgesehen, sie umfassen in ihrer Thematik das gesamte Fundament von Public Health: Biostatistics, Epidemiology, Behavioral Sciences, Health Law, Environmental Health.
- Die *Concentration Courses* umfassen 16–20 Credits: Epidemiology and Biostatistics, Health Law, Health Services, Environmental Health, Health Behavior, Disease Prevention.

Die restlichen 12–16 Credits zur Erlangung der 48 Punkte kann man im Rahmen von frei wählbaren Electives absolvieren. Als Beispiele für Electives seien angeführt: Introduction to Environmental Health, Understanding Genetic Technology, Survey of Environmental Health, Principles of Toxicology oder Radiation Protection.
Eine Besonderheit sind die 12 Wochen Kurse, die jeweils $^{1}/_{3}$ der geforderten Credits für das M.P.H.-Programm erfüllen:

- Management Methods for International Health
- Health Care in Developing Countries
- Financing Health Care in Developing Countries

Fünf Departments arbeiten im Public-Health-Bereich: Environmental Health, Health Law, Health Services, Social and Behavioral Sciences, Biostatistics and Epidemiology.
Die Boston School of Public Health wurde 1976 gegründet und 1983 als 22. School of Public Health akkreditiert. Darüber hinaus hat das Center for International Health eine integrierende Funktion mit speziellem Focus auf Entwicklungsländer. Die Faculty of Public Health ist Teil der Boston University, die 2.500 Faculty Members und 29.000 Studenten beherbergt.

Adresse

80E Concord Street, A 407
MA 02118-2394 Boston, USA
Tel. 001/617/638 4640
Fax 001/617/638 5299

Boston, Massachusetts

Harvard University
Harvard School of Public Health

Studienprogramme und Dauer

Angeboten werden: M.P.H. (9 Monate), S.M. (18 Monate), M.O.H. (9 Monate), S.D., Dr.P.H., Ph.D. (mehrjährige Studiendauer).

Kosten

Tuition Fees: ca. US $ 19.000,– pro Jahr. Lebenshaltungskosten für 9 Monate: ca. US $ 15.000,–.

Termine und Anmeldefristen

Ende der Anmeldefrist: Empfohlen wird für alle Degrees der 2. Jänner. Letztmöglicher Einreichtermin für M.P.H. und M.O.H.: 28. Februar. Studienzeit ist September bis Mai.

Anmerkungen

Der M.P.H. Degree der Harvard School of Public Health (HSPH) ist über eine 9monatige (2semestrige, 40 Credits) Ausbildung zu erreichen. Für Part-time Students ist eine Zeitspanne von 2 bis 3 Jahren vorgesehen.

Folgende Pflichtkurse (Core Requirements) sind dabei vorgesehen:

- Ethical Basis of the Practice of Public Health
- Biostatistics
- Epidemiology
- Environmental Health
- Health and Social Behavior
- Management Courses
- Practice Course for the chosen Concentration

Zusätzlich zu den Core Requirements müssen alle Studenten ein Seminar in klinischer Epidemiologie über das gesamte akademische Jahr besuchen.
Das weitere Kurs-Curriculum bietet 7 Areas of Concentration an, von denen eines gewählt wird: International Health, Health Care Management, Public Management and Community Health, Law and Public Health, Occupational and Environmental Health, Quantitative Methods, Clinical Effectiveness.
Jeder dieser Schwerpunkte beinhaltet weitere Kurse, die zum Teil frei gewählt werden können. So wird eine vertiefte Ausbildung in dem jeweils gewählten Gebiet offeriert.
Die HSPH besteht aus der Division of Biological Sciences und 11 Departments. An der Schule unterrichten 250 Dozentinnen und Dozenten. Die Forschungsziele sind:

- AIDS, Krebs und Herz-Kreislauf-Erkrankungen
- Behavior, Nutrition und Life Style
- Environmental Medicine
- Health Care
- World Health

An den o.a. Departments werden auch Research Degrees vergeben. Der Abschluß erfolgt hierbei über eine Thesis. Für das Dr.P.H.-Programm wird ein M.P.H. Degree vorausgesetzt.
Ca. 700 Studenten sind alljährlich inskribiert. Der Anteil an Medizinern liegt dabei bei 30%.
Mediziner mit arbeitsmedizinischem Interesse können zwischen dem M.O.H.-Programm oder einem M.P.H.-Programm mit Schwerpunktsetzung Occupational and Environmental Health wählen. Meist ist das M.O.H.-Programm Teil eines zweijährigen Occupational and Environmental Medicine Residency Program.
Die Geschichte von Public Health an der Harvard University begann 1909 mit der Gründung des Department of Preventive Medicine and Hygiene. 1911 wird erstmals der Dr.P.H. angeboten. 1922 erfolgt die Gründung der HSPH, die schließlich 1946 unabhängig von der Medical School wird.

Adresse

677 Huntington Ave, SPHI-1210
MA 02115 Boston, USA
Tel. 001/617/432 4515
Fax 001/617/432 1323
E-Mail: vgoldman@sph.harvard.edu

Chapel Hill, North Carolina

University of North Carolina
Department of Epidemiology
School of Public Health

Studienprogramme und Dauer

Folgende Kurse werden angeboten: M.P.H., M.Sc.P.H., M.H.A., M.Sc. (Studiendauer mindestens 1 Jahr), weiters Dr.P.H. und Ph.D. (mehrjährige Studienzeit erforderlich).

Kosten

Die Studiengebühren belaufen sich auf ca. US $ 4.500,– pro Semester.

Termine und Anmeldefristen

Übliche Beginnzeit ist das Herbstsemester. Anmeldungen müssen bis 31. Jänner eingelangt sein. Ein Einstieg im Mai (Bewerbungsfrist: 15. September) bzw. Dezember ist u.U. möglich.

Anmerkungen

Knapp die Hälfte des M.P.H.-Kursprogramms ist durch Core Courses vorgegeben. Als Beispiele seien angeführt: Fundamentals of Epidemiology, Principles of Statistical Interference, Principles of Experimental Analysis, Epidemiologic Research Methods, Clinical Trials oder Clinical Research Skills.
Zum Ausbildungsprogramm gehört auch ein „Supervised Field Training" oder ein Praktikum von 6- bis 12wöchiger Dauer.
Die angebotenen Academic Areas spiegeln die Schwerpunktthemen der Universität wider:

- Biostatistics
- Environmental Sciences and Engineering
- Epidemiology
- Health Behavior and Health Education
- Health Policy and Administration
- Maternal and Child Health
- Nutrition
- Public Health Nursing
- Public Health Leadership
- Doctoral program

Der Master of Science in Public Health erlaubt den Teilnehmern, sich auf ein bestimmtes Gebiet zu konzentrieren. Zur Auswahl stehen hierfür: Environmental Sciences and Engineering, Epidemiology, Health Behavior and Health Education, Health Policy and Administration, Maternal and Child Health.
Der M.H.A., der M.Sc. in Biostatistics, Environmental Sciences and Engineering werden als weitere Masterkurse angeboten.
An der University of North Carolina, eine der ältesten Universitäten der USA, ist die School of Public Health im Department of Epidemiology beheimatet. In einer unlängst erstellten Bewertung von US News & World Report belegte die School of Public Health den 3. Platz. Sie ist damit die beste staatliche Schule. Schutzgebühr für das Prospectus: US $ 10,–.

Adresse

McGavran-Greenberg Hall
NC 27 599-7400 Chapel Hill, USA
Tel. 001/919/966 74 58
Fax 001/919/966 20 89

Chicago, Illinois

University of Illinois at Chicago
School of Public Health

Studienprogramme und Dauer

Angeboten werden: M.P.H. (1–2 Jahre), M.Sc. (1 1/2–2 Jahre), Dr.P.H., Ph.D. (mehrjährige Studienzeit erforderlich).

Kosten

Für einen „Non-Resident-Full-time Student" betragen die Kursgebühren ca. US $ 5.300,– und die Kosten für Lebenshaltung ca. US $ 12.500,– pro Kalenderjahr.

Termine und Anmeldefristen

Die Anmeldefrist für das Herbstsemester endet am 1. März. Kursbeginn ist Ende August/ Anfang September.

Anmerkungen

Schon vor Beginn der Ausbildung muß man sich für eine der 4 Academic Divisions entscheiden:

- Community Health Sciences
- Environmental and Occupational Health Sciences
- Epidemiology and Biostatistics
- Health Policy and Administration

Das weitere Studium gliedert sich in 4 Komponenten:

- Required courses
- Electives
- Field Practicum
- Essay

Required courses: Principles of Epidemiology, Biostatistics, Principles of Management of Public Health, Public Health Concepts and Practice, Principles of Environmental Health Sciences, Behavioral Sciences in Public Health. (Die Stundenanzahl ist abhängig von der persönlichen Vorerfahrung im Gesundheitsbereich.)
Das *Field-Praktikum* wird üblicherweise im Sommersemester abgehalten und dauert zwischen 200 und 320 Stunden. Es muß von Kursteilnehmern ohne Vorerfahrung im Bereich der gewählten Academic Division absolviert werden.
Essay: Über die Notwendigkeit der Erstellung eines Essay Papers entscheidet die Division. Eine Vielzahl an Fächerkombinationen und „Special Programs" (Preventive Medicine, Maternal and Child Health Training Program, Health Careers Opportunity Program ...) wird angeboten.

Zur Anmeldung zusätzlich erforderlich

GRE, Career Goal Statement, ev. persönliches Vorstellungsgespräch (abhängig von gewählter Division).

Adresse

2121 West Taylor
IL 60612-7260 Chicago, USA
Tel. 001/312/996 66 25
Fax 001/312/996 13 74

Columbia, South Carolina

University of South Carolina
School of Public Health

Studienprogramme und Dauer

Angeboten werden: M.P.H. (Dauer ca. 1 1/2 Jahre), M.S.P.H., Ph.D. (Dauer ca. 1 1/2 Jahre), Dr.P.H. (mehrjährige Studiendauer).

Kosten

Die Kosten für den M.P.H. betragen ca. US $ 12.000,–.

Termine und Anmeldefristen

Die Beginnzeiten sind variabel – mehrere Anmeldefristen pro Jahr.

Anmerkungen

Die School of Public Health umfaßt 6 Departments:

- Environmental Health Sciences
- Epidemiology and Biostatistics
- Exercise Science
- Health Administration
- Health Promotion and Education
- Speach Language Pathology and Audiology

Das Kurscurriculum für das „General M.P.H."-Programm wird wie folgt aufgegliedert:

Kernkurse	Concepts of Environmental Health Science	3 Credithours
	Introduction to Biostatistics	3 Credithours
	Basic Concepts and Methods of Epidemiology	3 Credithours
	Public Health Education Concepts	3 Credithours
	Approaches and Concepts for Health Administration	3 Credithours
Public Health Concentration Area		9 Credithours
Public Health Electives		8 Credithours
Practicum		6 Credithours
Gesamt:		**38 Credithours**

Während das „General M.P.H."-Programm von allen Departments getragen wird, bieten die meisten von ihnen zusätzlich ihre „eigenen" M.P.H. Degrees mit den jeweiligen Schwerpunkten an. Darüber hinaus gibt es für einzelne Bereiche auch spezifische M.S.P.H.-, Ph.D.- und Dr.P.H.-Programme.
Der Universität zugehörig ist auch das *International Center for Public Health Research*, es liegt an der Küste und konzentriert seine Aktivitäten auf die Bereiche Entomologie, Vector Borne Diseases sowie Control Techniques and Control Agents.
Voraussetzung ist der Nachweis über ein abgeschlossenes Doktoratsstudium sowie der GRE-Test.

Adresse

SC 29208 Columbia, USA
Tel. 001/803/777 5031
Fax 001/803/777 4783

Honolulu, Hawaii

University of Hawaii
School of Public Health at Manoa

Studienprogramme und Dauer

Angeboten werden: M.P.H., M.S. (Dauer ca. 16 Monate), Dr.P.H., Ph.D. (mehrjährige Studiendauer).

Kosten

Die Kurskosten betragen US $ 3.228,– pro Semester, für Lebenshaltungskosten werden US $ 15.000,– bis 19.000,– pro Jahr veranschlagt.

Termine und Anmeldefristen

Anmeldeschluß für das Herbstsemester ist der 15. Jänner, für das Frühlingsemester der 1. August.

Anmerkungen

Die School of Public Health beherbergt 2 Departments:

- Das *Department of Community Health Development*, das seine Aktivitäten im Bereich Health Education, Health Services Administration and Planning, Maternal and Child Health sowie International Health setzt.
- Das *Department of Public Health Sciences*, das die Bereiche Biostatistics, Epidemiology, Environmental and Occupational Health sowie Public Health Nutrition umfaßt.

Für den M.P.H. sind mindestens 30 Credithours notwendig. 18 oder mehr Credithours werden für Foundation Courses aufgewendet:

- Biostatistics
- Epidemiology
- Social and Biological Foundations
- Management

Alle Kandidaten müssen ein Field Training von ca. 3 Monaten absolvieren. Abgeschlossen wird mit einer Prüfung („Final Competency Assessment").
Als Besonderheit wird der „*Regional M.P.H.*" angeboten. Dieser erlaubt es, Teile des Studiums an verschiedenen Universitäten des asiatisch-pazifischen Raums zu absolvieren. Daran teilnehmend sind Thailand, Indonesien, die Philippinen, Malaysia, Singapur, Nepal, VR China, Sri Lanka, Korea, Australien, Bangladesh, Taiwan, Vietnam, Laos und Japan.
Master of Science-Programme werden in der Regel mit einer Thesis abgeschlossen.
Die University of Hawaii unterhält ein Student Exchange Program mit der U.C.L.A. (University of California Los Angeles) und der University of California Berkeley. An die 100 Kandidaten werden jährlich aufgenommen.

Adresse

1960 East-West Road
HI 96822 Honolulu, USA
Tel. 001/808/956 82 67
Fax 001/808/4585

Houston, Texas

University of Texas, Health Science Center
School of Public Health

Studienprogramme und Dauer

Es werden angeboten: M.P.H. (Mindestdauer 1 Jahr), M.Sc. (Mindestdauer 2 Jahre), Dr.P.H. (mehrjährige Dauer), Ph.D. (mehrjährige Dauer).

Kosten

Die Kurskosten betragen bei 36 Credithours etwa US $ 8.000,– (US $ 222,– pro Credithour).

Termine und Anmeldefristen

Ende der Bewerbungsfrist für das Herbstsemester ist der 1. März, für das Sommersemester gilt der 1. September als Stichtag. Kursbeginn ist Ende August bzw. Mitte Jänner.

Anmerkungen

Die Kursstruktur des M.P.H.-Programms an der School of Public Health Houston ist durch ein Modul- und Matrixsystem definiert.
Es werden 8 Schwerpunkte angeboten:

- Community Health Practice
- Disease Control
- Health Promotion / Health Education
- Health Services Organization
- International and Family Health
- Occupational Health / Aerospace Medicine
- El Paso Satellite Program
- San Antonio Satellite Program

Der Kursumfang wird mit mindestens 36 Credithours angegeben. Die Mindeststudiendauer zur Erlangung des M.P.H. Degrees beträgt 1 Jahr. Der Großteil der Studenten benötigt allerdings 18 Monate. An dieser Universität schließen die Masterprogramme mit einer Thesis ab.
Die University of Texas offeriert das M.P.H.-Programm auch in San Antonio und El Paso („Satellite Programs"). Beide Kursprogramme nehmen starken Bezug auf die regionale Public-Health-Situation (US-mexikanisches Grenzgebiet).
Der M.Sc. Degree kann auf den Gebieten Biological Sciences, Biometry, Environmental Sciences und Epidemiology erreicht werden. Die Mindeststudiendauer beträgt 2 Jahre. Als Doktoratsstudium wird der Dr.P.H. sowie der Ph.D. in Community Health angeboten. Die Studiendauer beträgt nach erfolgreichem Masterabschluß 2 bis 4 Jahre „Full-time Study".
Die School of Public Health wurde 1967 gegründet und ist durch das *Council on Education for Public Health* akkreditiert. In den 26 Jahren bis 1993 graduierten mehr als 2.600 Studenten. Zur Zeit sind jährlich 700 Studenten inskribiert, davon kommen ca. 17 % nicht aus Texas.

Adresse

Health Science Center at Houston
TX 77225-9943 Houston, USA
Tel. 001/713/792 4428
Fax 001/713/791 1369

Loma Linda, Kalifornien

Loma Linda University
School of Public Health

Studienprogramme und Dauer

Angeboten werden: M.P.H., M.Sc., M.H.A. und der Ph.D. Studiendauer der Masterkurse ca. 1 Jahr.

Kosten

In Loma Linda werden die Kursgebühren per „Unit" verrechnet. (1 Unit = US $ 350,–). Das M.P.H.-Studium kostet zwischen US $ 17.150,– (49 Units) und US $ 22.750,– (65 Units).

Termine und Anmeldefristen

Der Studieneintritt ist 4mal jährlich möglich.

Anmerkungen

Das M.P.H.-Curriculum gliedert sich in Grundkurse, Seminare und „Field Practicum". Es umfaßt 49–65 Units, je nach Wahl des Studienschwerpunkts, der eine vertiefte Ausbildung in einem der unten angeführten Bereiche ermöglicht:

- Environmental Health
- Epidemiology
- Health Administration
- Health Promotion and Education
- International Health
- Occupational Health
- Public Health Nutrition

Diese Schwerpunkte können zum Teil auch kombiniert belegt werden.

Grundkurse (Core Requirements):

- Principles of Environmental Health
- Principles of Epidemiology
- Principles of Administration in Public Health
- Health Behavior Change
- Philosophy of Public Health
- General Statistics

Darüber hinaus offeriert das Department für Biostatistics einen eigenen M.Sc. in Biostatistics.
Die Universität steht unter Leitung der Seventh Day Adventist Church. Um in Loma Linda zu studieren, sollte man sich einer streng christlichen Lebensweise sehr verbunden fühlen. Es gibt auch eine Vielzahl von Auflagen, welche die Lebensführung der Studenten betreffen. Für eine Aufnahme in Loma Linda muß zusätzlich eine Statistic Competence Examination abgelegt werden.

Adresse

Nichol Hall, Room 1705
CA-92350 Loma Linda, USA
Tel. 001/909/824 46 94
Fax 001/909/824 40 87

Los Angeles, Kalifornien

University of California UCLA
School of Public Health

Studienprogramme und Dauer

Angeboten werden M.P.H. (Dauer: 1 Jahr), M.Sc. (Dauer: 1–2 Jahre), Dr.P.H. (Dauer: mehrjährig), Ph.D. (Dauer: mehrjährig).

Kosten

Für Kursgebühren und Lebenshaltung werden ca. US $ 23.000,– pro Jahr veranschlagt.

Termine und Anmeldefristen

Die Anmeldefrist für das Herbstsemester endet am 15. Dezember, Kursbeginn ist Ende September.

Anmerkungen

Die Mindestdauer für einen M.P.H. Degree beträgt 1 Jahr und umfaßt 11 oder mehr Kurseinheiten. Der Kurs gliedert sich in Core Courses, Electives, Field Training und Area of Specialization. Als Core Courses werden unterrichtet: Biostatistics, Community Health Sciences, Environmental Health Sciences, Epidemiology, Health Services.
Nach Absolvieren der Core Courses stehen mehrere „Areas of Specialization" zur Auswahl: Biostatistics, Community Health Sciences, Environmental Health Sciences, Epidemiology, Health Services.
In jeder Area of Specialization steht wiederum eine Reihe von Themen zur Auswahl. So werden am Department für Environmental Health Sciences ca. 50 (!) Graduate Courses für Electives angeboten.
Als Beispiel für Graduate Courses (Electives) in Environmental Health Sciences Dept. seien angeführt: Public Health and Environmental Microbiology, Biological Effects of Air Pollution, Biological Monitoring in Occupational/Environmental Health, Control of Airborne Contaminants in Industry, Environmental Toxicology, Quantitative Methods for Environmental Assessment.
Ein „Fieldtraining" von bis zu 10wöchiger Dauer ist für Teilnehmer ohne relevanter Arbeitserfahrung im Gesundheitsbereich vorgeschrieben.
Zum Abschluß des Programms erfolgt ein „Comprehensive Exam" innerhalb des gewählten Departments.

Weitere Kursangebote der UCLA:

M.Sc.:

- Biostatistics
- Environmental Health Sciences
- Epidemiology
- Health Services
- Preventive Medicine and Public Health.

Ph.D., Dr.P.H.:

- Biostatistics
- Environmental Health Sciences
- Epidemiology
- Health Services
- Community Health Sciences (nur Dr.P.H.)

Der Campus der Los Angeles University liegt im westlichen Teil der Stadt zwischen Beverly Hills und Santa Monica. Die meisten Studenten wohnen außerhalb des Campus-Areals, Unterkunftsmöglichkeiten an der Universität sind nur begrenzt vorhanden.

Adresse

Box 951772
CA 90095-1772 Los Angeles, USA
Tel. 001/310/825 5524
Fax 001/310/825 8440
Internet: www.ph.ucla.edu

Minneapolis, Minnesota

University of Minnesota
School of Public Health

Studienprogramme und Dauer

Angeboten werden: M.P.H. (1–2 Jahre), M.Sc. (1–2 Jahre), Ph.D. (2–4 1/2 Jahre).

Kosten

Die Kurskosten für das gesamte M.P.H.-Programm belaufen sich auf ca. US $ 9.600,–.

Termine und Anmeldefristen

Der Anmeldeschluß variiert je nach gewählter Concentration Area zwischen 1. Februar und 15. Juli, die Kursprogramme beginnen im Herbstsemester.

Anmerkungen

Das M.P.H.-Programm umfaßt 45 Credithours. Darin inkludiert ist das Masters Project sowie ein Comprehensive Exam.
11 Concentration Areas („Majors") werden angeboten, von denen eines zu wählen ist:

- Biostatistics
- Community Health Education
- Environmental Health
- Maternal and Child Health
- Public Health Administration
- Public Health Nutrition
- Epidemiology
- Health Services
- Health Services Policy Administration
- Health Services Administration
- Health Care Administration

Master of Science Programs (M.S.) werden mit oder ohne Thesis abgeschlossen (Plan „A" oder „B"), sie können im Bereich Biostatistics, Environmental Health, Epidemiology oder Health Services Research and Policy absolviert werden.
Ph.D. Degrees, für die ein Master's Degree vorausgesetzt wird, können in Biostatistics, Environmental Health, Epidemiology oder Health Services Research, Policy and Administration erlangt werden.
Die School of Public Health ist im University of Minnesota Campus im Mayo Memorial Building untergebracht.

Adresse

Box 819
420 Delaware Street S.E.
MN 55455 0381 Minneapolis, USA
Tel. 001/612/626 35 00
Fax 001/612/626 69 31
Internet: www.sph.umn.edu

New Haven, Connecticut

Yale University
School of Medicine
Department of Epidemiology and Public Health

Studienprogramme und Dauer

Folgende Kurse werden angeboten: M.P.H. (1–2 Jahre), Ph.D., Dr.P.H. (4–5 Jahre).

Kosten

Für das M.P.H.-Programm belaufen sich die Kurskosten auf ca. US $ 17.000,– pro Jahr.

Termine und Anmeldefristen

Bewerbungen für das Herbstsemester müssen bis zum 1. April eingelangt sein.

Anmerkungen

Für das M.P.H.-Programm bietet die Yale University eine von 6 Divisions an:

- Biostatistics
- Chronic Disease Epidemiology
- Environmental Health Sciences
- Epidemiology of Infectious Diseases
- Health Policy and Resources
- International Health

Das Studium ist aufgebaut in: Core Courses, Internship, Community Project und Thesis. Das Internship wird hauptsächlich zum Sammeln von Primär- und Sekundärdaten für die Thesis benützt. Im Community Project werden besonders relevante Public-Health-Themen (wie z. B. Bleibelastung, Drogenabhängigkeit u. a.) behandelt.
60 Credithours sind für einen erfolgreichen Abschluß vorgeschrieben. Graduierte Mediziner können auch für das verkürzte M.P.H.-Programm, das 48 Credithours umfaßt, zugelassen werden und somit den Kurs in 1–1 1/2 Jahre absolvieren.
Jährlich nimmt die School of Public Health ca. 100 M.P.H.-Kandidaten auf. Ein Teil davon findet im International Center of New Haven Unterkunft.

Adresse

60 College Street
CT 06520-8034 New Haven, USA
Tel. 001/203/785 2844
Fax 001/203/785 7296

New Orleans, Louisiana

Tulane University, Medical Center
Tulane School of Public Health and Tropical Medicine

Studienprogramme und Dauer

Folgende Masterkurse werden angeboten:
M.P.H., M.P.H. + T.M., M.S.P.H., M.H.A., Ms. Alle Masterkurse dauern 1 bis 1 1/2 Jahre. Weiters kann man die Research Degrees Dr.P.H. und Dr.Sc. erlangen.

Kosten

Die Kursgebühren (Tuition Fees) betragen ca. US $ 14.000,– pro Jahr (exklusive Lebenshaltungskosten).

Termine und Anmeldefristen

Anmeldeschluß für das Herbstsemester ist der 15. April. Kursbeginn ist Ende August.

Anmerkungen

Die Prioritäten an der Tulane School liegen eindeutig im Bereich International Health und Tropical Medicine. Weitere Schwerpunkte sind Environmental Health, Health Policy and Management, Public Health in Developing Countries, Women's Health.
Alle Masterkurse beginnen mit den „Fundamentals of Public Health", um dann mit diversen Schwerpunktthemen fortzusetzen.
Zur Zeit ist die Schule in 6 akademische Departments gegliedert:

- Applied Health Sciences
- Biostatistics and Epidemiology
- Environmental Health Sciences
- Health Systems Management
- International Health
- Tropical Medicine

All diese Departments offerieren ihre „eigenen" M.P.H.-Programme.
Angeboten werden neben dem klassischen M.P.H.-Programm auch der M.S.P.H. für einige spezielle Public-Health-Gebiete (Biostatistics, Environmental Health, Parasitology). Das M.H.A.-Programm ist auch für Kandidaten aus nichtmedizinischen Bereichen zugänglich. Das Department für Tropical Medicine bietet außerdem den M.P.H. T.M.-Kurs an, hier werden vor allem die technisch/klinischen Aspekte von Tropical Public Health bearbeitet. Die lange Tradition von Public Health in Louisiana begann letztes Jahrhundert, als Erkrankungen wie Cholera, Malaria und Gelbfieber in New Orleans noch endemisch waren.
Ca. 25 % der Kursteilnehmer rekrutieren sich von außerhalb der USA. Begrenzte Unterkunftsmöglichkeiten in der Nähe der Schule sind vorhanden.

Zur Anmeldung zusätzlich erforderlich

Ein GRE-Test wird von den meisten Departments verlangt.

Adresse

1501 Canal Street
LA 70112 New Orleans, USA
Tel. 001/504/588 5387
Fax 001/504/584 1667

New York, New Jersey

Columbia University
Columbia School of Public Health

Studienprogramme und Dauer

Angeboten werden: M.P.H. (1 1/2–2 Jahre), M.Sc. (1 1/2–2 Jahre), Ph.D. und Dr.P.H. (mehrjährig).

Kosten

Die Studiengebühren betragen US $ 8.700,– pro Term (= 4 Monate). Für Lebenshaltungskosten muß man ca. mit US $ 13.000,– für 9 Monate rechnen.

Termine und Anmeldefristen

Ende der Bewerbungsfrist für das Herbstsemester ist der 15. April. Kursbeginn ist Anfang September.

Anmerkungen

Das M.P.H.-Programm umfaßt 45 Creditpoints. Die Gliederung erfolgt in Core Courses, Divisional/Program Requirements und Electives.
Die Core Courses umfassen das gesamte Fundament von Public Health, also Biostatistics, Epidemiology, Environmental Sciences, Health Policy and Management, Social Medical Sciences, und werden zweimal jährlich angeboten.
Im Rahmen der Divisional/Program Courses werden eine Reihe von Public-Health-relevanten Themen als Schwerpunkttraining angeboten. Diese decken sich weitgehend mit den 7 Divisions der Columbia School of Public Health:

- Biostatistics
- Environmental Sciences
- Epidemiology
- Health Policy and Management
- Population and Family Health
- Sociomedical Sciences
- General Public Health

Ein Studienjahr gliedert sich in 3 Terms. 1 Term ist für ein Praktikum vorgesehen, das jedoch bei entsprechender Vorerfahrung nicht verpflichtend ist. Für die M.P.H. Programs in Epidemiology oder Sociomedical Sciences ist zusätzlich ein Masters Essay erforderlich.
Neben dem klassischen M.P.H.-Programm werden auch diverse Dual Degree Programs angeboten, z.B. zusammen mit einer Wirtschaftsausbildung (MBA), mit Architektur, International Affairs, Social Work, Nutrition oder Dentistry.
Der Master of Science wird in den Concentration Areas Biostatistik oder Epidemiologie angeboten.
1993 inskribierten über 600 Studenten an der School of Public Health, davon waren 15 % internationale Studenten. Die Columbia School of Public Health ist als eine der ersten 3 Schools of Public Health in den USA 1921 gegründet worden.

Adresse

600 West 168th Street
NY-10032 New York, USA
Tel. 001/212/305 39 27
Fax 001/212/305 64 50

Oklahoma City, Oklahoma

University of Oklahoma
College of Public Health

Studienprogramme und Dauer

Angeboten werden: M.P.H. (2 1/2 Jahre), M.Sc. (2 Jahre + Thesis), M.H.A. (2 -3 Jahre), Ph.D., Dr.P.H. (mehrjährige Studiendauer).

Kosten

Die Kosten zur Erlangung des M.P.H. Degrees belaufen sich auf ca. US $ 8.800,–.

Termine und Anmeldefristen

Stichtage für Bewerbungen sind für das Herbstsemester der 1. April, für das Frühlingssemester der 1. September und für die „Summersession" der 1. Februar.

Anmerkungen

Das College of P.H. setzt sich aus 4 Departments zusammen:

- Biostatistics & Epidemiology
- Health Promotion Sciences
- Occupational/Environmental Health
- Health Administration & Policy

Der M.P.H.-Kurs umfaßt 44 Credithours.
Folgende Core Courses müssen absolviert werden:

- Biostatistics
- Epidemiology
- Health Organization and Administration
- Social and Behavioral Sciences
- Environmental Health

Ein fakultativer Teil des M.P.H.-Curriculums ist die sogenannte „Field Work". Kursteilnehmer ohne entsprechende Vorerfahrung müssen diese absolvieren.
Eine schriftliche Abschluß- oder Projektarbeit kann vom jeweiligen Hauptdepartment verlangt werden. Zusätzlich ist eine mündliche Prüfung zu absolvieren.
Jedes Department bietet seinen „eigenen" M.Sc. Kurs an. Diese Ausbildung umfaßt 36 Credithours, ist forschungsorientiert und schließt üblicherweise mit einer Thesis ab.

Adresse

Health Sciences Center
801 NE 13th
OK 73190 Oklahoma City, USA
Tel. 001/405/271 23 08
Fax 001/405/271 30 39

Pittsburgh, Pennsylvania

University of Pittsburgh
Graduate School of Public Health

Studienprogramme und Dauer

Angeboten werden: M.P.H., Multidisciplinary M.P.H., M.Sc. (je 1–2 Jahre), Dr.P.H., Ph.D., Dr.Sc. (mehrjährige Studiendauer).

Kosten

Die Kursgebühr für 1 Jahr ist mit ca. US $ 25.000,– angegeben.

Termine und Anmeldefristen

Es gibt 3 Stichtage: 1. Februar für Beginn im September, 1. August für Beginn im Jänner, 1. Jänner für Beginn im Mai.

Anmerkungen

Das M.P.H.-Programm besteht aus den Core Requirements und den Concentration Areas. Die Core Requirements sind:

- Principles of Statistical Reasoning
- Introduction to Computing, Health, Disease and Environment 1 and 2
- Principles of Epidemiology
- Introduction to Health Services Administration
- Social and Behavioral Aspects of Public Health Practice

Hierfür werden 12 Credits vergeben, wobei der Mindestumfang für den kompletten Master's Degree 30 Credits beträgt.
Folgende Concentration Areas (Schwerpunktthemen) werden angeboten:

- Biostatistics
- Epidemiology
- Health Administration
- Infectious Diseases and Microbiology
- Law and Health Policy
- Multidisciplinary MPH
- Occupational Medicine
- Public and Community Health Services
- Public Health Social Work

Kursaufbau und -inhalt variieren je nach Wahl der Concentration Area.
Die Dauer des M.P.H.-Programms variiert zwischen 1–2 Jahren, in Abhängigkeit von der jeweiligen Arbeitserfahrung und der Wahl der Concentration Area.
Abgeschlossen wird mit einer Thesis oder einem Research bzw. Project Essay Paper.

Adresse

Room 114 Parran Hall
PA 15261 Pittsburgh, USA
Tel. 001/412/624 30 02
Fax 001/412/624 37 55

San Diego, Kalifornien

San Diego State University
Graduate School of Public Health

Studienprogramme und Dauer

Angeboten werden: M.P.H., Ph.D.
Für den M.P.H. benötigt man 2 Jahre. Für die Studiendauer des Ph.D. werden 5 Jahre veranschlagt.

Kosten

Die Kursgebühren werden mit ca. US $ 13.500,–/Jahr angegeben.

Termine und Anmeldefristen

Die Bewerbungsfrist für das Frühjahrsemester endet am 1. Dezember, für das Herbstsemester sollten die Bewerbungen bis 15. Mai einlangen.

Anmerkungen

An der School of Public Health sind 5 Divisions beheimatet:

- Epidemiology and Biostatistics
- Health Promotion
- Health Services Administration
- Maternal and Child Health
- Occupational and Environmental Health.

Das M.P.H.-Curriculum umfaßt 48 Credithours. Das Studium gliedert sich in Kernkurse (12 Credithours), Electives (24 Credithours) sowie Supervised Field Training (12 Credithours). Die Themenpalette der Core Courses umfaßt Epidemiology, Biostatistics, Behavioral and Social Sciences, Environmental Determinants in Human Health, Planning, Policy Analysis and Administration.
Das Supervised Field Training ist obligat für Kandidaten ohne praktische Public-Health-Erfahrung. Abgeschlossen wird entweder mit einer Thesis, einem Major Research Paper oder einem Comprehensive Exam.
Die nahe der mexikanischen Grenze gelegene San Diego University stellt mit ca. 36.000 Studenten den größten Campus der California State University.

Adresse

CA-92182-0405 San Diego, USA
Tel. 001/619/594 6317
Fax 001/619/594 6112

San Juan, Puerto Rico

University of Puerto Rico, Medical Science Campus
Faculty of Biosocial Sciences and Graduate School of Public Health

Studienprogramme und Dauer

M.P.H. (1 Jahr), M.Sc. (2 Jahre), M.Sc.D. (2 Jahre), M.H.S.A., M.P.H.E.

Kosten

Die Kursgebühren betragen US $ 4.000,– pro Jahr.

Termine und Anmeldefristen

Anmeldefrist ist der 1. März, Kursbeginn ist im August.

Anmerkungen

Das M.P.H.-Programm umfaßt 54 Credithours. Für die Required Courses sind 36 Credithours vorgesehen, für die Elective Courses 18.
Der M.P.H. Degree wird in den folgenden Schwerpunktfächern angeboten:

- General
- Epidemiology
- Biostatistics
- Maternal and Child Health
- Gerontology

Teilnehmer des General M.P.H.-Programms haben freie Wahl bei den Electives oder setzen den Schwerpunkt in das Gesundheitssystem Puerto Ricos.
Weiters wird ein General M.P.H. Evening Program angeboten, das bei gleichem Inhalt und Anforderungen einem abgeänderten Zeitablauf folgt (Unterricht an 3 Tagen der Woche, Dauer 2 1/2 Jahre).
Zu erwähnen ist auch das M.P.H.-Programm, das die Universität Puerto Rico gemeinsam mit der Universität von Cadiz in Spanien anbietet. Darüber hinaus wird eine Reihe spezieller Master's Degrees angeboten:

- M.H.S.A. (Master of Health Services Administration)
- M.P.H.E. (Master of Public Health Education)
- M.Sc. in Epidemiology
- M.Sc. in Industrial Hygiene
- M.Sc. in Environmental Health
- M.Sc. with Concentration in Evalutaion Research of Health Systems
- M.Sc.D. (Master of Science in Demography)

Die Dauer dieser Kurse beträgt 2 Jahre.
Unterrichtssprache ist Spanisch. Voraussetzung für die Zulassung sind 2 Jahre Arbeitserfahrung im Gesundheitsbereich.

Adresse

PR 00936-5067 San Juan, USA
Tel. 001/809/758 2525/1402
Fax 001/809/759 6719

Seattle, Washington

University of Washington
School of Public Health and Community Medicine

Studienprogramme und Dauer

Angeboten werden: B.S. (als Undergraduate 4 Jahre), M.P.H., M.S., M.H.A. (je 2 Jahre), Ph.D. und Joint Degree Programs (mehrjährige Studiendauer).

Kosten

Für „Non-Residents" betragen die Kurskosten für 1 akademisches Jahr US $ 11.500,–.

Termine und Anmeldefristen

Anmeldeschluß für das Herbstsemester ist der 1. Juli. Kursbeginn ist Ende September.

Anmerkungen

Die Aufnahme an der Universität erfolgt über eines von 5 Departments; die jeweils angebotenen Programme sind in Klammern angeführt:

- Biostatistics (M.S., Ph.D.)
- Environmental Health (B.S., M.P.H., M.S., Ph.D.)
- Epidemiology (M.P.H., M.S., Ph.D.)
- Health Services (M.P.H., M.H.A.)
- Pathobiology (M.S., Ph.D.)

Das M.P.H.-Programm der Departments Health Services, Epidemiology und Environmental Health umfaßt 63 Credithours, beinhaltet ein Praktikum und schließt mit einer Thesis ab.
Diese Departments offerieren in ihren M.P.H.-Programmen 5 Schwerpunktausbildungen („Tracks"):

- Epidemiology
- Maternal & Child Health
- International Health
- Social & Behavioral Sciences
- Community Medicine

Für Part-time Students besteht die Möglichkeit, ein „Extended M.P.H.-Program" mit variablen Unterrichtszeiten zu absolvieren.

Adresse

SC-30
WA 98195 Seattle, USA
Tel. 0001/206/543 1144
Fax 0001/206/543 3813

St. Louis, Missouri

St. Louis University
The Graduate School

Studienprogramme und Dauer

M.H.A., M.P.H., Ph.D. in Health Services Research. Das M.P.H.-Degree Program umfaßt 36 Credithours. Genauere Angaben über die Studiendauer liegen nicht vor.

Kosten

Die Kursgebühren liegen bei etwa US $ 16.500,– für den M.P.H.

Termine und Anmeldefristen

Bewerbungen werden jederzeit entgegen genommen.

Anmerkungen

Die M.P.H.-Ausbildung wird mit folgenden Concentration Areas offeriert:

- Generalist Program (auf Wochenendbasis)
- Public Health Administration
- Health Education / Behavioral Sciences
- Epidemiology
- Environmental and Occupational Health
- Biostatistics

Die Kursstruktur wird wie folgt angegeben: Core Courses, Concentration Courses, Electives, Internship; der Abschluß erfolgt mit einer Oral Comprehensive Examination.

Core Courses (16 Credits):

- Principles of Biostatistics
- Principles of Epidemiology
- Public Health Administration

- Environmental and Occupational Health
- Ethical Issues in Public Health
- Behavioral Sciences and Public Health

Mehrere Joint Degree Programs werden mit der School of Business and Administration, der Law School oder der School of Allied Health Professions angeboten.
Von Bewerbern werden mindestens 3 Jahre Berufserfahrung in einem Arbeitsfeld erwartet, das für Public Health relevant ist.
Die St. Louis University wurde 1818 als private katholische Institution gegründet und 1832 staatlich anerkannt.
Ca. 11.000 Studenten inskribieren jährlich an den diversen Fakultäten.
Zitat: „The University continues to adhere to the Jesuit style of contextual education and strives to advanced knowledge through its commitment to and participation in fundamental and applied research".

Adresse

3663 Lindell Bvld. (4th floor)
MO 63 108 St. Louis, USA
Tel. 001/314/977 8100

Tampa, Florida

University of South Florida (USF)
College of Public Health

Studienprogramme und Dauer

Angeboten werden: M.P.H. (2 Jahre), M.S.P.H. (2 1/2 Jahre oder länger), M.H.A. (2 Jahre), Ph.D. (mehrjährig).

Kosten

Die Kosten für Kursgebühren und Lebenshaltung betragen US $ 16.000,– pro akademisches Jahr.

Termine und Anmeldefristen

Bewerbungsfristen für das Frühlings-, Herbst- bzw. Sommersemester sind der 1. März, 1. August bzw. 3. Jänner.

Anmerkungen

Die oben angeführten Degrees werden von 4 verschiedenen Departments mit einer Reihe von Concentration Areas angeboten:

Department of Health Policy and Management

Health Care Organizations and Management
Health Policy and Programs
International Health Management
Health Administration (M.H.A. only)

Department of Community and Family Health

Health Education
Maternal and Child Health

Social and Behavioral Sciences (M.S.P.H. only)
Maternal and Child Health

Department of Environmental and Occupational Health

Toxicology
Environmental Health
Industrial Hygiene / Safety Management
Tropical Public Health / Communicable Diseases
Occupational Health for Health Professionals
Occupational Medicine Residency / M.P.H.

Department of Epidemiology and Biostatistics

Biostatistics M.S.P.H., M.P.H.
Epidemiology

Ein typisches M.P.H.-Programm an der USF umfaßt 39 Credithours und gliedert sich in Core Courses, Concentration Area, Support Courses, Approved Electives, Special Project und Field Experience. Die Kurse werden dabei individuell mit dem jeweiligen Department zusammengestellt. Der Abschluß erfolgt mit einer Comprehensive Examination.
Die USF wurde als öffentliche Universität 1956 gegründet und ist Teil des State University System of Florida. Am College of Public Health werden seit 1984 Public Health Degrees angeboten, jährlich inskribieren etwa 500 Studenten. Wohnmöglichkeiten auf dem Campus sind vorhanden.

Adresse

MDC-56
13201 Bruce B. Downs Boulevard
FL 33612-3805 Tampa, USA
Tel. 001/813/974 3623
Fax 001/813/974 4718

Kanada

Montreal

Mc Gill University
Department of Epidemiology and Biostatistics

Studienprogramme und Dauer

Angeboten werden: Diploma Course, M.Sc. und Ph.D. in Biostatistik/Epidemiologie. Kursdauer: Diplomkurs 8 Monate, M.Sc.-Kurs 1 Jahr, Ph.D. 2 Jahre.

Kosten

Die Kurskosten für einen „Term“ (1 Term = 4 Monate) belaufen sich auf Kanad. $ 3.730,–.

Termine und Anmeldefristen

Ende der Anmeldefrist ist der 1. März, Kursbeginn ist Anfang September.

Anmerkungen

Das Kurscurriculum für den M.Sc.-Kurs in Biostatistik/Epidemiologie umfaßt 48 Credits und gliedert sich wie folgt:

- Core Curriculum 18 Credits
- Electives 6 Credits
- Thesis (Optional) 24 Credits

Der Master Degree kann auch über eine Non-Thesis-Option erreicht werden. Diese inkludiert als Ersatz für die Dissertation ein sogen. „Project" und eine „Comprehensive Examination".
Das Vorlesungsangebot ist breit gefächert, als Beispiele seien angeführt:
Basic and Advanced Epidemiology, Health Events in the Population, Management in Health Care Research, Respiratory Disease Epidemiology, Research Design in Health Sciences, Epidemiology and Control of Infectious Diseases, Clinical Decision Making oder Introduction to Pharmacoepidemiology.
Nur ein Drittel aller Bewerbungen wird alljährlich positiv beschieden.

Zur Anmeldung zusätzlich erforderlich

GRE-Test. Ein Diplomkurs Biostatistics/Epidemiology über 30 Credithours.

Adresse

1020 Pine Avenue West
H3A 1A2 Motreal, Quebec, Kanada
Tel. 001/514/398 62 69
Fax 001/514/398 45 03

Toronto

University of Toronto
Graduate Department of Community Health

Studienprogramme und Dauer

Angeboten werden: M.H.Sc. (16–22 Monate), M.Sc. (Minimum 1 Jahr), Ph.D. (Minimum 2 Jahre), Certificate in P.H. (Dauer 9 Monate), Diploma in Industrial Health (9 Monate).

Kosten

Die Kursgebühren betragen ca. Kanad. $ 14.000,– pro Jahr. Die Lebenshaltungskosten werden mit mindestens Kanad. $ 1.300,– pro Monat angegeben.

Termine und Anmeldefristen

Bewerbungen müssen bis zum 1. Februar eingelangt sein. Studienbeginn ist im September.

Anmerkungen

Der Master of Health Science (M.H.Sc.) wird mit einer Reihe von Schwerpunktthemen angeboten:

- Community Health and Epidemiology
- Community Nutrition
- Family and Community Medicine

- Health Administration
- Health Promotion
- Occupational and Environmental Health

Der Kursaufbau gliedert sich in Core Courses, Electives und Practicum. Eine Dissertation ist nicht vorgesehen. Die tatsächliche Kursdauer (16–22 Monate) richtet sich nach dem gewählten Schwerpunktthema.
Die Master of Science- und Ph.D.-Studienprogramme bereiten postgraduale Studenten auf eine Karriere in Forschung oder universitärem Bereich vor. Beide Ausbildungen werden mit einer Dissertation abgeschlossen. Das Ph.D.-Programm sieht zusätzlich eine Comprehensive Examination zu Kursende vor. Für beide stehen auch hier wieder eine Reihe von Schwerpunktthemen zur Auswahl:

- Behavioral Science
- Biostatistics
- Epidemiology
- Exercise Science
- Health Administration
- Occupational and Environmental Health (M.Sc. only)
- Clinical Epidemiology (M.Sc. only)

Das Graduate Department of Community Health ist das drittgrößte Graduate Department an der Universität Toronto mit jährlich etwa 500 Studenten und einem Lehrkörper aus ca. 190 Dozenten.
Die Gründung geht zurück auf die Jahre 1925–1927 (damals School of Hygiene) und entstand mit Unterstützung der Rockefeller Foundation.

Adresse

McMurrich Building, 2nd Floor
12 Queen's Park Crescent West
M5S 1A8 Toronto, Ontario, Kanada
Tel. 001/416/978 20 58
Fax 001/416/978 18 83

Großbritannien

Aberdeen

University of Aberdeen
Department of Public Health

Studienprogramme und Dauer

Im Fach Health Services and Public Health Research werden angeboten: M.Sc. (12 Monate), Diploma (7 Monate), Certificate Course (4 Monate).

Kosten

Die Kurskosten für EU-Bürger betragen £ 2.350,–, für alle anderen Staaten werden £ 7.536,–verrechnet.

Termine und Anmeldefristen

Die Anmeldefrist endet am 25. April. Kursbeginn ist im September.

Anmerkungen

Alle angebotenen Kurse beginnen mit einem 4monatigen Core Curriculum, das folgende Themen beinhaltet:

- Applied Statistics
- Epidemiology and Demography
- Health Care Evaluation
- Health Economics
- Health Information
- Health Promotion
- Managing for Health
- Public Health
- Survey and Research Methods

Die Teilnehmer des Certificate Kurses schließen mit diesem Core Curriculum ab, während für den Diplomkurs ein weiteres 3monatiges Research Project vorgesehen ist.
Für Absolventen des M.Sc.-Kurses ist eine 6monatige Research Thesis auszuarbeiten. Für die Dissertation wird eine Originalarbeit mit einem Arbeitsumfang von 10.000–20.000 Wörtern erwartet. Die Themenauswahl hierzu erfolgt in Absprache mit dem Department of Public Health, das seinerseits eine Reihe von Research Projects anzubieten hat. Als Beispiele für bisherige Dissertationsthemen seien angeführt: Gastroenterology Services, Evaluation of Community Based Services, General Practitioner Referral Behaviour u. a. Im August/September wird eine mündliche Abschlußprüfung abgehalten.
Das Department of Public Health als Teil der Medical School verfügt über einen Lehrkörper von ca. 50 Personen und ist Heimat zweier Research Units, dem Health Economics Research Unit (HERU) und dem Health Services Research Unit (HSRU).

Adresse

Medical School – Polwarth Building
Foresterhill
AB9 2ZD Aberdeen, Großbritannien
Tel. 0044/1224/681 818
Fax 0044/1224/662 994
E-Mail: public_health@abdn.ac.uk
Internet: www.abdn.ac.uk

Birmingham

University of Birmingham
Institute of Public and Environmental Health
Department of Public Health and Epidemiology

Studienprogramme und Dauer

Angeboten werden: D.P.H.E. (Dauer: 1 Jahr), M.P.H. (Dauer: 2 Jahre), M.Sc.

Kosten

Die Kurskosten belaufen sich auf £ 1.215,– pro Jahr.

Termine und Anmeldefristen

Bewerbungen müssen bis zum 15. April eingelangt sein, Kursbeginn ist im Herbst.

Anmerkungen

Das M.P.H.-Programm besteht aus Core und Option Courses.
Die Core Courses sind: Introduction to Public Health and Sources of Health Information, Basic Epidemiology, Basic Statistics, Health Promotion and Disease Prevention, Health Care Evaluation and Needs Assessement im ersten Jahr. Der Vorlesungsblock Sociology and Social Policy und das Public Health Project finden im zweiten Jahr statt.
Als Option Courses stehen zur Auswahl: Further Epidemiology and Statistics, Communicable Disease and Environment and Health sowie Management in Public Health.
Über das Public Health Project wird eine Dissertation geschrieben, die mindestens 10.000 Wörter umfassen muß.
Das Diploma in Public Health and Epidemiology unterscheidet sich vom M.P.H.-Programm vor allem durch die einjährige Dauer. Die Core und Option Courses sind weitgehend mit dem MPH-Curriculum ident. Der Abschluß erfolgt mit einem Projektbericht in dementsprechend kleinerem Arbeitsumfang. Nach Abschluß des Diplomkurses ist das Erreichen des Master's Degrees durch ein weiteres einjähriges Studium grundsätzlich möglich.
Der Kursaufbau ist modular mit jeweils 1- bis 2wöchiger Dauer der Unterrichtsblöcke. Beide Degrees – Diplom und Master's – werden so auf Part-time-Basis offeriert.
Für die postgraduale Public-Health-Ausbildung an der Universität Birmingham zeichnet das Institute of Public and Environmental Health verantwortlich, indem auch das Department of Public Health and Epidemiology beheimatet ist. Das Institut wurde von der Universität Birmingham, den West Midlands Health sowie dem Birmingham City Council gegründet. Es bietet zu den oben erwähnten Kursen auch den M.Sc. in Environmental Health an. Aufnahmeberechtigt sind Mediziner und Akademiker aus anderen geeigneten Berufsfeldern.
Eine mindestens einjährige Arbeitserfahrung im Bereich Public Health ist erwünscht, jedoch nicht Voraussetzung.

Adresse

Edgboston
B15 2TJ Birmingham, Großbritannien
Tel. 0044/121/414 67 74
Fax 0044/121/414 39 71

Cardiff

University of Wales Institute
Faculty of Community Health Sciences

Studienprogramme und Dauer

Angeboten werden: M.P.H. (1 Jahr bzw. „part-time" 2 Jahre), ein M.Sc. (1 Jahr), Diplomkurs P.H. (1 Jahr), verschiedene Certificate Courses (mehrere Monate).

Kosten

Die M.P.H.-Kurskosten für UK/EU-Bürger belaufen sich auf £ 2.430,– pro Jahr (Full-time Study) bzw. auf £ 9.110,– für Teilnehmer aus Nicht-EU-Ländern.

Termine und Anmeldefristen

Bewerbungen sollten bis Februar vorliegen, Kursbeginn ist Ende September.

Anmerkungen

Das M.P.H.-Programm beginnt im September und hat einen Kursumfang von 30 Credits, 1 Credit entspricht dabei 10 Unterrichtsstunden.
Es gliedert sich in: Core Courses (16 Credits), Speciality Courses (10 Credits) und eine M.P.H.-Dissertation (4 Credits).

Die Themen der Core Courses:

- Basic Epidemiology for Public Health
- Basic Statistics
- Determinants of Health
- Social Research Methods
- Demography
- Public Health Issues
- Health Economics
- Health Policy Planning and Management
- Basic Computing

Im Rahmen der Speciality Courses kann eines der folgenden Schwerpunktthemen gewählt werden:

- Communicable Disease Control
- Environmental Health
- Health and Family
- Health Informatics
- Public Health for Developing Countries
- Public Health Nursing
- Dental Public Health
- Epidemiology
- Health Care for the Elderly
- Pharmaceutical Public Health
- Public Health Medicine

Jedem Studenten steht ein „Personal Tutor" zur Seite. Die Kursbeurteilung erfolgt durch die laufende Kursarbeit, schriftliche Prüfungen, Projektarbeiten sowie die Dissertation. Die Dissertation soll einen Umfang von 10.000 bis 15.000 Wörtern haben und wird mit 4 Credits bewertet.
Wales blickt auf eine lange Tradition auf dem Gebiet von Public Health zurück. 1919 wurde hier das erste Universitätsdepartment für Public Health in England und Wales gegründet. 1993 wurden die Welsh Combined Centers for Public Health (WCCPH) als Dachorganisation für Public Health ins Leben gerufen. Das Masterprogramm wird dabei von der University of Wales, College of Medicine, und dem Cardiff Institute of Higher Education gemeinsam durchgeführt.
Die Studenten kommen aus den verschiedensten Berufsbereichen. Die Hälfte der Teilnehmer kommt aus anderen Ländern.
Der einjährige Diplomkurs in Public Health wird Studenten ohne akademischen Grad angeboten, das Kursprogramm ist dabei mit jenem des M.P.H. vergleichbar.
Als Research Degree wird der M.Sc. in Preventive Health Care Administration for Developing Countries angeboten.

Als Beispiele für Certificate Courses seien angeführt:

Evaluation Studies, Health and Family, Public Health for Developing Countries.

Adresse

Llandoff Campus
Western Avenue
CF5 2YB Cardiff, Großbritannien
Tel. 0044/1222/742 323
Fax 0044/1222/742 898
E-Mail: chsfac@uwic.ac.uk
Internet: www.uwic.ac.uk

Dundee

University of Dundee
Department of Epidemiology and Public Health

Studienprogramme und Dauer

M.P.H. (1 Jahr), M.Sc. in Environmental Health (1 Jahr), Ph.D. (3 Jahre).

Kosten

Die Kursgebühren für den M.P.H. belaufen sich auf £ 2.500,–.

Termine und Anmeldefristen

Es ist keine formelle Anmeldefrist vorgegeben, frühzeitige Bewerbung wird empfohlen. Kursbeginn ist im Oktober.

Anmerkungen

Das Kursprogramm ist aufgebaut aus Core Curriculum, Electives und Abschlußarbeit. Das Core Curriculum findet zwischen Oktober und Juni statt, folgende Themen werden behandelt:

- Epidemiology
- Health Promotion
- Demography
- Behavioral Sciences
- Medical Statistics
- Environmental Health
- Medical Computing
- Aspects of Occupational Health
- Research Methods
- Theory and Practice of Management

Sowohl Electives als auch Abschlußarbeit werden aus den oben angeführten Gebieten gewählt.
Schriftliche und mündliche Prüfungen erfolgen in den Monaten März und Juni. Stipendienmöglichkeiten von seiten der Universität sind nicht gegeben.
Preisgünstige Unterkunft im Bereich des Campusareals ist für alleinstehende Studenten möglich. Das Department selbst ist zusammen mit der Medical School im Ninewells Hospital untergebracht und ist Teil des Dachverbandes der Scottish School of Public Health, der von den 4 schottischen PH-Schulen Aberdeen, Edinburgh, Dundee und Glasgow gegründet wurde.

Adresse

DD1 4HN Dundee, Großbritannien
Tel. 0044/1382/231 81
Fax 0044/1382/201 604

Edinburgh

University of Edinburgh
Department of Public Health Sciences
Usher Institute of Public Health

Studienprogramme und Dauer

Folgende M.Sc./Diplomakurse werden angeboten: Community Health, Epidemiology, Community Dental Health, Health Promotion and Health Education, Environmental Health.
Studiendauer: 1 Jahr full-time / 2 Jahre part-time.

Kosten

Für EU-Bürger betragen die Kursgebühren £ 2.490,– pro Jahr full-time bzw. £ 1.245,– pro Jahr part-time.

Termine und Anmeldefristen

Anmeldefrist ist der 31. März. Kursbeginn ist im Oktober.

Anmerkungen

Die M.Sc./Diplomakurse sind jeweils in Core Modules, Compulsory Modules und Electives gegliedert. Der Kursinhalt für den Diplom und M.Sc. Degree ist jeweils der gleiche, eine Dissertation ist allerdings nur für M.Sc.-Kursteilnehmer vorgesehen. Der Kurs endet damit im September, während der Diplomkurs bereits im Juni abgeschlossen wird.
Die Curricula sind jeweils auf die einzelnen M.Sc. Degrees zugeschnitten, als Beispiel sei hier das Curriculum für den M.Sc. in Epidemiology angeführt. Der Kursaufbau ist modular, eine Reihe von Pflicht- und frei wählbaren Modulen wird angeboten. Jeder Kursteilnehmer absolviert 8 Module, zusätzlich ein Modul in „Communication Skills".

Core Modules:

Health and Society I
Research Methods I and II
Communication Skills

Compulsory Modules:

Intermediate Statistics
Statistical Methods for Epidemiology
Advanced Epidemiology
Servey Management

Electives:

Advanced Statistics
Health Service Planning and Evaluation
International Community Health I
International Community Health II

Environmental and Occupational Health
Communicable Disease Control
Health Promotion
Program Planning and Evaluation

Das Usher Institut wurde 1802 als das erste akademische Department of Public Health an einer britischen Universität gegründet. Wohnmöglichkeiten für Studenten sind vorhanden.

Adresse

Medical School Buildings
Teviot Place
EH8 9AG Edinburgh, Großbritannien
Tel. 0044/131/650 32 27
Fax 0044/131/667 61 29

Glasgow

University of Glasgow
Faculty of Medicine
Department of Public Health

Studienprogramme und Dauer

Angeboten werden: M.P.H., der full-time (1 Jahr) oder berufsbegleitend (3 Jahre) absolviert werden kann; M.Sc., Ph.D. (mehrjährige Studienzeit erforderlich).

Kosten

Die Studiengebühr beträgt für 1 Jahr (full-time) £ 2.350,–.

Termine und Anmeldefristen

Anmeldungen zu den Studienprogrammen sind während des ganzen Jahres möglich.
Der M.P.H.-Kurs dauert von Oktober bis September.

Anmerkungen

Das M.P.H.-Programm der Universität Glasgow setzt sich aus 12 Credits zusammen. 9 Credits erreicht man durch Kursarbeit, 3 durch eine Forschungsarbeit.
Die Schwerpunkte an der University of Glasgow liegen in den Bereichen Environmental Health, Occupational Health, Health Services Management sowie Health Promotion. Verpflichtend für alle Studenten sind die „Principles of Public Health“ und „Practice of Public Health“ mit einem Umfang von 2,5 Credits.
Folgende Module in einem Umfang von insgesamt 6,5 Credits sind danach auszuwählen, um die 9 Credits zu erreichen:

- Advanced Environmental Health 1 Credit
- Environmental Health 1 Credit
- Environmental Health Promotion 1 Credit
- General Epidemiology 1 Credit
- Health Economics 1 Credit
- Health Information Systems 1 Credit
- Information Technology 1 Credit
- International Health and Health Care 1 Credit
- Medical Statistics (Recommended) 1 Credit

– Monitoring Methods for Environmental Pollution	1 Credit
– Nursing Informatics	1 Credit
– Occupational Disease	1 Credit
– Occupational Health	1 Credit
– Oral Health I	1 Credit
– Oral Health II	1 Credit
– Practice of Clinical Audit	1 Credit
– Practice of Health Promotion	1 Credit
– Principles of Clinical Audit	1 Credit
– Principles of Health Promotion	1 Credit
– Psychology and Public Health	1 Credit
– Research Methods (Recommended)	1 Credit
– Toxicology and Health Risk Assessment	1 Credit
– Women's Health	1 Credit
– Advanced Statistical Methods	0,5 Credit
– Cancer Epidemiology	0,5 Credit
– Communicable Diseases	0,5 Credit
– Financial and Resource Management	0,5 Credit
– History of Public Health	0,5 Credit
– Management	0,5 Credit
– Management of Change	0,5 Credit
– Medical Sociology	0,5 Credit
– Oral Health Promotion	0,5 Credit
– Statistical Computing (recommended)	0,5 Credit
– Advanced Epidemiology	0,5/1 Credit
– Exercise Psychology	0,5/1 Credit
– Physiology of Sport and Exercise	0,5/1 Credit

Die Abschlußarbeit sollte nicht weniger als 20.000 Wörter (ca. 80 A4-Seiten) umfassen und erfolgt unter Supervision. Zu Kursende werden mündliche Prüfungen abgehalten. Unterkunftsmöglichkeiten finden sich zum Teil im Bereich der Universität.

Adresse

2 Lilybank Gardens
G12 8RZ Glasgow, Großbritannien
Tel. 0044/141/339 88 55
Fax 0044/141/330 50 18
E-Mail: goie6@udcf.ac.uk

Leeds

University of Leeds
Nuffield Institute for Health

Studienprogramme und Dauer

Angeboten werden: Diplomkurse, M.P.H. (1 Jahr full-time), M.B.A. (Health and Social Services Option) und M.A. (1 Jahr full-time).

Kosten

Die Kosten für den M.P.H. (full-time) belaufen sich auf £ 2.430,–.

Termine und Anmeldefristen

Bewerbungen sind jederzeit möglich, frühzeitige Anmeldung wird empfohlen. Kursbeginn ist im Oktober.

Anmerkungen

Am Nuffield Institute for Health werden 2 M.P.H.-Kurse angeboten. Ein Kurs ist abgestimmt auf den Bedarf von „Developing Health Systems (International M.P.H.)", ein weiterer für Gesundheitssysteme im industrialisierten Norden (UK-M.P.H.). Trotz interdisziplinärer Öffnung ist die Mehrzahl der Teilnehmer Mediziner. Eine 2jährige Arbeitserfahrung im Gesundheitsbereich wird vorausgesetzt.

Die Kurse weisen eine modulare Struktur auf:

International M.P.H.

Im 1. Semester werden die Core Courses angeboten:

- Describing Health Needs
- Public Health Interventions
- Environmental Health
- Policy and Planning
- Management and Finance

2. Semester – obligat:

- Health Research Methods

  3 Module zur Auswahl:

- Disease Control
- Family Health
- Health Promotion
- Population and Family Planning

Dissertation

UK M.P.H.

Im 1. Semester werden folgende Core Courses angeboten:

- Basic Epidemiology and Statistics
- Research Methods
- Politics and Economics of Health
- Management Theory and Practice

2. Semester – 4 Module müssen gewählt werden:

- Communicable Disease Control/Environmental Health
- Advanced Epidemiology and Statistics
- Sociology of Health and Illness
- Preventive Medicine
- Health Promotion

Dissertation

Beide Kurse setzen sich insgesamt aus 120 Credits zusammen. Darüber hinaus wird eine Reihe weiterer Public-Health-relevanter Master of Arts-, Master of Science- und Diploma-Kurse angeboten, die hier nur kurz angeführt werden können:

- M.A. Management and Leadership in Health and Social Care
- M.A. in Public Health Management
- M.A. Quality Assurance in Health and Social Care

- M.A. Health Management Planning and Policy
- M.A. Hospital Management
- M.B.A. Health and Social Services

Postgraduate Diploma in Hospital Management, Postgraduate Diploma in Health Management Planning and Policy.

Adresse

71-75 Clarendon Road
LS2 9PL Leeds, Großbritannien
Tel. 0044/1132/336 633
Fax 0044/1132/460 899
E-Mail: jssfah@leeds.ac.uk

Liverpool

University of Liverpool
Liverpool School of Tropical Medicine

Studienprogramme und Dauer

Keine M.P.H.-Programme.
Angeboten werden „Taught Courses": Master Courses (1 Jahr) und verschiedene „Short Courses". Research Degrees: M.Phil. und Ph.D (mehrjährige Studiendauer).

Kosten

Für den M.Sc.-Kurs aus Community Health ca. £ 5.600,– (für EU-Bürger).

Termine und Anmeldefristen

Kursbeginn ist jeweils im Jänner. Bewerbungen sollten spätestens im Juni eingelangt sein.

Anmerkungen

Die fachlichen Schwerpunkte an der Liverpool School of Tropical Medicine liegen im Bereich International Health und Tropical Health. Bezüglich Public Health bietet sich der Kurs „Master of Community Health" an. Pro Ausbildungsprogramm werden maximal 25 Studenten zugelassen. Im Programm ist ein 10wöchiger Aufenthalt in einem Entwicklungsland inkludiert.
Folgende Masterkurse werden im Bereich Tropenmedizin zusätzlich angeboten:
M.S. in Applied Parasitology and Medical Entomology, Master of Tropical Medicine, Master of Tropical Pediatrics.
Research Degrees (M.Phil., Ph.D.):
Diese können zum Beispiel in Molecular Biology & Immunology, Epidemiology, Women's Health, Tropical Child Health oder Health Education and Promotion erreicht werden.
Short Courses (Certificate Courses mit 3monatiger Dauer):
Tropical Community Medicine and Health, Teaching Primary Health Care, Management for Primary Health Care.
1898 gegründet, ist die Schule nach wie vor im Bereich der tropenmedizinischen Forschung sehr aktiv. Beispiele für Forschungsschwerpunkte sind: Therapie der zerebralen Malaria, HIV-assoziierte Tropenerkrankungen oder die Epidemiologie von Schlangenbissen.
500 Studenten aus mehr als 70 Ländern inskribieren jährlich an der Liverpool School of Tropical Medicine.

Zur Anmeldung zusätzlich erforderlich:

Für die Zulassung zum Community-Health-Kurs wird ein Minimum von 2 Jahren an Berufserfahrung im Bereich Community Health in einem Entwicklungsland verlangt.

Adresse

Pembroke Place
L3 5QA Liverpool, Großbritannien
Tel. 0044/151/708 93 93
Fax 0044/151/707 17 02

Liverpool

University of Liverpool
Department of Public Health

Studienprogramme und Dauer

Angeboten wird der M.P.H. Dauer: 1 Jahr (part-time 2 Jahre).

Kosten

Die Kosten betragen £ 2.350,– pro Jahr (full-time).

Termine und Anmeldefristen

Die Anmeldefrist endet am 31. März, Kursbeginn ist im Oktober.

Anmerkungen

Die Kursphilosophie ist durch die WHO-Deklaration „Health for all by the year 2000“ geprägt. Die Strategien dazu sind als Schlüsselthemen definiert: Equity, Promotion of Health, Community Participation, Intersectoral Collaboration, Focus on Primary Care, International Cooperation.
Das Kursprogramm ist in 3 „Terms“ gegliedert, es beginnt im Oktober und endet im September des nächstfolgenden Jahres. Mit dem Kurs ist man bemüht, eine multidisziplinäre Ausbildung in Public Health anzubieten. Die tägliche Kursarbeit setzt sich aus Lehrveranstaltungen, Gruppenarbeiten und Student Presentations zusammen, jeder Student ist einem Tutor zugeteilt.
Als Auszug aus dem Kursangebot seien erwähnt: International Health Sociology, Applied Epidemiology, Communicable Diseases, Communication Skills, Health Promotion u. a.
Schriftliche Prüfungen erfolgen Anfang Juni, die Dissertation (bis zu 10.000 Wörter) wird Ende August eingereicht. Eine 3wöchige „Elective Period“ im 2. Term bietet dem Studenten Gelegenheit, sich einem Gebiet freier Wahl zu widmen. Bei der Wahl der Part-time-Option erfolgen die schriftlichen Prüfungen im 2. Jahr, die Dissertation wird Ende August des 2. Jahres eingereicht.
Die Universität Liverpool wurde 1881 gegründet und blickt auf eine lange Public-Health-Tradition zurück.

Adresse

Whelan Building, Quadrangle
L69 3GB Liverpool, Großbritannien
Tel. 0044/151/794 55 75, Fax 0044/151/794 55 88
E-Mail: mph@liverpool.ac.uk
Internet: www.liv.ac.uk/PublicHealth/mph.html

London

University of London
London School of Hygiene und Tropical Medicine

Studienprogramme und Dauer

Angeboten werden ca. 20 verschiedene Mastercourses (Dauer:1 Jahr), Research Degrees: M.Phil., Ph.D. (mehrjährige Studiendauer), diverse „Shourt Courses": D.T.M.H., Advanced Epidemiological Methods, Reproductive Health Research (oft 3 Monate oder kürzer).

Kosten

Die Kurskosten (Tuition Fees) betragen für 1 Jahr ca. £ 3500,–.

Termine und Anmeldefristen

Anmeldungen müssen bis 1. März vorliegen, Kursdauer von September bis September.

Anmerkungen

Das Studium beginnt mit obligaten Grundkursen. Die weitere Gestaltung ergibt sich aus der Auswahl der optionalen Study Units. Jeder M.Sc.-Course wird von einem „Course Organizer" und „Course Secretary" betreut.
Die M.Sc.-Programme werden von 4 Departments angeboten: „Epidemiology and Population Sciences", „Public Health and Policy", „Clinical Sciences", „Medical Parasitology".
Der *Bereich Public Health and Policy* bietet folgende M.Sc.-Kurse an:
Environmental Epidemiology; Health Policy, Planning and Financing; Health Promotion Sciences; Public Health; Human Nutrition; Analysis for Health – Care Devisions; Health Services Management.
Der *Bereich Epidemiology and Population Sciences* bietet M.Sc.-Kurse für Communicable Disease Epidemiology; Medical Statistics; Medical Demography und Epidemiology an.
Epidemiology & Population Sciences and Public Health and Policy:
M.Sc. Public Health in Developing Countries;
Der *Bereich Clinical and Laboratory Sciences* bietet folgende M.Sc.-Kurse an:
Applied Molecular Biology of Infectious Diseases; Infection and Health in the Tropics; Public Health in Developing Countries; Immunology of Infectious Diseases; Medical Entomology; Medical Microbiology; Medical Parasitology; Clinical Parasitology; Virology; Control of Infectious Diseases; Sexually Transmitted Diseases.
Die Evaluierung des Studienerfolges ist kursbegleitend und umfaßt mündliche und schriftliche Prüfungen. Für den akademischen Abschluß ist ein „Project Report" Voraussetzung. Mit der Schule assoziiert ist das Postgraduate Teaching Hospital for Tropical Diseases. Die London School of Hygiene and Tropical Medicine gehört weltweit zu den führenden Schools of Public Health.

Adresse

Keppel Street
WC1E 7HT London, Großbritannien
Tel. 0044/171/927 22 39
Fax 0044/171/323 06 38

Manchester

University of Manchester
School of Epidemiology and Health Sciences

Studienprogramme und Dauer

Angeboten werden: Dipl./M.Sc. in Public Health and Health Promotion (1 Jahr Fulltime, 2 Jahre Parttime).

Kosten

Die Kurskosten belaufen sich auf ca. £ 3.000,– pro Jahr.

Termine und Anmeldefristen

Die Anmeldefrist endet im Juli, Kursbeginn ist im September.

Anmerkungen

Das Diplomstudium gliedert sich in 8 Module zu je 10 Credits. Diese 80 Credits benötigt man zum erfolgreichen Diplomabschluß in „Public Health and Health Promotion". Kandidaten für den M.Sc. Degree (120 Credits) schreiben darüber hinaus eine Arbeit (Research Thesis), die ca. 40 Credits entspricht.
Kursunterricht erfolgt von September bis Juni. Die Sommermonate werden von den M.Sc.-Studenten für die Diplomarbeit genützt.
Der Kursaufbau erfolgt modular. Für den M.Sc.-Kurs sind 2 Core Modules vorgesehen: Research and Evaluation I und II. Für Diploma Students gibt es dagegen keine Core Modules.
13 Unterrichtsblöcke stehen als Module zur Auswahl:

- Research and Evaluation I (M.Sc.: Core Module)
- Research and Evaluation II (M.Sc.: Core Module)
- Education Principles and Practice
- Environmental Health and Communicable Disease
- Health, Illness and Society
- Health of the Nation
- International Health
- Management
- Placement
- Policy Planning and Service Provision
- Settings and Approaches
- The Epidemiological Basis of Disease Control
- The Foundations of Public Health and Health Promotion

Für die Research Thesis sind ungefähr 3 Monate als Arbeitszeit vorgesehen. Die Themenauswahl erfolgt zusammen mit dem Supervisor und kann aus jedem Public-Health-Bereich entnommen werden, Arbeitsumfang ca. 20.000 Wörter.
Diploma-Studenten mit guten Kurserfolg können auch nachträglich einen M.Sc. Degree anstreben. Beide Kurse werden part-time oder full-time angeboten.

Adresse

Stopford Building
Oxford Road
M13 9PT Manchester, Großbritannien
Tel. 0044/161/275 52 10, Fax 0044/161/275 52 19

New Castle

University of New Castle
Faculty of Medicine
Department of Epidemiology and Public Health

Studienprogramme und Dauer

M.Sc.P.H. (2 Jahre part-time)

Kosten

Die Kurskosten für EU-Bürger betragen £ 1.215,– pro Jahr.

Termine und Anmeldefristen

Die Anmeldefrist für das Herbstsemester endet am 31. Juli, Kursbeginn ist Ende September.

Anmerkungen

Im ersten Jahr werden Themen wie epidemiologische Methoden, Statistik, Gesundheitssoziologie, Gesundheitsökonomie, Health Care and Policy, Demographie, Management sowie Health Promotion und EDV unterrichtet.
Themenauswahl im zweiten Jahr: Communicable Disease Control, Environmental Epidemiology, Health Promotion, Presentation and Development of Dissertation Protocols, Health Care Quality and Evaluation, Disease Epidemiology sowie Research Issues in Primary and Community Care.
Ein Großteil des 2. Jahres ist für die Dissertation vorgesehen.
Der MSc-Degree in Public Health steht Medizinern wie Nichtmedizinern gleichermaßen offen und ist als postgraduale Einführung in die Public-Health-Wissenschaften gedacht. Die Kursarbeit ist interaktiv konzipiert und erfolgt in Kleingruppen.

Adresse

NE1 7RU Newcastle upon Tyne, Großbritannien
Tel. 0044/191/222 8672/6138
Fax 0044/191/222 6139
Internet: www.ncl.ac.uk

Nottingham

University of Nottingham
School of Public Health

Studienprogramme und Dauer

Angeboten werden: M.P.H. (1 Jahr bzw. 2 Jahre part-time) sowie mehrjährige „Research Degrees“: M.Phil., Ph.D.

Kosten

Kursgebühren für den M.P.H. belaufen sich für Bewerber aus dem EU-Raum auf ca. £ 5.060,– (1998).

Termine und Anmeldefristen

Die Bewerbungsfrist endet am 31. Mai. Kursbeginn ist Anfang Oktober.

Anmerkungen

Der M.P.H.-Kurs ist multidisziplinär, folgt dem Modulsystem (Core and Optional Modules) und wird mit einem Projekt/Dissertation abgeschlossen. Er steht allen Gesundheitsberufsgruppen offen.

Die Ausbildung erstreckt sich über 150 Credits, je 45 für Core und Optional Modules sowie 60 für das Projekt/die Dissertationsarbeit.

Core Modules:

- Introduction to Public Health
- Health Care Systems
- Sociology of Health and Illness
- Research Methods in Epidemiology
- Basic Statistics
- An Introduction to Management
- Evaluation Techniques
- Introduction to Health Promotion
- Integrating Module

Optional Modules:

17 verschiedene Themenbereiche stehen zur Auswahl, 9 werden gewählt.

Die Projektarbeit erfolgt begleitend während der ersten 6 Monate, die Dissertation wird im letzten Trimester fertiggestellt. Das Thema wird vom Kandidaten selbst gewählt oder vom Department offeriert.
Die Forschungsschwerpunkte des Departments of PH, Medicine and Epidemiology liegen in den Bereichen Ätiologie und Prävention grundlegender PH-Probleme, Evaluation von Gesundheitsdiensten/-systemen, Health Promotion und International Health.
Die Nottingham School of Public Health wurde im April 1991 als Gemeinschaftsprojekt von Trent Health und der University of Nottingham gegründet.
Sie wird als Konsortium verschiedener Schools und Departments der Universität Nottingham, der Trent University, der University of Derby sowie der örtlichen Gesundheitsverwaltung geführt und ist im Department of Public Health Medicine and Epidemiology innerhalb der Medical School beheimatet. Daneben gibt es Querverbindungen zur School of Management and Finance sowie dem Department of Economics.
Die Universität selbst blickt auf eine bewegte Vergangenheit bis 1798 zurück und ist akademische Heimat für jährlich 10.000 Full-time-Studenten.

Adresse

NG7 2UH Nottingham, Großbritannien
Tel. 0044/115/970 93 13, Fax 0044/115/970 93 16
E-Mail: sph@nottingham.ac.uk
Internet: www.ccc.nottingham.ac.uk/www/sph/welcome.html

Deutschland

Berlin

Technische Universität - Berlin
Ergänzungsstudiengang „Gesundheitswissenschaften/Public Health“

Studienprogramme und Dauer

Angeboten wird der Ergänzungsstudiengang „Gesundheitswissenschaften / Public Health“. Das Studium folgt dem Semesterturnus und dauert 4 Semester. Als Abschlußdiplom wird ein „Magister Public Health“ verliehen.

Kosten

Es werden lediglich die Immatrikulationsgebühren eingehoben.

Termine und Anmeldefristen

Anmeldeschluß für das Wintersemester ist jeweils der 30. April, Kursbeginn ist Anfang Oktober.

Anmerkungen

An der Technischen Universität Berlin wurde im Wintersemester 1992/93 zum erstenmal der Ergänzungsstudiengang Gesundheitswissenschaften (Public Health) angeboten. Der Kursinhalt ist multidisziplinär und praxisorientiert aufgebaut.
Der Studiengang gliedert sich in ein Grundlagenstudium mit den Schwerpunkten Epidemiologie, Biostatistik, medizinische und psychosoziale Grundlagen, Gesundheitsökonomie und -politik und in ein Schwerpunktstudium. Begleitend ist ein praxisorientiertes Projektstudium vorgesehen.

Im 1. Semester werden die obligatorischen und wählbaren Grundlagenfächer unterrichtet:

Obligatorische Grundlagenfächer:

- Einführung in die Gesundheitswissenschaften (Blockveranstaltung zu Studienbeginn)
- Epidemiologie I und II
- Medizinische Grundlagen von Public Health I und II
- Sozialwissenschaftliche Grundlagen von Public Health I und II
- Biostatistik
- Gesundheitspolitik
- Gesundheitsökonomie
- Abschlußkolloquium (Blockveranstaltung zu Studienende)

Von den folgenden vier *wählbaren Grundlagenfächern* sind zwei zu belegen:

- Stadtplanung und Gesundheit
- Betriebswirtschaftslehre im Gesundheitswesen
- Umwelthygiene
- Medizin, Recht und Ethik

Die drei *Studienschwerpunkte* (von denen einer ausgewählt wird) sind:

- „Gesundheitsförderung in der Gemeinde und am Arbeitsplatz“
- „Planung und Management im Gesundheitswesen“
- „Epidemiologie und Methoden“

Das Studium schließt mit einer Abschlußarbeit (Magisterarbeit) und einer mündlichen Prüfung ab.
Ein Zulassungs- und Prüfungsausschuß entscheidet über die Eignung der Bewerber. Die Aufnahme ist mit 40 Studenten/Jahr begrenzt.

Adresse

Steinplatz 1
10623 Berlin, Deutschland
Tel. 0049/30/314 25 303
Fax 0049/30/314 21 618
E-Mail: bfph@tu-berlin.de

Bielefeld

Universität Bielefeld
Fakultät für Gesundheitswissenschaften

Studienprogramme und Dauer

Angeboten wird das Studium „Gesundheitswissenschaften und öffentliche Gesundheitsförderung". Studienzeit: 4 Semester (DiplomgesundheitswissenschaftlerIn → M.P.H.).

Kosten

Die Immatrikulationsgebühr beträgt derzeit ca. DM 140,–. Es werden keine Studiengebühren eingehoben.

Termine und Anmeldefristen

Die Bewerbungsfrist endet am 15. Jänner eines Jahres. Beginn ist jährlich der 15. April.

Anmerkungen

(a) Im ersten Jahr wird ein *Kernstudium* angeboten, das sich in 4 Bereiche aufgliedert (Kurse des Kernstudiums sind Pflichtveranstaltungen mit Leistungsnachweisen):

- Orientierung (Grundbegriffe, Paradigmen)
- Grundlagen
- Methoden
- Struktur und Entwicklung des Gesundheitssystems

(b) Das zweite Studienjahr gliedert sich in das *Schwerpunktstudium*, das *berufsfeldorientierte Studium* und in das Erstellen einer *Diplomarbeit.*

Das *Schwerpunktstudium* hat 4 Abschnitte (ebenfalls Pflichtveranstaltungen, Abschluß mit Leistungsnachweis):

- Epidemiologie
- Gesundheitssystementwicklung
- Gesundheitsförderung
- Umwelt und Gesundheit

Berufsfeldorientiertes Studium:

Hier kann aus 8 Bereichen ein Thema ausgewählt werden. Projektstudien und Teamarbeit stehen im Vordergrund, 2 Leistungsnachweise müssen erbracht werden. Der Abschluß erfolgt mit einer Diplomprüfung.

Zur Anmeldung zusätzlich erforderlich

Ein Projektentwurf muß eingereicht werden.

Adresse

33501 Bielefeld, Deutschland
Tel. 0049/521/106 43 80
Fax 0049/521/106 29 68

Bremen

Universität Bremen

Studienprogramme und Dauer

Angeboten wird der M.S.P. Die Dauer erstreckt sich über 4 Semester.

Kosten

Es sind lediglich die Inskriptionsgebühren von ca. DM 140,– pro Semester zu entrichten.

Termine und Anmeldefristen

Die Anmeldefrist endet am 15. Juli, Studienbeginn ist Mitte Oktober.

Anmerkungen

Seit 1995 bietet die Universität Bremen den Aufbaustudiengang Öffentliche Gesundheit/ Gesundheitswissenschaften an. Es umfaßt ein 2semestriges Grundstudium, ein 2semestriges Schwerpunktstudium sowie ein 6wöchiges Praktikum.
Die Pflichtstundenzahl beträgt zusammen max. 60 Semesterwochenstunden. Das Grundstudium soll sowohl theoretische Grundkenntnisse als auch methodische Grundkenntnisse sowie spezifische Kenntnisse über einzelne Themenfelder vermitteln. Es ist unterteilt in theoretische und methodische Grundlagen (14 Semesterwochenstunden) sowie in folgende Kernbereiche (16 Semesterwochenstunden):

- Individuum und Gesundheit
- Institution und Gesundheit
- Soziale Risiken und Gesundheit
- Institutionen und individuumbezogene Gesundheitsförderung

Im Schwerpunktstudium (3. und 4. Semester) werden 2 Schwerpunkte angeboten: 1) Sozialversicherungen, 2) Epidemiologie.

Das *Schwerpunktstudium* ist untergliedert in

a) Kernbereich (6 Semesterwochenstunden): Bearbeitet werden die Themenfelder Erwerbsarbeit, Umwelt und Gemeinde, Soziale Krankenversicherung, Gesundheitsberichterstattung, Gesundheitsförderung.
b) Grundlagen und Methoden des gewählten Schwerpunktes (8 Semesterwochenstunden).
c) Projektstudium im gewählten Schwerpunkt (16 Semesterwochenstunden). Aus dem Projektstudium soll möglichst die Abschlußarbeit hervorgehen.

Bestandteil des Studiums ist ein mindestens 6wöchiges Praktikum. Es soll möglichst in Zusammenhang mit dem Projekt im Schwerpunktstudium abgeleistet werden.
Eine schriftliche Abschlußarbeit soll aus dem Projekt im Schwerpunktstudium hervorgehen. Die Bearbeitungszeit für diese Arbeit beträgt 4 Monate.
Eine mündliche Prüfung findet am Ende der Veranstaltungen des 4. Semesters statt.
Das Aufbaustudium steht HochschulabsolventInnen verschiedener Studienrichtungen offen. Die Zahl der Studienplätze beträgt 25. Aufgrund der bestandenen Prüfungen wird der Grad „Magister/Magistra Sanitatis Publicae“ verliehen.
Das Studium soll durch interdisziplinäre Erweiterung und Ergänzung der am Erststudium erworbenen Kenntnisse für eine gesundheitswissenschaftliche bzw. gesundheitspolitische Berufstätigkeit qualifizieren.

Adresse

Fachbereich 11:
Human- und Gesundheitswissenschaften
28334 Bremen, Deutschland
Tel. 0049/421/218-2754
Fax 0049/421/218 2084

Dresden

Technische Universität Dresden
Medizinische Fakultät Carl Gustav Carus
Institut für Arbeits- und Sozialmedizin

Studienprogramme und Dauer

Angeboten wird der Aufbaustudiengang „Gesundheitswissenschaften – Public Health" (Abschluß mit Magister Public Health). Die Studiendauer beträgt 4 Semester.

Kosten

Es werden lediglich die Inskriptions-/Immatrikulationsgebühren erhoben.

Termine und Anmeldefristen

Bewerbungsschluß ist der 31. Juli, Beginn ist Anfang Oktober.

Anmerkungen

Im 1. und 2. Semester werden die Grundlagenfächer im Umfang von 37 Semesterwochenstunden absolviert:

- Biopsychosoziale Grundlagen
- Informatik, Biometrie, Epidemiologie
- Einführung in Public Health
- Medizinische Grundlagen
- Arbeitsmedizin/Hygiene
- Grundlagen der Wirtschafts- und Managementwissenschaften
- Workshop Verhaltenstraining/Konfliktbewältigung

Das Schwerpunktstudium im 3. Semester stellt aus 7 Wahlpflichtfächern 3 zur Auswahl:

- Angewandte Epidemiologie
- Managementwissenschaften
- Rehabilitation und Betreuung alter Menschen
- Soziale Psychiatrie
- Chronisch Kranke
- Umwelt und Arbeitsmedizin
- Pharmakoepidemiologie und Arzneimittelanwendung

Weitere verpflichtende Lehrveranstaltungen:

- Gesundheitsförderung
- Workshop Forschungsmethodik
- Projektstudium

Teile des 3. Semesters und das 4. Semester sind der Anfertigung der Magisterarbeit gewidmet. Jährlich werden 30 Studenten zugelassen.

Zur Anmeldung zusätzlich erforderlich

Ein Diplom/Staatsexamen für die Fächer Medizin, Pharmazie, Biologie, Psychologie oder Soziologie und eine mindestens 2jährige Berufspraxis im Gesundheitswesen.

Adresse

Fiedlerstraße 27
01307 Dresden, Deutschland
Tel. 0049/351/458 28 15
Fax 0049/351/458 43 41

Düsseldorf

Heinrich-Heine-Universität Düsseldorf
Institut für medizinische Soziologie, Public Health

Studienprogramme und Dauer

Angeboten wird der Studiengang „Gesundheitswissenschaften und Sozialmedizin“ (Magister Sanitatis Publicae, MSP), Dauer: 4 Semester.

Kosten

Es werden lediglich die Inskriptionsgebühren erhoben.

Termine und Anmeldefristen

Das Studium beginnt im April. Die Bewerbungsfrist endet am 30. September des Vorjahres.

Anmerkungen

Das 1. Studienjahr ist curricular strukturiert. Ab dem Sommersemester werden 5 Teilzertifikate (jeweils 5- bis 6wöchige Ausbildungsblöcke) für die folgenden Gebiete erworben:

- Organisationsanalyse und Management im Gesundheitswesen
- Methoden der Gesundheitswissenschaften
- Umwelt, Arbeit und Gesundheit
- Familie, Gemeinde und Gesundheit
- Verhaltensmedizinische Prävention und Rehabilitation

Im 2. Studienjahr werden zu den oben genannten Gebieten Forschungsseminare veranstaltet. Aus einem von diesen sollte sich die 6monatige Magisterarbeit entwickeln.
Der seit 1991 bestehende Studiengang wird von der medizinischen Fakultät der Heinrich-Heine-Universität Düsseldorf getragen. Es besteht eine Kooperationsvereinbarung mit der Akademie für öffentliches Gesundheitswesen in Düsseldorf.
Zum Sommersemester werden jeweils 20 Studenten aufgenommen, eine Kommission entscheidet auf Basis der Bewerbung über die Aufnahme.
Das Studium kann zur Zeit nicht in vollem Umfang berufsbegleitend absolviert werden.

Zusätzliche Voraussetzungen:

Ein abgeschlossenes Medizinstudium mit Nachweis über eine mindestens einjährige medizinnahe und/oder gesundheitswissenschaftlich relevante Tätigkeit in Krankenversorgung oder Verwaltung wird vorausgesetzt. Es werden aber auch Absolventen anderer relevanter Studienfächer aufgenommen, wie z. B. Veterinärmedizin, Pharmazie, Biologie oder Psychologie.

Adresse

Moorenstraße 5
40225 Düsseldorf, Deutschland
Tel. 0049/211/311-47 30

Hannover

Medizinische Hochschule Hannover
Ergänzungsstudiengang Bevölkerungsmedizin und Gesundheitswesen (Public Health)

Studienprogramme und Dauer

Angeboten wird der Ergänzungsstudiengang Bevölkerungsmedizin und Gesundheitswesen (Dauer: 2 Jahre). Abgeschlossen wird mit dem Titel MSP-Mag.Sanitas Publicae (international mit dem M.P.H. vergleichbar).

Kosten

Studien- und Prüfungsgebühren werden nicht erhoben. Es sind lediglich die Inskriptionsgebühren zu entrichten.

Termine und Anmeldefristen

Anmeldefrist ist von 1. Februar bis 31. Mai, Studienbeginn ist im Oktober.

Anmerkungen

Die Studienzeit beträgt 4 Semester, unterrichtet wird in Trimestern („Normative Kraft des Faktischen"). Bei entsprechender Vorerfahrung ist eine Verkürzung auf 1 Jahr möglich. Das Studienjahr gliedert sich in 3 Blöcke (Mitte Okt.–Mitte Dez., Mitte Jän.–Mitte Feb., Mitte Mai–Mitte Juli).
Der I. Block umfaßt die Grundkurse und beinhaltet 20 Kurse über 240 Unterrichtsstunden, in denen folgende Gebiete behandelt werden:

- epidemiologische Grundlagen von Public Health
- wirtschafts- und managementwissenschaftliche Grundlagen von Public Health
- verhaltens- und sozialwissenschaftliche Grundlagen von Public Health
- historische und ethische Grundlagen von Public Health
- medizinische Grundlagen von Public Health
- methodische Grundlagen und Techniken wissenschaftlichen Arbeitens in der Bevölkerungsmedizin

Block II und Block III bieten 3 fachliche Schwerpunkte an:

A. Management im Gesundheitswesen
(Pflichtkurse: Planung und Management im Gesundheitswesen, Krankenhausmanagement, Gesundheitspolitik, Ökonomie des Gesundheitswesens)
B. Gesundheitsförderung und präventive Dienste
(Pflichtkurse: Prävention und präventive Programme, Primärversorgung und Allgemeinmedizin, Konzepte der Gesundheitsförderung, verhaltensmedizinische Techniken)
C. Epidemiologie
(Pflichtkurse: Epidemiologie in unterschiedlichen Anwendungsfeldern, qualitative und quantitative Methoden der Datenerhebung und Analyse, angewandte Epidemiologie, spezielle epidemiologische Methoden inkl. Biostatistik).

Bei Eintritt in das Schwerpunktstudium wählt jeder Studierende einen der 3 angebotenen Schwerpunkte. Pflicht- und Wahlkurse sind zu belegen. Die Kurse haben in der Regel einen Umfang von 24 Stunden, die geforderte Studienleistung umfaßt 8 Kurse. Gearbeitet wird in kleinen, interdisziplinär zusammengesetzten Arbeitsgruppen.
Beispiele für Wahlkurse: Qualitätssicherung, Gesundheitsberichterstattung, europäische Gesundheitssysteme im Vergleich.
Alle Studierenden müssen während des Studiums ein 10wöchiges Berufsfeldpraktikum absolvieren. Die Kursbeurteilung erfolgt durch die Magisterarbeit im Studienschwerpunkt und 2 mündliche Prüfungen.
Voraussetzung für die Aufnahme ist ein abgeschlossenes wissenschaftliches Hochschulstudium. Alle Bewerber werden zu einer schriftlichen Aufnahmeprüfung geladen. Mit manchen Bewerbern werden zusätzlich Auswahlgespräche geführt. Die Zulassungszahl ist auf 20 Studierende jährlich begrenzt.

Adresse

Konstanty-Gutschow-Staße 8
30623 Hannover, Deutschland
Tel. 0049/511/532 59 99
Fax 0049/511/532 53 47

Heidelberg

Ruprecht-Karls-Universität Heidelberg
Hygiene-Institut
Abteilung für Tropenhygiene und öffentliches Gesundheitswesen

Studienprogramme und Dauer

Angeboten wird der M.Sc. in „Community Health and Health Management in Developing Countries“, die Kursdauer beträgt 1 Jahr.

Kosten

Es müssen keine Kursgebühren entrichtet werden, allerdings belaufen sich die Kosten für ein im Programm inkludiertes „Field Study Project“ auf bis zu DM 10.000,–.

Termine und Anmeldefristen

Die Anmeldefrist endet am 31. Dezember, Studienbeginn ist im Oktober.

Anmerkungen

Das Kurscurriculum gliedert sich in 4 Module mit einer jeweiligen Dauer von 3 bis 8 Wochen:

- Orientation System Approach to Health (3 Wochen)
- Assessing Community Health Needs (8 Wochen)
- Community Health and Health Services Organization (8 Wochen)
- Health Planning and Management (8 Wochen)

Ein 12wöchiges „Field Study Project“ ist obligat. Schriftliche Tests erfolgen am Ende der Module 2, 3 und 4. Abgeschlossen wird mit einer Thesis, basierend auf dem „Field Study Project“ sowie einem Final Oral Exam.
Mit diesem Kurs versucht die Universität Heidelberg, Medizinern eine gezielte postgraduale Ausbildung im Bereich Planung, Kommunikation, Management, Verwaltung sowie Umsetzung und Evaluierung von Dienstleistungen im Gesundheitsbereich in Entwicklungsländern anzubieten. Das Institut arbeitet mit der GTZ (Gesellschaft für Technische Zusammenarbeit), der Liverpool School of Tropical Medicine sowie der WHO in Genf (auf Basis eines Collaborating Centers) zusammen.
Kurssprache ist Englisch (TOEFL Minimum: 550 Punkte), max. 25 Kandidaten werden pro Jahr aufgenommen. Er ist auch für leitendes, nichtmedizinisches Gesundheitspersonal offen.
2 Jahre Arbeitserfahrung im Bereich C.H.C. (Community Health Care) in Entwicklungsländern werden erwartet.
Eine Liste von deutschen und internationalen Organisationen, die diese Ausbildung mit Stipendien fördern, wird auf Anfrage von der Universität Heidelberg zugesandt.

Adresse

Im Neuenheimer Feld 324
69120 Heidelberg, Deutschland

Tel. 0049/6221/564 905
Fax 0049/6221/564 918
E-Mail: Anke.Nitschke@urz.uni-heidelberg.de
Internet: www.hyg.uni-heidelberg.de/ithoeg/teaching/intro.htm

München

Ludwig-Maximilians-Universität München
Institut für Medizinische Informationsverarbeitung, Biometrie und Epidemiologie

Studienprogramme und Dauer

Angeboten wird der Postgraduierten-Studiengang „Öffentliche Gesundheit und Epidemiologie".
Der Abschluß erfolgt mit einem M.P.H. Degree. Das Studium dauert 4 Semester.

Kosten

An Kosten sind lediglich die Immatrikulationsgebühren an der Universität München zu entrichten. Studiengebühren werden keine erhoben.

Termine und Anmeldefristen

Bewerbungsschluß ist der 31. Dezember, Studienbeginn ist im Mai.

Anmerkungen

Das Studium ist in 2 Abschnitte gegliedert.
Die Schwerpunkte im ersten Jahr sind:

- Methodik der Epidemiologie und Biometrie
- Methodik der Prävention und Sozialwissenschaften
- Gesundheitsökonomie und Management
- Gesundheit und Umwelt
- Epidemiologische und präventivmedizinische Anwendungsfelder.

Der zweite Abschnitt sieht eine Projektarbeit vor. Durch die Auswahl eines bestimmten Projekts können die Teilnehmer den Schwerpunkt ihrer Ausbildung selbst festlegen.
Der erfolgreiche Abschluß des Studiums wird anhand von Leistungsnachweisen während der Semester, einer Projektarbeit und einer mündlichen Abschlußprüfung erreicht.
Pro Jahr stehen 25 Studienplätze zur Verfügung.
Zur Anmeldung zusätzlich erforderlich:
Eine schriftliche sowie eine mündliche Prüfung zur Entscheidung über die Zulassung zum Studiengang.

Adresse

Marchioninistraße 15
81377 München, Deutschland
Tel. 0049/89/709 544 92
Fax 0049/89/701 000

Ulm

Universität Ulm
Medizinische Fakultät

Studienprogramme und Dauer

Angeboten wird der M.S.P. Die Studiendauer beträgt 2 Jahre.

Kosten

Es sind lediglich die Inskriptionsgebühren zu entrichten.

Termine und Anmeldefristen

Bewerbungen sollten möglichst bis zum 15. Mai eines Jahres eingereicht werden. Studienbeginn ist Anfang Oktober.

Anmerkungen

An der Universität Ulm besteht in der Trägerschaft der medizinischen Fakultät seit dem Wintersemester 1995/1996 der 4semestrige Aufbaustudiengang Gesundheitswissenschaften (Public Health). Die Studienschwerpunkte sind: Epidemiologie/med. Dokumentation, Sozialmedizin/Verhaltensmedizin und Ökotoxikologie/Umweltmedizin.
Das Studium gliedert sich in 2 Studienabschnitte zu je 2 Semestern. Das Kerncurriculum in den ersten beiden Semestern ist überwiegend theorieorientiert. Es wird mit einem Kolloquium abgeschlossen. Folgende Thematiken sind im 1. Studienabschnitt vorgesehen:

- Biostatistik/med. Dokumentation
- Epidemiologie
- Ökotoxikologie/Humanökologie
- Sozialmedizin/med. Soziologie/med. Psychiologie

Die Zulassung zum 2. Studienabschnitt ist abhängig vom Bestehen des oben genannten Kolloquiums, das sich auf die im 1. Studienabschnitt belegten Fächer erstreckt.
Im 2. Studienabschnitt steht die Projektarbeit im Vordergrund. Aus den 3 folgenden Fachgebieten wählt der Studierende für den 2. Studienabschnitt einen Bereich als seinen wissenschaftlichen Schwerpunkt aus (Wahlfach I). Das Wahlfach II ist aus einem der beiden noch übrigen Bereiche von den Studierenden zu bestimmen.

- Fachgebiet 1: Biostatistik, med. Dokumentation, Epidemiologie.
- Fachgebiet 2: allgemeine Hygiene, Humanökologie, Toxikologie, Arbeitsmedizin, Umwelthygiene und Umweltmedizin.
- Fachgebiet 3: Sozialmedizin, einschließlich Präventiv- und Rehabilitationsmedizin. Verhaltensmedizin / Gesundheitserziehung, Gesundheitssystemforschung, Gesundheitsökonomie.

Ad Projektarbeit:
Die Projektarbeit soll thematisch dem Wahlfach I zugehören. Die Anfertigung der Projektarbeit ist zugleich Bestandteil der wissenschaftlichen Ausbildung.
Die Magisterprüfung besteht aus 3 mündlichen Prüfungen und der Projektarbeit. Eine der mündlichen Prüfungen erfolgt in den Fachgebieten Biostatistik, med. Dokumentation und Epidemiologie, die beiden anderen in den Wahlfächern.
Verliehen wird der akademische Grad eines Magisters bzw. Magistra der Gesundheitswissenschaften (Magister Sanitatis Publicae).
Zugelassen werden 20 Studierende jährlich mit ärztlicher Approbation und Absolventen anderer universitärer Studiengänge mit Medizinarberufserfahrung, die sich auf Leitungsfunktionen im Gesundheitswesen vorbereiten.

N.B.: Als Sonderbonus nehmen die Ulmer Magistris Sanitatis Publicae zugleich Zertifikate über 200 Weiterbildungstheoriestunden mit. Sie erfüllen damit die theorieteiligen Voraussetzungen für den Erwerb der Zusatzbezeichnung „Arzt für Sozialmedizin".

Adresse

Robert-Koch-Straße 2/1
89069 Ulm, Deutschland
Tel. 0049/731/502-2053

Übriges Europa

Amsterdam, Niederlande

Koninklijk Instituut voor de Tropen (KIT)
Royal Tropical Institute

Studienprogramme und Dauer

M.P.H. Dauer: 9 Monate.

Kosten

Die Kurskosten für 1996/97 betragen Hfl 20.585,–.

Termine und Anmeldefristen

Kursbeginn ist jeweils in geraden Jahren im September. Anmeldefrist für den Kursbeginn 1996 war der 15. Jänner.

Anmerkungen

Das KIT bietet über den „International Course in Health Development" einen M.P.H. Degree an. Schwerpunktthemen kommen aus dem Gesundheitsbereich in Entwicklungsländern. Das Studienjahr gliedert sich in 3 Trimester. Pro Kurswoche sind ca. 30 Stunden für Lehrveranstaltungen, weitere 15 bis 20 Stunden für Heimstudium vorgesehen.
Studienschwerpunkte im ersten Trimester:

- Computer Skills
- Communication Skills
- Writing Skills
- Epidemiology and Statistics
- Socioeconomics
- Health Economics
- Health Systems Research
- Ecology
- Human Resources Management
- Planning and Management

Im 2. Trimester werden wichtige Public-Health-Probleme wie Nutrition, Infectious Diseases oder Reproductive Health behandelt. Auch das Schreiben der Thesis findet zum großen Teil in diesem Abschnitt statt. Das Thema der Thesis bezieht sich auf den Arbeitsbereich des Teilnehmers in seinem Einsatz- oder Heimatland. Die Kursmethodik umfaßt Vorlesungen, Diskussionen, Gruppenarbeit, Case Studies, Übungen, Study Visits, Self Study, Individual Presentations sowie die Thesis.
Im 3. Trimester werden Public-Health-Themen behandelt, die in den vorhergehenden Trimestern nicht unterrichtet wurden, oder solche Public-Health-Themen, die von den Kursteilnehmern vorgeschlagen wurden.
Der Abschluß erfolgt mit einem M.P.H. Degree oder einem einfachen Certificate of Attendance. Die Kursbeurteilung erfolgt über schriftliche und mündliche Prüfungen. Bei

erfolgreichem Abschluß wird der M.P.H. verliehen, ansonsten ein Certificate of Attendance.
Kursteilnehmer kommen aus den Bereichen Medizin, Krankenpflege, Wirtschaft oder Medical Anthropology. 4 Jahre Arbeitserfahrung mit Managementverantwortlichkeit im Gesundheitsbereich eines Entwicklungslandes sind Aufnahmebedingung.
Zitat: „The ICHD is designed to help senior health care staff from developing countries prepare for such an integrated approach to the health problems of their countries."
Das Institut steht in Kooperation mit der Vrije Universität (VU) in Amsterdam und dem Prince Leopold Institute of Tropical Medicine in Antwerpen. Das Prince Leopold Institute bietet einen gleichartigen Kurs alljährlich an, Unterrichtssprache ist dabei Französisch oder Englisch.

Adresse

Mauritskade 63
1092 Amsterdam, Niederlande
Tel. 0031/20/568 82 56/459
Fax 0031/20/568 84 44

Antwerpen, Belgien

Institute of Tropical Medicine „Prince Leopold"

Studienprogramme und Dauer

Angeboten werden: M.P.H., Dauer: 10 Monate.

Kosten

Die Kursgebühren belaufen sich auf BF 450.000,– pro Jahr (ca. öS 150.000,–).

Termine und Anmeldefristen

Ende der Anmeldefrist ist der 1. März, Kursbeginn ist in der 2. Septemberwoche.

Anmerkungen

Der Kurstitel lautet „International Course in Health Development" (I.C.H.D.), der Kurs schließt mit einem M.P.H. Degree ab.
Die Ausbildung ist vom Primary-Health-Care-Gedanken gemäß der Alma-Ata-Deklaration geprägt. Um diesem Gedanken Rechnung zu tragen, werden jedoch nicht fertige Patentrezepte, sondern verschiedene Modelle der Analyse und methodologischer Fertigkeiten angeboten, um bei „relief situations" entsprechend handeln zu können.
Der Kurs schafft Expertenwissen in den Bereichen Health Systems Organization, Practical Public Health Techniques sowie die Mobilisierung Public-Health-relevanter Ressourcen.
Der I.C.H.D. wendet sich primär an Health Officers und Health Planners aus oder in Entwicklungsländern.
Der Unterricht und Lernprozeß ist in 5 parallelen Achsen strukturiert:

- Health Service Organization
- Methods to analyze Health Problems
- Tools and Techniques
- Broadening the Horizon
- Self Learning and Exchange

Jede dieser Achsen stellt einen sogenannten „Body of knowledge" dar und ist modular aufgebaut. Kursdauer ist von September bis Juni, unterteilt in 3 Trimester. Ab dem

3. Trimester bearbeiten die Teilnehmer ein Thema aus „Health Management" oder „Planning", das am Kursende als Thesis angerechnet wird. Zur Erlangung des Master's Degree in Public Health erfolgt am Ende des Kurses eine Prüfung. Werden die Kursanforderungen nicht erfüllt, erfolgt der Abschluß mit einem Certificate of Attendance.
Der I.C.H.D. wurde seit 1964 gemeinschaftlich vom Institute of Tropical Medicine in Antwerpen und dem Royal Tropical Institute in Amsterdam organisiert. Obwohl seit 1992 die Kurse unabhängig voneinander durchgeführt werden, kooperieren die beiden Institute weiterhin wissenschaftlich und auf praxisbezogener Basis.
In Antwerpen inskribieren seit 1988 jährlich 40 Studenten. Die Teilnehmer werden in eine französisch- und englischsprachige Gruppe aufgeteilt.

Adresse

Nationalestraat 155
2000 Antwerpen, Belgien
Tel. 0032/3/247 64 71
Fax 0032/3/247 62 57

Barcelona, Spanien

Universitat Barcelona
Institut Universitari de Salut Pública de Catalunya

Studienprogramme und Dauer

Angeboten wird ein M.P.H. (Dauer: 2 Jahre) und 4 Diplomstudien (Dauer: 8 Monate).

Kosten

Die Kursgebühr beträgt insgesamt Pts. 750.000,–.

Termine und Anmeldefristen

Die Anmeldefrist ist Ende Oktober. Kursbeginn für den M.P.H. ist Anfang November, Ende im Juni übernächsten Jahres.

Anmerkungen

Der M.P.H.-Kurs gliedert sich im 1. Jahr in 8 Pflichtfächer:

1) Einleitung: Theorien und Konzepte der P.H.
2) Grundlagen der Informatik
3) Biostatistik 1+2
4) Epidemiologie 1+2
5) Management
6) Gesundheitswissenschaft
7) Gesundheitsförderung
8) Umwelt und Gesundheit

Das 2. Jahr besteht aus 4 Gebieten mit insgesamt 32 Credits, 20 Credits sind Pflicht, 12 stehen zur freien Auswahl (siehe Freifächer):

1) Forschungsmethoden in Theorie und Praxis
2) Organisation des katalanischen Gesundheitswesens
3) Freifächer: Biostatistik, Epidemiologie, Gesundheitsförderung, Ökonomie, Leitung von Gesundheitssystemen und -programmen, Soziologie, Umwelt und Gesundheit, Gesundheitspolitik
4) Abschlußarbeit

Pro Jahrgang stehen 30 Ausbildungsplätze zur Verfügung. Die Kurssprache ist Spanisch. Weiters werden gute EDV-Kenntnisse und Kenntnisse der englischen Sprache empfohlen. Dieser M.P.H. wird in Zusammenarbeit mit der Johns Hopkins School of Hygiene and Public Health, Baltimore, angeboten.
Folgende Diplome können erworben werden:
Diplom des Gesundheitswesens, der Arbeitsmedizin, der Umweltmedizin und der Veterinärmedizinischen P.H. (VeterinärmedizinerInnen vorbehalten).

Adresse

Ctra. Feixa Llarga, s/n.
08907 L'Hospitalet, Spanien
Tel. 0034/93/402 42 50
Fax 0034/93/402 42 58

Basel, Bern, Zürich, Schweiz

Universitäten Basel, Bern und Zürich
Interuniversitäres Weiterbildungsprogramm Public Health

Studienprogramme und Dauer

Angeboten wird der M.P.H. Degree. Die Studienzeit beträgt 2 bis 5 Jahre.

Kosten

Die Studiengebühren betragen SF 30.000,– bis 40.000,–.

Termine und Anmeldefristen

Ende von Anmeldefristen und Stichtage richten sich nach dem jeweiligen Modul. Durch das Modulsystem ist ein Einstieg jederzeit möglich.

Anmerkungen

Für das M.P.H.-Curriculum benötigt man 30 „Kreditpunkte“:

Themengebiete	Kursstunden	Kreditpunkte
1. Statistik und Epidemiologie	180	7
2. Health Policy und Management	60	3
3. Verhaltenswissenschaften	60	3
4. Umwelt und Gesundheit	80	3
5. Einführung in Public Health	40	1
6. Biomedizinische Wissenschaften	40	1
7. Schwerpunkte aus Bereichen 1–4	120	6
8. Wahlfachkurse	120	6
Total	700	30

Die drei Schweizer Universitäten Basel, Bern und Zürich bieten seit 1991/1992 gemeinsam das Weiterbildungsprogramm Public Health an. Der M.P.H.-Kurs ist in einzelne, derzeit ca. 25 Module gegliedert. Insgesamt beträgt der Kursumfang ungefähr 700 Arbeitsstunden, davon werden ca. 250–300 für die Diplomarbeit benötigt. Zusätzlich zur Diplomarbeit muß eine mündliche Prüfung abgelegt werden. Kurssprache ist Deutsch und Englisch. Der Kurs wendet sich nicht nur an Mediziner, sondern auch an Absolventen anderer Public-Health-relevanter Studienfächer, es werden aber auch Personen ohne Hochschulabschluß für einzelne Module zugelassen. Die ersten Abschlüsse erfolgten im März 1996.

Adresse

ISPM Zürich
Interuniversitäres Weiterbildungsprogramm
Public HealthUniversität
Sumatrastr. 30
8006 Zürich, Schweiz
Tel. 0041/1/257 66 51
Fax 0041/1/257 69 62

Bergen, Norwegen

University of Bergen
Faculty of Medicine
Centre for International Health

Studienprogramme und Dauer

M.Phil. (2 Jahre), M.Sc. in Health Promotion (2 Jahre), Ph.D. (3–4 Jahre)

Kosten

Es sind lediglich die Inskriptionsgebühren zu entrichten.

Termine und Anmeldefristen

Die Anmeldefrist endet am 1. Februar. Die Studienprogramme beginnen jeweils im August.

Anmerkungen

Das Master of Philosophy in Health Sciences-Programm sowie das Ph.D.-Programm sind Research Degrees.
Das M.Phil.-Programm ist in zwei Teile gegliedert: theoretischer Unterricht sowie Forschung/Ausbildung. Es entspricht 40 Credits.
Das erste Jahr über erfolgt der theoretische Unterricht in einem Umfang von 20 Credits. 10 dieser Credits setzen sich aus Compulsory Courses oder Seminaren zusammen:

- Basic Course in Research Tools and Theory – 2 Wochen
- Statistics – 3 Wochen
- Epidemiology – 3 Wochen
- International Health – 3 Wochen
- Medical Anthropology – 1 Woche

Die übrigen 10 Credits sind in Absprache mit dem Supervisor frei wählbar. Jeder Kurs bzw. jedes Seminar wird mit einer Prüfung abgeschlossen.
Im 2. Jahr erfolgt Forschungsarbeit sowie die Vorbereitung der Thesis mit einem Umfang von ca. 50–120 Seiten. Der Abschluß des Kurses erfolgt mittels mündlicher Prüfung sowie der „Thesis Presentation". Nach erfolgreichem Absolvieren des ersten Jahres des M.Phil.-Programms kann um Zulassung für das Ph.D.-Programm angesucht werden.

Die meisten Kursteilnehmer kommen aus osteuropäischen Ländern oder Entwicklungsländern.
Das M.Sc. in Health Promotion Program ist ein 2jähriges Ausbildungsprogramm, angeboten vom Research Centre for Health Promotion an der Fakultät für Psychologie.

Adresse

Armauer Hansen Building
5021 Bergen, Norwegen
Tel. 0047/55974980
Fax 0047/55974979

Bern, Schweiz

Universität Bern
Rechts- und wirtschaftswissenschaftliche Fakultät

Studienprogramme und Dauer

Angeboten werden: M.H.A., M.P.H. (2 1/2 Jahre).

Kosten

Kursgelder für den Studiengang 1997–1999: ca. sfr 43.000,–.

Termine und Anmeldefristen

Anmeldetermin für den Studiengang 1997–1999 war der 31. Mai 1996, Kursbeginn ist im Februar.

Anmerkungen

Das Nachdiplomstudium „Management im Gesundheitswesen" wird gemeinsam mit der rechts- und wirtschaftswissenschaftlichen Fakultät sowie der medizinischen Fakultät der Universität Bern getragen.
Der Studienumfang beträgt insgesamt 960 Stunden und ist auf 6 themenzentrierten Bausteinen (Modulen) aufgebaut.
Die Module bestehen aus 3 bis 5 Kursblöcken von jeweils 20 Stunden Präsenzstudium (2–3 Tage, Donnerstag bis Samstag).
Folgende Schwerpunktthemen werden unterrichtet:

- Persönliche und soziale Kompetenz (110 Stunden)
- Theorie und Praxis der Gesundheit (80 Stunden)
- Gesundheitsrecht und Ethik (60 Stunden)
- Gesundheitsökonomie und -politik (90 Stunden)
- Management – allgemeine Inhalte (100 Stunden)
- Management – besondere Inhalte (110 Stunden)

Die Basisvariante für den Abschluß bildet das „Weiterbildungsdiplom Management im Gesundheitswesen" (Mindeststudienumfang 650 Stunden und Projektarbeit im Umfang von 100 Stunden). Die erweiterte Variante besteht in einem Masterabschluß, der insgesamt 950 Stunden Studium bedingt (zusätzlich 100 Stunden Projektstudium) sowie eine Masterarbeit im Umfang von mind. 200 Stunden (und einen erhöhten Gesamtnotendurchschnitt) voraussetzt. Dadurch erfolgt der Abschluß mit dem Titel eines Master of Health Administration (M.H.A.).
Durch Leistungsnachweise in Epidemiologie, Biostatistik und weiteren Fächern aus diesen Bereichen im Rahmen der individuellen Wahlmöglichkeiten erfüllt man die Voraus-

setzungen für den Titel eines Master of Public Health (M.P.H.) mit Schwerpunkt Gesundheitsökonomie und Management im Gesundheitswesen.
Das Zielpublikum wird in Mitarbeitern des Gesundheitswesen mit Führungsfunktionen gesehen. Inhaltliche Schwerpunkte werden in den Bereichen Gesundheitspolitik, Gesundheitsrecht, -ökonomie und -management gesetzt.
Die Nachfrage für die beiden bisher durchgeführten Studiengänge hat die Zahl der jeweils verfügbaren 25 Studiumplätze um ein Vielfaches überstiegen.
Ein abgeschlossenes Hochschulstudium ist grundsätzlich für die Zulassung Voraussetzung. Gute, zumindest passive Kenntnisse der französischen und englischen Sprache werden erwartet.

Adresse

Universität Bern
Weiterbildungsprogramm Gesundheitswesen
Aarbergergasse 30
3001 Bern, Schweiz
Tel. 0041/31/631 38 93
Fax 0041/31/312 30 06

Bratislava, Slowakische Republik

Postgraduate Medical School
School of Public Health

Studienprogramme und Dauer

Angeboten werden der M.P.H. (1 Jahr full-time, 3 Jahre part-time) und diverse Kurzkurse.

Kosten

Diese werden für ausländische Kursteilnehmer vom slowakischen Gesundheitsministerium festgesetzt, nähere Angaben wurden nicht gemacht.

Termine und Anmeldefristen

Bewerbungen werden bis 31. Juli entgegengenommen, Kursbeginn ist jeweils im September.

Anmerkungen

Die School of Public Health in Bratislava wurde 1991 gegründet und bietet neben vielen Kurzkursen eine Ausbildung zum Master of Public Health an. Ursprünglich sowohl als Full- als auch als Part-time-Kurs konzipiert, sind derzeit sämtliche Kursteilnehmer auf Part-time-Basis inskribiert.
In dieser 3jährigen Part-time-Ausbildung werden alljährlich vier 2wöchige Kurse absolviert. Am Ende des 1. und 2. Jahres wird jeweils eine Projektarbeit eingereicht, ebenso ist ein Kolloquium vorgesehen.
Der Abschluß am Ende des 3. Jahres erfolgt in Form einer Dissertation und einer schriftlichen Prüfung. Die Kursstruktur baut auf Pflicht- und Freikurse auf und beinhaltet Case Studies, Model Situation und Projektarbeiten.
Folgende Module werden angegeben: Epidemiology and Biostatistics, Health Management, Environment and Health, Occupational Medicine, Nutrition, Social Medicine, Medical Education, Education for Health, Medical Informatics, International Health, Social Geriatry, Social Psychiatry, Social Pharmacy, Health Legislation, Sociology of Health, Ethics and Bioethics.

Lehrkörper und Kurssprache sind größtenteils slowakisch. 1995 wurden im 1. Studienjahr 34 Teilnehmer gezählt, im 3. Studienjahr 15 Teilnehmer. Bisher kamen 33 Kursteilnehmer zum Abschluß.

Adresse

Limbová 12
83303 Bratislava, Slowakische Republik
Tel. 00420/7/378 88 69
Fax 00420/7/373 739

Brüssel, Belgien

Université libre de Bruxelles
Ecole de Santé Publique

Studienprogramme und Dauer

Angeboten wird der Master in P.H. Methodology, Dauer: 9 Monate.

Kosten

Die Kursgebühren betragen ca. US $ 2.300,–.

Termine und Anmeldefristen

Die Anmeldefrist endet am 15. Mai, spätestens jedoch am 30. Juni, Kursbeginn ist Anfang Oktober.

Anmerkungen

Das Kursprogramm umfaßt insgesamt 525 Stunden und ist modular gegliedert. Als Einführung wird ein optionaler EDV-Lehrgang über 30 Stunden empfohlen.

- Das 1. Modul erstreckt sich über 310 Stunden Vorlesungen und Übungen:
  Data Analysis on Computer
  Basic Statistics applied to Public Health
  Multivariant Statistics applied to Public Health
  Epidemiological Methods
  Practical Integration of Statistical and Epidemiological Methods
- Modul 2 (135 Stunden):
  Operational Research in Health Planning
  Health Services Research
  Behavioral Factors and Social Economic Context in Health Strategies
  Demography
- Modul 3 (60 Stunden):
  Communication in Public Health
  Written and Oral Communication
  Visual and Computer Tools

Die Lehrveranstaltungen setzen sich aus Vorlesungen, Seminaren, Übungen und einem Public Health Project zusammen.
Die Unterrichtssprache ist Englisch, ein ähnlicher Kurs in Französisch wird ebenfalls über die ULB angeboten.
Der Kurs wurde erstmals 1985 mit Hilfe der AGCD-ABOS, der „Belgium Governmental Agency for Cooperation to the Development“ angeboten und sieht sein Zielpublikum im leitenden Gesundheitspersonal von Entwicklungsländern.

Adresse

Campus Erasme – CP 591
808, Route de Lennik
1070 Bruxelles, Belgien
Tel. 0032/2/5 55 40 19
Fax 0032/2/5 55 40 49
E-Mail: rlagass@ulb.ac.be

Genf, Schweiz

Université de Genève
Faculté de Médecine
Institut de Médecine Sociale et Préventive

Studienprogramme und Dauer

Angeboten wird der M.P.H. mit Schwerpunkt Community Health. Der Kurs erfolgt part-time über 3 Jahre.

Kosten

Die Studiengebühr beträgt für 1 Jahr SFR 6.000,–.

Termine und Anmeldefristen

Die Anmeldefrist endet am 1. Mai. Der Unterricht erfolgt von September bis Juni.

Anmerkungen

Das M.P.H.-Programm der Universität Genf setzt sich aus 15 Credits zusammen. 12 Credits erreicht man durch eine Projektarbeit, 3 durch Examenarbeit. 1 Credit entspricht ungefähr 100 Stunden Arbeit.
Der Kurs setzt sich aus 5 Bimestern zusammen, die mit einem einwöchigen ganztägigen Workshop beginnen. Die folgenden 8 Wochen werden dann jeweils part-time absolviert, wobei sich die Studenten ca. 2 Tage pro Woche der Ausbildung widmen und mit dem Lehrkörper weiterhin im engen Kontakt bleiben. Während des Workshops beginnen die Studierenden an ihrem Projekt in Rücksprache mit ihren Tutoren zu arbeiten. Ein Projekt kann auch über mehrere Bimester zum Abschluß gebracht werden, oder es werden mehrere Projekte parallel verfolgt. Thematisch orientierte Kurse, Seminare und Praktika sowie ein vorgegebenes Leseprogramm vervollständigen die Ausbildung.
Die Schwerpunkte an der Universität Genf liegen im Bereich Community Health, Health Education, Health Promotion und International Health.
Die Abschlußarbeit erfolgt in Form eines wissenschaftlichen Artikels unter Supervision. Schriftliche Prüfungen sind zu Kursende vorgesehen.
Die Universität ist bemüht, jeden Studenten ein individuell konzipiertes Curriculum anzubieten. Begrenzte Unterkunftsmöglichkeiten gibt es im Bereich der Universität.

Adresse

1211 Genève 4, Schweiz
Tel. 0041/22/702 5921
Fax 0041/22/702 5912

Göteborg, Schweden

Nordic School of Public Health

Studienprogramme und Dauer

Angeboten werden das D.P.H. (8 Monate), M.P.H. (1 Jahr), M.Sc.PH. und Dr. P.H. (3 Jahre).

Termine und Anmeldefrist

Anmeldeschluß ist Mitte August bzw. Mitte März, Kursbeginn im Jänner.

Kosten

Es werden keine Studiengebühren erhoben. Für Unterkunft und Fotokopierservice werden pro Kursmonat SEK 1.750 verrechnet

Anmerkungen

Diplomkurs Public Health:
Das Curriculum beginnt mit dem 2monatigen Grundkurs „Public Health Science". Darauf folgen mehrere „Main Courses" von jeweils 1- bis 2monatiger Dauer: Interdisziplinäre Kurse mit problemorientierter Struktur. Weiters werden „Research/Extension Courses" über 2 Wochen angeboten, die sich spezifischen Themen widmen.

Master of Public Health:
Der M.P.H.-Kurs umfaßt das Curriculum des obengenannten Diplomkurses sowie die Einreichung eines Essays/Articles, für den es zwar keine vorschriebene Mindestseitenanzahl gibt, der jedoch 20 Wochen Forschung und Analyse in Anspruch nehmen soll.

Master of Science Public Health:
Curriculum siehe oben. Die Kursdauer beträgt insgesamt 8 Monate. Es sind zudem die Abfassung von 2 Essays/Articles erforderlich.

Doctor of Public Health:
Voraussetzung für die Zulassung ist ein erfolgreicher M.P.H.-Abschluß. Über weitere 2 Jahre müssen 5 Publikationen erarbeitet werden.

Main Courses:

- Children, Family and Society
- Health, Environment and Society
- Health Management
- Care, Ethics and Society
- Epidemiology
- Health Promotion
- International Health

Als Voraussetzung für die Aufnahme wird in der Regel ein Universitätsstudium erwartet. Unterrichtssprache sind skandinavische Sprachen, Englisch ist ebenfalls Bedingung. Unterkunft wird von seiten der Universität auf dem Campusgelände zur Verfügung gestellt. Die Nordic School of Public Health bietet viele Kurse berufsbegleitend an. Kontinuierlich beginnen neue Kurse. Genereller Kursstart ist jeweils im Jänner.

Adresse

402 42 Göteborg, Schweden
Tel. 0046/31/693 900
Fax 0046/31/691 777
E-Mail: bo@nhv.se

Granada, Spanien

Escuela Andaluz de Salud Publica (E.S.P.A.)

Studienprogramme und Dauer

Neben einem M.P.H. (1 Jahr Studiendauer) werden 2 Diplomstudien und 44 Kurzkurse angeboten.

Kosten

Für den M.P.H. beträgt die Kursgebühr Pts. 1.000.000,–.

Termine und Anmeldefristen

Die Anmeldefrist ist jeweils Anfang Mai.

Anmerkungen

Der M.P.H.-Kurs ist in 6 Module gegliedert:

- Gesundheitssystem, Gesundheitspolitik
- Epidemiologie
- Management
- Gesundheitsförderung
- Spezialisierung
- Abschlußarbeit

Voraussetzungen

- 1 Jahr Managementerfahrung
- 3 Jahre Health-Care-Erfahrung
- Uni-Abschluß muß 3 Jahre zurückliegen

Nach Abschluß der Bewerbung wird man zu einem schriftlichen Test und einer mündlichen Prüfung eingeladen.

Adresse

Campus Universitario de Cartuja
Apdo.2070
18080 Granada, Spanien
Tel. 0034/958/16 10 44
Fax 0034/958/16 11 42
E-Mail: comunicacion@easp.es
Internet: www.easp.es

Helsinki, Finnland

University of Helsinki
Department of General Practice and Primary Health Care

Studienprogramme und Dauer

Angeboten werden: M.Q.I. (1 $^1/_2$ Jahre), D.Q.I. (9 Monate).

Kosten

Die Kosten werden mit FEM 18.000,– für das D.Q.I.- bzw. FEM 24.000,– für das M.Q.I.-Programm angegeben (1 FEM entspricht ca. öS 2,35).

Termine und Anmeldefristen

Bewerbungen müssen bis spätestens 30. Juni eingelangt sein. Kursbeginn ist Ende August oder Anfang September.

Anmerkungen

Das Department of General Practice and Primary Health Care bietet im Bereich *Health Care Quality Improvement* ein international anerkanntes postgraduales Studienprogramm mit Diplom (D.Q.I.) oder Masterabschluß (M.Q.I.) an.

Das Kurscurriculum wird wie folgt angegeben:

Introduction to Research in Primary Health Care
Biostatistics I
Primary Health Care
Research and Evaluation Methods in Health Care
Quality Improvement in Health Care
Medical Informatics and its Application to Q.I.
Management in Leadership in Health Care
International Health
Biostatistics II
Ethics in Health Care
Quality Management Information Systems in Primary Health Care
Instructional Process in Adult Education
Communication and Information Technologies in Education
Effective Health Care and Management
Human Resource Development

Aus diesen Kursen sind 10 frei wählbar.
Um mit einem Master's Degree abzuschließen ist die Präsentation einer Thesis mit einem Umfang von ca. 10.000 Wörtern Bedingung. Das Master-Programm entspricht 60 Creditpoints (90 European Community Standards Credits, ECTS). Die Anforderungen für einen Abschluß mit Diplom sind mit der Kursarbeit gegeben und entsprechen 40 Creditpoints (entspricht 60 ECTS-Credits).
Kurssprache ist Englisch.
Das Department ist ein Collaborating Centre der WHO. Darüber hinaus bestehen Kooperationen mit einer Reihe internationaler Universitäten, wie der Johns Hopkins University oder der University of Utah.

Adresse

Lääkärinkatu 8 F
00250 Helsinki, Finnland
Tel. 0035/80/43461
Fax 0035/80/434 6689

Lissabon, Portugal

Universidade Nova de Lisboa
Escola Nacionale de Saúde Públicae

Studienprogramme und Dauer

Angeboten werden M.P.H. (2 Jahre), M.H.P. (2 Jahre) sowie mehrere Diplomkurse.

Kosten

Die Kursgebühren für die Masterkurse betragen ca. PTE 600.000,–.

Termine und Anmeldefristen

Die Bewerbungsfrist endet Anfang Oktober, Kursbeginn 1996 war Ende Oktober.

Anmerkungen

Im ersten Unterrichtsjahr des M.P.H.-Programms werden den Teilnehmern die wesentlichen Public-Health-Themen vermittelt. Im 2. Jahr erfolgt das Erstellen der Dissertation.
Das M.P.H.-Curriculum im ersten Jahr ist in 4 Terms à 3 Monate gegliedert. Folgende Kursinhalte werden vermittelt:

- 1. Term:
  Demographie
  Biostatistik
  Epidemiologie
  Informationssysteme in Public Health
- 2. Term:
  Human Development oder Mental Health
  Biostatistik II
  Epidemiologie II
  Mikrobiologie und Public Health
  Arbeits- und Umweltmedizin
  Nutrition and Public Health
- 3. Term:
  Promotion and Surveillance of Food *oder*
  Vigilance and Control of Environmental Risks
  Policy and Strategy in Public Health *oder*
  Health Economics *oder*
  School Health
  Sociology of Health
  Health Promotion and Life Style
  Administration of Community Health and Health Services I
  Research in Public Health
- 4. Term:
  Research of Community Health and Health Services II
  Problems in Emergencies in Public Health
  Intersectoral Cooporation and Community Involvement
  Cases in Public Health
  Information Systems for Affectiveness *oder*
  Promotion and Organization of Occupational Health *oder*
  International Health.

Die Unterrichtssprache ist Portugiesisch. Dieser 2jährige Kurs wurde erstmalig 1996/97 angeboten. Jenen Kursteilnehmern, die keine Dissertation erstellen, wird ein „Diploma of postgraduate Studies“ verliehen.
Das Kurscurriculum für das 2jährige Master in Health Promotion-Programm liegt zur Zeit nicht vor. Angeboten werden noch folgende Diplomkurse: Hospital Administration, Occupational Health (2 Jahre), Quality Engineering of Medical Equipment (1 Jahr).

Adresse

Avenida Padre Cruz
1699 Lisboa Codex, Portugal
Tel. 0035/11/757 55 99
Fax 0035/11/758 27 54

Maastricht, Niederlande

Universität Limburg
Faculty of Health Sciences/School of Public Health

Studienprogramme und Dauer

M.P.H. (full-time, 1 Jahr), M.H.E. (2 Jahre), Fernlehrkurs, verschiedene Kurzkurse im Rahmen der Summer University Health Sciences and Medicine.

Kosten

Die Kursgebühr ohne Lebenshaltungskosten beträgt ca. US $ 5.000,– und muß bis 1. Juni bezahlt werden.

Termine und Anmeldefristen

Kursbeginn ist im September. Die Bewerbungsfrist endet am 1. April.

Anmerkungen

Das M.P.H.-Programm beginnt mit einer 2wöchigen Einführung. Darauf folgen 13 Kurse oder Module von jeweils 3wöchiger Dauer. Parallel dazu erfolgt eine Einführung in Statistik über insgesamt 18 Wochen. Der Abschluß erfolgt mit einer Thesis, die Ende August eingereicht wird.

Inhaltlich wird das M.P.H.-Programm in 4 Phasen unterteilt:

Phase 1: „Analysis and Diagnosis within the field of Public Health"
Phase 2: „Intervention and Evaluation Methods and Techniques"
Phase 3: „Application of acquired knowledge to existing Public Health Problems"
Phase 4: Thesis

Die Thesis erfolgt entweder im Rahmen einer „Literature Review" oder aber projektbezogen mit Primärdaten.
Das Kurscurriculum ist breit und interdisziplinär angelegt. Der Unterricht erfolgt problemorientiert, oft im Rahmen von Case Studies. Dies bedingt das Aufarbeiten von Sachthemen in kleinen Gruppen. Der Arbeitsumfang wird mit mindestens 40 Wochenstunden angegeben und gliedert sich in etwa wie folgt:

– 2wöchige Einführung	39 SLHs	(SLH = Study load hours)
– Educational Units 1–13	1261 SLHs	
– The Parallel Track in Statistics	250 SLHs	
– Masterthesis	370 SLHs	
Total	1920 SLHs	

Die Educational Units werden wie folgt angegeben:

1. Introduction to Public Health
2. Introduction to Demography
3. Health, Sickness and Culture

4. Economic Analysis of Health Care
5. Psychosocial Determinants of Health Behaviour
6. Environmental Factors and Health
7. Epidemiology and Evaluation
8. Health Policy Analysis
9. Organizations and Professions in Health Care
10. Health Promotion
11. Planning of Health Education and Health Promotion Intervention
12. Application

Die überwiegende Mehrzahl der Kursteilnehmer rekrutiert sich aus dem Ausland. Unterrichtssprache ist Englisch.
Insgesamt 16 Departments innerhalb der Faculty of Health Sciences sind am Kursaufbau beteiligt. Darunter Epidemiology and Biostatistics, Health Economics, Information Science, Medical Sociology, Nursing Science sowie Health Ethics and Philosophy.
Eine begrenzte Anzahl an Stipendien für Kursteilnehmer aus Ost- und Zentraleuropa sowie aus Entwicklungsländern ist vorhanden.

Adresse

Universiteitssingel 50
6200 MD Maastricht, Niederlande
Tel. 0031/43/3881552
Fax 0031/43/3670944
E-Mail: tom.kuiper@facburfdgw.rulimburg.nl

Madrid, Spanien

Centro Universitario de Salud Publica (C.U.S.A.)

Studienprogramme und Dauer

Neben 2 Masterstudien, von jeweils 1 Jahr Studiendauer (Master of Public Health, Master für Arbeitsmedizin), werden 7 Diplomstudien und zahlreiche Kurzkurse angeboten.

Kosten

Die Inskriptionsgebühr beträgt Peseten 50.000,–, die Studiengebühr für den Master of Public Health Pts. 990.000,–, für den Master der Arbeitsmedizin Pts. 880.000,–.

Termine und Anmeldefristen

Kursbeginn für Masterstudien ist jeweils Oktober, Ende der Bewerbungsfrist ist der 15. Juli.

Anmerkungen

Der M.P.H.-Kurs ist in 3 Teile gegliedert:

1. Allgemeiner Teil (Epidemiologie, Informatik, Statistik etc.)
2. Schwerpunktstudium (gewählt werden kann zwischen):
   - Epidemiologie
   - Gesundheitsverwaltung
   - Management
   - Gesundheitsförderung, -bildung
   - Umweltmedizin
3. Abschlußarbeit

Die Abschlußarbeit muß im Rahmen der Abschlußprüfung einer Prüfungskommission vorgestellt werden.
Zur Anmeldung zusätzlich erforderlich:

- Inskribtionsformular der C.U.S.A.
- Lebenslauf
- 3 Photos

Besondere Anmerkungen

Neben zahlreichen Stipendien besteht auch die Möglichkeit der Unterkunft in einem Studentenheim in Madrid.

Adresse

General Oraa, N 39
28006 Madrid, Spanien
Tel. 0034/1/564 24 99
Fax 0034/1/4 11 66 96

Nancy, Frankreich

Université Henri Poincare Nancy 1
Ecole de Santé Publique

Studienprogramme und Dauer

Angeboten werden: M.P.H. (1–2 Jahre), M.S. in Epidemiologie, M.S. und Ph.D. in klinischer Epidemiologie.

Kosten

Die Kursgebühren für das M.P.H.-Programm belaufen sich auf FF 9.250,– bzw. FF 13.500,– für den Fernlehrgang.

Termine und Anmeldefristen

Die Anmeldefrist endet am 15. September, Kursbeginn ist im November.

Anmerkungen

Der Studienplan für die Erlangung des M.P.H. Degrees sieht eine Gliederung in 5 anrechenbare Scheine vor. Der Kurs setzt sich aus etwa 260 Vorlesungsstunden und 250 Stunden Arbeit unter Supervision zusammen.
Folgende Themen bilden den Kursinhalt:

Schein 1: Methoden der Gesundheitserziehung und der Gesundheitsförderung, Einführung in die Auswertung von Gesundheitsprogrammen.

Schein 2: Überwachung und Vorbeugung von übertragbaren Krankheiten sowie Umgang und Planung von AIDS; Gesundheit und Umwelt; Gesundheitszustand in den Entwicklungsländern.

Schein 3: Medizinische Aspekte des Familienrechts; Gesundheitsbestimmungen und Bioethik.

Schein 4: Hier werden 5 Fächer angeboten, 2 davon sollen gewählt werden. Behandelt werden spezifische Gesundheitsprobleme verschiedener Bevölkerungsgruppen.

Schein 5: Sieht eine Forschungsarbeit im Bereich des öffentlichen Gesundheitswesens und eine Diplomarbeit vor.

Neben dem M.P.H. werden eine Reihe weiterer Spezialkurse angeboten, an denen jährlich über 1.000 Health Professionals aus mehr als 30 Ländern teilnehmen.
Ziel ist die Ausbildung von Public-Health-Fachleuten für Frankreich und die Dritte Welt. Kursteilnehmer aus dem Ausland kommen meist aus französischsprachigen Gebieten.

Adresse

9, Avenue de la Forêt de Haye
BP 184
54505 Vandoeuvre Les Nancy Cedex, Frankreich
Tel. 0033/3/83 59 25 88
Fax 0033/3/83 59 26 90
E-Mail: esp@sante-pub.u-nancy.fr
Internet: www.sante-pub.u-nancy.fr/esp

Rotterdam, Niederlande

Erasmus Universität, Medical School
Netherlands Institute for Health Sciences (NIHES)

Studienprogramme und Dauer

M.Sc. (1–2 Jahre), D.Sc. (2 Jahre), M.P.H. (1 Jahr), Ph.D. (3–4 Jahre)

Kosten

Hfl 18.000,– für das M.Sc.-Programm, Hfl 27.000,– für das D.Sc.-Programm, Hfl 24.000,– für das M.P.H.-Programm.

Termine und Anmeldefristen

Die Bewerbungsfrist endet am 1. Juni, Studienbeginn ist Mitte August.

Anmerkungen

Das M.P.H.-Programm wird full-time über 1 Jahr absolviert. Der gesamte Arbeitsumfang entspricht 48 Credits, 1 Credit ca. 1 Arbeitswoche. Die Unterrichtseinheiten teilen sich auf das Core Curriculum, Concentration und Electives auf. Das Core Curriculum entspricht dabei etwa 22 Credits, die Concentration 19 Credits, 7 Credits erreicht man durch die Auswahl der Electives.
Im 1. Semester erfolgt schwerpunktmäßig *theoretischer Unterricht* in den Bereichen Epidemiologie, Biostatistik, Population Health, Public Health Research, Public Health Policy and Management sowie Health Promotion and Health Services Research.
Im 2. Semester werden die *Elective Courses* sowie eine von vier angebotenen *Concentration Areas* gewählt. Dabei stehen folgende Schwerpunktthemen zur Auswahl:

- Health Promotion and Intervention
- Health Policy and Management
- Environmental and Occupational Health
- International Health

Das M.P.H.-Programm in Rotterdam ist ein Non-Thesis-Programm, Unterrichtssprache ist Englisch. Der Abschluß erfolgt in Form eines „Public Health Practice“ unter tutorialer Supervision.
Master of Science Programs werden in den Bereichen Epidemiologie, klinischer Epidemiologie, Health Services Research und Medical Informatics angeboten. Im 1. Semester

findet theoretischer Unterricht statt, das 2. Semester ist für die Abschlußarbeit vorgesehen. Zusätzlich werden Electives angeboten. Dieses Programm kann auch in 2 Jahren durchgeführt werden.
Diploma of Science Degrees werden in den gleichen Bereichen wie die M.Sc.-Kurse angeboten und folgen im 1. Semester auch deren Kurscurriculum. 2 Tracks sind möglich: „Theoretical Training D.Sc." und „Research Training D.Sc.". Das D.Sc.-Programm ist als Vorbereitung für einen späteren Ph.D. anzusehen.
Ph.D.-Programme dauern in der Regel 3 bis 4 Jahre. Nach 2 Semestern theoretischen Unterrichts werden die verbleibenden 2 bis 3 Jahre einem spezifischen Forschungsprojekt gewidmet.
Unterkunft und Stipendien werden in begrenzter Anzahl von seiten der Universität zur Verfügung gestellt.

Adresse

PO Box 1738
3000 DR Rotterdam, Niederlande
Tel. 0031/10 408 8288
Fax 0031/10 436 5933
E-Mail: NIHES@nihes.fgg.eur.nl

Zagreb, Kroatien

University of Zagreb
Andrija Stampar School of Public Health, Medical School

Studienprogramme und Dauer

Angeboten wird D.P.H. (2 Semester) und M.P.H. (4 Semester).

Kosten

Die Kursgebühren für das M.P.H.-Programm betrugen 1996 umgerechnet etwa öS 22.000,–, Änderungen vorbehalten.

Termine und Anmeldefristen

Bewerbungen werden bis Ende September entgegengenommen, Kursbeginn ist Anfang November.

Anmerkungen

Die Andrija Stampar School mit 50jähriger Tradition bietet eine 2jährige Public-Health-Ausbildung an, an deren Ende der M.P.H. Degree verliehen wird. Das 1. Ausbildungsjahr ist etwa ident mit dem Diploma of Public Health. In diesem Jahr dominiert der theoretische Unterricht und Übungen. Folgende Vorlesungsschwerpunkte werden angegeben:

- Social Medicine
- Planning, Organization and Evaluation of Health Care
- Health Technology
- Epidemiological Methodics
- Medical Law and Medical Ethics
- Health Economics
- Health Colleges

- Statistical Data Analysis in Medicine
- Sociology in Public Health
- Selected Problems in Health Care
- Financing of Public Needs
- Selected Readings in Medical Informatics
- Education and Development of Health Personell
- Health Management Methods
- Health Care Planning in Croatia

Das 2. Ausbildungsjahr ist den M.P.H.-Kursteilnehmern vorbehalten und dient der Vorbereitung und Durchführung einer Thesis zu einem Public-Health-relevanten Thema. Als Freifächer werden in diesem Jahr geboten: Health Behaviour and Community Health, Applied Epidemiology, Non Communicable Diseases Epidemiology. Zusätzlich: Methods of Research Work.
Die Kurssprache ist kroatisch. Das M.P.H.-Programm wurde erstmalig 1996 angeboten. Insgesamt inskribierten 17 Kursteilnehmer, alle kroatischer Nationalität. Bewerber ohne akademischen Grad müssen als Vorbedingung zur Zulassung einen Kurs aus Epidemiologie und Sozialmedizin absolvieren und eventuell Eingangsprüfungen ablegen.

Adresse

Rockefellerova 4
41000 Zagreb, Kroatien
Tel. 0038/501/27 68 22
Fax 0038/501/27 54 15

Naher und Ferner Osten

Bangkok, Thailand

Mahidol University
Faculty of Public Health

Studienprogramme und Dauer

M.P.H. (1 Jahr), M.Sc. (1 1/2 Jahre), Dr.P.H. (mehrjährige Studiendauer).

Kosten

Die Kursgebühren für den M.P.H. belaufen sich auf etwa US $ 3.200,–, mit ca. US $ 8.200,– Lebenshaltungskosten/Jahr ist zu rechnen.

Termine und Anmeldefristen

Die Anmeldefrist endet am 15. Jänner, Kursbeginn ist im Mai.

Anmerkungen

Das internationale Programm für den Master of Public Health wird mit 3 Schwerpunkten angeboten:

- Urban Health
- Primary Health Care
- Dental Public Health

Der Kursumfang beträgt 34–36 Credithours und gliedert sich wie folgt:

- Core Courses – 15 Credits (Biostatistics, Public Health Administration, Principles of Epidemiology, Environmental Health, Occupational Health sowie Health Psychology)
- Area of Concentration Courses – 13 Credits
- Field research project – 3 Credits
- Elective courses – 3 bis 5 Credits (Urban Health 5 Credits, Primary Health mindestens 3 Credits, Dental Public Health – 3 Credits).

Voraussetzung für den Kursabschluß ist das Bestehen des „Comprehensive Exam“ sowie die Durchführung des „Field Research Projects“ (zusammengesetzt aus „Field Study“ und „Major Paper“). Parallel zur englischsprachigen Ausbildung existiert auch eine eigene Thai-Klasse.
Der Fakultät unterstehen zur Zeit 13 Departments, darunter jene für:

- Biostatistik
- Environmental Health Sciences
- Microbiology
- Nutrition
- Occupational Health
- Parasitology
- Public Health Administration und Sanitary Engineering.

Die Public Health-Fakultät der Mahidol University wurde 1946 gegründet. Der Campus befindet sich in der Nähe des Zentrums von Bangkok, in unmittelbarer Nachbarschaft zur Faculty of Tropcial Medicine. Ein Masterkurs in Public Health Management auf dem Salaya Campus etwas außerhalb Bangkoks kann ebenfalls besucht werden. Die Studenten der internationalen Kurse an der Mahidol-Universität rekrutieren sich überwiegend aus südostasiatischen Ländern wie Nepal, Burma, Malaysien, Bangladesch, Kambodscha, Laos und Indonesien und werden oft durch WHO-Stipendien unterstützt.
Darüber hinaus wird der M.Sc. mit 9 Special Areas angeboten: Environmental Health, Family Health, Health Administration, Health Education, Hospital Administration, Infectious Diseases, Nutrition, Public Health Nursing, Public Health Laws and Administration.

Adresse

420/1 Rajvithee Road
10400 Bangkok, Thailand
Tel. 0066/2/246 125 89/1109
Fax 0066/2/246 42 84

Jerusalem, Israel

Hebrew University – Hadassah
The Faculty of Medicine
Braun School of Public Health and Community Medicine

Studienprogramme und Dauer

Angeboten wird der M.P.H. Die Studiendauer beträgt 1 Jahr.

Kosten

Die Studiengebühren (Tuition Fees) betragen ca. US $ 12.000,–. Für Lebenshaltungskosten werden weitere US $ 10.000,– veranschlagt.

Termine und Anmeldefristen

Die Bewerbungsfrist für Anmeldungen ist der 15. Mai, Studienbeginn ist jeweils im Februar.

Anmerkungen

I. Die Braun School of Public Health bietet neben einem M.P.H.-Programm für israelische Studenten alljährlich auch das „M.P.H. International Program" an. Dessen Kursteilnehmer kommen zum größeren Teil aus Entwicklungsländern, zum kleineren Teil aus dem OECD-Bereich.
Das Studienjahr wird in 3 Semester aufgeteilt. Grundlagenkenntnisse in Microbiology und Statistics werden dringend empfohlen. Basic und DOS Computererfahrung ist ebenfalls sehr empfehlenswert.
Ein positiver Abschluß in „Epidemiology" und „Biostatistics" am Ende des 1. Semesters ist Voraussetzung für eine Fortsetzung des Kurses.
Das Studium gliedert sich in „Foundation Courses", „Field Workshop" und „Elective Courses".

Elective Courses:

- Maternal & Child Health
- Evaluation of health care services
- The child at risk
- Epidemiology of tropical diseases
- Organization and implementation of MCH services
- Public health dentistry
- Selected topics in epidemiology
- Health education
- Advanced statistics in public health
- AIDS
- Health economics
- Management & Budgeting of Health Services
- Organization and planning of health care services
- Demography
- Women's health (jedes 2. Studienjahr)
- Family planning

Um den M.P.H. zu erreichen, muß eine Dissertation oder ein „Masterpaper" erstellt werden. Nicht bestandene Prüfungen können nur einmal wiederholt werden.
Einfache Unterkünfte an der Universität sind vorhanden.

Zur Anmeldung zusätzlich erforderlich

„Application forms" sind bei den jeweiligen israelischen Botschaften erhältlich. Der Unterricht erfolgt in Englisch, ausreichende Sprachkenntnisse müssen bei der Bewerbung nachgewiesen werden (TOEFL).

Adresse

91120 Jerusalem, Israel
Tel. 00972/2/777 115
Fax 00972/2/431 086

Singapur, Singapur

National University of Singapur
School of Postgraduate Medical Studies

Studienprogramme und Dauer

Master of Medicine (Public Health) – 1 Jahr, Master of Medicine (Occupational Medicine) – 1 Jahr.

Kosten

Die Kurskosten belaufen sich auf US $ 1.450,–.

Termine und Anmeldefristen

Die Anmeldefrist endet im März, Kursbeginn ist im Juli.

Anmerkungen

Der Kursaufbau folgt dem Modulsystem und beinhaltet folgende Schwerpunkte:

- Principles and Methods of Epidemiology
- Control of Non-Communicable Diseases
- Control of Communicable Diseases
- Biostatistics
- Medical Demography
- Survey Methods
- Computer Applications
- Environmental and Occupational Health
- Medical Sociology
- Health Education
- Personal Health Services
- Health Economics
- Health Systems
- Health Care Management

Der thematische Schwerpunkt wird in „Urban Public Health“ gesehen.
Teil des Ausbildungsprogrammes sind neben schriftlichen und mündlichen Prüfungen auch sogenannte „Practical Examinations in Public Health“ sowie „Clinical Examination of Patients“.
Abgeschlossen wird mit einer Dissertation über ein Public-Health-Thema. Unterrichtssprache ist Englisch.
Die Organisation und Durchführung des postgradualen Kurses in Public Health erfolgt durch das Department of Community, Occupational and Family Medicine der Faculty of Medicine. Zum Kurs zugelassen werden ausschließlich Humanmediziner. 3 Jahre klinische sowie 1 Jahr Public-Health-Erfahrung werden vorausgesetzt.
Der Master-Kurs für Occupational Medicine hat seinen Schwerpunkt in allen klinischen Fächern von arbeitsmedizinischer Bedeutung. Der Aufbau des Kurses folgt dem Master of Public Health.

Adresse

Lower Kent Ridge Road
Singapore 119074, Singapore
Tel. 0065/874 33 01
Fax 0065/773 14 62
E-Mail: pmdngal@nus.sg

Lateinamerika

Cali, Kolumbien

Universidad del Valle
Escuela de Salud Pública

Studienprogramme und Dauer

Angeboten werden: M.P.H., M.O.H., Master of Epidemiology und ein M.H.A. (Dauer: jeweils 14 Monate). Weiters: Intensivkurs Arbeitsmedizin, Intensivkurs Health Administration, Health Service Administration-Kurs.

Kosten

Die Kursgebühr für den M.P.H. beträgt US $ 3.000,–, die Inskriptionsgebühr US $ 40,–.

Termine und Anmeldefristen

Die Anmeldefrist endet Mitte Oktober, Kursbeginn ist Mitte Jänner.

Anmerkungen

Das Kursprogramm des M.P.H. gliedert sich in den ersten zwei Semestern in einen theoretisch-praktischen Teil sowie ein Praktikum an verschiedenen Institutionen des lokalen Gesundheitssystems.

1. Semester: Biometrie
Sanierungsmethoden
Wissenschaftliche Methoden
Arbeitsmedizin
Seminar: Diplomarbeit
2. Semester: Administration
Ökonomie und Politik des Gesundheitswesens
Epidemiologie 2
Gruppendynamik und Organisation einer Gemeinschaft
Erste Hilfe
3. Semester: Diplomarbeit. Diese wird im Anschluß an die Approbation dem Komitee vorgestellt.

Die Aufnahmeprüfungen finden im Oktober statt. Voraussetzung ist ein akademischer Abschluß.
Die Seminare und Workshops werden u. a. zu folgenden Themen angeboten: Theoretischer und juristischer Rahmen des Gesundheitssektors, Organisation des Gesundheitssystems, Administration, Epidemiologie, Administrative Dezentralisation auf dem Gesundheitssektor, Interne Kontrolle, Medizinisches und klinisches Auditorium.

Adresse

Calle 4 B N 36-00
A.A.25360 Cali, Kolumbien
Tel. 0057/2/554 24 76
Fax 0057/2/557 04 25
E-Mail: racastro@sinsa.univalle.edu.co.

Cuernavaca, Mexiko

Universidad de Cuernavaca
Instituto Nacional de Salud Pública (I.N.S.P.)

Studienprogramme und Dauer

Angeboten werden: M.P.H. (Dauer: 1 Jahr), M.H.A. (Dauer: 1–2 Jahre), S.D. (Dauer: full-time 1 Jahr, part-time 2–5 Jahre), M.H.S. (Dauer: 1 Jahr).

Kosten

Die Kursgebühr für den M.P.H. beträgt US $ 4.500.–.

Termine und Anmeldefristen

Die Anmeldefrist endet im November, Kursbeginn ist Mitte Februar.

Anmerkungen

Das Kursprogramm des M.P.H. besteht aus folgenden Teilgebieten, wobei sich jedes Gebiet wieder in einen theoretischen, methodischen und einen praktischen Teil gliedert:

Teilgebiete des Grundkurses:

- Epidemiologie: Überwachung und Kontrolle von Krankheiten
- Administration
- Biostatistik
- Sozialwissenschaften
- Umweltschutz

Abschlußarbeit: Über Umfang und Dauer liegen keine Angaben vor.
Die Aufnahmeprüfungen finden im Jänner statt, sie bestehen aus einer schriftlichen Prüfung und einem persönlichen Interview.
Der M.P.H.-Kurs wird seit 1922 angeboten und war damit der erste in Lateinamerika. Seither wurden mehr als 2.500 Masters ausgebildet.

Voraussetzungen:

- Uni-Abschluß
- 2jährige Erfahrung auf dem Gebiet der P.H.
- Kenntnisse der englischen Sprache

Die Forschungsschwerpunkte des I.N.S.P. liegen heute auf dem Gebiet Infektionskrankheiten:

- Molekularbiologie und Mikroorganismen
- Gentechnische Herstellung des Choleratoxins
- Virulenzfaktoren von Vibrio cholerae, Entamoeba histolytica und Helicobacter pylori
- Medizinische Mikrobiologie: Immunantwort, STDs, opportunistische Infektionen
- Malaria: Forschungszentrum für Malaria in Tapachula, Chiapas

Adresse

Av. Universidad 655
Col. Santa Maria Ahuacatitlan
62 508 Cuernavaca,Morelos, Mexiko
Tel. 0052/73/11 01 11/2463
Fax 0052/73/11 11 56

Kingston, Jamaika

University of The West Indies
Department of Community Health and Psychiatry

Studienprogramme und Dauer

Angeboten wird der M.P.H. (Dauer: 1 Jahr).

Kosten

Die Kursgebühr beträgt US $ 5.000,–, weitere Kosten für Versicherung, Reisekosten und Studienunterlagen betragen Jamaican $ 28.000,–.

Termine und Anmeldefristen

Die Anmeldefrist endet Ende Jänner, Kursbeginn ist Ende August, Kursende im August des Folgejahres.

Anmerkungen

Das Kursprogramm des M.P.H. besteht aus 8 Pflichtkursen (insgesamt 285 Stunden) und 11 Wahlfächern (mindestens 235 Stunden) und damit aus insgesamt 520 Stunden.

Pflichtkurse	Stunden	Wahlfächer	Stunden
1. Epidemiologie 1	30	8. Gesundheitsmanagement	120
2. Biostatistik 1	30	9. Epidemiologie 3	30
3. Forschungsmethoden	30	10. Epidemiologie 4	30
4. Health Education 1	40	11. Health Education 2	30
5. Environmental Health 1	30	12. Biostatistik 2	30
6. Epidemiologie 2 (Methoden)	30	13. Environmental Health 2	30
7. Öffentliche Gesundheits-		14. Community Mental Health	30
institutionen:	75	15. Community Dental Health	30
a) Primary Health Care		16. Health Education	30
b) Maternal/Child Health,		17. Family Health	30
Family Health		18. Katastrophenmanagement	30
c) Ernährung		19. Arbeitsmedizin	30
Insgesamt:			520

Jedes Jahr im Juli wird eine Abschlußprüfung über das entsprechende Studienjahr abgehalten. Außerdem wird von einem 10wöchigen Projekt ein schriftlicher Report abgegeben. Anschließend wird ein Forschungsprojekt erarbeitet.

Adresse

Mona Campus, Kingston 7
Kingston, Jamaika
Tel. 1809/92/716 61 9
Fax 1809/92/

Lima, Peru

Universidad Peruana Cayetano Heredia
Centro de Salud Pública

Studienprogramme und Dauer

Angeboten werden: M.P.H. (Dauer: 1 Jahr), M.Sc., S.D., Int. Master in Infectious and Tropical Diseases und ein Master in Stomatology.

Kosten

Die Kursgebühr für den M.P.H. beträgt US $ 4.000,–. Für Studienunterlagen werden etwa US $ 100,– veranschlagt.

Termine und Anmeldefristen

Die Anmeldefrist endet am 19. Juni 1996. Der Kurs beginnt am 1. August 1996.

Anmerkungen

Der Kurs ist in 4 sog. Zyklen von je 13 Wochen Dauer gegliedert. Jeder Zyklus entspricht 16 Credits. 1 Credit besteht aus 1,5 Stunden Theorie, 3 Stunden Workshop und 4 Stunden „non-present-work". Somit entspricht 1 Zyklus 390 Stunden und der ganze M.P.H.-Kurs ohne Thesis 1.560 Stunden.

1. Zyklus: Biostatistik
Epidemiologie 1
Administration
Gesundheitssysteme
Mother and Child Health, Sexual and Reproductive Health
Geschichte von P.H.

2. Zyklus: Forschung: P.H. 1
Epidemiologie 2
Human Resources
Gesundheitsmärkte
Gesundheitskommunitäten
Theorien und gängige Meinungen zu Gesundheit und Gemeinschaft
Ökonomie und Gesundheit

3. Zyklus: Arbeitsmedizin
Umweltmedizin
Leitung von Gesundheitseinrichtungen
Soziale Kommunikation
Health Education
Einfluß der Politik auf die Gesundheit

4. Zyklus: Forschung: P.H. 2
Projektarbeit
Freifächer: Epidemiologie
Human Resources
Sexual Health & Reproduction
Mother and Child Health
Einfluß der Politik auf die Gesundheit

Adresse

Av. Honorio Delgado
430 San Martin de Porres
4314 Lima 100, Peru
Tel. 0051/14/482 0302
Fax 0051/14/482 4353

Managua, Nicaragua

Universidad Nacional Autónoma de Nicaragua
Centro de Investigaciones y Estudioas de la salud Escuela de Salud Pública

Studienprogramme und Dauer

Angeboten wird der M.P.H. (Dauer: 1 1/2 Jahre).

Kosten

Die Anmeldegebühr beträgt US $ 600,– , die Kursgebühr US $ 5.000.–.

Termine und Anmeldefristen

Die Anmeldefrist endet Anfang März, Kursbeginn ist Ende März.

Anmerkungen

Der M.P.H.-Kurs gliedert sich in 19 Core Courses (1 Core Course entspricht durchschnittlich 6 Credits) und 8 Electives von insgesamt 120 Credits. Der Pflichtteil besteht aus 2.400 Stunden und gliedert sich in einen theoretischen und praktischen Teil.

1. Semester: Gesundheitsprofil
Lebens- und Entwicklungsbedingungen
Sanitätspraxis
Seminar zur Organisation und Durchführung der Diplomarbeit I

2. Semester: Kausalität und Risiko
Analyse, Planung und Durchführung von Gesundheitsprogrammen
Health Education I
Seminar zur Diplomarbeit II

3. Semester: Gesundheits- und epidemiologische Probleme von infektiösen und nicht-infektiösen Erkrankungen
Gesundheitspolitik
Health Education II
Seminar zur Diplomarbeit III

Aus folgenden 8 Electives kann gewählt werden:

- Übertragbare Krankheiten
- Projektleitung
- Hygiene und Umweltmedizin
- Health Education
- Leitung von Gesundheitsorganisationen
- Qualitätsanalyse
- Leitung von Human Resources
- Umweltepidemiologie

Die Thesis wird vor einer akademischen Jury verteidigt und entspricht 12 Credits.

Adresse

Semaforos La 45 y 75
Yaras del Sur
Managua, Nicaragua
Tel. 00505/278 36 88
Fax 00505/278 67 75

Medellin, Kolumbien

Universidad de Antioquia
Facultad Nacional de Salud Pública

Studienprogramme und Dauer

Angeboten werden: M.P.H., M.P.H. mit Schwerpunkt Mental Health, Master of Epidemiology (Dauer: jeweils 1 1/2 Jahre), M.O.H., M.H.A. (Dauer: jeweils 1 Jahr) sowie verschiedene Spezialisierungen: Verwaltung des Gesundheitswesens, Arbeitsmedizin, Health Education and AIDS (Dauer: 1 Jahr).

Kosten

Die Kursgebühr für den M.P.H. beträgt US $ 40.000,–.

Termine und Anmeldefristen

Die Anmeldefrist endet Anfang November, Kursbeginn ist Ende Jänner.

Anmerkungen

Das Kursprogramm des M.P.H. besteht aus 4 Abschnitten, die in mehrere Module gegliedert sind:

1. Abschnitt: Einführung
Struktur und Inhalt von Public Health, Methoden, Analyse von Gesundheits- und Krankheitssystemen sowie Systemen der sozialen Sicherheit, Grundlagen wissenschaftlichen Arbeitens, Grundlagen der EDV

2. Abschnitt: Analysemethoden des Sozial- und Gesundheitssystems
Anhand einer ausgesuchten Bevölkerungsgruppe werden die Lebensbedingungen, Risikofaktoren und Präventivmaßnahmen studiert. Eine schriftliche Analyse wird darüber angefertigt.

3. Abschnitt: Soziales System und alternative Modelle
Projektarbeit zur sozialen Situation: Analyse und Planung neuer Modelle, die anschließend präsentiert werden

4. Abschnitt: Forschungsprojekt

Voraussetzungen

- Ein mindestens 4jähriges Studium an einer Universität aus den Bereichen Gesundheit, Sozialwissenschaften oder verwandte Studien gleicher Dauer.
- Für den M.P.H. wird eine 3jährige Berufserfahrung vorausgesetzt, für die verschiedenen Spezialisierungskurse eine 2jährige Berufserfahrung.

Das Bestehen einer Aufnahmeprüfung ist Bedingung für die Zulassung. Pro Kurs stehen 20 Plätze zur Verfügung.
Der M.P.H.-Kurs wird seit 1963 angeboten, inzwischen stehen den Studenten 73 Professoren und Dozenten zur Verfügung.

Adresse

Calle 62 N 52-19
A.A.51922 Medellin, Kolumbien
Tel. 0057/4/263 00 11
Fax 0057/4/511 25 06
E-Mail: Ibermu@catios.udea.edu.co

Monterrey Nuevo León, Mexiko

Universidad Autónoma de Nuevo León
Facultad de Salud Pública y Nutricion

Studienprogramme und Dauer

Es werden drei verschiedene M.P.H. folgender Spezialisierung angeboten: Arbeitsmedizin, Zahnmedizin und Communal Nutrition (Dauer: 11 Monate).

Kosten

Die Kursgebühr beträgt für ausländische Studenten US $ 3.420.–.

Termine und Anmeldefristen

Die Anmeldefrist für den M.P.H. endet im August, Kursbeginn ist Anfang September, Kursende im Juli.

Anmerkungen

(60% der insgesamt 1.400 Stunden ist für Theorie, 40 % für die Praxis anberaumt.)
Die drei M.P.H.-Kurse haben ein gemeinsames Grundstudium, das aus 7 Modulen besteht, auf das Grundstudium fallen davon insgesamt 1.200 Stunden:

1) Gruppendynamik, Kommunikationstechniken (120 Stunden)
2) Anthropologie, Soziologie, Ökonomie, Politikwissenschaften (75 Stunden)
3) Statistik, Demographie, Epidemiologie, Umweltsanierung (490 Stunden)
4) Allgemeine Verwaltung, Krankenhausverwaltung (210 Stunden)
5) Mother & Child Health, Ernährung (70 Stunden)
6) Praktischer Teil (90 Stunden excl.)
7) Forschung in P.H. (270 Stunden)

Auf die 3 Zweige der Spezialisierung fallen jeweils 270 Stunden. Der Zweig „Arbeitsmedizin“ umfaßt folgende Gebiete (130 Stunden der insgesamt 270 Stunden):

- Arbeitsbedingungen
- Toxikologie
- Epidemiologie
- Arbeitsphysiologie und Ergonomie
- Risikoprävention
- Arbeitsmedizinisches Praktikum

Der Zweig „Zahnmedizin“ umfaßt folgende Gebiete (90 Stunden der insgesamt 270 Stunden):

- Epidemiologie
- Zahnmedizinische Ausbildung
- Verwaltung von zahnmedizinischen Einrichtungen
- Gemeindestudie

Der Zweig „Communal Nutrition“ umfaßt folgende Gebiete (50 Stunden der insgesamt 270 Stunden):

- Ernährung
- Epidemiologie
- Ernährungsprogramm
- Gesundheitskontrolle von Lebensmitteln
- Ernährungsstudie

Jeder Zweig schließt mit einer Diplomarbeit und einem Abschlußexamen ab, wofür ein Zeitraum von 6 Monaten zur Verfügung steht.

Adresse

Ave. Dr. Eduardo Aguirre Pequeno y Yuriria
Col. Mitras Centro
CP 64460 Monterrey Nuevo León, Mexiko
Tel. 0052/83/348 60 80
Fax 0052/83/348 64 47

Rio de Janeiro, Brasilien

Universidade do Estado do Rio de Janeiro
Instituto de Medicina Social

Studienprogramme und Dauer

Angeboten wird: M.P.H. (Dauer: 1 1/2–3 Jahre) und Dr.P.H. (Dauer: 2–4 Jahre).

Kosten

Es ist keine Inskriptionsgebühr zu bezahlen, lediglich die Lebenshaltungskosten fallen an.

Termine und Anmeldefristen

Die Anmeldefrist endet Anfang September, Kursbeginn ist Anfang Oktober.

Anmerkungen

1987 wurde erstmals ein eigenes M.P.H.-Programm erstellt. Bereits bei der Anmeldung muß man sich für eines der 3 Departments entscheiden:

- Humanwissenschaften und Gesundheit
- Gesundheitspolitik, -planung und -administration
- Epidemiologie

Das Studium ist in Core Courses und Electives gegliedert. Für M.P.H. müssen mindestens 40 Credits belegt werden. Ein Credit entspricht 15 Stunden.
Für Dr.P.H. sind 80 Credits vorgesehen.

1. Humanwissenschaften und Gesundheit

Core Courses	*M.P.H.*	*Dr.P.H.*
Sozialtheorie	3 Credits	3 Credits
Grundlagen	3 Credits	3 Credits
P.H.	3 Credits	3 Credits
Forschungsmethoden	3 Credits	3 Credits
Individuum und Gesellschaft	3 Credits	3 Credits
Electives		
Humanwissenschaft und Gesundheit 1	3 Credits	3 Credits
Humanwissenschaft und Gesundheit 2	2 Credits	2 Credits
Qualifikationsprüfung	5 Credits	10 Credits
Thesis	10 Credits	–
Doktorarbeit	–	20 Credits
Gesamt	40 Credits	80 Credits

2. Politik, Planung und Gesundheitsadministration

Core Courses	*M.P.H*	*Dr.P.H.*
Gesundheit und Gesellschaft	3 Credits	3 Credits
Interventionsmögl. des Staates	3 Credits	3 Credits

Systemanalyse von Gesundheit	3 Credits	3 Credits
Modelle und Methoden	3 Credits	3 Credits
Finanzierung	3 Credits	3 Credits
Planung/Organisation	3 Credits	3 Credits
Populationsziel	3 Credits	3 Credits
Electives		
Spezialisierung: Planung 1	2 Credits	2 Credits
Spezialisierung: Planung 2	2 Credits	2 Credits
Qualifikationsprüfung	5 Credits	10 Credits
Thesis	10 Credits	–
Doktorarbeit	–	20 Credits
Gesamt	40 Credits	80 Credits

3. Epidemiologie

Core Courses	*M.P.H.*	*Dr.P.H.*
Epidemiologie: Applications on P.H.	3 Credits	3 Credits
Epidemiologie: Theorie	3 Credits	3 Credits
Epidemiologie: Übungen	3 Credits	3 Credits
Biostatistik 1	3 Credits	3 Credits
Biostatistik 2	3 Credits	3 Credits
EDV	3 Credits	3 Credits
Darstellung und Analyse	3 Credits	3 Credits
Dissertationsseminar	2 Credits	2 Credits
Electives		
Spezialisierung: Epidemiologie	2 Credits	2 Credits
Qualitätsprüfung	5 Credits	10 Credits
Thesis	10 Credits	–
Doktorarbeit	–	20 Credits
Gesamt	40 Credits	80 Credits

Der M.P.H.-Kurs wird seit 1993 angeboten. Den Studenten steht ein internationales Professorenteam zur Verfügung. So sind z. B. Professoren von den Universitäten London, Harvard, Johns Hopkins, Berkeley und Paris vertreten. Unterrichtssprache ist Portugiesisch und Englisch.

Vor Kursbeginn ist eine Zulassungsprüfung in zwei Teilen abzulegen.

Erster Teil: Sprachprüfung in Englisch oder Französisch (nach Auswahl des Kandidaten).

Zweiter Teil: Vorstellung einer Projektarbeit.

Adresse

Rua Sao Francisco Xavier, 524/7 andar/
Bloco D – Maracana
20559.900 Rio de Janeiro, Brasilien
Tel. 0055/21/587 7303
Fax 0055/21/264 1142

Rio de Janeiro, Brasilien

Escola Nacional de Saúde Pública
Fundação Oswaldo Cruz

Studienprogramme und Dauer

Angeboten wird: M.P.H. (Dauer: 2 Jahre) und Dr.P.H. (Dauer: 4 Jahre).

Kosten

Keine Inskriptionsgebühr zu bezahlen, es fallen lediglich die Lebenshaltungskosten an.

Termine und Anmeldefristen

Anmeldefrist ist von 1. bis 29. Oktober.

Anmerkungen

M.P.H. Courses

Für das M.P.H. müssen insgesamt 48 Credits belegt werden, davon 30 für die Vorlesungen und 18 für die Thesis. Ein Credit entspricht 30 Stunden. Pro Jahr stehen ungefähr 48 Plätze zu Verfügung, davon:

- Planung/Organisation von Systems and Services for Public Health (10 Plätze)
- Epidemiologie (10 Plätze)
- Epidemiologie von großen Endemien (5 Plätze)
- Gesundheit und Gesellschaft (8 Plätze)
- Gesundheit der Arbeiter (5 Plätze)
- Toxikologie der Umwelt (5 Plätze)
- Sanierung der Umwelt (5 Plätze)

Die Kandidaten müssen eine schriftliche Zulassungsprüfung und eine englische Sprachprüfung ablegen.

P.H.D. Courses

Für das P.H.D. stehen pro Jahr 14 Plätze zu Verfügung:

- Pflichtfachvorlesung: Philosophie der Wissenschaft und Forschungsmethoden.
- Insgesamt müssen 96 Credits abgelegt werden, davon 60 für Vorlesungen und 30 für die Thesis

Weitere Vorlesungen:

- Sozialwissenschaft und Gesundheit
- Theorie und Gesellschaftpolitik
- Methoden und Technik der Qualitativen Analyse
- Gesundheit und Humanbiologie
- Gesundheit und Umwelt

- Biostatistik
- Epidemiologie
- Planung und kommunikatives, strategisches Handeln

Die Auswahl von Kandidaten wird im November durch Analyse von Curriculum und Interview stattfinden.
Immatrikulation: Jänner bis Anfang Februar.

Adresse

Rua Leopoldo Bulhões, 1480
3 andar, sala 317
21041-210 Manguinhos Rio de Janeiro, Brasilien
Tel. 0055/21/590 3789 2057
Fax 0055/21/290 0085
E-Mail: seca@ensp.fiocruz.br

Santa Fé, Argentinien

Universidad Nacional del Litoral
Escuela Superior de Sanidad „Dr. Ramon Carrillo"

Studienprogramm und Dauer

Angeboten wird der M.P.H. (Dauer: 2 Jahre).

Kosten

Die Kursgebühr für den M.P.H. beträgt US $ 21.000.–.

Termine und Anmeldefristen

Die Anmeldefrist endet im Februar, Kursbeginn ist im April.

Anmerkungen

Das Kursprogramm besteht aus „2 Niveaus", das erste gliedert sich in 11 Module, das zweite in 10 Module.

1. Niveau:

M 1 Kommunikation und Gesundheit
M 2 Public Health
M 3 Administration
M 4 Methoden der Statistik
M 5 Forschungsmethoden
M 6 Epidemiologie 1
M 7 Gesundheitsplanung 1
M 8 Spital als Gesundheitseffektor
M 9 Indikatoren eines Spitals
M 10 Leitungsfunktionen des Gesundheitssektors
M 11 Einführung in die Analyse der Buchhaltung
Präsentation der Arbeiten: März

2. Niveau:

M 1 Gesundheitsplanung 2
M 2 Epidemiologie 2
M 3 Länderprogramme – Gesundheit

M 4 Planung und Aufbau von Gesundheitseffektoren
M 5 Dezentralisation von Gesundheitseffekoren
M 6 Akkreditierung und Habilitierung
M 7 Umweltschutz
M 8 Ökonomie und Gesundheit
M 9 Juridische Aspekte des medizinischen Berufes
M 10 Angewandte Methoden der Entscheidungsfindung

Die Präsentation der Diplomarbeit findet jeweils im März des Folgejahres statt.

Adresse

Ciudad Universitaria
3000 Santa Fe, Argentinien
Tel. 0054/42/530785

Santiago, Chile

Universidad de Chile
Facultad de Medicina, Escuela de Salud Pública

Studienprogramme und Dauer

Angeboten wird der M.P.H. (1 1/2 Jahre).

Kosten

Die Kursgebühr für den M.P.H. beträgt US $ 6.000,–.

Termine und Anmeldefristen

Kursbeginn ist Anfang März. Die Anmeldefrist endet im Dezember.

Anmerkungen

1. Semester: Basiskurs

- Analyse der nationalen Gesundheitssituation (soziale, kulturelle, ökonomische und demographische Indikatoren)
- wichtige Gesundheitsproblematiken
- Biostatistik 1
- Epidemiologie 1
- EDV
- Gesundheitsadministration
- Medical Care in Chile und anderen Ländern
- Projektarbeit

2. Semester: Spezialisierung durch Auswahl eines der folgenden Wahlfächern

- Administration
- Umweltmedizin
- Epidemiologie
- Health Education
- Maternal and Child Health
- Mental Health
- Arbeitsmedizin

3. Semester: Thesis.

Das Abschlußexamen erfolgt im Rahmen der Thesis-Präsentation.

Adresse

Independencia 939, Casilla 70012
Correo 7
Santiago, Chile
Tel. 0056/2/678 6150
Fax 0056/2/735 5582

São Paulo, Brasilien

University of São Paulo
Faculty of Public Health

Studienprogramme und Dauer

Angeboten werden: M.P.H. (Minimum 1 Jahr), Ph.D. (2–5 Jahre).

Kosten

Zu bezahlen sind lediglich die Inskriptionsgebühren, ferner 35 Reais für Zulassungsprüfung und Englischprüfung.

Termine und Anmeldefristen

Anmeldungen werden vom 1. bis 14. August entgegengenommen. Kursbeginn ist im Jänner.

Anmerkungen

Für das M.P.H. müssen mindestens 120 Credits belegt werden. Davon 60 für Vorlesungen und Seminare und 60 für die Thesis. Ein Credit entspricht 12 Stunden. Für das Ph.D. sind 240 Credits vorgesehen, 120 Credits von dem M.P.H. Course, 40 für Vorlesungen und Seminare und 80 für die Thesis.
Für das M.P.H.-Programm stehen 6 Schwerpunktbereiche zur Auswahl:

- Hospital Management
- Epidemiology
- Nutrition
- Environmental Health
- Maternal and Child Health
- Public Health Services

Jeder Kursteilnehmer wird von einem Tutor betreut. Die Evaluierung des Studienerfolges ist kursbegleitend und umfaßt Prüfungen, einen Research Report und eine Projektarbeit. Vor Kursbeginn sind eine Zulassungsprüfung und Englischprüfung (Kosten: 35 Reais) abzulegen. Voraussetzung für die Kursteilnahme ist ein abgeschlossenes Hochschulstudium.
Ziel des Kurses ist es, qualifiziertes Personal im Bereich des Gesundheitssystem-Managements und im Bereich Health Promotion auszubilden.

Adresse

Av. Dr. Arnaldo, 715
01246-904 São Paulo, Brasilien
Tel. 0055/11/851 52 33
Fax 0055/11/815 56 65

Xalapa, Mexiko

Universidad Veracruzana
Instituto de Salud Pública

Studienprogramme und Dauer

Angeboten wird der M.P.H. (Dauer 14 Monate).

Kosten

Die Kursgebühr für den M.P.H. beträgt US $22.000,–.

Termine und Anmeldefristen

Die Anmeldefrist endet im Juni, Kursbeginn ist Ende September.

Anmerkungen

Das Kursprogramm des M.P.H. ist in 4 Trimester aufgeteilt, wobei sich jedes Fach in einen theoretischen und praktischen Teil gliedert.

	Fach
1. Trimester:	Statistik 1 Grundlagen der Administration Grundlagen der Ökonomie EDV 1 Ökologie Einführung in P.H. Forschung – P.H. 1 Einführung in die Sozialwissenschaften P.H.-Education Workshop: Lesen englischer Texte 1
2. Trimester:	Statistik 2 Verwaltung von Gesundheitssystemen Einführung in die Theorie der Ökonomie EDV 2 Workshop Deskriptive Epidemiologie Umweltschutz Forschung – P.H. 2 Soziologie 1 P.H.-Education Workshop: Lesen englischer Texte 2
3. Trimester:	Statistik 3 Verwaltung und Leitung von Gesundheitsinstitutionen Ökonomie von P.H. EDV 3 Epidemiologische Analysen Bürgerbeteiligung und deren Organisation Forschungslabor Soziologie 2 Workshop: Demographie Workshop: Lesen englischer Texte 3

4. Trimester: Sanitätsrecht
EDV 4
Epidemiologie infektiöser und nichtinfektiöser Krankheiten
Ernährung und P.H.
Reproductive Health
Zahnheilkunde
Veterinäre P.H.
Gesundheit, Sicherheit und Umwelt am Arbeitsplatz
Psychologie und P.H.
Forschungslabor 2
Workshop: Lesen englischer Texte 4

1 Monat Praktikum im Landesinneren

Die Aufnahmeprüfungen (schriftlich und mündlich) finden jeweils im Juli statt. Pro Jahrgang stehen 30 Ausbildungsplätze zur Verfügung.

Voraussetzungen

- Uni-Abschluß (Medizin, Zahnheilkunde, Veterinärmedizin, Ernährungswissenschaften, Klinische Chemie, Biologie, Pharmazie, Psychologie)
- 2jährige Berufserfahrung

Stipendien werden über die Amerikanische Botschaft vergeben.
Xalapa ist die Hauptstadt von Veracruz, ein Bundesstaat im Südosten Mexikos, direkt am Golf von Mexiko gelegen.

Adresse

Ernesto Ortiz Medina N 3
91020 Xalapa, Veracruz, Mexiko
Tel. 0052/28/15 01 57
Fax 0052/28/14 59 46
E-Mail: graplisp@speedy.coacade.uv.mx

Australien und Neuseeland

Adelaide, Australien

The University of Adelaide
Department of Community Medicine

Studienprogramme und Dauer

Angeboten werden das G.D.P.H. (1 Jahr full-time, 2 Jahre part-time), M.P.H. (2 Jahre full-time, 4 Jahre part-time) und der Ph.D. (mehrjährig).

Kosten

Die Kursgebühren werden mit AUS $ 17.800,– pro Jahr angegeben.

Termine und Anmeldefristen

Bewerbungen werden bis Mitte November entgegengenommen, Kursbeginn ist jeweils im Februar.

Anmerkungen

Kursangebot und -inhalt des Graduate Diploma-Programms sind mit jenen des M.P.H. ident. Zusätzliche Anforderungen für den M.P.H. Degree ist lediglich die Thesis, die ca. 50 % des Arbeitsumfangs des M.P.H.-Curriculums ausmacht.

Als Pflichtkurse für Diploma und Master-Kurse sind vorgesehen:

- Introduction to Biostatistics (1,5 Units)
- Introduction to Environmental and Occupational Health (1,5 Units)
- Introduction to Epidemiology (3 Units)
- Public Health Policy (3 Units)
- Prevention Principles (1,5 Units)
- Research Methods in Public Health (1,5 Units)

Außerdem müssen 4 Freifächer gewählt werden. Zur Auswahl stehen:

- Aboriginal Health Policy
- Biostatistics
- Dental Public Health
- Epidemiological Research Methods
- Epidemiology of Infectious Disease
- Adical Issues in Public Health
- Health Services Organisation
- Industrial Toxicology
- National Short Course in Environmental Health
- Occupational Health and Safety Practice
- Occupational Hygiene
- Prevention in Practice
- Public Health Studies

Der Arbeitsumfang wird mit bis zu 64 Wochenstunden angegeben, unterrichtet wird während 35 Wochen pro Jahr. Mit dem erfolgreichen Absolvieren der Pflicht- und Freifächer sind die Anforderungen für das G.D.P.H.-Programm erfüllt. Für das M.P.H.-Programm ist eine Thesis zu einem für Public Health relevanten Thema Bedingung. Ein Übertritt vom G.D.P.H.-Programm zum M.P.H.-Programm ist möglich. Beide Ausbildungsprogramme sind postgradual, bei entsprechender Berufserfahrung werden jedoch Ausnahmen gemacht.

Adresse

SA 5005 Adelaide, Australien
Tel. 0061/8/8303 4637
Fax 0061/8/8223 4075

Auckland, Neuseeland

University of Auckland
Faculty of Medicine and Health Science

Studienprogramme und Dauer

D.P.H. (1 Jahr full-time, 2 Jahre part-time), M.P.H. (2 Jahre full-time, 4 Jahre part-time), Master of Health Management (2 Jahre full-time, 4 Jahre part-time), Ph.D. (mehrjährige Studiendauer)

Kosten

Die Kursgebühren für internationale Studenten betragen pro Jahr ca. öS 105.000,–.

Anmeldefristen und Termine

Die Anmeldefrist endet Anfang November, Kursbeginn ist Anfang März.

Anmerkungen

28 Points sind für das M.P.H.-Programm vorgeschrieben, gleichmäßig aufgeteilt auf Part I und Part II. Part I entspricht dabei dem D.P.H.-Programm und beinhaltet 14 Points. Diese 14 Points erreicht man über 7 Papers à 2 Points. 3 von diesen Papers sind vorgeschrieben:

- Epidemiology I
- Health and Society
- Maori Health – an Introduction

Die verbleibenden 4 Papers erreicht man über Electives.
Die Anforderungen für Part II des M.P.H.-Programms werden entweder über eine Thesis oder über eine Kombination aus Dissertation und Papers erreicht. Eine Thesis entspricht dabei 14 Points, während auf eine Dissertation 6 Points angerechnet werden. Die übrigen 8 Points setzen sich aus 4 Papers zusammen. Eine Thesis beinhaltet üblicherweise ein Research Project, in der Daten gesammelt und aktualisiert werden, während eine Dissertation auch einer Literature Review entsprechen kann.
Um dem breiten Themenkreis von Public Health Rechnung zu tragen, werden verschiedene Studienschwerpunkte angeboten:

- Health Promotion
- Epidemiology and Biostatistics
- Health Services and Policy
- Health Management
- Environmental Health
- Health Protection

Erstmalig 1997 wird das Master-of-Health-Management-Programm angeboten. Diese Ausbildung ist interfakultär und wird gemeinsam von der Faculty of Medicine and Faculty of Commerce organisiert. Der Abschluß erfolgt mittels Dissertation.

Adresse

Private Bag
92019 Auckland, Neuseeland
Tel. 0064/9/373 7599
Fax 0064/9/373 7503
E-Mail: pb.davis@auckland.ac.nz

Brisbane, Australien

Griffith University
Queensland University of Technology
The University of Queensland
Queensland Centre for Public Health

Studienprogramme und Dauer

Angeboten werden: M.P.H. (1 1/2 Jahre), G.D.P.H. (1 Jahr).

Kosten

Die Kursgebühren betragen AUS $ 15.000,– pro Jahr für internationale Studenten.

Termine und Anmeldefristen

Kursbeginn ist im allgemeinen Ende Februar. Die Bewerbungsfrist endet am 30. Jänner, frühzeitige Anmeldung wird empfohlen.

Anmerkungen

Das Graduate Diploma und das Masterprogramm besitzen den gleichen Kursaufbau. Bei beiden erfolgt eine Gliederung in Core Components und Elective Components über je 4 Themen.

Core Component Subjects:

- Introduction to Health Promotion
- Environment and Population Health
- Health Care Delivery Systems
- Introduction to Epidemiology and Biostatistics

Elective Component Subjects:

- Health Promotion Stream
- Environment and Population Health Stream
- Health System Stream
- Quantitative Methods Stream

Im Rahmen dieser 4 Elective Streams wird jeweils eine Reihe von Kursen angeboten. Jeder Kursteilnehmer wählt einen dieser Streams zur Schwerpunktsetzung und daraus 2 Kurse. Zwei weitere Kurse werden aus dem gleichen Stream, aus einem anderen Stream oder aus den sogenannten Program Wide Electives gewählt. Beispiele für Program Wide Electives: Tropical Health, Public Health Nutrition, Research Design and Planning, Issues in Aboriginal and Torres Strait Islanders Health.
Im Unterschied zu den Graduate-Diploma-Studenten müssen M.P.H.-Kursteilnehmer zusätzlich eine Dissertation verfassen.
Das Queensland Centre for Public Health wurde gemeinschaftlich von der Griffith University, The Queensland University of Technology und der University of Queensland gegründet, um die Public-Health-Ausbildung und -Forschung in Queensland voranzutreiben. Die University of Queensland bietet darüber hinaus weitere Public-Health-relevante Ausbildungen an: Master of Tropical Health, Master of Community Nutrition, Master of General Practice, Master of Primary Health Care, Master of Addiction Studies.

Adresse

Kelvin Grove Campus (O Block)
Locked Bag No 2
Q 4059 Red Hill, Australien
Tel. 0061/7/3864 5878
Fax 0061/7/3864 5877

Perth, Australien

Curtin University of Technology
School of Public Health

Studienprogramme und Dauer

Angeboten werden unter anderem das Postgraduate D.P.H. (Dauer: 1 Jahr), M.P.H. (Dauer: 2 Jahre), Dr.P.H. (Dauer: 3 Jahre).

Kosten

Die Studiengebühren werden mit AUS $ 14.000,– bis 16.000,– jährlich angegeben.

Termine und Anmeldefristen

Der genaue Beginn des Sommersemesters ist nicht bekannt, Bewerbungen müssen bis spätestens 30. November eingelangt sein.

Anmerkungen

Der M.P.H. Degree wird über eine 2jährige Ausbildung erreicht. Das 1. Jahr ist dabei mit dem Postgraduate Diploma in Public Health gleichzusetzen. Ein M.P.H.-Programm besteht aus insgesamt 400 Credits, 100 Credits entsprechen dabei einem Arbeitsumfang von 1 Semester. Die meisten Studenten sind auf Part-time-Basis inskribiert. Der Kursaufbau im folgenden bezieht sich auf ein Full-time-Curriculum.
Das 1. Studienjahr beinhaltet großteils theoretischen Unterricht. Themenschwerpunkte: Health Care Systems, Health Promotion Planning, Health Research Methods, Public Health Nutrition, Public Health Seminar, Interpersonal Communications, Health Stress and the Social Environment, Advanced Specialization Health Science oder Environmental Health, Health Planning and Evaluation oder Health Economics.
Im 2. Studienjahr stehen 2 Optionen zur Auswahl. Der Abschluß erfolgt hier entweder über eine Thesis oder über weitere Kursarbeit, Praktikum und eine kurze Abschlußarbeit. Das Praktikum erfolgt über 6 Monate.
Das Curriculums des Postgraduate Diploma in Public Health ist mit dem Kursinhalt des 1. Jahres des M.P.H.-Programms ident.
Weitere Kurse an der School of Public Health: Graduate Diploma in Occupational Health and Safety, Postgraduate Diploma in Health Administration, Postgraduate Diploma in Health Promotion, Postgraduate Diploma in Health Sciences (Dauer: alle 1 Jahr), Master of Health Administration, M.Sc. Health Sciences, M.Sc. Rehabilitation (Dauer: 2 Jahre), Ph.D. (Dauer: 3 Jahre).
Der Anteil an internationalen Studenten liegt bei 8 %.

Adresse

GPO Box U 1987
6845 Perth, Western Australia, Australien
Tel. 0061/9/351 7927
Fax 0061/9/351 2958

Sydney, Australien

University of Sydney
Faculty of Medicine
Department of Public Health and Community Medicine

Studienprogramme und Dauer

Dipl.P.H. (1 Jahr), M.P.H. (1 akademisches Jahr full-time), M.Sc. in Epidemiology (2 Jahre part-time), Master of Medicine and Sexual Health (1 Jahr), Ph.D. (mehrjährige Studiendauer).

Kosten

Die Kurskosten betragen AUS$ 16.000,–/Jahr plus AUS$ 4.000,–/Semester für die supervidierte Abschlußarbeit.

Termine und Anmeldefristen

Ende der Bewerbungsfrist ist der 31. Oktober, Kursbeginn ist Ende Februar.

Anmerkungen

Das MPH-Programm kann full-time oder part-time absolviert werden. Das gesamte erste Semester wird von Core Units beansprucht:

- Introductory Biostatistics
- Epidemiological Methods
- Demography and Inequalities
- Methods of Social Sciences
- Public Health Services and Management
- Approaches to Public Health I
- Approaches to Public Health II

Im 2. Semester werden die Electives absolviert, 6 große Themengruppen stehen dabei zur Auswahl:

- Public Health Practice
- Research Methods
- Health Economics
- Health Promotion
- Health Services Management
- Reproduction, Maternal, Child and Sexual Health

Abgeschlossen wird mit einer Abhandlung oder Dissertation im Rahmen eines Forschungsprojekts; der Kursbesuch ohne Abschlußarbeit führt dagegen zur Erlangung des Diploms für Public Health.
Maximal 10 internationale Studenten werden pro Jahr zugelassen. Das Department of Public Health wurde 1987 gegründet, als die School of Public Health and Tropical Medicine geschlossen wurde.

Adresse

NSW 2006 Sydney, New South Wales, Australien
Tel. 0061/2/9351 4366
Fax 0061/2/9351 7420
E-Mail: narak@pub.health.usyd.edu.au
Internet: www.health.usyd.edu.au

Townsville, Australien

James Cook University of North Queensland
Department of Public Health and Tropical Medicine

Studienprogramme und Dauer

Angeboten werden das Diploma oder Postgraduate Diploma of Public Health and Tropical Medicine sowie der Master of Public Health and Tropical Medicine (Dauer: 1 Jahr).

Kosten

Die Studiengebühren für die Diplomprogramme belaufen sich auf AUS $ 12.000,–, für das M.P.H.-Programm auf AUS $ 14.000,–.

Termine und Anmeldefristen

Bewerbungen sollten bis spätestens September eingereicht werden, das Sommersemester beginnt im Jänner.

Anmerkungen

Die James Cook University ist im tropischen Townsville im Norden Australiens beheimatet. Das angebotene M.P.H.-Programm setzt daher seinen Schwerpunkt auf die regional vorherrschenden Gesundheitsproblematiken und bietet hierfür spezielle Module an.
Um die Kursanforderungen zu erfüllen, müssen 6 Pflichtfächer und 2 Freifächer belegt werden. Zu den Pflichtfächern zählen:

- Epidemiology for Public Health
- Biostatistics for Public Health
- Environmental Health
- Technical Proficiency Skills for Public Health
- Public Health Management
- Tropical Medicine oder Special Topics in Tropical Medicine

Folgende Freifächer werden unter anderem angeboten: Systemic Tropical Pathology, Nutritional Issues in Public Health, Tropical Public Health, Applied Social Sciences in Tropical Medicine, Tropical Marine Medicine, Aboriginal and Torres Strait Irlander Health, Travel Medicine, Enthomology in Tropical Health, Research Design, Disease Control, Public Health Economics, Health Promotion, Human Parasitology.
Der Kurs folgt einem modularen Aufbau und beinhaltet Vorlesungen, Seminare, EDV und Arbeitsaufsätze. Die Kursbeurteilung erfolgt im Rahmen von Aufsätzen, Feldarbeit und Forschungsprojekten sowie schriftlichen und mündlichen Prüfungen.
Für die beiden Diplomprogramme müssen als Minimum 3 Pflichtfächer und 5 Freifächer erfolgreich abgeschlossen werden.
Voraussetzung für die Zulassung ist ein erfolgreich abgeschlossenes Vorstudium oder entsprechende mehrjährige Berufserfahrung. Unterkunftsmöglichkeiten auf dem Campus kann einem Teil der Studenten angeboten werden.
Neben Public Health bietet die James Cook University auch eine Reihe tropenmedizinischer Kurse an: Postgraduate Diploma of Tropical Medicine and Hygiene, M.Sc. Tropical Health, M.Sc. Tropical Medical Science, Ph.D.

Adresse

4811 Townsville, Queensland, Australien
Tel. 0061/77/212281
Fax 0061/77/715032

Victoria, Australien

Deakin University, La Trobe University
Monash University, The University of Melbourne
Victorian Consortium for Public Health

Studienprogramme und Dauer

Folgende Kurse werden angeboten: M.P.H. (2 Jahre full-time, 4 Jahre part-time), Dr.P.H. (3 Jahre full-time, 6 Jahre part-time).

Kosten

Die Kursgebühren für den M.P.H. belaufen sich auf etwa AUS $ 18.000,–.

Termine und Anmeldefristen

Das erste Semester des M.P.H. beginnt Anfang März, das zweite Semester Ende Juli. Bewerbungen für ein Stipendium an der Universität Melbourne werden bis Ende Oktober entgegengenommen.

Anmerkungen

Die 4 führenden Universitäten Victorias – Deakin, La Trobe, Monash und Melbourne – gründeten in den neunziger Jahren gemeinsam das Victorian Consortium for Public Health. Dieses bietet seit kurzem ein M.P.H.-Programm an.
Es gliedert sich in einen allgemeinen Part I und einen speziellen Part II.
Part I besteht aus 8 Einheiten und wird gemeinsam von allen 4 Universitäten getragen:

- Sociological Foundation of Public Health
- Epidemiology
- Health Promotion
- Introductory Statistics
- Environmental Influences on Health
- Research Methods and Computing
- Public Health Policy and Planning
- Health Economics, Management and Evaluation

Jede Universität bietet ihr eigenes Programm für Part II an. Insgesamt müssen 8 Units für Part II absolviert werden. Die Anforderungen hierfür sind je nach Universität verschieden.
Folgende Schwerpunkte zeichnen dabei die einzelnen Universitäten aus:

Deakin University: Health Promotion, Public Health Nutrition, Health Sociology
La Trobe University: Health Policy and Planning, Health Promotion, Health Social Sciences
Monash University: Occupational and Environmental Health, International Health, Clinical Epidemiology, General Stream
The University of Melbourne: Epidemiology and Biostatistics, Health Program Evaluation and Health Economics

Allen 4 Universitäten gemeinsam ist die Unterteilung in Core Courses, Electives und einem Research Project, um die erforderlichen 8 Units zu erreichen.
Die Bewerbung um Zulassung ist demnach je nach Präferenz an eine der 4 Universitäten zu richten. 1995 inskribierten insgesamt 80 Kursteilnehmer für das M.P.H.-Programm. Das M.P.H.-Programm wurde in diesem Jahr nur auf Part-time-Basis offeriert, die meisten Studenten standen nebenbei in einem regulären Arbeitsverhältnis.
Das Dr. of Public Health Program wird vom Department of Public Health and Community Medicine der Universität Melbourne seit 1997 angeboten. Der Kursinhalt gliedert sich dabei in theoretischen Unterricht, Research und Practical Training. Das 2jährige Master's-Programm in Public Health ist für die Zulassung Bedingung.

Universitäten und Institute, die im Bereich Public Health forschen und lehren, aber keinen MPH-Abschluß anbieten

Wolfgang Hladik

Dieser Abschnitt enthält die Adressen jener Universitäten und Institute, die zwar Public-Health-Kurse, aber kein MPH-Diplom anbieten. Der Vollständigkeit halber werden auch jene Institutionen angeführt, deren Kurse zwar einen MPH-Abschluß anbieten, wegen ihrer regionalen bzw. nationalen Ausrichtung aber für internationale Bewerber weniger interessant sind. Die Universitätsstädte werden in alphabetischer Reihenfolge angeführt.

Kanada

Hamilton, Ontario

McMaster University
Department of Clinical Epidemiology & Biostatistics
1200 Main Street West
L8N 3Z5 Hamilton, Ontario, Kanada

Montréal

Tel. 001/514/343 61 39
Tel. 001/905/525 91 40
Fax 001/905/577 00 17
Université de Montréal
Faculté de médecine
Département de médecine sociale et préventive, C.P. 6128, succursale A
H3C 3J7 Montréal, Kanada

Großbritannien

Bristol

University of Bristol
Department of Epidemiology
Whiteladies Road, Clifton
BS8 2PR Bristol, Großbritannien
Tel. 0044/272/287 230
Fax 0044/272/287 266

Cardiff

Cardiff Institute of Higher Education
Western Avenue
CF5 2SG Cardiff, Großbritannien
Tel. 0044/1222/50 60 42
Fax 0044/1222/50 69 11

London

University of London
Institute of Child Health
30 Guilford Steet
WC1N 1EH London, Großbritannien
Tel. 0044/171/242 9789
Fax 0044/171/831 0488

London

University of Greenwich
Wellington Street, Woolwich
SE18 6PF London, Großbritannien
Tel. 0044/181/331 80 00
Fax 0044/181/331 81 45

Deutschland

Lüneburg

Z.A.G. der Universität Lüneburg und der Fachhochschule Nordostniedersachsen
Am Schifferwall 1
21335 Lüneburg, Deutschland
Tel. 0049/4131/714 536
Fax 0049/4131/714 368
E-Mail: amir@rzuws13.uni-lueneburg.de

Übriges Europa

Brüssel, Belgien

Ecole de Santé de l'Université Catholique de Louvain
Chapelle aux Champs, 30–34
1200 Brüssel, Belgien
Tel. 0032/2/7 64 33 20
Fax 0032/2/7 64 33 28

Budapest, Ungarn

Postgraduate Medical University Budapest
Szabolcs u. 35
1389 Budapest III, Ungarn
Tel. 0036/1/1 40 91 47
Fax 0036/1/1 40 91 47

Debrecen, Ungarn

University Medical School of Debrecen
Department of Social Medicine
P.O. Box 2
4012 Debrecen, Ungarn
Tel. 0036/52/41 34 10
Fax 0036/52/41 74 24

Huddinge, Schweden

Karolinska Institute
Huddinge University Hospital
163 Huddinge University Hospital
14186 Huddinge, Schweden
Tel. 0046/8/728 64 00
Fax 0046/8/314 124

Innsbruck, Österreich

Universität Innsbruck
School of Public Health
Sonnenburgstraße 16/I
A-6020 Innsbruck, Österreich
Tel. 0043/512/507 34 43
Fax 0043/512/507 28 69

Krakau, Polen

School of Public Health
Collegium Medicum of the Jagiellonian University
U1. Grzegórzecka 20
31-531 Krakau, Polen
Tel. 0048/12/219 461
Fax 0048/12/217 447

Leiden, Niederlande

Department of Public Health
Leidse Hogeschool
Endegeesterwatering 2
2333 CG Leiden, Niederlande
Tel. 0031/71/171 121
Fax 0031/71/154 041

Leuven, Belgien

School of Public Health Leuven
Kapucijnenvoer, 35
3000 Leuven, Belgien
Tel. 0032/16/332 211
Fax 0032/16/336 970

Linköping, Schweden

Faculty of Health Sciences
Centre for Public Health
Master of Public Health Programme
581 58 Linköping, Schweden
Tel. 0046/13/22 39 80
Fax 0046/13/22 29 29

Lodz, Polen

School of the Public Health
Nofer Institute of Occupational Medicine
8 Teresy Str., 90 950 Lodz, Polen
Tel. 0048/42/6314 841
Fax 0048/42/6314 849
E-Mail: impx@porta.lodz.pl

Moskau, Rußland

Russian Acadamy for Advanced Medical Studies
Barricadnaya 2
123242 Moskau, Russland
Tel. 007/095/589 566
Fax 007/095/580 316

Oviedo (Asturias), Spanien

Universidad de Oviedo
Av. Julian Claveria
33006 Oviedo (Asturias), Spanien
Tel. 0034/8/510 35 45
Fax 0034/8/523 22 55

Prag, Tschechische Republik

Postgraduate Medical School
Ruská 85
CZ-10005 Prag 10, Tschechien
Tel. 00421/2/67 31 07 54
Fax 00421/2/74 55 75

Prag, Tschechische Republik

Charles University
Department of Public Health
Vúvalu 84
CZ-150 18 Prag 5 – Motol, Tschechien
Tel. 00421/2/443 58 61
Fax 00421/2/443 58 20

Rennes, Frankreich

Ecole Nationale de la Santé Publique
Avenue du Professeur Léon Bernard
35043 Rennes, Cedex, Frankreich
Tel. 0033/99 02 29 30
Fax 0033/99 02 28 28

Santa Maria Imbaro, Italien

Istituto di Ricerche Farmacologiche
Mario Negri
Consorzio Mario Negri Sud
Via Nazionale, 1
66030 Santa Maria Imbaro, Italien
Tel. 0039/8/725 701
Fax 0039/8/725 740

Santander, Spanien

Institutio de Ciencias de la Salud de
Cantabria, Escuela de Salud Pública
c/ Antonio Lopez, 30, 8 Izda
39009 Santander, Spanien
Tel. 0034/42/581 287
Fax 0034/42/224 544

Toulouse, Frankreich

Université Toulouse III
Faculté de Médicine
37, Allées Jules Guesde
31073 Toulouse Cedex, Frankreich
Tel. 0033/61 25 21 23
Fax 0033/61 25 20 55

Tromsø, Norwegen

Tromsö School of Public Health
University of Tromsö
Institute of Community Medicine
9037 Tromsö, Norwegen
Tel. 0047/764 48 16
Fax 0047/764 48 31

Naher und Ferner Osten

Hongkong, Volksrepublik China

The University of Hong Kong
Academic Services Enquiry Office
Pokfulam Road
Hong Kong, Hong Kong
Tel. 00852/859 2432
Fax 00852/858 5454

New Territories / Hongkong, Volksrepublik China

The Chinese University of Hong Kong
The Graduate School
Shatin, New Territories, Hong Kong
Tel. 00852/609 8976-7
Fax 00852/603 5779
E-Mail: gradschool@cuhk.hk

Lateinamerika

Buenos Aires, Argentinien

Universidad de Buenos Aires
Facultad de Medicina
Escuela de Salud Publica
Marcelo T. de Alvear 2202
1122 Buenos Aires, Argentinien
Tel. 0054/1/962 45 42
Fax 0054/1/961 99 80

Campinas, Brasilien

Universidade Estadual de Campinas
Faculdade de Ciências Médicas –
UNICAMP
Caixa Postal 6111
13081-970 Campinas – SP, Brasilien
Tel. 0055/192/39-8650
Fax 0055/192/39-8185

Chihuahua, Mexiko

Universidad Autónoma de Chihuahua
Facultad de Enfermería y Nutriología
Ave. Plitécnico Nacional 2714
Col. Quintas del Sol cp. 31250
Chihuahua, Mexiko
Tel. 0052/14/30 00 75
Fax 0052/14/30 00 16

Ciudad de La Habana, Kuba

Instituto „Pedro Kouri“
Apartado 601, Marianao 13
Ciudad de La Habana, Kuba
Tel. 0053/7/215 957
Fax 0053/7/336 051

Copilco Coyoacan, Mexiko

Universidad Autónoma de Mexiko
Facultad de Medicina
Departamento de Salud
Edifico B, sexto piso
Cd. Universitaria
CP 04510 Copilco Coyoacan, Mexiko
Tel. 0052/5/623 2427
Fax 0052/5/623 2429

Córdoba, Argentinien

Universidad Nacional de Córdoba
Escuela de Salud Pública
Facultad de Ciencias Medicas
Pabellon Peru
Ciudad Universitaria
Obispo Trejo 242
5000 Córdoba, Argentinien
Tel. 0054/51/33 30 23
Fax 0054/51/33 20 69

Delegación Coyoacán, Mexiko

Universidad Nacional Metropolitana
División de Ciencias biológicas y de la salud
Calzada del Hueso 1100
Col. Villa Quietud
CP 04960 Delegación Coyoacán, Mexiko
Tel. 0052/5/724 5118
Fax 0052/5/724 7153

Guanajuato, Mexiko

Universidad de Guanajuato
Facultad de Enfermería y Obstetricia
Aquiles Serdán 924
Col. Obregón
CP 37320 Guanajuato, Mexiko
Tel. 0052/47/13 34 36
Fax 0052/47/13 69 84

Jalisco, Mexiko

Universidad de Guadalajara
Instituto Regional de Investigación en Salud Pública
Santiago Ramón y Cajal N 30
Col. Independencia
Jalisco, Mexiko
Tel. 0052/32/613 0260
Fax 0052/32/614 9912

La Paz, Bolivien

Universidad Mayor de San Andres
Facultad de Medicina
Maestria en Salud Pública
Avenida de Saavedra 2246
Casilla n. 10367
La Paz, Bolivien
Tel. 00591/2/37 28 02
Fax 00591/2/35 95 89

Los Reyes Iztacala, Mexiko

Universidad Nacional Autónoma de Mexiko
Escuela Nacional de Estudios Profesionales „Iztacala“
Ave. de los Barrios s/n
Los Reyes Iztacala, Mexiko
Tel. 0052/5/623 1176
Fax 0052/5/623 1193

Quito, Ecuador

Universidad Central del Ecuador
Facultad de Ciencias Medicas
Escuela de Salud Pública
Selva Alegre 2040
Quito, Ecuador
Tel. 0059/3/223 7883
Fax 0059/3/246 0884

Santa Fé de Bogotá, Kolumbien

Universidad Nacional de Colombia
Facultad de Medicina
Ciudad Universitaria
Unidad Camilo Torres

bloque „B", oficina 201
Santa Fé de Bogotá, Kolumbien
Tel. 0057/1/368 1347
Fax 0057/1/368 1307

Tamaulipas, Mexiko

Instituto de Ciencias y Estudios
Superiores A.C.
Departamento de estudios de posgrado
Primera privada 109
Col. Los Pinos
CP 89139 Tamaulipas, Mexiko
Tel. 0052/12/16 78 41
Fax 0052/12/16 71 77

Tijuana, Mexiko

Universidad Autónoma de Baja California
Ex. Ejido Tampico
Col. Mesa de Otay
Tijuana BC., Mexiko
Tel. 0052/66/82 12 33

Australien

Armidale

Department of Health Services
Management and Public Health
NSW 2351 Armidale, Australien
Tel. 0061/67/733 678
E-Mail: awass@metz.une.edu.au

Callaghan

University of Newcastle
Faculty of Medicine and Health Sciences
NSW 2308 Callaghan, Australien
Tel. 0061/49/216 838
Fax 0061/49/217 161

Casuarina

Menzies School of Health Research
P.O. Box 41096
NT 0811 Casuarina, Australien
Tel. 0061/89/228 196
Fax 0061/89/275 187

Herston

University of Queensland Medical School
Department of Social and Preventive
Medicine, Herston Road
QLD 4006 Herston, Australien
Tel. 0061/7/365 5345
Fax 0061/7/365 5442

Nathan

Griffith University
Faculty of Environmental Sciences
QLD 4111 Nathan, Australien
Tel. 0061/7/3875 7221
Fax 0061/7/3875 7459

Prahran

Monash Medical School
Department of Social and Preventive
Medicine
VIC 3181 Prahran, Australien
Tel. 0061/3/9276 2563
Fax 0061/3/9529 8580
E-Mail: merril.stanely.@Med.Monash.
Edu.AU

Wollongong

University of Wollongong
Northfields Avenue
NSW 2522 Wollongong, Australien
Tel. 0061/42/214 078
Fax 0061/42/213 486

Anhang

Abkürzungsverzeichnis

ALB	Auslandsbüro der Ärztekammer für Österreich und Wien
AMBRASCO	engl.: Brazilian Association for Public Health
APA	American Psychological Association
ASPH	American Society of Public Health
ASPHER	Association of Schools of Public Health European Region
ASVG	Allgemeines Sozialversicherungsgesetz (Österreich)
AUVA	Allgemeine Unfallversicherungsanstalt (Österreich)
B.S.	Bachelor of Science
BBSUA	Bundesstaatliche bakteriologisch-serologische Untersuchungsanstalten (Österreich)
BCG	Tuberkulose-Impfung (Baccille Calmette-Guerin)
BIP	Bruttoinlandsprodukt
BIT	Büro für internationale Forschungs- und Technologiekooperation (Österreich)
BMBF	Bundesministerium für Bildung und Forschung (Deutschland)
BMfAGS	Bundesministerium für Arbeit, Gesundheit und Soziales (Österreich)
BMfGAS	Bundesministerium für Gesundheit, Arbeit und Soziales (Deutschland)
BMfWF	Bundesministerium für Wissenschaft und Forschung (Deutschland)
BNI	Bernhard-Nocht-Institut für Tropenmedizin, Hamburg
BRIMHEALTH	Baltic Rim Partnership for Public Health (Skandinavien)
BZgA	Bundeszentrale für gesundheitliche Aufklärung (Deutschland)
CDC	Centers for Disease Control and Prevention in Atlanta/USA
CHD	Division for Child Health and Development (WHO-Programm)
CINDI	Countrywide Integrated Noncommunicable Diseases Intervention Programme (WHO-gefördertes Projekt); Gemeindemitglieder entwickeln eigene Präventionsprojekte; Modelle versprechen den betroffenen Gemeinden unmittelbaren Nutzen zu überschaubaren Kosten
COMECON	Council for Mutual Economic Assistance = RGW (Rat für gegenseitige Wirtschaftshilfe). Wirtschaftsorganisation der ehemaligen Ostblockstaaten; zerbrach 1989/90 und wurde 1991 formell aufgelöst
CP	Committee of Doctors of the European Community – Comité Permanent

CSDR	Child Survival and Development Revolution (UNICEF-Programm)
D.C.H.	Diploma in Community Health
D.E.A.	Diplôme d'Etudes Approfondies. Nach dem Magisterabschluß kann man in Frankreich das Diplom über eingehende Studien erlangen
D.E.S.S.	Diplôme d'Etudes Supérieures Spécialisées. Nach dem Diplom über eingehende Studien kann man nach einem weiteren Studienjahr das D.E.S.S. erlangen, das eine noch stärkere Berufsorientierung bietet
D.P.H.E.	Diploma of Public Health & Epidemiology (Birmingham)
D.Q.I.	Diploma in Health Care Quality Improvement
D.T.M.H.	Diploma of Tropical Medicine & Hygiene
DGMS	Deutsche Gesellschaft für medizinische Soziologie
DGPH	Deutsche Gesellschaft Public Health
DGSMP	Deutsche Gesellschaft für Sozialmedizin und Prävention
DIMDI	Deutsches Institut für medizinische Information und Informatik
Dipl.P.H.	Diploma in Public Health
Dr.P.H.	Doctor of Public Health
DRG	Diagnostic Related Groupings
DVGE	Deutscher Verband für Gesundheitswissenschaften
E.N.S.P.	L'École Nationale de Santé Publique. Französische Public-Health-Schule in Rennes, Westfrankreich
EG	Europäische Gemeinschaft
EHLASS	European Home and Leisure Accident Surveillance System ist eine statistische Erhebung an vier österreichischen Spitälern; sie wird vom Institut „Sicher Leben" durchgeführt
EIS	Epidemic Intelligence Service (bei Centres for Disease Control)
EMGM	Europäisches Netzwerk zur Meningokokken-Infektionsüberwachung; Koordination durch BBSUA Graz
ENAADS	Europäisches Netzwerk für Aids-Überwachung; Koordination durch das BMAGS
EPI	Expanded Programme on Immunization (WHO-Programm)
EWGLI	Europäisches Netzwerk zur Legionellen-Überwachung; Koordination BBSUA Wien
EZA	Entwicklungszusammenarbeit
FAO	Food and Agriculture Organization (Welternährungs- und Landwirtschaftsorganisation der Vereinten Nationen)
FEM	Frauengesundheitsförderung in Frauenkliniken und Frauengesundheitszentren
FH	Fachhochschule
FSME	Frühsommer Meningo Encephalitis
G.D.P.H.	Graduate Diploma in Public Health
G.P.A.	Grade Point Average
G.R.E.	General Record Examination
GATT	General Agreement on Tariffs and Trade (Allgemeines Zoll- und Handelsabkommen). Das GATT wurde 1947 von 23 Signatarstaaten gegründet, um den Welthandel nach den Wirren des Zweiten Weltkrieges neu zu ordnen. Bis jetzt gab es 7 Verhandlungsrunden mit jeweils steigenden Mitgliederzahlen
GFA	Gesundheit für alle. WHO-Zielsetzung „Health for all" bis zum Jahr 2000

GG&GD	Gemeentelijke Geneeskundige en Gezondheidsdiensten (Niederlande)
GIN	Gesundheitsinformationsgesetz (Österreich)
GINA	Internationales Netzwerk für Altern. Gegründet von der Abteilung für Gesundheitsförderung, gemeinsam mit dem „Nationalen Forschungsprogramm Alter“ und der „American Association of Retired Persons“
GKK	Gebietskrankenkasse (Österreich)
GKV	Gesetzliche Krankenversicherung (Österreich)
GOBI-FFF	Groth monitoring, Oral rehydration, Breast feeding, Immunization – Food fortification, Female education, Family planing. Interventionprogramm der UNICEF, Gesundheitsförderung durch besseren Umgang mit Lebensmittel
GRE	General Record Examination, ein umfangreicher Mathematik-, Logik- und Englischtest auf Multiple-Choice-Basis. Wird an einigen US-Universitäten als Zulassungsbedingung zum Studium genannt
HELP	Help Emergencies in Large Populations, Kader-Kurs des Internationalen Komitees vom Roten Kreuz zum besseren Gesundheitsmanagement von Flüchtlingspopulationen in Krisengebieten
HIV	Human Immunodeficiency Virus
HKK	Herz-Kreislauf-Krankheiten
HMO	Health Maintenance Organization
HRM	Humanitarian Relief Missions
HTA	Health Technology Assessment. Ein WHO-Programm, das sich zum Ziel gesetzt hat, beim Einsatz medizinischer Technologie von einer möglichst umfassenden Informations- und Wissensbasis auszugehen; diesem Programm ist auch der Ansatz der „evidence based medicine“ zuzuordnen
IBRD	International Bank for Reconstruction and Development (Internationale Bank für Wiederaufbau und Entwicklung)
IELTS	Sprachtest für Studienbewerber an englischsprachigen Universitäten (Info über British Councils)
IFF	Institut für interdisziplinäre Forschung; Forschungsverband dreier Universitäten (Österreich)
IKRK	Internationales Komitee vom Roten Kreuz
IMCI	Integrated Management of Childhood Illness (WHO-Programm)
INF	Gesundheitskommunikation und Public Relations (WHO-Programm)
IOC	International Olympic Committee (Internationales Olympisches Komitee)
J.D./M.P.H.	Doctor Juris/Master of Public Health
KfV	Kuratorium für Verkehrssicherheit (Österreich)
KfW	Kreditanstalt für Wiederaufbau (Deutschland)
LID	Literaturdienst Medizin (Österreich)
LSHTM	London School of Hygiene and Tropical Medicine
M.A.	Master of Arts
M.B.A.	Master of Business Administration
M.C.H.	Maternal & Child Health
M.D.	Doctor of Medicine
M.H.A.	Master of Health Administration

M.H.P.	Master of Health Promotion
M.H.S.	Master of Health Science
M.H.S.A.	Master of Health Services Administration (Puerto Rico)
M.O.H.	Master of Occupational Health
M.P.H. (MPH)	Master of Public Health
M.P.H.E.	Master of Public Health Education (Puerto Rico)
M.Phil.	Master of Philosophy
M.Q.I.	Master in Health Care Quality Improvement
M.S.P.	Mag. Sanitatis Publicae
M.Sc.P.H.	Master of Science Public Health
M.Sc./M.S. (MSc)	Master of Science
M.Sc.P.H.A.	Master of Science Public Health Administration
MCH	Mother & Child Health
MdE	Minderung der Erwerbsfähigkeit
MOH	Ministry of Health (anglophone Länder)
Mscd	Master of Science in Demography (Puerto Rico)
MSF	Médecins Sans Frontières (Ärzte ohne Grenzen)
NCCZ	Nationale Kommission zur Verbesserung der Lage der chronisch Kranken (Niederlande)
NcGv	Nederlands centrum Geestelijke Volksgesondheid = das niederländische Institut für seelische Gesundheit
NGO	Non-Governmental-Organizations (Nicht-Regierungs-Organisationen)
NGS	Nationale Netzwerke gesundheitsfördernder Schulen (WHO-Programm-Europa)
NIGZ	Nationale gesundheitswissenschaftliche Institute für Prävention und „Health education" (Niederlande)
NISSO	Nationales gesundheitswissenschaftliches Institut für sozial-sexuologische Fragen (Niederlande)
NOMESCO	Nordic Medical Statistical Committee
NPH	New Public Health
NRO	Nicht-Regierungs-Organisationen
NSPH	Netherlands School of Public Health
O.R.	Outcome Research
ÖAMTC	Österreichischer Automobil-, Motorrad- und Touring-Club
ÖBIG	Österreichisches Bundesinstitut für Gesundheitswissenschaften
OECD	Organization for Economic Cooperation and Development (Organisation für wirtschaftliche Zusammenarbeit und Entwicklung), 25 Mitglieder
ÖGD	Öffentlicher Gesundheitsdienst (Österreich)
ÖGGW	Österreichische Gesellschaft für Gesundheitswissenschaften und Public Health
OIHP	Office International d'Hygiene Publique (Frankreich)
OMR	Obermedizinalrat (Amtstitel Österreich)
ORT	Oral Rehydration Therapie (orale Rehydrationstherapie)
ÖSTAT	Österreichisches Statistisches Zentralamt
P.H.C.	Primary Health Care
PAHO	Pan American Health Organization; Teilorganisation der WHO, zuständig für die Americas mit Sitz in Washington
PH	Public Health
Ph.D.	Doctor of Philosophy; akademischer Titel nach Abschluß einer speziellen Forschungsarbeit, Voraussetzung für Lehre an Univer-

	sitäten im anglo-amerikanischen Bereich, wird auch für Naturwissenschaften vergeben
PHAA	Public Health Association of Australia
PHC	Primary Health Care
PHERP	Public Health Education and Research Program (Australien)
RIVM	Reichsinstitut für Volksgesundheit und Umwelt (Niederlande)
S.D.	Doctor of Science
S.M. (= M.S., M.Sc.)	Master of Science
SALM-NET	Europäisches Netzwerk von Salmonellen-Infektionen, Koordination durch BBSUA Graz
SOFA	Sozialversicherungsfachangestellte (Deutschland)
SPH	School of Public Health
STATA	Spezielle Software für Statistik und Epidemiologie
T.M.	Tropical Medicine
T.Q.M.	Total Quality Management
TDR	Tropical Disease Research (WHO-Programm)
TOEFL	Test of English as a Foreign Language; Sprachprüfung für StudentInnen, die an amerikanischen Universitäten eine Ausbildung beginnen wollen
TROPMEDEUROP	Verbund der Tropeninstitute und Tropenmedizinschulen in Europa
UCI	Universal Child Immunization
UCLA	University of California Los Angeles
UERJ	Universidade do Estado do Rio de Janeiro
UNAIDS	Gemeinschaftliches UN-Programm zur Verhinderung der Weiterübertragung von HIV
UNATI	Universidade Aberta da Terciera Idade, „die offene Universität für das dritte Lebensalter“
UNDOF	UN-Disengagement Observer Force = UN-Programm zur Beobachtung und Evalutaion von Arbeitslosigkeit
UNDP	United Nations Development Program, das Entwicklungs- und Kooperationsprogramm der Vereinten Nationen
UNICEF	United Nations Children's Fund (Kinderhilfswerk der Vereinten Nationen)
UOG	Universitätsorganisationsgesetz (Österreich)
VIZ	Vergiftungsinformationszentrale (Österreich)
WAO	Wet op de Arbeidsongeschiktheid (Niederlande)
WHO	World Health Organization, Weltgesundheitsorganisation
WPRO	WHO-Regionalbüros im Westpazifik
ZAG	Zentrum für Angewandte Gesundheitswissenwissenschaften

Glossar

Air pollution. Luftverschmutzung.

Airborne contaminants. Schadstoffe in der Luft.

Alma-Ata-Deklaration. Auch unter dem Begriff „Primary Health Care Declaration“ von Alma-Ata (1978) bekannt. Hier wurde der Grundstein dafür gelegt, die Verantwortung für Gesundheitsfragen nicht nur bei Ärzten und im medizinischen Versorgungssystem zu belassen, vielmehr ein soziales, auf den Lebensraum Gemeinde orientiertes Modell der Gesundheitsvorsorge und Gesundheitssicherung weltweit zu implementieren.

Application deadline. Bewerbungsfrist.

Application forms. Anmeldeformulare.

Applied Health Sciences. Angewandte Gesundheitswissenschaften/-forschung.

Applied Statistics. Angewandte Statistik.

Approaches. Ansätze/Methoden.

Areas of concentration. Spezialisierungsgebiete.

Assessment. Beurteilung.

Behavioural sciences. Verhaltenswissenschaften, übergreifende Bezeichnung für die Wissenschaften, die sich – wenn auch unter verschiedenen Aspekten – mit Verhaltensäußerungen des Menschen beschäftigen (z. B. Soziologie, Psychologie, Ökonomie und Anthropologie).

Bias. Meßfehler, der durch subjektive Faktoren im Forschungsprozeß (wie etwa Suggestion bei der Fragestellung, Einseitigkeit bei der Auswahl der Untersuchungsobjekte usw.) hervorgerufen wird und die Gültigkeit des Meßergebnisses beeinträchtigt.

Biostatistik. Wissenschaft, die Beziehungen quantifiziert, die in Public Health und Medizin beobachtet werden. Durch die Anwendung biostatistischer Techniken kann das Ausmaß multipler Faktoren von Gesundheit und Krankheit in der Bevölkerung oder Teilbevölkerungen getestet und quantifiziert werden.

Career Goal Statement. Individuell gesetztes Ausbildungs-, Arbeitsziel.

Case studies. Fallstudien.

Certificate of Attendance. Anwesenheitsbescheinigung, Teilnahmebestätigung.

Clinical trials. Klinische Prüfungen.

Communicable diseases. Übertragbare Krankheiten.

Community. Eine seßhafte, lokal gebundene Bevölkerung, deren Mitglieder aufgrund ökonomischer und sozialer Beziehungen sowie ihrer Identifikation mit der Gemeinschaft eine Einheit bilden. Elementare Formen des Gemeinschaftshandelns sind Verständnis, Brauch und Glaube, komplexe Formen sind Eintracht, Sitte und Religion.

Community Health Care. Gemeindeorientierte Gesundheitsversorgung.

Community nutrition. Gemeindeorientierte Ernährungslehre.

Compliance. Ein Begriff zur Differenzierung von Einstellungsänderungen. Compliance unterscheidet sich von Identifikation und Internalisation. Im Gegensatz zu letzteren, die eine persönliche oder inhaltliche Überzeugung des einstellungsändernden Subjekts beinhalten, ist Compliance kennzeichnend für Einstellungsänderungen, die aus Opportunismus oder Schwäche vollzogen werden.

Comprehensive exam. Gesamtprüfung, Abschlußprüfung.

Core courses. Hauptkurse, Pflichtkurse.

Core modules. Hauptfächer, Pflichtfächer, Pflichtmodule etc.

Core requirements. Steht für: Grundkurse, Pflichtkurse.

Credit, Credithour. Anrechenbare (Wochen-)Stunde (im Sinne von Scheinen, Zeugnissen).

Daly. Disability adjusted life years. Epidemiologischer Parameter für die Lebensqualität. Eine Einheit zur Messung der (globalen) Krankheitsbelastung und der Wirksamkeit gesundheitspolitischer Maßnahmen zur Verringerung der Krankheitsbelastung.

Deadline. Frist.

Degree. Akademischer Grad.

Demographie. Statistische Erfassung und Beschreibung einer Bevölkerung oder Bevölkerungsgruppe nach demographischen Merkmalen wie Geschlecht, Alter, Einkommen, Familiengröße, Sterblichkeit, Migration usw. Im deutschen Sprachraum wird gelegentlich zwischen der Demographie und der Bevölkerungswissenschaft unterschieden. Dabei wird der Demographie die Rolle der statistischen Erfassung und Beschreibung der Bevölkerung zugeschrieben, während der Bevölkerungswissenschaft die Aufgabe der Erklärung durch Rückgriff auf soziale Strukturen, historische Bedingungen etc. zukommt.

Dentistry. Zahnheilkunde.

Division. Abteilung.

Ecology. Ökologie.

Effektivität. Bezieht sich auf Leistungsaspekte von Organisationen. Effektivität bezeichnet die Wirksamkeit und den Erfolg von Organisationen.

Effizienz. Bezeichnet Strategien der Herstellung von Effektivität, die durch verschiedene Kombinationen der Input-Faktoren zustande kommen sowie durch mehr oder weniger rationelle Verhältnisse zwischen den eingesetzten Mitteln und den verfolgten Zielen.

Electives. Wahlfächer, vgl. Optional modules.

Endemie. Ist eine Infektions- oder sonstige Krankheit, die in einem bestimmten Gebiet ständig herrscht oder immer wieder auftritt (z. B. Malaria in bestimmten Moor- und Sumpfgegenden).

Entomology. Entomologie / Insektenkunde.

Environmental assessment. Umweltprüfung.

Environmental health. Umweltmedizin.

Environmental toxicology. Umwelttoxikologie.

Epidemie. Das Auftreten massenhafter Infektionsfälle in einem begrenzten Bezirk gleichzeitig oder in laufender Folge. Man unterscheidet zwischen Kontakt-Epidemien mit langsamen Anstieg der Erkrankungsziffern und Explosiv-Epidemien mit plötzlichem Ausbruch zahlreicher Fälle einer Infektionskrankheit (z. B. bei Verseuchung des Trinkwassers).

Epidemiologie. Ist ein in Forschung, Lehre und Praxis konstitutives Kernfach von Public Health, da sie definitionsgemäß auf Bevölkerungen oder Gruppen bezogen ist. Sie untersucht im klassischen Sinn die Häufigkeit und Verteilung des Auftretens bestimmter Krankheiten und die Formen ihrer Verbreitung. Zunehmend untersucht, beschreibt und erklärt die Epidemiologie auch gesundheitserhaltende und gesundheitsfördernde Faktoren.

Equity. Gleichheit.

Evaluation. Unter dem Druck knapp werdender Ressourcen im Gesundheitssystem wissenschaftliches Mittel zur Bewertung von Maßnahmen und Projekten im wissenschaftlichen und praktischen Bereich. Ergebnisse der Evaluation sollten mit der Ausgangslage, den Rahmenbedingungen und den Maßnahmen des Projekts in Beziehung gesetzt werden.

Excess mortality. Übersterblichkeit, Sterblichkeit über das „normale“, erwartete Maß hinaus, z. B. während einer Epidemie.

Field training. Feldpraktikum.

Field work. Arbeit im „Feld“.

Forensic sciences. Forensische Wissenschaften, gerichtsmedizinische Forschung.

Foundation courses. Grundlagenkurse.

Full-time study. Vollzeitstudium.

Gesundheitserziehung. Vgl. Health education.

Gesundheitsförderung. Health Promotion. Strategien und Maßnahmen zur Entwicklung und Stärkung von Gesundheitsressourcen von Individuen, sozialen Gruppen und Organisationen (Settings), z. B. zur Befähigung zu gesundheitsbezogenem Handeln und zur Schaffung gesundheitsgerechter Lebens-, Arbeits- und Freizeit(um)welten.

Gesundheitssystemforschung (vergleichende). Health System Research. Bezieht sich auf den nationalen und internationalen Vergleich der Gesamtheit aller öffentlichen und privaten Dienste, die Leistungen für die Gesundheitsversorgung und Gesundheitserhaltung der Bevölkerung erbringen.

Gesundheitsvorsorge. Kann als ein Aspekt der primären Prävention angesehen werden (z. B. prophylaktische Maßnahmen wie Impfungen oder Anti-Karies-Kampagnen).

Gesundheitswissenschaften. Health Science. Wissenschaftliche Disziplinen, die sich mit der Analyse und Erfassung von Gesundheitsphänomenen auf drei Systemebenen befassen: biomedizinische Wissenschaften (subindividuelle Ebene); klinische Wissenschaften (individuelle Ebene); Public-Health-Wissenschaften (Bevölkerungs- und Systemebene).

Grade Point Average. Notendurchschnitt.

Graduate. Graduierter Absolvent.

Graduate courses. Kurs/Ausbildung, die mit einem postgraduate Degree abschließt oder Kurseinheiten im Rahmen eines postgraduate Degree Progams.

Health administration. Gesundheitsverwaltung/-management.

Health care. Die Gesundheitsversorgung ruht sozusagen auf drei Säulen, dies sind die ambulante und stationäre Versorgung sowie der öffentliche Gesundheitsdienst.

Health economics. Gesundheitsökonomie.

Health education. Gesundheitserziehung findet in Einrichtungen der Erziehung von Kindern und Jugendlichen statt (Elternhaus, Schulen, außerschulische pädagogische Einrichtungen usw.).

Health planning. Gesundheitsplanung ist, neben Gesundheitsmanagement, eine zunehmend richtungsweisende Aufgabe von Public Health im Hinblick auf die Entwicklung von Organisationen.

Health policy. Kann heißen, daß auf allen ebenen sozialer Kontrolle (Bund, Staat, Region/Gemeinde) vier Aufgaben zu erfüllen sind: 1. Problemerfassung und Gesundheitsberichterstattung (Assessment), 2. Politikentwicklung (Policy Development), 3. Sicherstellung der Politikumsetzung (Assurance) und 4. wissenschaftliche Bewertung des Umsetzungsprozesses und der Ergebnisse (Evaluation).

Health promotion. Vgl. Gesundheitsförderung.

Health System Research. Vgl. Gesundheitssystemforschung.

Human Ressources Management. Personalmanagement.

Inequalities. Unterschiede, Ungleichheiten.

Infektionsepidemiologie. Communicable Disease Epidemiology. Epidemiologie der Infektionen bzw. Infektionserkrankungen. Die Infektionsepidemiologie weist sich vor allem in zwei Punkten aus: Infektionen sind übertragbar, und sie können eine Immunität induzieren.

Interdisziplinär. Bezieht sich im idealtypischen Sinn auf die Zusammenarbeit unterschiedlicher wissenschaftlicher und praxisorientierter Disziplinen und Aufgabenbereiche, welche unter Beibehaltung ihrer Autonomie ein gemeinsames Ziel verfolgen.

International health. Synonym: World health. Umfaßt Gesundheitsproblematiken von grenzüberschreitender, globaler Bedeutung wie Infektionen, klimatische Veränderungen oder Umweltbedrohungen.

Internship. Praktikum (Turnusausbildung/Pflicht-Assistentenjahr).

Interuniversitär. Mehrere Universitäten umfassend; die Zusammenarbeit mehrerer Universitäten betreffend.

Joint Degree Programs. Kombinierte Studiengänge mit mehreren akademischen Abschlüssen.

Joint Venture. Gemeinschaftsprojekt.

Kindersterblichkeit. Synonym: Under-5-Mortality. Die jährliche Zahl der Todesfälle von Kindern unter 5 Jahren pro 1000 Lebendgeburten, im Schnitt der letzten 5 Jahre gesehen.

Klinische Psychologie. Angewandte Disziplin der Psychologie, die sich mit krankheitsrelevanten Problemen befaßt (universitär ist die klinische Psychologie an psychologischen Fachbereichen, die medizinische Psychologie an medizinischen Fakultäten angesiedelt).

Letalität. Sterbewahrscheinlichkeit; Verhältnis der durch eine Krankheit verursachten Todesfälle zur Zahl der Erkrankten.

Letters of Recommendation. Empfehlungsschreiben.

Literature review. Literaturrecherche, Übersicht.

Major paper. Studienabschlußarbeit, vgl. Thesis.

Makroökonomie. Beschäftigt sich mit den Aggregaten der aus individuellen Verhalten resultierenden Größen. Gegenstand der Makroökonomie sind u. a. der Wirtschaftskreislauf, Konjunktur und Wachstum.

Master paper. (Wissenschaftliche) Arbeit für Masterabschluß.

Medizinische Psychologie. Psychologie in der Medizin und für die Medizin, trägt Erkenntnisse der psychologischen Verfahren in die Medizin hinein. In der klinischen Praxis sind Medizin-Psychologen universitär vor allem in der ambulanten Psychotherapie sowie gesundheitspsychologisch in der Prävention (Öffentlichkeitsarbeit, Seminartätigkeit) aktiv.

Mental health. Bezieht sich auf physische, psychische und soziale Faktoren, die den psychischen Gesundheitszustand positiv oder negativ beeinflussen können.

Mental hygiene. Psychohygiene.

Methodologie. Umfaßt strenggenommen nur die Analyse der wissenschaftlichen Methoden, besonders im Hinblick auf die wissenschaftlichen und theoretischen Ziele ihrer Anwendung.

Mikroökonomie. Bezeichnung für Theorien des wirtschaftlichen Verhaltens des einzelnen Wirtschaftssubjekts (Haushalt, Unternehmung) als Anbieter und Nachfrager auf verschiedenen Märkten. Das Verhalten wird insbesondere in seiner Abhängigkeit von den jeweiligen Marktformen analysiert.

Morbidität. Statistischer Begriff, der die Häufigkeit von physischen und psychischen Erkrankungen in einer bestimmten (untersuchten) Bevölkerungsgruppe erfaßt.

Mortalität. Statistischer Begriff, der die Sterblichkeitsrate anhand von bestimmten Mortalitätsfaktoren (Krankheiten, klimatische Einflüsse etc.) erfaßt.

Nutrition. Ernährung, Ernährungswissenschaft.

Occupational health. Arbeitsmedizin.

Optional modules. Wahlfächer, vgl. Electives.

Organisationsentwicklung. Bezeichnung für die planvolle, unter Einschaltung eines „change agent“ erfolgende Veränderung einer Organisation mit dem Ziel größerer Effektivität.

Ottawa-Charta. Setzt Public-Health-Bemühungen in den entwickelten Gesellschaften Westeuropas und Nordamerikas die folgenden fünf Ziele: 1. Schaffung gesundheitsförderlicher Lebens- und Arbeitsumwelten; 2. Befähigung der Menschen zu gesundheitsförderlichem Handeln; 3. Stärkung entsprechender Bemühungen auf Gemeindeebene; 4. Reorientierung der Gesundheitsdienste; 5. Entwicklung einer gesundheitsförderlichen Gesamtpolitik.

Pandemie. Weit ausgebreitete Epidemie oder Endemie (z. B. Grippewelle). Im Zeitalter erhöhter sozialer Mobilität besteht eine erhöhte Gefahr für die pandemische Ausbreitung einer Krankheit.

Paradox français. Umschreibt das Phänomen der unerwartet niedrigen kardiovaskulären Mortalitätsrate in Frankreich, möglicherweise zurückzuführen auf den hohen Rotweinkonsum oder die mediterrane Küche.

Personal statement. Persönliche Darstellung.

Population dynamics. Bevölkerungsdynamik, -entwicklung.

Population sciences. Bevölkerungswissenschaften, vgl. Demographie.

Postgraduate/Postgradual. Person oder Kurs nach Abschluß des 1. akademischen Grades.

Prävention. Strategien und Maßnahmen zur Reduktion oder Beseitigung von gesundheitsschädigenden oder krankheitsfördernden Risiken und Belastungen, z. B. zum Abbau von Risikoverhalten, von psychosozialen oder chemischen Umweltbelastungen.

Primary Health Care. Primärmedizinische Versorgung (s. Definition S. 72).

Public Health. Public Health umfaßt die analytischen (wissenschaftlichen) und organisatorischen (handlungsbezogenen) Anstrengungen, die sich auf die Verbesserung der Gesundheit von Bevölkerungen oder Teilbevölkerungen beziehen. Die analytischen Aufgaben umfassen die Erforschung der Verteilung und der Determinanten von Krankheit und Gesundheit in der Bevölkerung („Epidemiologie") und die Analyse der organisatorischen Anstrengungen in Gesundheitsförderung, Prävention, Kuration, Rehabilitation und Pflege („Gesundheitssystemforschung").

Public Health Medicine. Die Anwendung von Public-Health-Methoden durch Mediziner.

Qaly. Quality Adjusted Life Years, eine Meßeinheit, die für die Modifizierung der Berechnung der Lebenserwartung benützt wird. Dabei werden Lebensjahre entsprechend der Lebensqualität gewichtet – Krankheiten führen je nach Schwere und Dauer zu einer entsprechenden Verringerung der zu erwartenden gesunden Lebensjahre.

Qualitätssicherung. Will durch entsprechende Aktivitäten erreichen, daß nur solche Maßnahmen durchgeführt werden, die positiv evaluiert worden sind.

Relief situation. Not-, Katastrophensituation.

Required courses. Erforderliche Kurse.

Research degrees. Akademische Grade aufgrund wissenschaftlicher Arbeiten/Forschungsarbeiten.

Salutogenese. Bedeutet positive gesundheitliche Entwicklung sowohl von Individuen als auch von Bevölkerungsgruppen und Bevölkerungen. aus medizinisch-epidemiologischer Sicht ist Salutogenese mit einem Rückgang der Morbidität in einer Bevölkerung verbunden, aus der Sicht der „Epidemiologie von Gesundheit" mit einer Zunahme des Anteils gesunder funktionsfähiger Personen.

Säuglingssterblichkeit. Die Sterblichkeitsrate von Kindern im ersten Lebensjahr, ausgedrückt durch die Zahl der Todesfälle pro 1000 Lebendgeburten pro Jahr.

Sensitivität. Im allgemeinen wird Sensitivität mit Empfindlichkeit gleichgesetzt und bedeutet das Ausmaß an Ansprechbarkeit für Außenwelteinflüsse. in der Sinneswahrnehmung und der Psychophysik bedeutet Sensitivität die Ansprechbarkeit und Empfänglichkeit gegenüber Sinnesreizen.

Setting. Bezieht sich auf das Erfahren und Erleben von Individuen in ihrer natürlichen, objektiven und extraindividuellen Umgebung (z. B. Familie, Arbeit, Freizeit).

Sozialepidemiologie. Beschäftigt sich mit der Analyse und Beschreibung soziodemographischer und soziostruktureller Faktoren, die zu gesundheitsschädigendem, gesundheitsförderndem und gesundheitserhaltendem Verhalten führen können.

Sozialhygiene. Hygienisches Paradigma, verbunden mit dem Namen Rudolf Virchow, das zu Beginn des 20. Jahrhunderts auf der Basis der Bakteriologie, aber zunehmend auch der Eugenik naturwissenschaftlich begründete Kulturnormen in die Politik einbrachte.

Spezifität. Interaktionspartner werden je nach Art der Situation entweder nach spezifischen Rollen oder nach diffusen Eigenschaften, d. h. als unauswechselbare Personen, beurteilt. In einer Sozialbeziehung aufgrund von spezifischer Orientierung wird nur ein bestimmter Handlungsbereich relevant (z. B. Arzt–Patient, Verkäufer–Kunde, Anwalt–Klient).

Survey methods. Untersuchungsmethoden.

Systemtheorie. Die Grundidee der Systemtheorie ist, daß alles und jedes als System betrachtet, d. h. unter dem Aspekt seiner inneren Organisation und seiner Interaktion mit der Umwelt analysiert werden kann. Von zentraler Bedeutung sind dabei die Analyse von Einzelbeziehungen unter dem Aspekt ihrer Funktionen für das Ganze und die Untersuchungen der Bedingungen des Systemgleichgewichts.

Taught courses. Unterrichtskurse, theoretische Kurse.

Term. Semester (unterschiedlicher Dauer).

Thesis. Dissertation, Abschlußarbeit, vgl. Major paper.

Track. (Ausbildungs-)Schiene, Weiterbildungsweg, Laufbahn.

Tuition fees. Kurskosten.

Vektorkontrolle. Maßnahmen, die die Übertragung von Infektionserregern durch Vektoren (Insekten oder andere Organismen) negativ beeinflussen, wie z. B. Mosquitonetze.

View workshop. Workshop, in dem zu einem Problem verschiedene Ansichten behandelt werden.

Winslow Definition. „Public Health is the science and art of preventing disease, prolonging life and promoting health through organized efforts of society“.

Literaturverzeichnis

Dieses Verzeichnis von Büchern, Journalen und Periodika will ein möglichst breites Spektrum an weiterführender Literatur für Studium, Lehre, Forschungstätigkeit oder Recherche anbieten, und zwar in erster Linie Literatur jüngeren Erscheinungsdatums. Auf Publikationen, die im Buchhandel nur schwer zu bekommen sind oder nur mehr an Universitätsbibliotheken aufliegen, wurde in der vorliegenden Zusammenstellung verzichtet. Die Zuordnung der angeführten Bücher zu verschiedenen Fachgebieten soll vor allem den Public-Health-Neueinsteigern den Zugang zu den einzelnen Fachbereichen erleichtern; sie entspricht dem Verständnis des Herausgebers und ist das Konsensergebnis aus der Diskussion mit Experten.

Bücher

Public Health/Gesundheitswissenschaften/Sozialmedizin

Abholz, H.-H. u. a.: Risikofaktorenmedizin. Konzept und Kontroverse. Berlin 1982

Abholz, H.-H., Henkel, D. (Hrsg.): Wer oder was ist „Public Health"? Hamburg 1992

Akademie für öffentliches Gesundheitswesen (Hrsg.): Öffentlicher Gesundheitsdienst, Sozialstaat und kommunale Selbstverwaltung. Perspektiven der Gesundheitsämter auf dem Weg ins 21. Jahrhundert, Berichte & Materialien der Akademie für öffentliches Gesundheitswesen, 2. Aufl., Band 11. Düsseldorf 1996

Bennecke, R., Schelp, F. P.: Sozialmedizin: 9 Tabellen. Stuttgart 1993

Brennecke, R., Schelp, F. P.: Sozialmedizin. Stuttgart 1993

Bundesärztekammer/Arbeitsgemeinschaft der Deutschen Ärztekammern (Hrsg.): Kursbuch Sozialmedizin: Methodische Empfehlungen, Lehr- und Lerninhalte für den theoretischen Grund- und Aufbaukurs im Bereich Sozialmedizin, Texte und Materialien der Bundesärztekammer zur Fortbildung und Weiterbildung. Köln 1995

Bury, J. A., Svensson, P.-G.: Training und Research in Public Health. Policy Perspectives for a „New Public Health". WHO/EURO and Centre for Public Health Research. Karlstadt (Schweden) 1994

Deppe, H.-U., Friedrich, H., Müller, R. (Hrsg.): Öffentliche Gesundheit – Public Health. Frankfurt 1991

Donaldson, R. J., Donaldson, L. J.: Essential Public Health Medicine. Dordrecht 1993

Europäische Kommission, Generaldirektion Beschäftigung, Arbeitsbeziehungen und soziale Angelegenheiten (Hrsg.): Öffentliche Gesundheit in Europa. Brüssel 1997

Gabe, J., Kellehr, D., Williams, G.: Challenging Medicine. London New York 1994

Gutzwiller, F., Jeanneret, O.: Sozial- und Präventivmedizin Public Health. Bern 1996

Herzlich, C., Pierret, J.: Kranke gestern, Kranke heute. Die Gesellschaft und das Leiden. München 1991

Hoffmann-Markwald, A., Reschauer, G., Troschke J. v.: Who is Who in Public Health in Europe. Schriftenreihe der Koordinierungsstelle Gesundheitswissenschaften/Public Health an der Abteilung für Medizinische Soziologie der Universität Freiburg, Bd. 5. Freiburg 1996

Hurrelmann, K., Laaser, U. (Hrsg.): Gesundheitswissenschaften. Handbuch für Lehre, Forschung und Praxis. Weinheim 1993

Illich, I.: Die Nemesis der Medizin. Von den Grenzen des Gesundheitswesens. Reinbek 1981

Jetter, D.: Geschichte der Medizin. Einführung in die Entwicklung der Heilkunde aller Länder und Zeiten. Stuttgart 1992

Kälble, K., Troschke, J. v. (Hrsg.): Aus- und Weiterbildung in den Gesundheitswissenschaften/Public Health. Schriftenreihe der Deutschen Koordinierungsstelle für Gesundheitswissenschaften an der Abteilung für medizinische Soziologie der Universität Freiburg, Bd. 8. Freiburg 1997

Kälble, K., Troschke, J. v.: Studienführer Gesundheitswissenschaften. Schriftenreihe der Deutschen Koordinierungsstelle für Gesundheitswissenschaften an der Abteilung für medizinische Soziologie der Universität Freiburg, Bd. 9. Freiburg 1998

Kramser, A., Sebek, W. (Hrsg.): Public Health in Austria. The Austrian Federal Ministry of Labour, Health and Social Affairs. Wien 1996

Laaser, U. (Hrsg.): Wissenschaftliche Grundlagen für eine europäische Public-Health-Politik. Weinheim 1995

Last, J. M., Wallace, R. B: Public Health and Preventive Medicine. Stanford 1992

Lüth, P.: Das Ende der Medizin? Entdeckung der neuen Gesundheit. Stuttgart 1986

McKeown, T.: Die Bedeutung der Medizin. Traum, Trugbild oder Nemesis? Frankfurt 1982

Normand, C.: Report on the First Workshop of the WHO Network of MPH Programmes in Europe. Public Health Dialogue Series No. 3. Copenhagen 1995

Pan American Health Organization (Hrsg.): The Crises of Public Health: Reflections for the Debate. Washington, D.C. 1992

Public Health Association of Australia Inc. (Hrsg.): Public Health Training in Australia. The Directory. 4. Aufl. Canberra 1995

Rosen, G.: A History of Public Health. Baltimore 1993

Schwartz, F. W., Badura, B. (Hrsg.): Das Public Health Buch. München 1997

Stößel, U. (Hrsg.): Gesundheitsförderung und Public Health in der ärztlichen Ausbildung. Schriftenreihe der Koordinierungsstelle Gesundheitswissenschaften/Public Health an der Abteilung für Medizinische Soziologie der Universität Freiburg, Bd. 4. Freiburg 1995

Troschke, J. v., Reschauer, G., Hoffmann-Markwald, A.: Die Bedeutung der Ottawa Charta für die Entwicklung einer New Public Health in Deutschland. Schriftenreihe der Koordinierungsstelle Gesundheitswissenschaften/Public Health an der Abteilung für Medizinische Soziologie der Universität Freiburg, Bd. 6. Freiburg 1996

Uexküll, Th. v.: Lehrbuch der Psychosomatischen Medizin. München 1981

Waller, H.: Sozialmedizin. Grundlagen und Praxis für psychosoziale und pädagogische Berufe. Stuttgart 1985

Waller, H.: Gesundheitswissenschaft. Eine Einführung in Grundlagen und Praxis. Stuttgart 1995

Walter, W., Detels, R., Knox, G.: Oxford Textbook of Public Health. 2. Aufl. New York 1991

Weitkurat, R., Hausch, J. (Hrsg.): Public Health und Gesundheitspsychologie. Bern 1997

Wichmann, H.-E., Schlipköter, H.-W., Füllgraff, G. (Hrsg.): Handbuch der Umweltmedizin. Landsberg 1992

World Health Organization (Hrsg.): World Directory of Schools of Public Health and Postgraduate Training Programmes in Public Health. 3. Aufl. Genf 1996

Gesundheitsförderung/Gesundheitserziehung/Prävention/Gesundheitspsychologie

Baric, L.: Health Promotion and Health Education. Module 1: Problems and Solutions. 2. Aufl. Altrincham 1991

Becker, M. H., Rosenstock, I. M.: Health Promotion, Disease Prevention and Program Retention. In: Freeman, H. E., Sol Levine (Hrsg.): Handbook of Medical Sociology. Englewood Cliffs 1989

Belau, D., et al.: Das Risiko zu erkranken. Hamburg 1991

Blaxter, M.: Health and Lifestyles. London New York 1990

Bucher, H., Gutzwiller, F., Greiser, E., Kunze, M.: Checkliste Gesundheitsberatung und Prävention. Stuttgart 1993

Doll, R., et al.: Grenzen der Prävention. Hamburg 1988

Downie, R. S., Tannahill, C., Tannahill, A.: Health Promotion: Models and Values. 2. Aufl. Oxford 1996

Dür, W., Pelikan, J. M. (Hrsg.): Gesundheitsförderung regional: Projekte aus den Bundesländern. Reihe Gesundheitswissenschaften – Gesundheitsförderung, Bd. 3. Wien 1997

Edelman, C. L., Mandle, C. L. (Hrsg.): Health Promotion throughout the Lifespan. 3. Aufl. St. Louis 1994

Evans, R. G., Barer, M. L., Marmor, T. R.: Why are Some People Healthy and Others not? The Determinants of Health of Populations. Berlin 1994

Forster, R., Forscher, U., Pelikan, J. M.: Gesunde Projekte. Initiativen und Modelle im österreichischen System der Gesundheitssicherung und Krankheitsbewältigung. Wien 1989

Franzkowiak, P., Sabo, P. (Hrsg.): Dokumente der Gesundheitsförderung: Internationale und nationale Dokumente und Grundlagentexte zur Entwicklung der Gesundheitsförderung im Wortlaut und mit Kommentierung. Mainz 1993

Gawatz, R., Novak, P. (Hrsg.): Soziale Konstruktionen von Gesundheit: Wissenschaftliche und alltagspraktische Gesundheitskonzepte. Ulm 1993

Gerteis M., Edgman-Levitan S., Daley J., Delbanco T. L.: Through the Patient's Eyes: Understanding and Promoting Patient-Centered Care. San Francisco 1993

Grundböck, A., Nowak, P., Pelikan, J. M.: Gesundheitsförderung – eine Strategie für Krankenhäuser im Umbruch. Projekte aus Österreich und Deutschland. Reihe Gesundheitswissenschaften – Gesundheitsförderung, Bd. 4. Wien 1997

Kaupen-Haas, H., Rothmaler, C. (Hrsg.): Doppelcharakter der Prävention. Frankfurt 1995

Kickbusch, I.: Lifestyles and Health – Strategic Achievements of the WHO Regional Office for Europe. Typoskript. Kopenhagen 1994

Klemm, J., Close, A.: Health Promotion: Theory and Practice. Houndmills 1995

Kryspin-Exner, I., Lueger-Schuster, B., Weber, G. (Hrsg): Klinische Psychologie und Gesundheitspsychologie: Postgraduelle Ausbildung und Weiterbildung. Wien 1998

Kühn, H.: Healthismus: eine Analyse der Präventionspolitik und Gesundheitsförderung in den U.S.A., hrsg. v. Wissenschaftszentrum Berlin für Sozialforschung, Forschungsgruppe Gesundheitsrisiken und Präventionspolitik. Berlin 1993

Leppin, A.: Bedingungen des Gesundheitsverhaltens: Risikowahrnehmung und persönliche Ressourcen. Weinheim 1994

Lobnig, H., Pelikan, J. M.: Gesundheitsförderung in Settings: Gemeinde, Betrieb, Schule und Krankenhaus. Wien 1996

Lohaus, A.: Gesundheit und Krankheit aus der Sicht von Kindern. Göttingen 1990

Lohaus, A.: Gesundheitsförderung und Krankheitsprävention im Kindes- und Jugendalter. Göttingen 1993

Modeste, N. N.: Dictionary of Public Health Promotion and Education: Terms and Concepts. Thousand Oaks 1996

Ogden, J.: Health Psychology: a Textbook. Buckingham 1996

Paulus, P. (Hrsg.): Prävention und Gesundheitsförderung: Perspektiven für die psychosoziale Praxis. Köln 1992

Pelikan, J. M. (Hrsg.): Qualität in der Gesundheitsförderung. Reihe Gesundheitswissenschaften – Gesundheitsförderung, Bd. 5. Wien 1997

Pelikan, J. M., Demmer, H., Hurrelmann, K.: Gesundheitsförderung durch Organisationsentwicklung. Konzepte, Strategien und Projekte für Betriebe, Krankenhäuser und Schulen. Weinheim 1993

Rose, G.: The Strategy of Preventive Medicine. Oxford 1994

Rosenbrock, R., Kühn, H., Köhler, B. M.: Präventionspolitik. Gesellschaftliche Strategien der Gesundheitssicherung. Hrsg. v. Wissenschaftszentrum Berlin für Sozialforschung, Forschungsgruppe Gesundheitsrisiken und Präventionspolitik. Berlin 1994

Rosenbrock, R.: Politik der Prävention – Möglichkeiten und Hinderungsgründe. Veröffentlichungsreihe der Forschungsgruppe Gesundheitsrisiken und Präventionspolitik. Berlin 1991

Schwarzer, R.: Psychologie des Gesundheitsverhaltens. Göttingen 1992

Schwarzer, R. (Hrsg.): Gesundheitspsychologie: ein Lehrbuch. Göttingen 1990

Tones, K., Tilford, S.: Health Education: Effectiveness, Efficiency and Equity. 2. Aufl. London 1994

World Health Organization (Hrsg.): Health Promotion Glossary. Genf 1998

World Health Organization (Hrsg.): Implementation of the Global Strategy for Health for All by the Year 2000. 2. Aufl., Bd. 5. Kopenhagen 1994

World Health Organization et al. (Hrsg.): Ottawa Charter for Health Promotion. An International Conference on Health Promotion. Ottawa 1986

Zapotoczky, K., Grausgruber, A., Mechtler, R. (Hrsg.): Gesundheit im Brennpunkt. Wien 1996

Epidemiologie/Biostatistik/Gesundheitsberichterstattung/ Methoden der Sozialforschung

Attali, J.: Die kannibalische Ordnung. Von der Magie zur Computermedizin. Frankfurt 1981

Beaglehole, R., Bonita, R., Kjellstom, T.: Basic Epidemiology. Hrsg. von der World Health Organization. Genf 1993

Brecht, J. G., Forschungsgruppe Gesundheitsberichterstattung (Hrsg.): Aufbau einer Gesundheitsberichterstattung: Bestandsaufnahme und Konzeptvorschlag, Endbericht/Forschungsgruppe Gesundheitsberichterstattung, Bd. I–III. Im Auftrag des Bundesministeriums für Forschung und Technologie. St. Augustin 1990

Breslow, N. E., Day, N. E.: Statistical Methods in Cancer Research, Bd. 1: The Analysis of Case-control Studies. Lyon 1980

Breslow, N. E., Day, N. E.: Statistical Methods in Cancer Research, Bd. 2: The Design and Analysis of Cohort Studies. Lyon 1987

Clayton, D., Hills, M.: Statistical Models in Epidemiology. New York 1993

Hennekens, C. H., Buring, J. E.: Epidemiology in Medicine. Boston 1987

Kirkwood, B. R.: Essentials of Medical Statistics. Oxford 1998

Kleinbaum, D. G.: Epidemiologic Research. New York 1982

Last, J. M.: A Dictionary of Epidemiology, 3. Aufl. Oxford 1995

Levine S., Lilienfeld A. M.: Epidemiology and Health Policy. London 1987

Murza, K./Hurrelmann, K. (Hrsg.): Regionale Gesundheitsberichterstattung: Konzeptionelle Grundlagen, methodische Ansätze und Aspekte. Weinheim 1996

Rothman, K. J., Greenland, S.: Modern Epidemiology. 2. Aufl. Philadelphia 1998

Schnell, R., Hill, P. B., Esser, E.: Methoden der empirischen Sozialforschung. 2., überarb. u. erw. Aufl. München 1989

Skrabanek, P., McCormick, J.: Torheiten und Trugschlüsse in der Medizin. 3. Aufl. Mainz 1993

Vereinte Nationen (Hrsg.): UN Population and Vital Statistics Report. Current Statistics on Births, Deaths and Marriages. Call No. HA 13. P6

Westhoff, G.: Handbuch psychosozialer Meßinstrumente: ein Kompendium für epidemiologische und klinische Forschung zu chronischer Krankheit. Göttingen 1993

World Health Organization (Hrsg.): The World Health Report 1995. Bridging the Gaps. Genf 1995

World Health Organization (Hrsg.): The World Health Report 1996. Fighting Disease, Fostering Development. Genf 1996

World Health Organization (Hrsg.): The World Health Report 1997. Conquering, Suffering, Enriching Humanity. Genf 1997

World Health Organization (Hrsg.): The World Health Report 1998. Life in the 21st Century, a Vision for All. Genf 1998

World Bank (Hrsg.): World Population Projections: Short- and Long-Term Estimates. Call No. HA 154.W66. Baltimore 1993

Gesundheitssystemforschung/Management/Ökonomie/Evaluation/ Qualitätssicherung/Gesundheitspolitik

Abholz, H.-H. (Hrsg.): Die Regulierung der Gesundheit. Hamburg 1993

Abholz, H.-H. (Hrsg.): Gesundheitsmärkte. Hamburg 1993

Abholz, H.-H. (Hrsg.): Rationalitäten in der Medizin. Hamburg 1994

Abholz, H.-H. (Hrsg.): Rationierung der Medizin. Hamburg 1991

Alber, J., Bernardi-Schenkluhn, B.: Westeuropäische Gesundheitssysteme im Vergleich: Bundesrepublik Deutschland, Schweiz, Frankreich, Italien, Großbritannien. Schriften des Max-Planck-Instituts für Gesellschaftsordnung Köln, Bd. 8. Frankfurt 1992

Antonovsky, A.: Unraveling the Mystery of Health. How People Manage Stress and Stay Well. San Francisco 1987

Badura, B., Feuerstein, G., Schott, Th. (Hrsg.): System Krankenhaus. Arbeit, Technik und Patientenorientierung. Weinheim 1993

Benzeval, M., Judge, K., Whitehead, M.: Tackling Inequalities in Health. An Agenda for Action. London 1995

Breyer, F., Zweifel, P.: Gesundheitsökonomie. Heidelberg 1992

Bobadilla, J., Cowley, P., Musgrove, P., Saxenian, H.: Design, Content and Financing of an essential National Package of Health Services. Bulletin der WHO. Genf 1994

Braun, B., Kühn, H., Reiners, H.: Das Märchen von der Kostenexplosion. Frankfurt 1998

Cohen, D. R., Henderson, J. B.: Health, Prevention and Economics. Oxford 1991

Cunnigham, B. S., McKeganey, N.: Reading in Medical Sociology. London New York 1990

Davey, B., Gray, A., Seale, C.: Health and Disease, a Reader. 2. Aufl. Buckingham 1995

Deutsche Forschungsgemeinschaft (Hrsg.): Gesundheitssystemforschung in Deutschland. Weinheim 1995

Douma, S., Schreuder, H.: Economic Approaches to Organizations. Englewood Cliffs 1992

Fuchs, V. R.: The Health Economy. Cambridge 1986

Glanz K., Lewis F. M., Rimer K. (Hrsg.): Health Behavior and Health Education: Theory Research and Practice. San Francisco 1996

Gold, M. R., Siegel, J. E., Russel, L. B., Weinstein, M. C.: Cost-Effectiveness in Health and Medicine. New York 1996

Grossmann, R. (Hrsg.): Gesundheitsförderung und Public Health. Öffentliche Gesundheit durch Organisation entwickeln. Wien 1996

Ham, C.: Management and Competition in the News NHS. 2. Aufl. Oxfordshire 1997

Hammer, M., Champy, J.: Re-engineering the Corporation: Manifesto for Business Revolution. New York 1993

Hammersley, M.: Social Research: Philosophy, Politics and Practice. London 1993

Handy, C. B.: Understanding Organizations. 4. Aufl. London 1993

Hemenway, D.: Prices and Choices – Microeconomic Vignettes. Lanham 1993

Hurrelmann, K.: Sozialisation und Gesundheit. Somatische, psychische und soziale Risikofaktoren im Lebenslauf. 2. Aufl. Weinheim 1991

Jakobs, P.: The Economics of Health and Medical Care. Gaithersburg 1991

Klein, R.: The New Politics of the National Health Service. 3. Aufl. New York 1995

Köck, C. M.: International Comparisons in Health Care Delivery: Administrative Inputs, Agressiveness of Treatment and Physician Satisfaction. Boston 1994

Köck, C., Heimerl-Wagner, P. (Hrsg.): Management in Gesundheitsorganisationen. Wien 1996

Kühn, H.: Ökonomisierung der Gesundheit am Beispiel des US-amerikanischen Gesundheitswesens, Veröffentlichungsreihe der Forschungsgruppe Gesundheitsrisiken und Präventionspolitik. Berlin 1990

Kühn, H.: Rationierung im Gesundheitswesen. Politische Ökonomie einer internationalen Ethikdebatte. Veröffentlichungsreihe der Forschungsgruppe Gesundheitsrisiken und Präventionspolitik. Berlin 1991

Leger, A. S., Schnieden, H., Walsworth-Bell, J. P.: Evaluating Health Services' Effectiveness: a Guide for Health Professionals, Service Managers and Policy Makers. London Brighton Philadelphia New York 1992

Luhmann, N.: Der medizinische Code. In: Soziologische Aufklärung 5. Konstruktivistische Perspektiven. Opladen 1990

Luhmann, N.: Soziale Systeme. Grundriß einer allgemeinen Theorie. Frankfurt 1984

McCarthy, M., Rees, S.: Health Systems and Public Health Medicine in the European Community. Hrsg. vom Royal College of Physicians. London 1992

McGuire, A., Henderson, J., Mooney, G.: The Economics of Health Care. An Introductory Text. London 1988

Mooney, G.: Economics, Medicine and Health Care. 2. Aufl. London 1992

Nadler, D. A., Gerstein, M. S., Shaw, R., et al.: Organisations-Architektur. Optimale Strukturen für Unternehmen im Wandel. Frankfurt 1994

Pelikan, J. M., et al.: Gesundheitsförderung durch Organisationsentwicklung. Weinheim München 1993

Petitti, D. B.: Meta-Analysis, Decision Analysis and Cost-Effectiveness Analysis – Methods for Quantitative Synthesis in Medicine. New York 1994

Pope, C., Mayes, N.: Qualitative Research in Health Care. London 1996

Rack, H.: The Reform of Health Care Systems. A Review of Seventeen OECD Countries. Paris 1994

Rosenbrock, R.: Gesundheitspolitik. Veröffentlichungsreihe der Forschungsgruppe Gesundheitsrisiken und Präventionspolitik. Berlin 1992

Saltman, R. B., Otter, C. v.: Implementing Planned Markets in Health Care. Buckingham 1995

Saltman, R. B., Otter, C. v.: Planned Markets and Public Competition. Bristol 1992

Schneider, M., et al. (Hrsg.): Gesundheitssysteme im internationalen Vergleich. Augsburg 1992

Schwartz, F. W., Badura, B., Brecht, J. G., Hofmann, W., Jöckel, K.-H., Trojan, A. (Hrsg.): Public Health. Texte zu Stand und Perspektiven der Forschung. Berlin 1991

Siegrist, H.: Medizinische Soziologie. München 1988

Strong, P. M., Robinson, J.: NHS Under New Management. Buckingham 1990

Tengs, T. O., et al.: Five Hundred Live-saving Interventions and their Cost-effectiveness. Mimeo 1994

Arbeits-/Umweltmedizin

Grossmann, R.: Arbeitsbelastungen und Gesundheit. Arbeitnehmer beurteilen ihre Arbeitsplätze. Hrsg. v. IFF. Linz 1988

Hartmann, S., Traune, H. C.: Gesundheitsförderung und Krankheitsprävention im betrieblichen Umfeld. Ulm 1996

Mayer, C.: Perspektiven des betrieblichen Gesundheitschutzes, Gesundheitswissenschaften, Bd. 3. Hrsg. v. Forschungsinstitut für Sozialplanung – Johannes Kepler Universität. Linz 1998

Reichel, G., Bolt, H. M., Hettinger, Th. (Hrsg.): Grundlagen der Arbeitsmedizin. Stuttgart 1985

Rosenbrock, R.: Arbeit und Gesundheit: Elemente und Perspektiven betrieblicher Gesundheitsförderung. Veröffentlichungsreihe der Arbeitsgruppe Public Health. Berlin 1996

Pflegewissenschaften

Gruber, E., Kuss, S. D. (Hrsg.): Weiterbildung im Gesundheits- und Pflegebereich: österreichische und internationale Entwicklungen. Wien 1997

Haug, K.: Professionalisierungsstrategien, Durchsetzungspoteniale und Arbeitsteilung: eine Untersuchung bei deutschen und englischen Pflegekräften. Veröffentlichungsreihe der Arbeitsgruppe Public Health. Berlin 1995

Robert Bosch Stiftung (Hrsg.): Pflege braucht Eliten. Denkschrift zur Hochschulausbildung für Lehr- und Leitungskräfte in der Pflege. Gerlingen 1992

Rosenbrock, R., Noack, R. H., Moers, M.: Öffentliche Gesundheit und Pflege in NRW. Qualitative Abschätzung des Bedarfs an akademischen Fachkräften. Gutachten im Auftrag des Ministeriums für Arbeit, Gesundheit und Soziales des Landes Nordrhein-Westfalen. Neuss 1993

Rosenbrock, R.: Gemeindenahe Pflege aus Sicht von Public Health. Veröffentlichungsreihe der Arbeitsgruppe Public Health. Berlin 1997

Schaeffer, D., Moers, M., Rosenbrock, R.: Public Health und Pflege. Zwei neue gesundheitswissenschaftliche Disziplinen. Berlin 1994

Schaeffer, D.: Grenzen ambulanter Pflege. Veröffentlichungsreihe der Forschungsgruppe Gesundheitsrisiken und Präventionspolitik. Berlin 1992

Seidl, E. (Hrsg.): Betrifft: Pflegewissenschaft, Beiträge zum Selbstverständnis einer neuen Wissenschaftsdisziplin. Wien 1993

Biologie/Infektiologie/Tropenmedizin

Ash, L., Orihel, T.: Atlas of Human Parasitology. 4. Aufl. Hrsg. v. American Society of Clinical Pathologists. Chicago 1997

Diesfeld, H. J., Falkenhorst, G., Razum, O., Hampel, D.: Gesundheitsversorgung in Entwicklungsländern. Heidelberg 1996

Knobloch, J.: Tropen- und Reisemedizin. Jena 1996

Krawinkel, M., Renz-Polster, H.: Medical Practice in Developing Countries. Neckarsulm 1995

Lamg, W.: Tropenmedizin in Klinik und Praxis. Stuttgart 1993

Mandell, G. L., Bennett, J. E., Dolin, R.: Principles and Practice of Infectious Diseases. 4. Aufl. New York 1995

Médecins Sans Frontières (Hrsg.): Refugee Health: an Approach to Emergency Situations. London 1997

Reese, R. E., Betts, R. F.: A Practical Approach to Infectious Diseases. 4. Aufl. Boston 1991

United Nations Childrens Fund (Hrsg.): Assisting in Emergencies. New York 1988

Wacker, J., Balde, D., Bastert, G.: Geburtshilfe unter einfachen Bedingungen. Heidelberg 1994

Frauenmedizin

Beneau, J., Helfferich, C. (Hrsg.): Frauen in Ost und West. Freiburg 1997

Berg, G., Barbian, E.: Die Technisierung der Zeugung. Die Entwicklung der In-vitro-Fertilisation in der Bundesrepublik Deutschland. Pfaffenweiler 1997

Boston Women's Health Book Collective: Unser Körper – unser Leben. Reinbek 1981

Brähler, E., Felder, H. (Hrsg.): Weiblichkeit, Männlichkeit und Gesundheit. Opladen 1992

Doyal, L.: What Makes Women Sick. New Brunswick 1995

Duden, B.: Geschichte unter der Haut. Ein Eisenacher Arzt und seine Patientinnen um 1730. Stuttgart 1987

Fee, E., Krieger, N. (Hrsg.): Women's Health. Politics and Power: Essays on Sex/Gender, Medicine, and Public Health. Amityville 1994

Fogel, C. I., Woods, N. F. (Hrsg.): Women's Health Care. Thousand Oaks 1995

Haseltine, F. P., Greenberg, J. B. (Hrsg.): Women's Health Research: a Medical and Policy Primer. Washington, D.C. 1997

Helfferich, C.: Jugend, Körper und Geschlecht: die Suche nach sexueller Identität. Opladen 1994

Jahrbuch für kritische Medizin, Bd. 24. Frauen und Gesundheit. Hamburg 1995

Kleese, R., Sonntag, U., Brinkmann, M., Maschewsky-Schneider, U.: Gesundheitshandeln von Frauen. Frankfurt 1992

Kolip, P. (Hrsg.): Lebenslust und Wohlbefinden: Beiträge zur geschlechtsspezifischen Jugendgesundheitsforschung. Weinheim 1994

Landesinstitut für Schule und Weiterbildung NRW (Hrsg.): Die Gesundheit der Männer ist das Glück der Frauen? Chancen und Grenzen geschlechtsspezifischer Gesundheitsarbeit. Frankfurt 1998

Maschwsky-Schneider, U. (Hrsg.): Frauen – das kranke Geschlecht? Opladen 1996

Meier, C.: Funktionieren und Widersprechen. Materialien zur Definition von Frauengesundheit. Bern 1993

Niven, C. A., Carroll, D. (Hrsg.): The Health Psychology of Women. Chur 1993

Roberts, H. (Hrsg.): Women's Health Counts. London 1990

Rosser, S. V.: Women's Health – Missing from U.S. Medicine. Bloomington 1994

Schindele, E.: Schwangerschaft – zwischen guter Hoffnung und medizinischem Risiko. Hamburg 1995

Stahr, I. (Hrsg.): Frauengesundheitsbildung: Grundlagen und Konzepte. Weinheim 1991

World Health Organization (Hrsg.): Highlights on Women's Health in Europe. Genf 1995

World Health Organization (Hrsg.): Women's Health Counts. Wiener Erklärung über die Investition in die Gesundheit von Frauen in den mittel- und osteuropäischen Ländern. Wien 1994

World Health Organization (Hrsg.): Women's Health: Across Age and Frontier. Genf 1992

Journale und Periodika

In diese Liste wurden die wissenschaftlich renommiertesten, bekanntesten und von den Autoren empfohlenen Journale aufgenommen. Um die Suche zu erleichtern, wurden die Publikationen sieben Themenkreisen zugeordnet und innerhalb dieser Themenkreise alphabetisch geordnet.

Public Health/Gesundheitswissenschaften/Sozialmedizin

American Journal of Public Health

APHA Publication Sales
Department 5037, Washington, D.C. 20061-5037, USA
Tel. 001/202/789 55 62

Annual Review of Public Health

Annual Reviews Inc.
4139 El Camino Way, P.O. Box 10139 Palo Alto, CA 94303-0139, USA
Tel. 001/415/493 4400 DW 1

Bulletin of the Pan American Health Organization

Washington, D.C., USA

Central European Journal of Public Health

National Institute of Public Health
Praha: Czech Medical Assocation J.E. Purkyne, Tschechische Republik

Current issues in Public Health

Rapid Science Publishers
2–6 Boundary Row, London SE1 8 HN, Großbritannien
Tel. 0044 171 865-0198

European Journal of Public Health

Oxford University Press
Walton Street, Oxford OX2 GDP, Großbritannien
Tel. 0044/865/56767, Fax 0044/865/26 77 73

Journal of Public Health Management and Practice

World Bank
1818 H Street, N.W., Washington, D.C. 20433, USA
Tel. 001/202/473 0162, Fax 001/202/522 1201

Journal of Public Health Medicine

Oxford University Press
Great Clarendon Street, Oxford OX2 6DP, Großbritannien
Tel. 0044/1865/267 907, Fax 0044/1865/267 485

Journal of Rural Health

National Rural Health Association, Center for Health Policy Research
University of Florida, P.O. Box 100177, Gainesville, FL 32610-0177, USA

Mitteilungen der Sanitätsverwaltung (ab 1998). Offizielles Organ für den Bereich öffentliches Gesundheitswesen des Bundesministeriums für Arbeit, Gesundheit und Soziales

Bundesministerium für Arbeit, Gesundheit und Soziales
Radetzkystraße 2, 1030 Wien, Österreich

Mitteilungen der österreichischen Sanitätsverwaltung. Offizielles Organ für den Bereich öffentliches Gesundheitswesen des Bundesministeriums für Gesundheit und Konsumentenschutz (bis 1997, 98. Jhrg.)

Bundesministerium für Gesundheit und Konsumentenschutz – Wien
Radetzkystraße 2, 1030 Wien, Österreich
Tel. 0043/1/711 72

Public Health

Macmillan Press Ltd.
Houndmills, Basingstoke, Hampshire RG 21 6XS, Großbritannien

Public Health Forum

Koordinierungsstelle Gesundheitswissenschaften/Public Health
Tel. 0049 761 203 55 21, Fax 0049 761 203 55 24

Public Health Reports: Journal of the U.S. Public Health Service

Office of the Assistant Secretary of Health
Government Printing Office, Washington, D.C. 20402-9371, USA

Sozial- und Präventivmedizin

Insitut für Sozial- und Präventivmedizin an der Universität Zürich
Sumatrastraße 30, CH-8006 Zürich, Schweiz

Zeitschrift im Gesundheitswesen, Dr. med Mabuse

Mabuse Verlag
Frankfurt/M., Deutschland

Gesundheitsförderung/Gesundheitserziehung/Prävention/Gesundheitspsychologie

American Journal of Clinical Nutrition

9650 Rockville Pike, L-2310, Bethesda, MD 20814-3998, USA
Tel. 001/301/530-7026

British Medical Journal

P.O. Box 299, London WCH 9TD, Großbritannien
Tel. 0044 171 383 6270, Fax 0044 171 383 6402

Food and Nutrition Bulletin

World Bank
1818 H Street, N.W., Washington, D.C. 20433, USA
Tel. 001/202/473 0162, Fax 001/202/522 1201

Health Care for Women International

Taylor & Francis Ltd.
4 John Street, London WC1N 2ET, Großbritannien

Health Promotion International Oxford

Oxford University Press
Great Clarendon Street, Oxford OX2 6DP, Großbritannien
Tel. 0044/1865/267 907, Fax 0044/1865/267 485

Health Education Quarterly

Society for Public Health Education Inc.
1015 15th St., N.W., Suite 410, Washington, D.C. 20005, USA

Injury Prevention

Journal of the International Society for Child and Adolescent Injury Prevention
BMA House, Tavistock Square, London WC1H 9JR, Großbritannien

International Quarterly of Community Health Education

Blackwell Science Ltd.
25 John Street, London WC1N 2BL, Großbritannien
Tel. 0044/171/404 41 01, Fax 0044/171/831 67 45

Journal of Community Health: The Publication for Health Promotion and Disease Prevention

Human Sciences Press, Inc.
233 Spring Street, New York, NY 10013-1578, USA
Tel. 001 212 620-8000

Journal of Health and Social Behaviour

American Sociological Assocation
1722 N. Street, Washington, D.C. 20036, USA

Journal of Nutrition

Official Publication of the American Institute of Nutrition
9650 Rockville Pike, Bethesda, MD 20814-3990, USA

Journal of Preventive Medicine and Hygiene

Medical Systems Publisher
Via Rio Torbido 40, 16165 Genua, Italien

Journal of the British Medical Association

BMA House, Tavistock Square, London WCH 9JR, Großbritannien
Tel. 0044 171 383 6270, Fax 0044 171 383 6402

Medical Education

Blackwell Science Ltd., Journal Subscription
P.O. Box 88, Oxford OX2 0NE, Großbritannien
Tel. 0044 1865 206 180, Fax 0044 1865 206 219, E-Mail: journals.cs@blacksci.co.uk

New England Journal of Medicine

1140 Main Street, Waltham, MA 02154-1649, USA
Tel. 001 617 893 3800, Fax.001 617 893 0413
oder Saxon Way, Melbourn, ROYSTON, Herts SG8 6NJ, Großbritannien

Prävention – Zeitschrift für Gesundheitsförderung

Peter Sabo
Am Sonnenberg 17, 55270 Schwabenheim, Deutschland

Preventive Medicine

Academic Press, Inc.
6277 Sea Harbor Drive, Orlando, FL 32887-4900, USA

World Food Programm Journal

World Bank
1818 H Street, N.W., Washington, D.C. 20433, USA
Tel. 001/202/473 0162, Fax 001/202/522 1201

Epidemiologie/Biostatistik/Gesundheitsberichterstattung/ Methoden der Sozialforschung

American Journal of Epidemiology

The Johns Hopkins University School of Hygiene and Public Health
111 Market Place, Suite 840, Baltimore, MD 21202-6709, USA

Annals of Epidemiology

AEP, Elsevier Science Inc.
655 Avenue of the Americas, New York, NY 10010, USA

Bulletin of the World Health Organization

WHO, Distribution and Sales
1211 Genf 27, Schweiz

EPI Newsletter: Expanded Program on Immunization in the Americas

Pan American Health Organization
525 Twenty-third Street, N.W. Washington, D.C. 20037, USA

Epidemiological Bulletin

WHO
525 Twenty-Third Street, N.W., Washington, DC 20037, USA

Epidemiological Review

Candler Building, Suite 840, 111 Market Place, Baltimore MD 21202-6709, USA

European Journal of Epidemiology

Kluwer Academic Publishers
Spuiboulevard 50, P.O. Box 17, 3300 AA Dordrecht, Niederlande

European Journal of Population
Kluwer Academic Publishers
Spuiboulevard 50, P.O. Box 17, 3300 AA Dordrecht, Niederlande

International Journal of Epidemiology
Oxford University Press
Great Clarendon Street, Oxford OX2 6DP, Großbritannien
Tel. 0044/1865/267 907, Fax 0044/1865/267 485

Journal of Epidemiology and Community Health
BMA House, Tacistock Square, London WC1H 9JR, Großbritannien

Paediatric and Perinatal Epidemiology
Blackwell Science Ltd.
P.O. Box 88, Oxford OX3 0NE, Großbritannien
Tel. 0044 1865 206180, Fax:0044 1865 206 219

Population and developement review
World Bank
1818 H Street, N.W., Washington, D.C. 20433, USA
Tel. 001/202/473 0162, Fax 001/202/522 1201

Population Bulletin of the United Nations
World Bank
1818 H Street, N.W., Washington, D.C. 20433, USA
Tel. 001/202/473 0162, Fax 001/202/522 1201

Population Studies
Population Investigation Committee
London School of Economics, Houghton Street, London WC2A 2Ä, Großbritannien

Weekly Epidemiological Record
WHO, Distribution and Sales
1211 Genf 27, Schweiz

World Health
WHO, Distribution and Sales
1211 Genf 27, Schweiz

World Health Forum
WHO, Distribution and Sales
1211 Genf 27, Schweiz

Gesundheitssystemforschung/Management/Ökonomie/Evaluation/ Qualitätssicherung/Gesundheitspolitik

Health Care Analysis – Journal of Health Philosophy and Policy
John Wiley & Sons Ltd.
Baffins Lane, Chichester, West Sussex, PO19 1DU, Großbritannien

Health Care Finance Review
P.O. Box 371954, Pittsburgh, Pennsylvania 15250-7954, USA

Health Care Management Review

World Bank
1818 H Street, N.W., Washington, D.C. 20433, USA
Tel. 001/202/473 0162, Fax 001/202/522 1201

Health Economics

John Wiley & Sons Ltd.
Baffins Lane, Chichester, West Sussex PO19 1DU, Großbritannien
Tel. 0044/1243/843288, Fax 0044/1243/843232

Health Policy

Elsevier Science
P.O. Box 211, 1000 AE-Amsterdam, Niederlande
Tel. 0031/20/48 53 757, Fax 0031/20/48 53 432

Health Policy and Planning

Publisher: Oxford University Press
2323 Randolph Avenue, Avenel, New Jersey, NJ 07001, USA

Health Services Research

1951 Cornell Ave., Melrose Park, New York, USA

International Journal for Quality in Health Care

World Bank
1818 H Street, N.W., Washington, D.C. 20433, USA
Tel. 001/202/473 0162, Fax 001/202/522 1201

International Journal of Health Planning and Management

John Wiley & Sons Ltd.
Baffins Lane, Chichester, West Sussex PO19 1DU, Großbritannien
Tel. 0044/1243/843288, Fax 0044/1243/843232

International Journal of Health Sciences

Van Corcum & Comp
P.O. Box 43, 9400 AA Assen, Niederlande
Tel. 0031/592/379 555, Fax 0031/592/372 064

International Journal of Health Services

Baywood Publishing, Inc.
26 Austin Ave., P.O. Box 337, Amityville, NQ 11707, USA

Journal of Health Care Marketing

Quarterly publication of the American Marketing Association –
Official Journal of the Academy for Health Services

Journal of Health Economics

P.O. Box 211, 1000 AE Amsterdam, Niederlande
Tel. 0031 20 485 36 42, Fax 0031 10 485 35 98

Journal of Health Politics, Policy and Law

Duke University Press
Box 90660, Durham, NC 27708-0660, USA
Tel. 001-919-687 3653

Journal of Health Services Research and Policy

Pearson Professional Ltd.
P.O.Box 77, Harlow, Essex, CM19 5BY
Tel. 0044/1279/623924, Fax 0044/1279/623924

Journal of Public Health Policy

208 Meadowood Drive, South Burlington, VT 05403, USA

Quality of Life Research

Rapid Science Publishers, Subscriptions Dept., ITPS, Cheriton House
North Way, Andover, Hants, SP10 5BE, Großbritannien
Tel. 0044 1264 342713, Fax 0044 1264 342807

The Milbank Quarterly

350 Main Street, Malden, MA, USA
Tel. 001 617 388 8200, Fax 001 617 388 8210, E-Mail: subscrib@blackwell.pub.com,
Internet: http://www.med.harvard.edu/publications/Milbank

Social Science and Medicine

Pergamon Press plc, Headington Hill Hall, Oxford OX3 OBW, Großbritannien

World Hospitals

World Bank, 1818 H Street, N.W., Washington, D.C. 20433, USA
Tel. 001/202/473 0162, Fax 001/202/522 1201

Zeitschrift für *Gesundheitswissenschaften*

Juventa-Verlag Weinheim, Deutschland

Arbeits-/Umweltmedizin

Archives of Environmental Health

Official publication of the Society for Occupational and Environmental Health
and the International Society for Environmental Epidemiology
1319 Eigtheenth Street, NW, Washington, D.C. 20036-1802, USA

Health Affairs

P.O. Box 148, New York, NY 10920, USA
Tel. 001/800/765 7514, Fax 001/914/267 3479

International Archives of Occupational and Environmental Health

Springer-Verlag, Karin Tiks
Heidelberger Platz 3, D-14197 Berlin, Deutschland
Tel. 0049/30/8207-358, Fax 0049/30/8207-448

International Journal of Occupational and Environmental Health

World Bank
1818 H Street, N.W., Washington, D.C. 20433, USA
Tel. 001/202/473 0162, Fax 001/202/522 1201

Journal of Toxicology and Environmental Health Medical Care

12107 Insurance Way, Hagerstown, MD 21740, USA
Tel. 001/800 638 3030

Occupational Medicine

Rapid Science Publishers, Subsriptions Dept., ITPS, Cheriton House
North Way, Andover, Hants, SP10 5BE, Großbritannien
Tel. 0044 1264 342713, Fax.0044 1264 342807

Umweltmedizin in Forschung und Praxis

Ecomed Verlagsgesellschaft
Justus-von-Liebig-Straße 1, D-86899 Landsberg, Deutschland

Zentralblatt Hygiene und Umweltmedizin

Organ der Gesellschaft für Hygiene und Umweltmedizin
Fischer Verlag, Stuttgart, Deutschland

Pflegewissenschaften

Advances in Nursing Science

Aspen Publishers Inc.
7201 McKinney Circle, Frederik, Maryland, USA

International Journal of Nursing Studies

Elsevier Science Ltd.
The Boulevard, Langford Lane, Kidlington, Oxford OX5 1 GB, Großbritannien

Journal of Advanced Nursing

Blackwell Science Ltd.
25 John Street, London WC1N 2BL, Großbritannien
Tel. 0044/171/404 41 01, Fax 0044/171/831 67 45

Pflege, die wissenschaftliche Zeitschrift

Verlag Hans Huber
Länggaß-Straße 76, 3000 Bern, Schweiz
Tel. 0031 300 45 00, Fax 0031 300 45 91

Scandinavian Journal of Caring Sciences

Scandinavian University Press
P.P. Box 2959 Toyen, 0608 Toyen, Norwegen
Tel. 0047 2 67 76 00, Fax 0047 2 67 75 75

Western Journal of Nursing Research

Sage Publications Inc.
2455 Teller Road, Thousand Oaks, CA 91320, USA
Tel. 001 805 499 0721, Fax 001 805 499 0871

Biologie/Tropenmedizin

American Journal of Tropical Medicine and Hygiene

60 Revere Drive, Suite 500, Northbrook, Illinois 60062, USA
Tel. 001/847/480-9592, Fax 001/847/480-9282

The Lancet

42 Bedford Square, London WC 1B 3SL, Großbritannien

Transactions of the Royal Society of Tropical Medicine and Hygiene
Manson House, 26 Portland Place, London, W1N 4EY, Großbritannien
Tel. 0044/171/580 2127, Fax 0044/171 436 1389

Tropical Medicine and International Health
Blackwell Science Ltd.
P.O. Box 88, Oxford OX2 0NE, Großbritannien
Tel. 0044/1865/206 180, Fax 0044/1865/206 219

Ausgewählte E-Mail- und Internetadressen

Die hier angeführten Websites stellen eine aus mehreren Quellen zusammengetragene Liste dar, die keinen Anspruch auf Vollständigkeit oder Ausgewogenheit erhebt.

Schools/Institutes of Public Health

Association of Schools of Public Health (ASPH)
www.asph.org/

Emory University, Atlanta, USA
www.gen.emory.edu

Harvard School of Public Health
www.hsph.harvard.edu/

Imperial College – University of London, Großbritannien
www.ic.ac.uk

Institute of Child Health – University of London, Großbritannien
www.ich.bpmf.ac.uk

IDS – The Institute of Development Studies Home Page, Großbritannien
www.IDS.ac.uk/ids/ids.html

Institut für Sozialmedizin, Graz, Österreich
www.kfunigraz.ac.at/ismwww

Johns Hopkins School of Public Health
www.sph.jhu.edu

Liverpool School of Tropical Medicine
www.liv.ac.uk

London School of Hygiene & Tropical Medicine, Großbritannien
www.lshtm.ac.uk

Monash University, Victoria, Australien
www.monash.edu.au/informatics/malaria/who.html

Nuffield Institute for Health, Leeds, Großbritannien
www.leeds.ac.uk

Oxford University Networked Information System, Großbritannien
www.ox.ac.uk

St. George's Hospital Medical School, Großbritannien
www.sghms.ac.uk

UCLA School of Public Health, Los Angeles, USA
www.ph.ucla.edu

Yale University, New Haven, USA
www.yale.edu

International Organizations and Government Bodies

WHO (World Health Organization)
www.who.ch

UNAIDS
www.unaids.org

UNICEF
www.oneworld.org/unicef/index.html, www.unicef.org

United Nations System
www.unsystem.org

Food and Agriculture Organization of the United Nations
www.fao.org

CDC (Centers for Disease Control, Atlanta)
www.cdc.gov

European Union
europa.eu.int

European Commission (EC)
www2.echo.lu

IFRC (Int. Fed. of the Red Cross)
www.ifrc.org

Red Cross HQ (International Committee)
www.icrc.ch

Communicable Disease Surveillance Centre (UK)
www.open.gov.uk/cdsc

Department of Health (UK)
www.open.gov.uk/doh/dhhome.htm

Food & Drug Administration (US)
www.fda.gov

NIH'S Institutes, Centers & Divisions (USA)
www.nih.gov/icd

US Agency for International Development
www.info.usaid.gov

World Bank
www.worldbank.org

Österr. BM f. Arbeit, Gesundheit & Soziales
www.bmg.gv.at/bmg

NGOs (Non Governmental Organizations)

GTZ (Gesellschaft für Technische Zusammenarbeit)
www.gtz.de

Malteser Hilfsdienst e.V. Köln Auslandsdienst
home.t-online.de/home/MH111/mhd.htm

MSF (Médecins Sans Frontières)
www.msf.org./homepage/hom.htm

OXFAM
www.oxfam.org.uk

Ahrtag Home Page
www.poptel.org.uk/ahrtag

Save the Children Fund
www.oneworld.org/scf

Bookshops/Publication Co.

Amazon Bookshop
www.amazon.com

Blackwell Science
www.blacksci.co.uk

The Internet Bookshop
www.bookshop.co.uk/

Dillons (UK)
www.dillons.co.uk/

Databases/Libraries/Links

Agency for Health Care Policy (US)
www.ahcpr.gov

AIDSLINE Database
sis.nlm.nih.gov/aids/nlm.html

AMA – National Specialty Societies and Health Related Organizations (USA)
www.ama-assn.org/med_link/nation.htm

American Medical Association
www.ama-assn.org/home/amahome.htm

American Society of Tropical Medicine and Hygiene
www.astmh.org

ASPH Public Health Links
www.asph.org/phlinks.htm

BIDS – Bath Information & Data Services
www.bids.ac.uk

Biostatistics Resources
www.biostat.washington.edu/Xvlib

BIREME – Latin American Health Library
www.bireme.br

Bulletins Around the World
www.crawford.com/epo/mmwr/world.html

California Health Information for Policy Web Site
www.chipp.cahwnet.gov/quality.htm

Cambridge Public Health Page (UK)
fester.his.path.cam.ac.uk/phealth/phweb.html

CDC: Case Definitions for Public Health Surveillance
www.cdc.gov/epo/mmwr/other/case_def/aaa.html#top

CDC WONDER – Datasets/Documents (US)
wonder.cdc.gov

Centre for Evidence-based Medicine – Oxford (UK)
cebm.jr2.ox.ac.uk

Centre for the Epidemiology of Infectious Disease – UK
www.zoo.ox.ac.uk

Cochrane Centre – UK
hiru.mcmaster.ca/cochrane

Combined Health Information Database – US Government
chid.nih.gov

CommonHealthNet Main Home Page
griffin.vcu.edu/html/biomede/imednet.html

Communicable Disease Resources
www.open.gov.uk/cdsc/links.htm

Comprehensive Epidemiologic Data Resource WWW Home Page
cedr.lbl.gov/CEDRhomepage.html

Demographic and Health Surveys Home Page (US)
www.macroint.com/dhs

Demography & Population Studies
coombs.anu.edu.au/ResFacilities/DemographyPage.html

Disasters and Refugees: Electronic sources
www.ids.ac.uk/eldis/disast/dis_elec.html

Electronic Libraries Programme (eLib)
ukoln.bath.ac.uk/elib/intro.html

Electronic Newsgroup Network for Biology
www.bio.net

Entomology
www.colostate.edu:80/Depts/Entomology/www_sites.html

Environmental Health (UK)
dspace.dial.pipex.com/town/square/ac140/index.html

Epidemiology Resources
chanane.ucsf.edu/epidem/epidem.html

Food and Nutrition Information Center
www.nalusda.gov/fnic

Global Health Network
www.pitt.edu/HOME/GHNet/GHNet.html

GMC (General Medical Council – UK)
www.healthworks.co.uk/hw/orgs/GMC.html

Health Economics
www.uni-bayreuth.de/departments/vwliv/hec.html

HealthNet
www.healthnet.org/hnet/hnet.html

Health-related links from WHO
www.who.ch/others/OtherHealthWeb.html

HealthWorld – Library of Health & Medicine: Library Spotlight
www.healthworld.com/library/index.html

Hardin MD: Hardin Meta Directory of Internet Health Sources
www.arcade.uiowa.edu/hardin-www/md.html

Health Policy Page from IDEA CENTRAL
epn.org/idea/health.html

HealthPro (Health Promotion) – UK
healthpro.org.uk/main.html

Health Promotion on the Internet
www.monash.edu.au/health

HealthWeb
hsinfo.ghsl.nwu.edu/healthweb

Henry J. Kaiser Family Foundation: Health Policy
www.kff.org/archive/health.html

Home Page New Zealand
epiweb.massey.ac.nz

Imperial College Libraries Home Page
www.lib.ic.ac.uk

Infectious Diseases Society of America
www.idsociety.org/MAIN.HTM

International Federation of Library Associations
www.nlc-bnc.ca/ifla

International Health Resources
www.contact.org/health.htm

Joint Information Systems Committee (UK Universities/ Research Councils)
www.niss.ac.uk/education/jasper/intro.html

Library Association
www.fdgroup.co.uk/la.htm

Library Catalogues on the World Wide Web
library.usask.ca/hywebcat

Library/ Information Sciences Resources
www.fdgroup.co.uk/FDI/libresrc.htm

Liszt: Searchable Directory of e-Mail Discussion Groups
www.liszt.com

London Higher Education Libraries (Around London)
www.M25lib.ac.uk/M25

Malaria
www.malaria.org

Malaria Database
www.wehi.edu.au/biology/malaria/who.html
www.monash.edu.au/informatics/malaria/who.html

Medical/Health Sciences Libraries (US)
www.arcade.uiowa.edu/hardin-www/hslibs.html

Medline – Free from National Library of Medicine
www.ncbi.nlm.nih.gov/PubMed

MEDLINE – Free Access Sites
www.docnet.org.uk/drfelix

Medscape
www.medscape.com

National Institutes of Health – Institutes, Centers, and Divisions
www.nih.gov/icd

NHS Centre for Reviews and Dissemination
www.york.ac.uk/inst/crd/welcome.htm

NISS Information Gateway
www.niss.ac.uk

NISS – Works of reference and bibliographic services
www.niss.ac.uk/reference/index.html#lib

NIV (National Institute of Virology, South Africa)
www.healthlink.org.za/niv

Outbreak
www.outbreak.org

Parasitology and Tropical Medicine Internet Resources
194.184.203.91/siti.htm

Pilkington Library OPAC
liba.lboro.ac.uk:8008/www-bin/www_talis

POPLINE
www.charm.net/~ccp/popwel.html

Population Index
popindex.princeton.edu/

Population Reference Bureau
www.prb.org/prb

Promed
www.healthnet.org/programs/promed.html
www.fas.org/promed

ReliefWeb Home Page
www.reliefweb.int

Resources of Scholarly Societies – Health Sciences
www.lib.uwaterloo.ca/society/healthsci_soc.html

Royal Postgraduate Medical School Library (UK)
www.rpms.ac.uk/departments/library/library.html

Royal Society of Health
www.healthworks.co.uk/hw/orgs/rsh.html

Royal Society of Tropical Medicine & Hygiene (UK)
www.rstmh.org

Royal Statistical Society (UK)
www.maths.ntu.ac.uk/rss/index.html

SEAMEO Regional Tropical Medicine and Public Health Network (TROPMED)
mailhost.ait.ac.th/Asia/seameo/tropabwt.html

Social Science Information Gateway – SOSIG
sosig.ac.uk

Stanford University Lane Medical Library
www-med.stanford.edu/MedCenter/Lane

The Global Health Network
www.pitt.edu/HOME/GHNet/GHNet.html

Tropical Medicine Links
medinfo.dom.uab.edu/geomed/links.html

Tropical Medicine Internet Resources
www.liv.ac.uk/lstm/internet.html

UK-based Networked Information Resources for Social Scientists
sosig.esrc.bris.ac.uk/uk-based.html

UK Higher Education Library Catalogues (OPACs)
www.niss.ac.uk/reference/opacs.html

UK University Web Sites
www.bham.ac.uk/documents/ukuwww.html

University College London Library
www.ucl.ac.uk/UCL-Info/Divisions/Library/

University of Michigan Public Health Library
www.lib.umich.edu/libhome/PubHealth.lib/index.html

U.S. National Library of Medicine
www.nlm.nih.gov

Welch Medical Library, Johns Hopkins University
www.welch.jhu.edu

Welcome to Healthworks Online
www.healthworks.co.uk

Wellcome Institute Library
www.wellcome.ac.uk/institute/library.html

Wellcome Trust
www.wellcome.ac.uk

Welsh Institute for Health & Social Care
www.glam.ac.uk/wihsc/home.htm

Yahoo! – Health:Medicine:Indices (Search engine indices)
www.yahoo.com/Health/Medicine/Indices

Journals

American Journal of Epidemiology
phweb.sph.jhu.edu/pubs/jepi

American Journal of Public Health
www.apha.org/news/publications/Journal/AJPH2.html

Annals of Epidemiology
www.elsevier.nl:80/estoc/publications/store/7/10472797

Annual Reviews Inc. – Ann Rev of Biochem/Immunol/Publ Hlth etc
www.AnnualReviews.org

Australian & New Zealand Journal of Public Health
www.hcn.net.au/pha/anzjph/anzjph.htm

British Medical Journal
www.bmj.com/bmj

Bulletin Epidémiologique Hebdomadaire Electronique (France)
www.b3e.jussieu.fr/rnsp/beh/index.html

Canada Communicable Disease Report
hwcweb.hwc.ca/main/lcdc/web/publicat/ccdr

CDR – Communicable Disease Report (UK)
www.open.gov.uk/cdsc/cdrweek2.htm

Communicable Diseases Intelligence – Australia
www.health.gov.au/hfs/pubs/cdi/cdihtml.htm

Current Outbreak or Other Infectious Disease Reports
www.cdpc.com/suma.htm

Demography
www.ssc.wisc.edu/~demograp

Emerging Infectious Diseases
www.cdc.gov/ncidod/EID/eid.htm

Epidemiology
www.wwilkins.com/EDE

Elsevier Science – Home Page
www.elsevier.nl

European Journal of Epidemiology
www.wkap.nl

European Journal of Public Health
www.oup.co.uk/jnls/list/eurpub/hdb

EuroSurveillance
www.b3e.jussieu.fr:80/ceses/EuroSurv/e1.html

Eurosurveillance Weekly
www.eurosurv.org/main.htm

Global Programme for Vaccines and Immunization(GPV)
www.who.ch/programmes/gpv

Health & Place
www.elsevier.nl:80/estoc/publications/store/2/13538292

Health Promotion International
www.oup.co.uk/jnls/list/heapro/hdb

Health Service Research Journal
www.xnet.com/~hret/hsr.htm

Healthcare and Biomedicine Journals
www.carfax.co.uk/subjmedi.htm

International Journal of Epidemiology
www.oup.co.uk/jnls/list/ije

International Journal of Health Care Quality Assurance
www.mcb.co.uk/liblink/ijhcqa/jourhome.htm

Internet Journal of Health Promotion
www.monash.edu.au/health/IJHP/

JAMA (Journal of the American Medical Association)
www.jama.com/

Journal of Clinical Epidemiology
www.elsevier.nl:80/estoc/publications/store/6/08954356/

Journal of Epidemiology and Community Health
www.bmjpg.com/data/ech.htm

Journal of Health Communication
www.emerson.edu/JHealthCom

Journal of Health Politics, Policy, and Law
www.pitt.edu/~jhppl/index.htm

The Lancet
www.thelancet.com./lancet/index.html

Medicine & Global Survival Homepage
www.healthnet.org/MGS/MGS.html

MedWeb: Electronic Publications
www.gen.emory.edu/MEDWEB/keyword/electronic_publications.html

Milbank Quarterly
www.med.harvard.edu/publications/milbank

MMWR (Morbidity & Mortality Weekly Report)
www.cdc.gov/epo/mmwr/mmwr.html

Nature – International weekly journal of science
www.nature.com

New England Journal of Medicine
www.nejm.org

New Scientist
www.newscientist.com/

Online Journal of Current Clinical Trials
www.edoc.com/jrl-bin/wilma/spr.829168852.html

Pan American Journal of Public Health
www.paho.org/english/DBI/blurb-p.htm

Population and Development Review
www.popcouncil.org/pdr

Public Health
www.stockton-press.co.uk/ph/index.html

Public Health Medicine
www.oup.co.uk/jnls/list/pubmed/hdb

Public Health Weekly
www.holonet.net/homepage/1p.htm

Scandinavian Journal of Social Medicine
www.scup.no/journals/en/j-419.html

Science
www.sciencemag.org

Scientific American
www.sciam.com

Social Science & Medicine
www.elsevier.nl:80/estoc/publications/store/6/02779536/

Springer-Verlag Journals Preview Service (SVJPS)
www.springer.de/server/svjps.html

Strategic Health Review
www.shr.co.za

Vaccine Weekly
www.holonet.net/homepage/1v.htm

WER (Weekly Epidemiological Records)
www.who.ch/wer/wer_home.htm

E-Mail/Discussion Lists

EID – Emerging Infectious Diseases, a CDC quarterly list

email address: lists@list.cdc.gov
to subscribe, write in the body of text: subscribe EID–TOC
(for Tables of Contents, other versions available)

EPIDEMIO-L, a discussion list on epidemiology, daily

email address: LISTPROC@CC.UMONTREAL.CA
to subscribe, write in the body of text: subscribe EPIDEMIO-L <your first and last name>

EPI-INFO, a discussion list on use on Epi-Info software

email address: majordomo@mailhost.tcs.tulane.edu.au
to subscribe, write in the body of text: subscribe epi-info end
(for help: epi-info-owner@mailhost.tcs.tulane.edu)

HEALTH-GIS, a discussion list for Geographical Information Systems

email address: MAJORDOMO@who.ch
to subscribe, write in the body of text: SUBSCRIBE health-gis

MALARIA, a malaria discussion list

email address: listserv@wehi.edu.au
to subscribe, write in the body of text: subscribe malaria your name

MMWR – Morbidity and Mortality Weekly Report

email address: lists@list.cdc.gov
to subscribe, write in the body of text: subscribe MMWR-TOC
(TOC: Tables of Contents, other versions available)

PHNflash – Population, Health, Nutrition, a World Bank list, monthly

email address: Listserv@tome.worldbank.org
to subscribe, write in the body of text:
Subscribe PHNFLASH First Name (space) Last Name

ProMED – PROgram for Monitoring Emerging Diseases

email address: majordomo@usa.healthnet.org
to subscribe, write in the body of text: subscribe promed

Stellenangebote (Public Health/Primary Health Care)

Care

www.care.org/getinvolved/jobs.html

Guardian (UK)

recruitnet.guardian.co.uk

Nurse doctor jobs international health humanitarian relief

www.imc-la.com/imcempl3.htm#Great Lakes

RSPH Career Action Center

www.sph.emory.edu/studentservice/Career.html

Science
www.sciencejobs.com/sciencejobs/sciencejobs.html

Times Higher Education Supplement Internet Service (UK)
www.timeshigher.newsint.co.uk

VSO
www.oneworld.org/vso/rio/overjobs.html

WHO
www.who.org/programmes/per/vacancies/vacancy.htm

Yale University
www.med.yale.edu/library/sir

Software

Brixton Books Web Page
www.brixtonbooks.demon.co.uk

Computer Software for Epidemiologic Analysis: PEPI
www.usd-inc.com/pepi.html

Johns Hopkins School of Public Health: Software
www.sph.jhu.edu/org/DeltaOmega/software

STATA
www.stata.com

UNAIDS: Epi Software
ftp://ftp.unaids.org/inet/ftp/epi/index.html

Nützliche Adressen für Mitarbeiter im Gesundheitswesen

Arnhem, Niederlande

European Network for Promotion of Health-enhancing Physical Activity
Kontakt: NOC NSF/Europe on the Move!
6800 AH Arnhem, Niederlande
Tel. 0031/26483/4469
Fax 0031/26483/4468

Augsburg, Deutschland

Deutsche Gesellschaft für Sozialmedizin und Präventionen (DGSMP)
Gesundheitsamt der Stadt Augsburg
Hoher Weg 8
86152 Augsburg, Deutschland
Tel. 0049/821/324-2029
Fax 0049/821/324-2047

Berlin, Deutschland

Berliner Forschungsverbund Public Health
Technische Universität Berlin
Steinplatz 1, Sekr. K-03
10623 Berlin, Deutschland
Tel. 0049/30/31 42 48 76
Fax 0049/30/31 42 15 78

Bielefeld, Deutschland

Deutscher Verband für Gesundheitswissenschaften (Public Health)
Evang. Johanneskrankenhaus Bielefeld
Schildescher Straße 99
33611 Bielefeld, Deutschland
Tel. 0049/521/801 21 30

Bielefeld, Deutschland

Nordrhein-Westfälischer Forschungsverbund Public Health, Universität Bielefeld
33501 Bielefeld, Deutschland
Tel. 0049/521/106 42 55
Fax 0049/521/106 29 68

Bregenz, Österreich

WHO – CINDI – Programm (Countrywide Integrated noncommunicable Diseases Intervention Programme)
Österreich: CINDI – Vorarlberg
Kontakt: Co-Direktor Dr. Günter Diem
Arbeitskreis für Vorsorge- und Sozialmedizin
Rheinstraße 61
A-6900 Bregenz, Österreich
Tel. 0043/5574/64570/36
Fax 0043/5574/64570/44

Canberra, Australien

Public Health Association of Australia (PHA), GPO Box 2204
2601 Canberra, Australien
Tel. 0061/6/285 23 73
Fax 0061/6/282 54 38

Dresden, Deutschland

Forschungsverbund Public Health Sachsen, Med. Fakultät der Technischen Universität Dresden
Fiedlerstraße 27
01307 Dresden, Deutschland
Tel. 0049/351/458 32 54
Fax 0049/351/459 30 38

Düsseldorf, Deutschland

Deutsche Gesellschaft für Medizinische
Soziologie (DGMS)
Institut für Medizinische Soziologie
Universität Düsseldorf
Moorenstraße 5
40225 Düsseldorf, Deutschland
Tel. 0049/211/311-4360
Fax 0049/211/311-2390

Freiburg, Deutschland

Koordinierungsstelle
Gesundheitswissenschaften/Public Health
Universität Freiburg
Hebelstraße 13
79104 Freiburg, Deutschland
Tel. 0049/761/203 55 18
Fax 0049/761/203 55 16

Genf, Schweiz

International Committee of the
Red Cross (ICRC)
19, avenue de la Paix
CH-1202 Geneva, Schweiz
Tel. 0041/22/730 23 05
Fax 0041/22/730 22 50

Genf, Schweiz

World Health Organization (WHO)
20, Avenue Appia
CH-1211 Geneva 27, Schweiz
Tel. 0041/22/791 26 84
Fax 0041/22/791 48 53

Graz, Österreich

Institut für Sozialmedizin
Universitätsstraße 6/I
A-8010 Graz, Österreich
Tel. 0043/316/380 43 98
Fax 0043/316/380 96 65

Graz, Österreich

Österreichische Gesellschaft für
Gesundheitswissenschaften und
Public Health
Universitätsstraße 6/I
A-8010 Graz, Österreich
Tel. 0043/316/380 43 98
Fax 0043/316/38 67 67

Hannover, Deutschland

Norddeutscher Forschungsverbund
Public Health
Medizinische Hochschule Hannover
30623 Hannover, Deutschland
Tel. 0049/511/532 44 55
Fax 0049/511/532 53 47

Innsbruck, Österreich

Institut für Sozialmedizin
Sonnenburgstraße 16
A-6020 Innsbruck, Österreich
Tel. 0043/512/507 34 43
Fax 0043/512/507 27 18

Köln, Deutschland

Deutsche Gesellschaft für Medizinische
Informatik, Biometrie und Epidemiologie
Bundesärztekammer
Herbert-Lewin-Straße 1
50931 Köln, Deutschland
Tel. 0049/221/40 04-256

Kopenhagen, Dänemark

WHO/Kopenhagen
Scherfingsvej 8
2100 Kopenhagen, Dänemark
Tel. 0045/391 71 717

London, Großbritannien

European Public Health Alliance (EPHA)
Academic Department of Public Health
St. Mary's Hospital Medical School
Norfolk Place
W2 1PG London, Großbritannien
Tel. 0044/171/7 25 14 96
Fax 0044/171/7 24 73 49

Manguinhos, Brasilien

ABRASCO – Associcao Brasileira
de Saúde Coletiva
Rua Leopoldo Bulhoes
1480-2 Andar-Manguinhos
21041-210 Manguinhos, Brasilien
Tel. 0055/21/560 8699

München, Deutschland

Münchner Forschungsverbund
Public Health – Öffentliche Gesundheit

Pettenkoferstraße 33
80336 München, Deutschland
Tel. 0049/89/544 203-40
Fax 0049/89/544 203-44

New York, USA

Rockefeller Foundation
420 5th Ave.
NY-10018-2702 New York, USA
Tel. 001/212/86 98 500

Princeton, USA

TOEFL
(Test of English as a Foreign Language)
Educational Testing Service
P.O. Box 6154
NJ 08541-6151 Princeton, USA
Tel. 001/609/822 6601
Fax 001/609/

Princeton, USA

GRE (Graduate Record Examinations)
Educational Testing Service
NJ 08541-6000 Princeton, USA
Tel. 001/609/771-7670
Fax 001/609/771-7906

Princeton, USA

GMAT (Graduate Management Admission Test) Educational Testing Service
NJ 08541-6103 Princeton, USA
Tel. 001/609/771-7330

Saint Maurice, Frankreich

Association of Schools of Public Health in the European Region (ASPHER)
14, Rue Val d'Osne
94229 Saint Maurice Cedex, Frankreich
Tel. 0033/1/43 96 64 59
Fax 0033/1/43 96 64 63

Utrecht, Niederlande

European Public Health Association (EUPHA)
Netherlands School of Public Health
Maliebaan 94
3581 CX Utrecht, Niederlande
Tel. 0031/30 36 43 88
Fax 0031/30 33 40 84

Washington, D.C., USA

Weltbank
1818 H Street, N.W.
20433 Washington, D.C., USA
Tel. 001/202/477 12 34
Fax 001/202/477 63 91

Washington, D.C., USA

Association of Schools of Public Health (ASPH)
1660 L. Street, N.W.
Suite 204
20036-5603 Washington, D.C., USA
Tel. 001/202/296 10 99
Fax 001/202/296 12 52

Wien, Österreich

Bundesministerium f. Wissenschaft und Forschung
Minoritenplatz 5
A-1010 Wien, Österreich
Tel. 0043/1/531 20

Wien, Österreich

Europäische Kommission – Vertretung in Österreich
Kärntner Ring 5–7
A-1010 Wien, Österreich
Tel. 0043/1/513 25 14
Fax 0043/1/513 25 15

Wien, Österreich

Internationales Netzwerk gesundheitsfördernder Krankenhäuser
LBI für Medizin- und Gesundheitssoziologie
Universitätsstraße 7/2
A-1010 Wien, Österreich
Tel. 0043/1/4029360
Fax 0043/1/4029363

Wien, Österreich

Auslandsbüro der Ärztekammer Österreich und Wien
Weihburggasse 10–12
A-1010 Wien, Österreich
Tel. 0043/1/515 01 DW 404
Fax 0043/1/515 01 410
E-Mail: ausland@aekwien.or.at

Wien, Österreich

Club International Universitaire (CIU)
Schottengasse 1
A-1010 Wien, Österreich
Tel. 0043/1/533 65 33
Fax 0043/1/533 65 33 9

Wien, Österreich

Amerika Haus
Friedrich-Schmidt-Platz 2
A-1010 Wien, Österreich
Tel. 0043/1/405 30 33

Wien, Österreich

Institut für interdisziplinäre Forschung und Fortbildung (IFF)
Siebensterngasse 42
A-1070 Wien, Österreich
Tel. 0043/1/523 43 31/0
Fax 0043/1/523 43 31/18

Wien, Österreich

Bundesministerium für Arbeit, Gesundheit und Soziales
Radetzkystraße 2
A-1030 Wien, Österreich
Tel. 0043/1/711 72
Fax 0043/1/712 08 23

Wien, Österreich

Fulbright Commission (Austrian-American Educational Commission)
Schmidgasse 14
A-1080 Wien, Österreich
Tel. 0043/1/313 39

Wien, Österreich

Auslandsbüro der Universität Wien
Dr. Karl Lueger-Ring 1
A-1010 Wien, Österreich
Tel. 0043/1/401 03
Fax 0043/1/405 97 77

Wien, Österreich

Forschungsinstitut für Pflege und Gesundheit
Johannes Kepler Universität Linz
Abteilung für Pflegeforschung
Billrothstraße 78
A-1190 Wien, Österreich
Tel. 0043/1/476 06/6236
Fax 0043/1/476 06/6237

Wien, Österreich

Hauptverband der Österreichischen Sozialversicherungsträger
Kundmanngasse 21–23
A-1031 Wien, Österreich
Tel. 0043/1/711 32/1000
Fax 0043/1/711 32/3778

Wien, Österreich

Institut für Sozialmedizin der Universität Wien
Alser Straße 21
A-1080 Wien, Österreich
Tel. 0043/1/408 56 81

Wien, Österreich

Ludwig-Boltzmann-Institut für Krankenhausorganisation
Mariannengasse 10
A-1090 Wien, Österreich
Tel. 0043/1/404 09-803

Wien, Österreich

Ludwig-Boltzmann-Institut für Medizin- und Gesundheitssoziologie Wien
Universitätsstraße 7
A-1010 Wien, Österreich
Tel. 0043/1/402 93 60
Fax 0043/1/402 93 63

Wien, Österreich

Ludwig-Boltzmann-Institut für Gesundheitspsychologie der Frau
Ignaz Semmelweis-Frauenklinik
Bastiengasse 36
A-1180 Wien, Österreich
Tel. 0043/1/476 15-0
Fax 0043/1/

Wien, Österreich

Österr. Bundesinstitut für Gesundheitswissenschaften – ÖBIG
Stubenring 6
A-1010 Wien, Österreich
Tel. 0043/1/515 61/0
Fax 0043/1/513 84 72

Wien, Österreich

British Council
Schenkenstraße 4
A-1010 Wien, Österreich
Tel. 0043/1/533 261 677
Fax 0043/1/533 261 685
E-Mail: exams@bc.vienna.at
Internet: www.britcoun.org/austria

Wien, Österreich

Österreichisches Netzwerk gesundheitsfördernder Krankenhäuser
LBI f. Medizin- und Gesundheitssoziologie
Universitätsstraße 7/2
A-1010 Wien, Österreich
Tel. 0043/1/4029360/24
Fax 0043/1/4029363

Woerden, Niederlande

European Network of Health Promotion Agencies
Kontakt: Janine Vervoordeldonk
c/o NIGZ Netherlands Institute for Health Promotion and Disease Prevention
3440 AM Woerden, Niederlande
Tel. 0031/348 437 631
Fax 0031/348 437 666

Kurzbiographien

Franz Allerberger, Oberrat, Univ. Prof., Dr. med., MPH, geb. 1956, studierte Medizin in Innsbruck und ist seit 1983 an der Bundesstaatlichen bakteriologisch-serologischen Untersuchungsanstalt in Innsbruck tätig. Darüber hinaus nahm er 1989/90 an einem Residency-Programme am Department for Clinical Microbiology der Mayo Clinic in Minnesota, USA, teil, und war 1993/94 Gastprofessor am Department for Immunology and Infectious Diseases der Johns Hopkins University in Maryland, USA. Seit 1990 ist er Lehrbeauftragter für Krankenhaushygiene und erhielt 1992 die Venia legendi für „Hygiene, Mikrobiologie und Präventivmedizin" an der Universität Innsbruck zuerkannt. Seit 1993 ist er Leiter der Abteilung für Epidemiologie und Infektionsprophylaxe an der Bundesstaatlichen bakteriologisch-serologischen Untersuchungsanstalt in Innsbruck.

Peter Baume, MD, ist Professor für „Community Medicine" an der Universität von New South Wales. Sein Medizinstudium, die Ausbildung zum Arzt und die Spezialisierung im Fach Gastroenterologie absolvierte er in Sydney. Bevor er an der klinischen Fakultät des Royal North Shore Hospital von Sydney klinischer Leiter wurde, arbeitete er in den USA in Birmingham und Nashville, Tennessee.

1991 wurde Dr. Baume Professor für Community Medicine an der Universität von New South Wales, wo er auch 1991–95 Fakultätsleiter war. Er war Gründungsvorsitzender der „Australian Sports Drug Agency", stellvertretender Vorsitzender des „Australian National Council on AIDS", Präsident des New-South-Wales-Bereichs innerhalb der „Public Health Association" (1992–94), Vorsitzender des „Drug Offensive Council" von New South Wales, Teilzeitbeauftragter der Kommission zur Gesetzesreform und Kanzler der australischen National University. Außerdem hat er eine Reihe von weiteren Funktionen auf Kommunalebene inne; anläßlich seiner Nominierung als Kanzler hat er seine Funktion als Leiter der Fakultät für Community Medicine zurückgelegt.

1992 wurde Prof. Baume zu einem der höchsten australischen Gesundheitsbeamten ernannt. 1974–91 war er Senator für New South Wales im australischen Parlament. Er übte sowohl die Funktion eines stellvertretenden Fraktionsführers als auch jene des Fraktionsgeschäftsführers der Regierungspartei aus. Er war auch Minister für Angelegenheiten der Aborigines, Gesundheitsminister, Unterrichtsminister und Minister mit Kabinettsrang. Wegen seines Engagements zur Gleichberechtigung für Frauen am Arbeitsplatz trat er als Minister des Schattenkabinetts 1987 zurück.

Egmont Baumgartner, OMR, Univ. Prof., Dr. med., geb. 1926 in Innsbruck, absolvierte das Gymnasium und den Großteil des Studiums in Innsbruck. 1954 promovierte er zum Doktor der Medizin und machte seine ärztliche Ausbildung in Innsbruck, Salzburg und Lienz. Er war vier Jahre in der pharmazeutischen Industrie in Ingelheim/Rhein tätig. 1961 kehrte er nach Österreich zurück, wurde Betriebsarzt und wandte sich neben seiner Praxis der Arbeitsmedizin zu. Hauptthema: Belastung und Beanspruchung. 1986 erfolgte seine Habilitation auf diesem Gebiet an der Universität Innsbruck. Er ist a. o. Univ. Prof. für Präventivmedizin sowie Präsident der Österreichischen Akademie für Arbeitsmedizin, an deren Gründung 1983 und Erstellung des Lehrzielkataloges er wesentlich beteiligt war. An dieser Einrichtung, die jährliche Tagungen in jeweils einem anderen Bundesland durchführt, wurden bisher über 1000 Ärzte ausgebildet. Er ist der Leiter des 1. Arbeitsmedizinischen Zentrums in Österreich, das 1995 eröffnet wurde.

Elmar Bechter, Hofrat, Dr. med., geb. 1948, besuchte das Humanistische Gymnasium in Bregenz. Er studierte an der Universität Innsbruck Medizin, wo er auch zum Doktor der Medizin promovierte (1974). Danach absolvierte er die Ausbildung zum Arzt für Allgemeinmedizin (Jus practicandi 1978) sowie die Facharztausbildung für Anästhesiologie und Intensivmedizin und war in Bregenz, Ulm und München tätig (1978–80). Er trat 1980 in den amtsärztlichen Dienst des Landes Vorarlberg und legte 1981 die Physikatsprüfung ab. Seit 1987 leitet er als Vorstand die Abteilung Sanitätsangelegenheiten im Amt der Vorarlberger Landesregierung.

Denis Broun, MD, DMT, ist Leiter der Abteilung Gesundheitsprogramm, UNICEF, New York. Davor war er Gesundheitsexperte in der Weltbank in Washington, D.C.

Dr. Broun ist französischer Staatsbürger. Er besuchte die Universität von Rouen in Frankreich, wo er 1974 seinen Studienabschluß in Humanbiologie erhielt, und setzte seine Studien an der Universität von Paris VI fort. 1975 erhielt er ein Diplom in angewandten Computerwissenschaften (Anwendungsbereich Medizin) und 1980 ein Diplom in der Fachrichtung tropische Medizin vom Institut Leon M'Ba der Universität von Paris X. 1982 wurde ihm von der Universität von Paris V das Doktorat Innere Medizin verliehen. In der Folge besuchte er das Institut für Politikwissenschaften in Paris, wo er 1984 sein Diplom in Wirtschaftswissenschaften mit ausgezeichnetem Erfolg erhielt. 1979–82 war er als Arzt in Ausbildung in Pädiatrie und Infektionskrankheiten in zahlreichen Spitälern in Paris tätig. 1981–83 arbeitete er am französischen Institut für Gesundheit und medizinische Forschung und mit dem französischen Industrie- und Forschungsministerium an einer medizinischen Online-Dokumentation und -Information. 1984–85 war er als Journalist tätig und spezialisierte sich im Bereich Gesundheitsförderung und Kommunikation. Danach arbeitete er für zwei Gesundheitsberatungsfirmen, nämlich 1985–88 als Gesundheitsökonom für SODETEG in Clamart, Frankreich, und 1988–90 als Marketing-Manager für SANESCO International in Paris. 1991 machte er sich als Konsulent für Gesundheitsfragen und Pharmaökonomie selbständig, im selben Jahr begann er seine Tätigkeit bei der Weltbank.

Jean-Pierre Deschamps, Dr. med., Facharzt für Pädiatrie und Public Health, Diplome in den Fachbereichen Public Health, Kinderheilkunde, Arbeitsmedizin, angewandte Biologie für Leibesübungen und Sport, Luftfahrtmedizin, Wasser- und Klimalehre, wurde 1941 in Paris geboren. Aktuelle Funktionen im universitären und Krankenhausbereich sind: Doktor der Medizin, Spezialisierung in Public Health und Kinderheilkunde; Professor an der medizinischen Fakultät von Nancy und an der Universität Henri Poincaré, Nancy 1; Spitalsarzt an der Abteilung für medizinische Informatik, Epidemiologie und Statistik des Universitätskrankenhauses von Nancy; Direktor der Equipe d'Accueil doctorale EA 1124 der Université Henri Poincaré, Nancy 1 (Gremien der Lehrbeauftragten zur Betreuung von Doktorarbeiten, es handelt sich dabei um ein assoziiertes Gremium bzw. Team); Direktor des Institut Universitaire de Santé Publique du Nord-Est (G.I.P.; Universitätsinstitut für Public Health).

Weitere aktuelle Funktionen in Frankreich: Gewähltes Mitglied des Conseil Pédagogique der medizinischen Fakultät von Nancy (Pädagogischer Ausschuß); Mitglied des

Conseil Scientifique du Centre International de l'Enfance (wissenschaftlicher Ausschuß des internationalen Zentrums des Kindes); Mitglied des Conseil du Centre de Recherche, d'Etude et de Documentation en Economie de la Santé, CREDES (wissenschaftlicher Ausschuß des Zentrums für Forschung, Studien und Dokumentation im Bereich Wirtschaftsökonomie); Mitglied des Conseil Scientifique de l'Observatoire des Drogues et des Toxicomanies (wissenschaftlicher Ausschuß der Beobachtungsstation für Drogen und Suchterkrankungen); Mitglied des Conseil Supérieur de l'Information Sexuelle, de la Régulation des Naissances et de l'Education Familiale (Oberster Ausschuß für Sexualkunde und Aufklärung, Geburtenplanung und Familienplanung, es handelt sich dabei um ein Expertenkollegium); Kinderärztlicher Konsulent der Geburtsklinik „Clair-Logis" in Nancy; Präsident des Collège Universitaire des Enseignants de Santé Publique (Universitätskollegium der Lehrbeauftragten im Bereich Public Health); Präsident der Association Jeunes et Santé (Vereinigung für die Jugend und Gesundheit) in Paris.

Funktionen auf internationaler Ebene: Direktor des Centre collaborateur OMS (Gesundheitszentrum für Jugendliche) in Nancy; Vizepräsident der Union Internationale des Promotion et d'Education de la Santé (Internationale Vereinigung zur Förderung der Gesundheitserziehung); Mitglied des Comité technique franco-marocain de coopération médicale (Französisch-marokkanischer Ausschuß für die Zusammenarbeit im medizinischen Bereich des Außenministeriums); Mitglied des Club International de Pédiatrie Sociale (Internationaler Klub für Sozialpädiatrie, Präsident von 1984 bis 1986); Mitglied der Arbeitsgruppe zur Einrichtung einer Sommeruniversität im Bereich Public Health (Europäische Kommission DGV und ASPHER); Programmverantwortlicher für internationale Kooperation: Vietnam (DAGIC mit dem Außenministerium), Marokko (Außenministerium) und Algerien (gemeinsame Universitätszusammenarbeit zwischen den Regierungen).

Deschamps ist Mitherausgeber bei *Santé Publique* (Chefredakteur 1988–94), *L'Enfant en Milieu Tropical* (Das Kind in den Tropen), *Health Promotion* (Gesundheitsförderung) und *Développement et Santé* (Entwicklung und Gesundheit). Er ist außerdem Mitglied des wissenschaftlichen Ausschusses der Sozial- und Gesundheitswissenschaften und Verantwortlicher der Rubrik für Public Health von *Médecine et Enfance* (Kind und Medizin).

Hans Jochen Diesfeld, Prof., Dr. med. (D.T.P.H. London), geboren 1932, ist Ordinarius und seit 1976 ärztlicher Direktor der Abteilung Tropenhygiene und Öffentliches Gesundheitswesen am Klinikum der Universität Heidelberg. Er absolvierte sein medizinisches Staatsexamen und promovierte 1957 in München. Er ist Internist und Tropenmediziner. 1963–65 arbeitete er als Oberarzt am Haile Selassie Hospital Addis Abeba, Äthiopien. 1965–66 machte er eine einjährige Public-Health-Ausbildung an der London School of Hygiene and Tropical Medicine. 1969 erfolgte seine Habilitation für das Fach Tropenhygiene und öffentliches Gesundheitswesen an der Universität Heidelberg. Er übernahm zahlreiche Forschungs- und Beratungsaufgaben in Afrika und Asien.

Besondere Schwerpunkte: Gesundheitssystemforschung in Entwicklungsländern; seit 1974 postgraduierte Weiterbildungsprogramme für medizinisches Personal in Vorbereitung auf den Einsatz als Entwicklungshelfer und seit 1983 für Absolventen des Medizinstudiums in Deutschland aus Entwicklungsländern; seit 1989 einjähriger internationaler, englischsprachiger Aufbaustudiengang „Community Health and Health Management in Developing Countries", mit einem MSc-Grad der Universität Heidelberg besiegelt; Mitglied des Wissenschaftlichen Beirats des Bundesministers für Wirtschaftliche Zusammenarbeit, des Scientific and Technical Advisory Committee (STAC) des TDR/UNDP/World Bank/WHO-Programms für Tropical Disease Research and Training (TDR); Präsident der Association of the Institutes and Schools of Tropical Medicine in Europe (TROPMEDEUROP). Prof. Diesfeld ist Ehrenmitglied der Deutschen Tropenmedizinischen Gesellschaft.

Wolfgang J. Dür, Dr. phil., geb. 1954 in Bregenz, studierte an der Hochschule für Musik und darstellende Kunst in Wien (Fächer Drama und Schauspiel). Er absolvierte ein Studium der Rechtswissenschaften, Philosophie und Soziologie an der Universität Wien (Geisteswissenschaftlicher Magister und Doktorabschluß mit einer Doktorarbeit über AIDS und das sexuelle Verhalten von Jugendlichen). Seine beruflichen Erfahrungen machte er als Mitarbeiter bei Prof. H. Strotzka und Prof. J. Pelikan beim Aufbau der Bereiche Gesundheit, Soziologie und Medizin im Ludwig-Boltzmann-Institut 1979–83, als Dramaturg am Schauspielhaus Wien 1985, am Ludwig-Boltzmann-Institut für Gesundheitssoziologie und Medizin 1984 und als Lehrbeauftragter am Institut für Soziologie der Universität Wien (Bereiche Gesundheit, Soziologie und Medizin, Soziologie der Sexualität und Intimität, Methoden, Forschungspraxis und Projektmanagement) 1987. Er ist derzeit Leitender Forscher und Mitglied des Executive Committee des Ludwig-Boltzmann-Instituts für Gesundheit, Soziologie und Medizin am Institut für Soziologie der Universität Wien. Seine Lehrtätigkeit im Rahmen der Ausbildung von Gesundheitsfachleuten (-berufen) umfaßt die Bereiche Gesundheitssysteme, Präventionsforschung und Gesundheitsförderung, soziale Medien über Gesundheit und Krankheit, sozio-epidemiologische Forschung, Sexualitäts- und Intimitätssoziologie, Soziologie von AIDS, Evaluierung von Gesundheitsförderungsprojekten und Umfragen über die Zufriedenheit von Rauchern als Patienten.

Publikationen: *Gesundheitsverhalten von 11-, 13- und 15jährigen Schülerinnen und Schülern*, in Lobnig, H., Pelikan, J. M. (Hrsg.): Gesundheitsförderung in Settings: Gemeinde, Betrieb, Schule und Krankenhaus. Eine österreichische Forschungsbilanz. Wien 1996; *Das Gesundheitsverhalten von 11-, 13- und 15jährigen Schülerinnen und Schülern und das Setting Schule*. Reihe des Bundesministeriums für Arbeit, Gesundheit und Soziales, Bd. 3/97 (mit Daniela Huter, 1997); *Kommunikationsmuster in zufälligen Intimsystemen und die Möglichkeiten der AIDS-Prävention*, Forschungsbericht des Ludwig-Boltzmann-Instituts für Medizin- und Gesundheitssoziologie, 1997; *Gesundheitsförderung regionaler Projekte aus den österreichischen Bundesländern*, mit Jürgen M. Pelikan (Hrsg.), Wiener Universitätsverlag 1997; *Qualität in der Gesundheitsförderung. Ansätze und Beispiele zur Qualitätsentwicklung und Evaluation*, mit Jürgen M. Pelikan (Hrsg.), WUV Wien 1998; *Patientenbefragung im Donauspital*, Forschungsbericht des Ludwig-Boltzmann-Instituts für Medizin- und Gesundheitssoziologie (mit Thomas Stidl, Ursula Trummer), 1997.

Armin H. Fidler, Dr. med., MPH, absolvierte sein Medizinstudium an der Universität Innsbruck (Promotion 1984) und erwarb anschließend die Diplome für Tropenmedizin (Bernhard-Nocht-Institut Hamburg, 1985) sowie Parasitologie und Laboruntersuchungen (Hygieneinstitut, Universität Wien, 1986). Die Ausbildung zum Arzt für Allgemeinmedizin absolvierte er am Landeskrankenhaus Bregenz (Jus practicandi 1988). 1984–88 arbeitete er im Vorarlberger Arbeitskreis für Vorsorge und Sozialmedizin und 1985–89 bei der österreichischen AIDS-Hilfe mit. Ausbildungen und Tätigkeiten im Ausland: Master of Public Health, Harvard School of Public Health, Boston 1989; Master of Health Policy and Management, Harvard, Boston, 1990; Epidemic Intelligence Service Officer, US Centers for Disease Control, Atlanta 1990; WHO/PAHO-Konsulent in Bolivien, Mexiko, Haiti, Zentralamerika 1990; WHO-Regierungsberater in Washington, D.C., und Mexico City 1990–93; seit 1993 ist er bei der Weltbank als Public-Health-Specialist und Taskmanager; seit 1994 Gastprofessor an der George Washington University, Washington, D.C.

Die Weltbank, gegründet 1945 mit Sitz in Washington, D.C., gehört zu den „Specialized Agencies" innerhalb der Teilorganisationen der UNO. Dr. Fidlers Aufgabenbereich bei der Weltbank umfaßt die Beratung von Regierungen im Bereich der Gesundheitsreform, Sozialversicherung, Gesundheitsökonomie, Planung und Implementierung von Gesundheitsprogrammen. Sein Beitrag als Gesundheitsspezialist bei der Bank ist die Umsetzung der Ziele des WDR in den über 170 Mitgliedsländern der Weltbank.

Walter Geppert, Dr. jur., geb. 1939 in Wien, trat 1953 in das Berufsleben ein und absolvierte die Berufsschule für Dreher und Werkzeugmacher. 1954 wurde er Jugendfunktionär der Gewerkschaft Metall-Bergbau-Energie. 1957 legte er die Facharbeiterprüfung ab. Anschließend besuchte er die Sozialakademie. 1961 trat er ins Landesarbeitsamt Wien, 1962 in die Arbeiterkammer Wien ein. 1972 legte er die Berufsreifeprüfung ab und promovierte 1979 zum Dr. jur. 1985 wurde er Generaldirektorstellvertreter im Hauptverband der österreichischen Sozialversicherungsträger. 1989–90 war er Bundesminister für Arbeit und Soziales, 1991 wurde er Generaldirektor des Hauptverbandes der österreichischen Sozialversicherungsträger. Dr. Geppert ist Autor zahlreicher Fachbücher und Artikel zu den Themen Soziale Sicherheit, Sozialpolitik, Kranken- und Pensionsversicherung, Prävention, Arbeitnehmerschutz, Mitbestimmung, Handels- und Gesellschaftsrecht und Leiharbeit.

Siegfried Geyer, Dipl.-Soz., Dr. phil., studierte Soziologie und Psychologie an der Universität Mannheim. Nach dem Studium arbeitete er an der Abteilung Sozialpsychologie der Universität Mannheim, danach als Hochschulassistent am Institut für Medizinische Soziologie der Universitäten Mannheim und Düsseldorf mit Tätigkeiten in Forschung und Lehre. 1988 wurde er Leiter der Medizinischen Soziologie an der Medizinischen Hochschule Hannover. Seine Forschungsaktivitäten umfassen die Themen „Lebensverändernde Ereignisse und Krankheit“ sowie „Soziale Ungleichheit und Gesundheit“.

Ralph Grossmann, Univ. Prof., Dr. jur., geb. 1949, ist Jurist, Sozialwissenschaftler, Gruppendynamiktrainer und Organisationsberater sowie Leiter der Abteilung Gesundheit und Organisationsentwicklung am Institut für Interdisziplinäre Forschung und Fortbildung (IFF) in Wien. Außerdem leitet er das WHO-Kooperationszentrum für Training und Organisationsentwicklung für Gesundheitsförderung und ist Mitglied der Arbeitsgruppe „Curriculum der Österreichischen Gesellschaft für Gesundheitswissenschaften/Public Health“.

Felix Gutzwiller, Univ. Prof., Dr. med., MPH, geb. 1948, legte sein medizinisches Staatsexamen 1974 an der Universität Basel ab und absolvierte 1975 die MPH-Ausbildung an der Harvard-Universität in Boston, USA. 1981 wurde er Doctor of Public Health an der Johns Hopkins University, Baltimore, und habilitierte sich an der Medizinischen Fakultät der Universität Basel (Sozial- und Präventivmedizin). 1983 wurde er o. Professor für Sozial- und Präventivmedizin an der Universität Lausanne und 1988 o. Professor für Sozial- und Präventivmedizin an der Universität Zürich. Er ist Direktor des Instituts für Sozial- und Präventivmedizin der Universität Zürich.

Katharina Heimerl, Dr. med., MPH, geb. 1961, ist praktische Ärztin. Sie absolvierte den Community-Health-Kurs an der Universität Innsbruck und die Ausbildung zum Master of Public Health an der Universität von Kalifornien, Berkeley, USA. Sie ist freie Mitarbeiterin am Ludwig-Boltzmann-Institut für Medizin- und Gesundheitssoziologie und Vertragsassistentin am Institut für Interdisziplinäre Forschung und Fortbildung (IFF), Abteilung Gesundheit und Organisationsentwicklung, sowie Mitglied der Arbeitsgruppe „Curriculum der Österreichischen Gesellschaft für Gesundheitswissenschaften/Public Health“.

Rolf Heusser, Dr. med., MPH, geb. 1958, legte sein medizinisches Staatsexamen 1983 in Zürich ab, absolvierte die MPH-Ausbildung 1988/89 an der Universität von Kalifornien, Berkeley, USA, und wurde 1989 Oberarzt am Institut für Sozial- und Präventivmedizin der Universität Zürich. Er ist Lehrbeauftragter an der medizinischen Fakultät der Universität Zürich und Leiter der Koordinationsstelle des interuniversitären Weiterbildungsprogrammes Public Health.

Gottfried Otto Hirnschall, Dr. med., MPH, studierte 1975–82 Medizin an der Universität Wien und arbeitete 1983–84 als Assistenzarzt am Universitätsspital Zürich, Schweiz. 1984 erhielt er das Tropenmedizinische Diplom am Tropeninstitut Basel, Schweiz. 1984–89 absolvierte er (mit mehreren Karenzierungen) die Ausbildung zum Arzt für Allgemeinmedizin in Wien, dazwischen 1986–87 den Master Public Health an der Johns Hopkins University, Baltimore, USA, und 1989–91 die Epidemiologieausbildung (Epidemic Intelligence Service – EIS) bei „Centers for Disease Control" (CDC) in Atlanta, USA. Auslandseinsätze: 1979 Hilbrow Hospital, Johannesburg, Südafrika; 1985–86 Äthiopien, Internationales Komitee vom Roten Kreuz (IKRK); seit 1991 ist er als Medical Officer bei der WHO in Genf tätig, zunächst als Programme Manager für das „Programme of Control of Diarrheal Diseases" (CDD), seit Anfang 1996 als Programme Manager in der neugeschaffenen „Division for Child Health and Development" (CHD).

Wolfgang Hladik, Dr. med., MSc, studierte Medizin an der Alma Mater Rudolphina Universität in Wien, wo er 1990 promovierte. 1992/93 war er in Thailand an der Mahidol University ärztlich tätig, wo er auch den Diplomkurs in Tropenmedizin (DTM&H) absolvierte. Davor erfolgte eine Tropenausbildung (DTM) in Krems/Bangkok 1991/92. 1994–96 absolvierte er die Ausbildung zum praktischen Arzt in Wien an der Krankenanstalt Rudolfstiftung, danach folgte die Ausbildung an der London School of Hygiene & Tropical Medicine/London (MSc, Control of Infectious Diseases). 1997/98 war Dr. Hladik auf Auslandseinsätzen als Medical Coordinator in Flüchtlingslagern an der thailändisch-kambodschanischen Grenze tätig. Er ist freier Mitarbeiter des Auslandsbüros der Ärztekammer für Österreich und Wien.

Klaus Hurrelmann, Univ. Prof., Dr. phil., geb. 1944, studierte Soziologie, Psychologie und Pädagogik an den Universitäten Freiburg, Berkeley/USA und Münster und promovierte im Fach Soziologie. 1975 habilitierte er sich und übernahm eine Professur für Sozialforschung an der Universität Essen. Seit 1980 ist er als Professor an der Universität Bielefeld tätig. 1990 hatte er eine Gastprofessur für Soziologie an der New York University. Seit 1994 ist er Dekan der neu gegründeten Fakultät für Gesundheitswissenschaften der Universität Bielefeld. Seine Tätigkeitsfelder in Lehre und Forschung umfassen Bildungs-, Familien-, Jugend- und Gesundheitsforschung. Im Auftrag verschiedener Bundes- und Landesministerien leitete er mehrere Forschungsprojekte in diesen Bereichen. Seit 1986 ist er Leiter des von der Deutschen Forschungsgemeinschaft finanzierten Sonderforschungsbereiches „Prävention und Intervention im Kindes- und Jugendalter". Er ist Herausgeber und Beiratsmitglied bei deutschen und ausländischen Fachzeitschriften und Buchreihen. Er war Mitglied der „Bildungskommission" des Landes Nordrhein-Westfalen und ist Mitglied des „Nationalen Drogenrats" des Bundesgesundheitsministeriums.

Er hat mehrere Bücher und Forschungsberichte publiziert und herausgegeben, zuletzt die Neuauflage des *Handbuchs der Sozialisationsforschung* und das *Handbuch Gesundheitswissenschaften.* Die Lehrbücher *Lebensphase Jugend, Sozialisation und Gesundheit* und *Einführung in die Sozialisationstheorie* haben eine hohe Verbreitung gefunden. Aus der Lehr- und Forschungstätigkeit sind auch mehrere englischsprachige Publikationen hervorgegangen, zuletzt das *International Handbook of Public Health.*

Ilona Senta Kickbusch, Dr. phil., wurde in München geboren. Ihre Universitätsausbildung umfaßte den Bereich Sozialwissenschaften, wo sie das Studium der Politikwissenschaften mit einem Doktorat abgeschlossen hat. Sie ist eine der Hauptinitiatoren der WHO-Aktivitäten im Bereich der Gesundheitsförderung. Dr. Kickbusch ist für die „Ottawa Charter for Health Promotion" verantwortlich, die heute als entscheidendes Dokument für die Entwicklung der Gesundheitsförderung angesehen wird, weiters hat sie das WHO-Projekt „Healthy Cities" sowie Initiativen wie „Health Promoting Schools and Health

Promoting Hospitals“ entwickelt. Sie war an der Entwicklung des „European Health for All Targets“ beteiligt, die erste Initiative in Europa, in der Gesundheitsförderung durch die Planung von Zielsetzungen im Gesundheitsbereich angestrebt wurde. Erst vor kurzem hat sie an der Abfassung der neuen „WHO Policy“ für das 21. Jahrhundert mitgewirkt. Derzeit ist sie Direktorin in der Abteilung für Gesundheitsförderung und Erziehung in der WHO-Zentrale in Genf. Ihre Aufgabenbereiche umfassen: Gesundheitsförderung, Altern und Gesundheit, Behinderung und Rehabilitation sowie die Kommunikations- und Medienunterstützungsfunktion der WHO. Sie ist Vorsitzende der Arbeitsgruppe für Gesundheitspartnerschaften (Health Partnerships) im 21. Jahrhundert und ist in ihrer Funktion als Secretary für die Vorbereitung der 50-Jahr-Feier der WHO verantwortlich. Weiters ist sie die externe Projektleiterin für den Gesundheitspavillon der EXPO 2000. Sie ist Verfasserin zahlreicher Publikationen, Mitglied der Fakultät der Yale-Universität (School of Public Health) und Professor honoris causa an der Universität von Bielefeld.

Jean Paul Klein, Dr. med., geb. 1951 in Luxemburg, maturierte 1971 am Gymnasium Luxemburg. 1972 absolvierte er den Cours universitaires scientifiques ebenfalls in Luxemburg. Das Medizinstudium absolvierte er an der Wiener Universität, wo er 1981 zum Doktor der gesamten Heilkunde promovierte. Die Ausbildung zum Arzt für Allgemeinmedizin absolvierte er im Kaiserin-Elisabeth-Spital in Wien (Jus practicandi 1994). Seit 1984 ist Dr. Klein am österreichischen Bundesministerium für Gesundheit und Konsumentenschutz (heute: Bundesministerium für Arbeit, Gesundheit und Soziales), Abteilung für Hygiene und Infektionskrankheiten, tätig. Zu den Schwerpunkten seiner Tätigkeit gehören die Erfassung und Bekämpfung von Infektionskrankheiten, internationale Koordination sowie die Vertretung Österreichs in verschiedenen EU-Gremien.

Christian M. Köck, Dr. med. ScD., MPH, MSc, absolvierte nach dem Medizinstudium seine Ausbildung zum praktischen Arzt sowie anschließend das Universitätsstudium für Gesundheitspolitik und -management an der Harvard School of Public Health. 1990–95 war er als Leiter des Bereichs Qualitätsmanagement bzw. Organisationsentwicklung verantwortlich für die Einführung von Qualitätsmanagementsystemen und die Organisationsentwicklung in den Krankenhäusern und Pflegeheimen der Stadt Wien. Seit vielen Jahren ist er freier Berater in Krankenhäusern verschiedener Trägerorganisationen im In- und Ausland. Dr. Köck übt Forschungs- und Lehrtätigkeit an der Harvard School of Public Health, der Wirtschaftsuniversität Wien und der Universität Wien aus. Er ist Mitglied des Editorial Boards des *British Medical Journals*, der *Wiener Klinischen Wochenschrift* und der Vorstände wissenschaftlicher Fachgesellschaften. Seit 1995 ist er außerdem geschäftsführender Gesellschafter der Köck, Ebner & Partner Beratungsgesellschaft mbH.

Walter W. Kofler, Univ. Prof., Dr. med., habilitierte sich 1976 für Hygiene mit einem Thema zu gesundheitsorientierter Raumordnung. 1983 übernahm er den Lehrstuhl für Sozialmedizin an der Universität Innsbruck. 1993 wurde er Vorstand des Instituts für Sozialmedizin. 1985 gründete er die School of Public Health in Innsbruck, zu deren Schwerpunkten epidemiologische interdisziplinäre Studien über die Zusammenhänge zwischen toxikologischen und subjektiven Umweltbelastungen unterschiedlicher Genese auf diverse Bevölkerungsgruppen, die Umsetzung der daraus abgeleiteten Folgerungen in Strategien zur Minimierung von Umweltbelastungen, wissenschaftstheoretische Auseinandersetzungen zur Theorie von Gesundheit, Erholungsbedürftigkeit und Krankheit im Spannungsfeld sozialer, kultureller und biologisch-technischer Umwelten sowie die Entwicklung des Toxikopie-Modells gehörten.

Andrea Kubec, Dr. med., praktische Ärztin und Schulärztin, geb. 1946, studierte 1976–81 Medizin an der Alma Mater Rudolphina Universität Wien. 1981–84 absolvierte sie ihre

Ausbildung zum praktischen Arzt im Krankenhaus Lainz und erhielt 1984 ihre Niederlassung als Kassenärztin für Allgemeinmedizin in Wien-Meidling. Sie ist seit 1986 als Schulärztin tätig und wirkt seit 1992 als Landesschulärztin. Dr. Kubec ist Referentin für schulhygienische Angelegenheiten am Stadtschulrat für Wien.

Felix Albert Küchler, Dr. med., DTM, MSc, geb. 1953, ist Arzt und Bürger der Schweiz. Nach dem Medizinstudium an der Universität Zürich absolvierte er ein halbjähriges Praktikum in einem Buschspital (Kamerun). In seiner Doktorarbeit bearbeitete er ein sozial- und präventivmedizinisches Thema. Nach dem Studienabschluß war er zwei Jahre Assistenzarzt in kleineren Spitälern in der Schweiz (Innere Medizin, Chirurgie). Weitere Tätigkeiten: Tropenmedizinischer Diplomkurs in Basel, zwei Jahre Basisgesundheitsdienste im Tschad, Fortbildungskurs „Teaching Primary Health Care" in Liverpool, vier Jahre in Bénin als Berater einheimischer Distrikts- und Provinz-Chefärzte, Evaluationen oder Durchführung von Seminaren in Kamerun, Ghana, Togo und Kenya, Master-Kurs in London (Health Promotion) und seit 1993 Kurs-Koordinator am Schweizerischen Tropeninstitut.

Kurt Martin Leodolter, Dr. med., MPH, geb. 1962, studierte 1980–88 Medizin an der Karl-Franzens-Universität in Graz. 1988 promovierte er zum Doktor der gesamten Heilkunde, absolvierte 1988/89 seinen Zivildienst im Beratungszentrum für psychische und soziale Fragen in Graz. 1989–93 erfolgte seine Ausbildung zum Arzt für Allgemeinmedizin, daneben seine Ausbildung zum Arzt für Psychosomatik. Seine Weiterbildung zum Arbeitsmediziner erfolgte an der Linzer Akademie für Arbeitsmedizin. 1993/94 erwarb er an der London School of Hygiene & Tropical Medicine (LSHTM) den Master of Public Health Medicine mit Schwerpunkt auf Epidemiologie (Stipendium des BMfWFV, BMfGK). 1994/95 erhielt er eine Anstellung am Institut für Sozialmedizin der Universität Graz. Er ist Mitverfasser des *Gesundheitsberichts für die Steiermark* (mit R. H. Noack, 1995). Seit Jänner 1996 ist er als Arbeitsmediziner im Unfallverhütungsdienst der Allgemeinen Unfallversicherungsanstalt (AUVA) in der Landesstelle Graz tätig.

Gudjón Magnússon, Univ. Prof., wurde 1991 Professor für Community Health an der Nordic School of Public Health in Göteborg, Schweden. 1982–92 war er Dozent für Sozialmedizin an der Medizinischen Fakultät der Universität von Island, 1982–93 hatte er einen Lehrauftrag auf postgradualer Ebene an der Nordic School of Public Health und war auch als Tutor tätig. Er publizierte zahlreiche Artikel im Bereich Public Health und Forschung über Gesundheitseinrichtungen.

Weitere Verpflichtungen: 1993–96 Mitglied des europäischen Gesundheitsausschusses in Straßburg, 1988–94 Präsident des Nationalen AIDS-Komitees in Island, 1988–90 Mitglied des leitenden Ausschusses des „Global Programme on AIDS" der WHO, 1986–94 Nationaler AIDS-Koordinator in Verbindung mit der WHO, 1986–87 Co-Autor der „National Strategy for Health for all in Iceland by the year 2000" (Nationale Strategie für eine Gesundheit für alle in Island bis zum Jahr 2000), 1985–88 Vorsitzender des NOMESCO (Nordic Medical Statistical Committee), 1983–85 Präsident der nordischen Vereinigung im Bereich Sozialmedizin, seit 1982 Mitglied des nordischen Ausschusses zur Erforschung der Gesundheitseinrichtungen, 1981–90 Delegierter der isländischen Regierung in der World Health Assembly in Genf u.v.a.

Michaela Moritz, Dr. phil., geb. 1948, absolvierte das Gymnasium in Wien und begann ihr Studium 1965. An den Universitäten Wien und Salzburg studierte sie Psychologie und Philosophie und promovierte 1978. 1973–80 war sie wissenschaftliche Sachbearbeiterin am Österreichischen Bundesinstitut für Gesundheitswesen, ab 1980 Sekretärin des Ausschusses für Automation und Arbeitsgestaltung der Gewerkschaft der Privatangestellten in Wien, ab 1982 Lektorin an der Wirtschaftsuniversität Wien. 1983–85 leitete sie den

Ausschuß für Automation und Arbeitsgestaltung der Gewerkschaft der Privatangestellten in Wien. 1985 wurde sie Sekretärin im Referat für Bildung und Arbeitswissenschaft des Österreichischen Gewerkschaftsbundes, verantwortlich für Arbeitswissenschaften und Arbeitnehmerschutz.

Ab dem Wintersemester 1987/88 war sie als Lektorin an den Universitäten Linz und Salzburg tätig, ab dem Sommersemester auch an der Universität Wien. Von 1988 bis Mitte 1989 leitete sie das Referat für Humanisierung, Technologie und Umwelt des Österreichischen Gewerkschaftsbundes. Seit dem 1. Juni 1989 leitet sie als Geschäftsführerin das Österreichische Bundesinstitut für Gesundheitswesen.

Michael G. Neumann, Prim. Dr., geb. 1945, studierte an der Medizinischen Fakultät der Universität Wien und promovierte 1971 zum Doktor der gesamten Heilkunde. 1971–73 war er Assistent am Anatomischen Institut der Universität Wien bei Prof. Zenker. 1979 erhielt er seine Facharztanerkennung als Facharzt für Lungenkrankheiten und war anschließend als Anstaltsarzt am Pulmologischen Zentrum der Stadt Wien tätig. 1983 wurde er Primarius und Ärztlicher Direktor des Landeskrankenhauses Grimmenstein, 1986 Ärztlicher Abteilungsvorstand der 1. Internen Abteilung für Lungenkrankheiten des Pulmologischen Zentrums der Stadt Wien und 1987 Stellvertretender Ärztlicher Direktor des Pulmologischen Zentrums der Stadt Wien. Er ist seit 1985 Präsident der Ärztekammer für Wien und seit 1986 auch Präsident der Österreichischen Ärztekammer.

Standespolitische Tätigkeiten: 1977–85 Referent für Spitalsärzte und angestellte Ärzte der Ärztekammer für Wien, 1978–86 Referent für Spitalsärzte und angestellte Ärzte der Österreichischen Ärztekammer, seit 1985 Präsident der Ärztekammer für Wien, 1985–86 Vizepräsident der Österreichischen Ärztekammer, seit 1986 Präsident der Österreichischen Ärztekammer, 1986–95 1. Vizepräsident der Bundeskonferenz der Kammern der Freien Berufe Österreichs, seit 1995 Mitglied des Vorstandes der World Medical Association sowie bis 1998 Präsident der Bundeskonferenz der Kammern der Freien Berufe Österreichs, ab Juni 1998 1. Vizepräsident des Bundeskomitees Freie Berufe Österreichs. Sonstige Funktionen und Mitgliedschaften: ordentliches Mitglied des Obersten Sanitätsrates des Bundesministeriums für Gesundheit, Sport und Konsumentenschutz (1986–95), Mitglied der Obersten Sanitätskommission des Obersten Sanitätsrates des Bundesministeriums für Gesundheit und Konsumentenschutz (1995), Generalsekretär der Österreichischen Gesellschaft für Lungenerkrankungen und Tuberkulose (1979), 1. Vizepräsident der Österreichischen Akademie für Arbeitsmedizin (1988), Präsident der Ärztlichen Kraftfahrvereinigung Österreichs (1988) und Präsident der Österreichischen Gesellschaft für Gesundheitsökonomie (1988).

R. Horst Noack, Univ. Prof., Ph.D., Dr. med., ist Vorstand des Instituts für Sozialmedizin der Karl-Franzens-Universität Graz und Präsident der Österreichischen Gesellschaft für Gesundheitswissenschaften und Public Health. Nach dem Studium der Medizin und der Sozialwissenschaften in Deutschland und den USA war Prof. Noack an den Universitäten Ulm und Bern in der Forschung, Entwicklung und Lehre im Bereich der Medizinsoziologie und Sozialmedizin tätig. Er hat die Abteilung Gesundheitsforschung des Instituts für Sozialmedizin in Bern aufgebaut und in zahlreichen wissenschaftlichen Arbeitsgruppen und Gremien mitgearbeitet, unter anderem in der WHO und im Gutachterkreis der deutschen Forschungsverbände Public Health. Seine Arbeitsschwerpunkte sind die sozialepidemiologische Forschung, die Gesundheitssystemanalyse und die Entwicklung von Public Health, die Prävention und Gesundheitsförderung und die Salutogenese.

Gerd Oberfeld, Dr. med., absolvierte sein Medizinstudium an der Alma Mater Rudolphina Universität in Wien und promovierte 1987 zum Doktor der gesamten Heilkunde. Die Ausbildung zum Arzt für Allgemeinmedizin erfolgte in Salzburg (Jus practicandi 1992). Seit

1992 ist er Amtsarzt in der Landessanitätsdirektion Salzburg – Referat für Umweltmedizin. Arbeitsschwerpunkte: Biogene Abfälle, Abfälle aus dem medizinischen Bereich, bodennahes Ozon, umweltepidemiologische Untersuchungen u. a. zu den Themen Atemwegserkrankungen und Allergien. Seit 1990 ist er Referent für Umweltmedizin der Ärztekammer für Salzburg, seit 1994 Referent für Umweltmedizin der Österreichischen Ärztekammer.

Harald P. Payer, Mag. rer. soc. oec., geb. 1962, studierte Volkswirtschaftslehre an der Wirtschaftsuniversität Wien und ist Vertragsassistent am IFF-Institut für Interdisziplinäre Forschung und Fortbildung. Seine Forschungs- und Beratungstätigkeit liegt in den Bereichen Umweltökonomie, Umweltplanung, Umweltberichterstattung und Ernährungspolitik. Er ist Vorstandsmitglied bei Culinar, Institut für Ernährungskultur.

Jürgen M. Pelikan, Univ. Prof., Dr. phil., geb. 1940, ist Vorstand des Instituts für Soziologie der Grundwissenschaftlichen Fakultät der Universität Wien, wissenschaftlicher Leiter des Ludwig-Boltzmann-Instituts für Medizin- und Gesundheitssoziologie und des WHO-Kooperationszentrums für Krankenhaus- und Gesundheitsförderung. Er ist ferner Trainer und Lehrberater in der Österreichischen Gesellschaft für Gruppendynamik und Organisationsberatung, Präsident der European Society of Health and Medical Sociology, Leiter diverser Projekte der Gesundheitssystemanalyse und Qualitätsentwicklung im stationären und ambulanten Sektor, Leiter des Koordinationszentrums des Internationalen sowie des Österreichischen Netzwerks Gesundheitsfördernder Krankenhäuser. Seit 1988 ist er maßgeblich an der Entwicklung von Gesundheitsförderung im Krankenhaus in Europa beteiligt. Seit 1995 leitet er verschiedene Projekte im Bereich „Virtuelles Krankenhaus/Krankenhaus zu Hause – Entwicklung und Qualität von interprofessioneller und interinstitutioneller Kooperation im extramuralen Sektor". Seit 1997 ist er Projektleiter von „Qualität im Krankenhaus" – ein Kooperationsprojekt der Strukturkommission.

Pierre Perrin, Dr. med., MPH, ist stellvertretender Chefarzt des Internationalen Komitees vom Roten Kreuz (IKRK) in Genf. Er ist ärztlicher Leiter und Inhaber eines Masterabschlusses in Public Health der Johns Hopkins University in Baltimore, USA. Als Auslandsdelegierter des IKRK hat er an zahlreichen Einsätzen in Thailand, Äthiopien, Uganda, im Sudan, in El Salvador, Aserbaidschan und Georgien teilgenommen. Er ist Associate Prof. an der Rechtsfakultät der Universität von Aix-en-Provence (Frankreich) für den Lehrgang „Network Diploma on Humanitarian Action", wo er die Fächer Gesundheit und Epidemiologie unterrichtet. Seit 1998 hat er an der Universität Genf für das Fach Public Health eine Lehrverpflichtung.

Franz Piribauer, Dr. med., MPH, geb. 1955 in der Steiermark, ist seit 1996 stellvertretender Abteilungsvorstand der Fachabteilung für das Gesundheitswesen (Landessanitätsdirektion) des Landes Steiermark und dort Leiter des Fachreferats „Qualitätsmanagement und Gesundheitsförderung". Außerdem ist er wissenschaftlicher Leiter des gemeinnützigen Zentrums für Epidemiologie und Gesundheitspolitik Wien. Er absolvierte das Medizinstudium in Graz und 1993 die Master-of-Public-Health-Ausbildung mit Schwerpunkt „Health Policy Management" an der Harvard-Universität. Er ist Psychotherapeut (integrative Gestalttherapie). 1993–94 war er für die Unternehmensberatung ERNST & JOUNG sowie 1994–96 als Referatsleiter für Gesundheitsplanung in der Magistratsabteilung 15 der Gemeinde Wien tätig. Er lebt und arbeitet in Graz.

Bernard Pissarro, Univ. Prof., Dr. med., ist seit 1971 Professor für Public Health an der Université Pierre et Marie Curie in Paris sowie Vizepräsident der „Sociéte française de Santé publique". Arbeitsschwerpunkte: Prävention und Gesundheitsförderungspolitik,

Community Health und gesellschaftliche Entwicklung (theoretische Ansätze, Aktionen vor Ort, Schulungen), Forschungen über das Konsumentenverhalten und die Rolle des Konsumenten als Kunden sowie soziale Ungerechtigkeiten bei der Gesundheitsförderung.

Gerhard Polak, Dr. med., DTM, geb. 1952, studierte nach dem Schulabschluß in Linz/Donau (1970) an der juridischen Fakultät der Johannes-Kepler-Universität Linz, der Wirtschaftsuniversität Wien und an der Alma Mater Rudolphina Universität Wien. Er studierte einige Semester Theaterwissenschaften und anschließend Medizin. Die Ausbildung zum Arzt für Allgemeinmedizin erfolgte in Eisenstadt und Wien (Jus practicandi 1986), 1986 absolvierte er den Diplomtropenkurs BNI in Hamburg. Die Ausbildung zum Facharzt für Anästhesie und Intensivmedizin schloß er 1992 an der KA Rudolfstiftung in Wien ab. Weitere Ausbildungen: Katastrophenmanagement (IKRK/WHO HELP-Kurs, 1990), Gruppendynamik (1990, 1992, Herrnstein Institut) sowie Management und Controlling (1995–97, Controller Institut der Wirtschaftsuniversität Wien). Felderfahrung erfolgte durch Auslandseinsätze als Delegierter des IKRK und durch aktive Mitarbeit im Vorstand von NGOs für die Entwicklungszusammenarbeit und humanitäre Notfallshilfe. 1989 wurde Dr. Polak Auslandsreferent der Wiener Ärztekammer, wo er das Auslandsreferat der Ärztekammer für Wien aufbaute; ab 1994 wirkte er beim Aufbau des gemeinsamen Auslandsbüros der Ärztekammer für Österreich und Wien mit, wo er zur Zeit u. a. tätig ist.

Ulf Postuvanschitz, Landessanitätsdirektor, Hofrat, Dr. med., geb. 1942 in Wels, studierte Medizin und Psychologie an den Medizinischen und Philosophischen Fakultäten der Universität Wien und der Universität Innsbruck. An letzterer promovierte er 1967 zum Doktor der gesamten Heilkunde. Seit 1970 ist er praktischer Arzt (Ausbildung am Allgemeinen Krankenhaus in Linz) und seit 1975 Facharzt für Neurologie und Psychiatrie (Ausbildung an der Universitätsklinik Innsbruck). Seit Juni 1977 betreibt er eine Facharztpraxis für Neurologie und Psychiatrie in Salzburg. 1980 wurde er Landessanitätsdirektor in Salzburg und Vorsitzender des Landessanitätsrats für Salzburg. Seit 1994 ist er Mitglied des Obersten Sanitätsrats, Oberste Sanitäts-Kommission, und übt außerdem verschiedene ehrenamtliche Funktionen aus, darunter als Vizepräsident des Landesverbandes für Psychohygiene Salzburg und als Vizepräsident der Krebshilfe Salzburg.

Otto Rafetseder, Dr. med., MPH, absolvierte die Medizinausbildung an der Alma Mater Rudolphina Universität in Wien sowie die Ausbildung zum praktischen Arzt in Linz und Wien. Die Ausbildung zum Master of Public Health erfolgte an der Universität Sydney/Australien mit den Schwerpunkten Epidemiologie, International Health und Kontrolle von Infektionskrankheiten. Während des Public-Health-Studiums war er als Konsulent für CIBA-GEIGY Sydney im Bereich Health economics/Pharmaco economics tätig, davor als Medical Adviser bei CIBA-GEIGY Wien. 1991 arbeitete er im United Nations Field Hospital im Iran im Rahmen der Kurdenhilfe, 1994/95 als medizinischer Koordinator eines Gesundheitsprojekts für 100.000 sudanesische Flüchtlinge in Norduganda. 1995/96 war er medizinischer Koordinator für die Aktivitäten der humanitären Organisation „Médecins sans Frontières"-Schweiz in Uganda (Projektkoordination, Definierung von Projektzielen, Evaluierung, Epidemiologische Forschung, Exploratory missions in der Region, Zusammenarbeit mit lokalen Behörden, internationalen Organisationen und NGOs).

Éva Rásky, Univ. Prof., Dr. med., absolvierte nach ihrem Medizinstudium an der Universität in Wien eine vierjährige Ausbildung zum Arzt für Allgemeinmedizin; während dieser Zeit erfolgte eine halbjährige Mitarbeit an einem sozialmedizinischen Projekt der Republik Österreich in Beirut/Libanon. Danach legte sie die Physikatsprüfung in Wien ab. Im Anschluß an die Ausbildung zum praktischen Arzt war sie mehrere Jahre als Rettungsärztin tätig und absolvierte auch die Ausbildung zum diplomierten Notarzt.

Seit 1990 ist sie Assistenzärztin am Institut für Sozialmedizin der Karl-Franzens-Universität in Graz mit Tätigkeit in Lehre, Forschung und Verwaltung. Prof. Rásky absolvierte eine Ausbildung zur Supervisorin. Seit 1996 ist sie Fachärztin für Sozialmedizin, 1997 erfolgte ihre Habilitation für Sozialmedizin, seit Juli 1997 ist sie Frauenreferentin der Steirischen Ärztekammer.

Oliver Razum, Dr. med., MSc Epidemiology (London), ist wissenschaftlicher Mitarbeiter an der Abteilung Tropenhygiene und Öffentliches Gesundheitswesen der Universität Heidelberg. Für den Masterkurs Community Health and Health Management for Developing Countries ist er Koordinator des Moduls „Epidemiologie und Biostatistik". Seine Ausbildung zum Epidemiologen absolvierte er an der London School of Tropical Medicine and Hygiene (MSc). Sein Arbeitsgebiet umfaßt nichtübertragbare Erkrankungen in Entwicklungs- und Schwellenländern, seine Forschung die Prävention von Herz-Kreislauf-Erkrankungen in der Türkei sowie Migrantenstudien. Zuvor war er mehrere Jahre in Zimbabwe tätig, u. a. als District Medical Officer in einem ländlichen Distrikt, wo er auch zur Qualität von Impfprogrammen und zu Gesundheits-Informationssystemen forschte.

Milton I. Roemer, Ph.D., MPH, MD, ist seit 1941 im Fachbereich Public Health tätig. 1940 promovierte er zum Doktor der Medizin, 1939 absolvierte er sein Soziologiestudium, 1943 sein Public-Health-Studium, beides mit Master-Abschluß. Nach seiner Lehrtätigkeit in Yale (1949–51) und Cornell (1957–62) kam er an die UCLA, wo er seit 1962 Lehrbeauftragter für Health Administration ist. Seine Arbeit erstreckte sich über alle Bereiche der Gesundheitsverwaltung, angefangen vom Bezirksbereich über den Landes- und nationalen Bereich bis hin zum internationalen Bereich. Als internationaler Konsulent war Dr. Roemer für Gesundheitsorganisationen in mehr als 71 Ländern tätig. Er veröffentlichte 32 Bücher und 430 Artikel über die sozialen Aspekte des Gesundheitswesens. 1977 wurde ihm der „International Award for Excellence in Promoting and Protecting the Health of People" (Internationale Auszeichnung für hervorragende Leistungen zur Gesundheitsförderung und zum Gesundheitsschutz) von der American Public Health Association (APHA) verliehen. 1983 erhielt er von der APHA die höchste Auszeichnung, die „Sedgwick Memorial Medal for Distinguished Service in Public Health".

Norbert Schmacke, Dr. med., PD, geb. 1948, studierte Medizin und Soziologie in Marburg und London. Er promovierte in Medizin bei Erich Wulff über Wilhelm Griesinger und Emil Kraepelin. Nach seiner Weiterbildung zum Arzt für Innere Medizin war er langjährig im öffentlichen Gesundheitsdienst in Bremen tätig. Er habilitierte sich in Gesundheitswissenschaften mit Schwerpunkt Sozialmedizin. Seit 1994 ist er Leiter der Akademie für öffentliches Gesundheitswesen in Düsseldorf und zugleich stellvertretender Beauftragter des Public-Health-Postgraduiertenstudienganges der Heinrich-Heine-Universität Düsseldorf.

Maria Schmidt, Mag., Dr. phil., MPH, MSc, ist in der Risk Management Foundation of the Harvard Medical Institutions, Boston, USA, und als Health Policy Consultant und Researcher zu Fragen der Qualitätssicherung im Gesundheitswesen tätig. Der spezielle Arbeits- und Interessenschwerpunkt liegt in der Analyse sowie in der Entwicklung von organisatorischen und ökonomischen Steuerungsprinzipien zur Sicherung der Leistungsqualität im Krankenhaussektor. Dr. Schmidt studierte an der Harvard School of Public Health, Boston (Master of Public Health und Master of Science in Health Policy and Health Management).

Paul Schnabel, Univ. Prof., Dr. phil., ist Soziologe und lehrt an der sozialwissenschaftlichen Fakultät, Fachgruppe Klinische Psychologie und Gesundheitspsychologie, der Universität Utrecht die Fächer „Mental Health" und „Public Health". 1977–92 war er Forschungsdirektor für das Nederlands centrum Geestelijke volksgezondheid (NcGv =

das Niederländische Institut für seelische Gesundheit), 1991–96 Dekan der Netherlands School of Public Health.

Peter Schulte, Dipl.-Soz., ist wissenschaftlicher Mitarbeiter der Sozialmedizin Graz. Er studierte Soziologie und Sozialpsychologie an der Universität Bielefeld und war 1993–95 als wissenschaftlicher Projektmitarbeiter an der Universitätsklinik Innsbruck tätig. Seine Arbeits- und Forschungsschwerpunkte sind: Soziale Unterstützung und Gesundheit in West- und Osteuropa, Soziologie der Hilfe, Public Health in Österreich.

Elisabeth Seidl, Univ. Prof., Dr. phil., geb. 1939, stammt aus dem oberösterreichischen Salzkammergut; das Gymnasium besuchte sie in Schloß Traunsee, Gmunden. Am Rudolfinerhaus in Wien absolvierte sie 1958–61 die Ausbildung in Allgemeiner Krankenpflege und war anschließend in dieser Institution tätig, die meiste Zeit in lehrender Funktion. 1968–69 besuchte sie eine Weiterbildung in Pflegepädagogik/-management an der Kaderschule in Zürich. Seit 1975 ist sie Direktorin des Pflegedienstes und der Krankenpflegeschule des Rudolfinerhauses. Das 1973 an der Wiener Universität begonnene Studium der Psychologie und Soziologie beendete sie 1978 mit der Promotion. Ihre Dissertation trägt den Titel „Interaktionsprobleme des Pflegepersonals im Krankenhaus. Eine empirische Untersuchung in Wiener Krankenhäusern". Seither arbeitet sie neben dem Beruf auch wissenschaftlich, um die Entwicklung von Pflegewissenschaft voranzutreiben. Sie hat eine Reihe von Büchern verfaßt bzw. herausgegeben und zahlreiche Fachartikel veröffentlicht. 1995 hat sie sich an der Universität Linz für das Fach „Soziologie der Pflege" habilitiert.

Jürgen Freiherr von Troschke, Univ. Prof., Dr. med., geb. 1941 in Gladbeck, ist Arzt (Sozialmedizin) sowie gruppendynamischer Trainer, Leiter der Deutschen Koordinierungsstelle für Gesundheitswissenschaften/German Coordinating Agency for Public Health, Leiter der Abteilung für Medizinische Soziologie der Albert-Ludwigs-Universität Freiburg, Vorsitzender der Deutschen Gesellschaft für Medizinische Soziologie (DGMS), Vorstandsmitglied der Deutschen Gesellschaft Public Health (DGPH) und Mitglied im Zentralen Gutachtergremium des BMBF-Förderschwerpunktes „Public Health". Er ist ferner Mitherausgeber des *Public Health Forum* und der Publikation *Prävention – Zeitschrift für Gesundheitsförderung* sowie im Editorial Board des *Journal of the Institute of Health Education*. Prof. von Troschke erhielt 1983 den Hufeland-Preis und 1985 den Niedieck-Preis für Selbstmedikation verliehen.

Renato Veras, Dr. med., absolvierte sein Studium an der Universidade Federal do Rio de Janeiro (UFRJ). 1976–78 erfolgten seine Assistenzzeit, sein Turnus und seine Facharztausbildung in Psychiatrie. 1982 erlangte er seinen Masterabschluß in Public Health am Instituto de Medicina Social (IMS), Universidade do Estado do Rio de Janeiro (UERJ); danach übernahm er am selben Institut Lehr- und Forschungsaufgaben. 1985–92 beteiligte er sich an zahlreichen Public-Health-Projekten in England, die sich mit alten Menschen beschäftigten. An der London School of Hygiene and Tropical Medicine (LSHTM) erlangte er seinen zweiten Masterabschluß in Community Medicine und sein Doktorat in Philosophie am Guy's Hospital und an der Londoner Universität. Heute ist er Professor an der UERJ und Rektor der Universidade Aberta da Terceira Idade (UNATI), einer für ältere Menschen offenen, frei zugänglichen Universität. Ferner ist er Forschungsbeauftragter des Brazilian National Research Council (CNPQ). Der Schwerpunkt seiner Forschungsaktivitäten liegt im Bereich der Epidemiologie der alten Menschen. Zahlreiche seiner Artikeln wurden in Brasilien und in der internationalen Literatur veröffentlicht. Er ist der Verfasser von *Pais Jovem com Cabelos Brancos* und von *Terceira Idade: um envelhecimento digno para o cidadao do futuro* („Ein junges Land mit weißem Haar" und „Das dritte Alter: ein würdiges Altern für zukünftige Bürger"); beide Werke wurden im Relume-Dumará-Verlag veröffentlicht.

Kurt L. Weithaler, Univ. Prof., Dr. med., ist Facharzt für Innere Medizin und wissenschaftlicher Universitätsassistent an der Universitätsklinik Innsbruck. Seine Ausbildung in Epidemiologie und Biomathematik erfolgte in Atlanta (CDC). Im Rahmen seiner Auslandstätigkeit war er ärztlicher Direktor des Kaiserlichen Gardespitals Addis Abeba (Äthiopien), wo er auch Chefarzt der Abteilung für innere Medizin war. Er ist ferner lehrbeauftragter Dozent an der Universität Addis Abeba, Direktor und Senior Epidemiologist des Pockenausrottungsprogramms in Äthiopien (WHO), Konsultierender Medical Officer (WHO) und Epidemiologe (für SEP und EPI) im Nahen und Mittleren Osten, Leitender Sanitätsoffizier in UNDOF (UN Disengagement Observer Force, Golan) sowie Leiter und Lehrer des postgraduellen Universitätskurses „Diplom Community Health" und Vorsitzender des wissenschaftlichen Beirats dieses Kurses.

Walther Helmut Wernsdorfer, Dr. med., MSc, geb. 1928 in Erlangen, Bayern, legte 1951 an der Universität Erlangen sein medizinisches Staatsexamen ab und promovierte 1951 an der Universität München zum Dr. med. Weitere Ausbildungen erfolgten am Schweizerischen Tropeninstitut Basel (DTM, 1952) und an der University of Bristol (MSc, 1967; Public Health). Seine berufliche Tätigkeit umfaßt klinische Tätigkeit (einschl. klinischer Forschung) in Deutschland (BRD), der Schweiz und Großbritannien (1951–57) sowie Tätigkeiten im Rahmen der WHO als WHO Medical Officer, später WHO Senior Medical Officer und Epidemiologist-Coordinator in der Türkei, im Irak, in Ägypten und Tunesien, im Sudan, in Großbritannien, in der damaligen ČSSR und in Pakistan (damals Ost und West). Schwerpunkte: Epidemiologie und Bekämpfung übertragbarer Krankheiten (1957–79). 1972–88 folgten weitere WHO-Tätigkeiten in Malaria Division, Division of Malaria and Other Parasitic Diseases und schließlich Malaria Action Programme im WHO-Hauptquartier in Genf. Seit 1975 ist Dr. Wernsdorfer Sekretär der wissenschaftlichen Arbeitsgruppen für Chemotherapie und Immunologie der Malaria des Spezialprogramms für Forschung auf dem Gebiet der Tropenkrankheiten und seit 1978 Abteilungsleiter (Chief Medical Officer) für Forschung und technische Information.

Akademische Lehraufträge: Department of Public Health, Faculty of Medicine, University of Khartoum (1959–66), Department of Parasitology, University of Tunisia (1974–84), und Institut für Medizinische Parasitologie, Université Claude Bernard Lyon (1976–92).

Beate Wimmer-Puchinger, a. o. Univ. Prof., Dr. phil., ist Psychologin und Gesundheitspsychologin sowie seit 1990 Leiterin des Ludwig-Boltzmann-Instituts für Gesundheitspsychologie der Frau, ferner Professorin für Psychologie (Schwerpunkt: Gesundheitspsychologie) der Universität Salzburg, Projektleiterin des Wiener WHO-Modellprojekts „Frauengesundheitsförderung in Frauenkliniken" sowie des Frauengesundheitszentrums Frauen–Eltern–Mädchen (FEM), außerdem im Vorstand der Österreichischen Gesellschaft für Psychosomatik in der Geburtshilfe und Gynäkologie, im Vorstand der Österreichischen Gesellschaft für Familienplanung, im Vorstand der Österreichischen Gesellschaft für interdisziplinäre Familienforschung und im Vorstand der Österreichischen Gesellschaft für Gesundheitswissenschaften und Public Health; bis 1994 war sie im Vorstand des Österreichischen Berufsverbands der Psychologen (BÖP) und Vorsitzende der Sektion für klinische Psychologie und Gesundheitspsychologie. Sie ist außerdem Country-coordinator für Women's Health der WHO in Österreich. Arbeitsschwerpunkte: Frauengesundheitsforschung, Entwicklung von Frauengesundheitsförderung, Patientinnenzufriedenheitsforschung, Kontrazeptionsforschung, Forschung im Bereich der Gewalt in der Familie sowie AIDS-Präventionsforschung.

Für weitere Informationen zu den Autoren wenden Sie sich bitte an das Auslandsbüro der Ärztekammer, Österreich und Wien: Weihburggasse 10–12, A-1010 Wien, Tel. +43/1/51501-403, Fax +43/1/51501-410, E-Mail polak@aekwien.or.at.

SPRINGER NATURE

GPSR Compliance

The European Union's (EU) General Product Safety Regulation (GPSR) is a set of rules that requires consumer products to be safe and our obligations to ensure this.

If you have any concerns about our products, you can contact us on ProductSafety@springernature.com

In case Publisher is established outside the EU, the EU authorized representative is:

Springer Nature Customer Service Center GmbH
Europaplatz 3
69115 Heidelberg, Germany

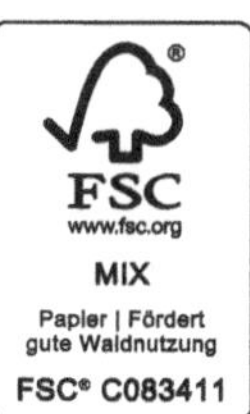

Zeitfracht Medien GmbH
Ferdinand-Jühlke-Straße 7
99095 Erfurt, Deutschland
produktsicherheit@kolibri360.de